少数民族医护理方案

中国民族医药学会　编

中国质量标准出版传媒有限公司
中　国　标　准　出　版　社

北　京

图书在版编目（CIP）数据
少数民族医护理方案 / 中国民族医药学会编.
北京 : 中国质量标准出版传媒有限公司，2024. 11.
ISBN 978-7-5026-5486-3
Ⅰ. R29-65
中国国家版本馆 CIP 数据核字第 2024VG6335 号

中国质量标准出版传媒有限公司
中　国　标　准　出　版　社　出版发行
北京市朝阳区和平里西街甲 2 号（100029）
北京市西城区三里河北街 16 号（100045）
网址：www.spc.net.cn
总编室：（010）68533533　发行中心：（010）51780238
读者服务部：（010）68523946
中国标准出版社秦皇岛印刷厂印刷
各地新华书店经销
*
开本 787×1092　1/16　印张 29.25　字数 708 千字
2024 年 11 月第一版　2024 年 11 月第一次印刷
*
定价：180.00 元

序

少数民族医护理的理论源于自然万象的规律，信仰“天人一脉”，凝聚着深邃的哲学智慧，有着悠久的历史，是一门实践性强的应用学科。它融合了人文科学和自然科学，将几千年的健康养生理念及其实践经验传承至今，堪称古代医学的瑰宝。

在疾病救治中，少数民族医的护理在生活起居、情志、临证护理、饮食护理、疗术以及消毒隔离等方面有着丰富的内容和宝贵的经验，基本上涵盖了护理工作的各个领域，并在预防、保健、康复等领域具有不可替代的作用与价值，是中华传统医药文化的重要组成部分。

为保护传承好少数民族医护理技术，梳理、总结、提炼常见病的少数民族医护理经验，使之能科学化发展并为统一管理提供依据，2020年中国民族医药学会承担了国家中医药管理局医政司“制订少数民族医护理方案”项目（YZSZXYC 27-3-2）。项目启动后，中国民族医药学会组织整理起草了第一批少数民族医护理方案，包括藏、蒙、维、傣、朝、壮、哈、彝、瑶、苗、土家11个少数民族医共86项护理方案。

《少数民族医护理方案》由中国民族医药学会12家少数民族医标准研究推广基地负责编制起草，同时邀请了国家中医药管理局医政司相关领导以及中医专家共同审定。本着安全、有效、规范、临床应用广泛的遴选原则，在保留及突出少数民族医特色和实际应用情况的基础上，广泛征求各方意见后形成终稿，并按标准发布程序予以发布。

本书的编制工作得到了国家中医药管理局医政司相关领导的高度重视，特邀审定专家张素秋以及许多同行专家提出了宝贵意见和建议，对此，谨致以诚挚敬意和衷心感谢。

因为时间有限，书中还存在不足之处，望各位同仁在实际应用中提出反馈意见，以便今后修订完善。

目录

藏 医

前　言

本文件参照 GB/T 1.1—2020《标准化工作导则　第 1 部分：标准化文件的结构和起草规则》的规定起草。

请注意本文件的某些内容可能涉及专利。本文件的发布机构不承担识别专利的责任。

本文件由中国民族医药学会提出并发布。

本文件由中国民族医药学会标准化技术委员会归口管理。

本文件主要起草单位：西藏自治区藏医院、青海省藏医院。

本文件参与起草单位：西藏藏医药大学、西藏那曲市藏医院、西藏日喀则市藏医院、西藏山南市藏医院、甘肃省甘南藏族自治州藏医医院、四川阿坝州藏医院、四川阿坝州藏医院藏医药研究所、甘孜州藏医院、云南省迪庆州藏医院。

京尼萨古（糖尿病）、普瓦木布（胃溃疡）、寒性真布病（类风湿性关节炎）、冈巴母（脉管炎）、宁乃查斯（类似于心梗）5 项藏医护理方案起草人：白玛、央宗、玉珍、益西卓玛、次央、次仁拉姆、米玛、巴桑卓玛、琼珍、次卓玛、扎宗、卓玛更宗、次珍、拉毛措、三郎卓玛、宗吉、次吉、云丹卓玛。

查隆培瓦（高血压）、凯真（腰椎间盘突出）、安森（阴道炎）、琼乃得图（肝硬化）、真布病（风湿关节炎）5 项藏医护理方案起草人：宗吉、党措吉、张玮、江永求卓、裴红英、杨静、李才吉、吉毛加、娘毛扎西、扬周措、阚措加、拉毛措、拉毛草、马红艳、泽小燕。

本文件审定人员：中国民族医药学会标准化技术委员会（藏医药委员）专家扎西次仁、多杰、杨宏权、扎西东智、姚晓武；中国民族医药学会标准化工作组成员许志仁、梁峻、刘颂阳、侯玉杰；中国民族医药学会标准化相关专家张素秋等。

引 言

起源和根植于中华民族的藏医药，是中华民族传统医药学和优秀传统文化的重要组成部分，是我国传统医药学宝库中的瑰宝，具有悠久的历史和完整的科学体系。藏地的医疗经验最早可以追溯到4000年前乃至更早时期，公元7～9世纪，其在融合欧亚各医学文明的基础上形成了较完善的理论和实践体系。藏医药学历史悠久，加快其标准化进程，加强特色专科建设，提升诊疗水平，统一规范诊疗方案，具有非常重要的学术价值和现实意义。

藏医学不仅包含生理、病理、诊断、治疗等方面的知识，而且蕴含着丰富的护理思想。成书于公元8世纪的藏医学巨著《四部医典》第二部“论述部”中就明确记载了藏医护理的重要性和特殊性，以及易治疾病所具备的医疗条件：医、药、护。但是，历史上藏医护理知识散布于各种藏医古籍之中，没有形成系统完整的藏医护理专门书籍。随着我国藏医医疗事业的迅猛发展，藏医护理工作的重要性日益凸显，藏医医疗机构广大藏医护理工作者也在多年的实践工作中摸索出了许多藏医护理方面的宝贵经验，亟须将这些经验进行系统归纳总结，以便更好地指导藏医医院的临床护理工作。为了满足当前藏医护理在临床、教学、科研等方面的需求，起草《藏医护理方案》。

本系列标准在起草过程中，起草组多方搜集、整理相关文献和资料，并多次组织召开专家会议。本方案将为广大藏医临床护理工作者起到积极的指导作用，使藏医护理工作更加规范。

《藏医护理方案》通过不同病种，从饮食起居、健康教育及藏医特色护理操作规程分别针对不同病种对常见症候要点、常见症状、藏医特色护理治疗、健康指导等内容进行了规范。本方案凝练了藏医药对常见病的护理治疗原则和操作技术，简明实用、可操作性强，符合医疗法操作规程要求，具有一定的指导性、普遍性和可参照性，适用于藏医药护理、教学、科研和相关管理，可作为藏医护理人员临床实践、诊疗规范和质量控制的主要参考依据。

本系列标准的制定工作得到中国民族医药学会的高度重视。中国民族医药学会藏医药分会、中国民族医药学会标准化技术委员会、标准化技术工作指导组为本系列标准的审定、出版等工作付出了辛勤劳动，标准化审定专家以及许多同行专家提出了宝贵意见和建议。对此，谨致以诚挚敬意和衷心感谢。

因为时间有限，《藏医护理方案》还存在不足之处，望各位同道在应用中提出反馈意见，以便今后修订完善。

京尼萨古（糖尿病）藏医护理方案

一、常见证候要点（久根①）

（一）隆引起

心慌、烦躁不安、失眠、饮食多、排泄多、消瘦。脉象沉而空，尿液淡黄色，尿诊时尿液搅动泡沫大而散泡快。舌燥，舌质淡红。

（二）赤巴引起

阴部、膀胱区疼痛，口干体热，下泻，多汗而汗液味浓，体虚，喜食良性食物。脉象细快、尿液浑浊、红黄色（青稞汁尿），少量泡沫，散泡时有“嚓”声。舌干、舌质暗红。

（三）培根引起

食欲不振、精神萎靡、困倦、湿痰、痰多、呃逆、呕吐。脉象细而沉，尿液水样（无色），少量泡沫。舌湿、苔薄白。

二、常见症状／证候施护

（一）疲乏（出汗）、多饮、多食、多尿

1. 评估疲乏诱因、血糖指数、性质、运动等情况。
2. 做好生活自理能力及安全评估。
3. 遵医嘱给予嚓度治疗。
4. 遵医嘱给予霍尔麦治疗（弥酿桑）。

（二）视力模糊

1. 评估视力模糊诱因、血糖指数、强度、持续时间。
2. 安全评估。
3. 遵医嘱给予口服藏药治疗。
4. 遵医嘱给予霍尔麦治疗（隆桑）。
5. 遵医嘱给予缰兹治疗。

三、藏医特色护理治疗

（一）药物治疗

（1）口服藏药四味姜黄汤散、党挫糖康散等。口服四味姜黄汤散加90mL的水熬制

① 久根为藏语，意为病因。

30mL，两餐间服用，党挫早上空腹服用，糖康散饭后服用。

（2）用药前询问过敏史，（服药指导按十种藏药服法）用药期间应观察药物疗效及不良反应，发现异常及时报告医生。

（二）藏医特色护理技术

1. 霍尔麦治疗技术

（1）霍尔麦的药物配方：肉豆蔻、藏茴香、酥油等。

（2）环境：霍尔麦常规药温为36～40℃。在操作中以病人耐受为准，操作环境宽敞明亮，屏风遮挡，室温22～24℃。

（3）患者评估：胸廓有无畸形，隆桑（穴位）部位皮肤有无烫伤、出疹、发热，患者心理状况，合作程度。

（4）方法的特殊性：霍尔麦加热时先把酥油中的水分加热蒸发，火候不宜过大，避免霍尔麦烧焦。隆桑（穴位）每个部位点霍尔麦药包3次，首次以皮肤发热为止，5～10s；第2次以肌肉发热为止，10～15s；第3次以骨骼发热为止15～20s，避免皮肤起泡，烫伤。操作后避风寒，注意保暖，温度以患者耐受为宜。

（5）观察：霍尔麦操作过程中，注意观察患者局部皮肤情况，如出现起泡、烫伤、过敏不适等情况，应立即停止操作，及时处理。

（6）告知患者霍尔麦治疗注意事项，如有不适，及时告知医护人员。

（7）做好记录。

2. 久尼治疗技术（涂擦疗法的一种）

（1）患者评估：当前主要症状、临床表现、既往史及药物过敏史；患者体质及对热的耐受程度、治疗部位的皮肤情况；患者心理状况，合作程度。

（2）方法的特殊性：在涂擦久尼之前按摩3～5min，使涂擦隆久部位的肌肉放松，再实施久尼疗法，根据病情或遵医嘱选择久尼部位，如后背、腰部、四肢关节处，每次治疗涂擦放置时间为20～30min。

（3）观察：操作中注意防寒保暖，观察患者局部皮肤有无发红、瘙痒等不适症状，若出现过敏现象，应立即停止操作，及时处理。

（4）告知：治疗过程中局部皮肤有温热的感觉，属正常现象；如灼热难耐，应及时告知医护人员。

3. 嚓度治疗技术（热敷疗法，羌塘水晶盐①）

（1）环境：操作环境宽敞明亮，室温22～24℃。羌塘盐温度35～45℃。

（2）患者评估：患者体质及对热的耐受程度，治疗部位的皮肤情况。

（3）方法的特殊性：羌塘水晶盐加热后倒入氆氇编织的袋子内，热敷于双肾部位，时间15～30min。

（4）观察：操作过程中，注意观察患者局部皮肤状况，避免烫伤、灼伤。

① 高海拔地区的湖边结晶盐。

四、健康指导

（一）生活起居指导

1. 养成正确、有规律的生活习惯。
2. 适当运动，以不感到疲劳、不出汗为度。
3. 宜居暖处，切忌寒冷、潮湿、有灰尘、浓烟等不净的地方。
4. 按时监测血糖，不宜过度疲劳，防止血糖升高。
5. 坚持有氧运动，动作应轻柔、缓慢，避免受凉。
6. 洗漱水、饮水不宜过热，避免烫伤，必要时测量水温。
7. 患者翻身时勿拖拽，避免擦伤。

（二）饮食指导

1. 培养正确、有规律的饮食观念，养成饮食淡味的习惯。
2. 饮食宜清淡、易消化，不宜过饱，不宜食高热量食物。饮食以谷类、高膳食纤维食物为主，低盐、低糖、低脂肪、高蛋白，摄入多样化，限制钠盐的摄入。如黑糌粑、荞麦、牦牛肉、瘦猪肉、鱼类、牛奶、鸡蛋、紫菜苔、水生菜、木耳南瓜、西葫芦、芹菜、小白菜、大白菜、冬瓜、黄瓜、菠菜、苦瓜、洋葱、香菇等，少量食用水果。
3. 隆引起：阿如、帕如、久如熬汤加入酥油食用。
4. 赤巴引起：吉巴和久如然加入野生动物肉汤和蜂蜜熬汤食用。
5. 培根引起：色丁、吉巴、齐堂卡熬汤加入蜂蜜食用。
6. 不宜食用高盐、腐蚀、烟熏变质食物。

（三）情志调理

1. 关注患者的情绪，使其保持情绪平和。
2. 用心理疗法，舒畅气机，养心安神，听轻音乐。
3. 做藏医养身操，调节呼吸，量力而行，舒畅心气。
4. 培养幽默感，笑容是消除精神紧张的最佳良方。

普瓦木布（胃溃疡）藏医护理方案

一、常见证候要点（久根）

按时节分为3类。

（一）热性期

剑突下疼痛、胀痛，烧灼痛，胃酸、呃逆，饭后疼痛，偶尔大便干结、便秘。脉象：细弦。舌质湿且淡红，苔黄腻。尿色淡而黄，泡沫小且易散。

（二）寒热交汇期

胃部绞痛，夜间疼痛加重，消瘦，皮肤干燥。脉象：细弦。舌质湿且淡黄，苔薄。尿色淡黄，沫小而易散，絮状物及漂浮物不明显。

（三）寒性间歇期

体凉、食欲不振、精神萎靡、呃逆、呕吐、嗳气，偶尔腹泻、腹胀。脉象：细而缓、浮脉。舌质湿且淡黄，苔薄。尿色淡黄，泡沫小且易散，絮状物及漂浮物不明显。

二、常见症状／证候施护

（一）疼痛（烧灼痛）

1. 评估疼痛的诱因、性质、部位、强度、持续时间，以及躯体感觉。
2. 遵医嘱给予隆度治疗。
3. 遵医嘱给予霍尔麦治疗。

（二）食欲不振，餐后腹胀

1. 评估食欲不振、餐后腹胀的诱因、性质、部位持续时间，以及躯体感觉。
2. 做好饮食规律指导。
3. 遵医嘱给予隆度治疗。
4. 遵医嘱给予霍尔麦治疗（隆桑）。

（三）便干、便秘

1. 评估便干、便秘的诱因、性质、部位持续时间，以及躯体感觉。
2. 遵医嘱给予尼如哈治疗。
3. 遵医嘱给予隆度治疗。
4. 遵医嘱给予霍尔麦治疗。

（四）黑便、呕血

1. 评估出血的诱因、性质、出血量、持续时间等。
2. 做好心理指导。
3. 遵医嘱给予禁食治疗。
4. 遵医嘱给予隆度治疗。
5. 遵医嘱给予霍尔麦治疗。

三、藏医特色治疗护理

（一）药物治疗

（1）遵医嘱，按 3 种不同时节口服藏药。仁青常觉、坐珠达喜（饭前服用）、仁青芒觉、六味囧西丸、木布玉洁、十三味毓贞、智托洁白丸、唐庆尼阿咔嚓、古街咔嚓、达门久阿、达喜、喜色儿、色琼等。

（2）用药前询问过敏史，（服药指导按十种藏药服法）用药期间应观察药物疗效及不良反应，发现异常及时报告医生。

（二）藏医特色护理技术

1. 霍尔麦治疗技术

（1）霍尔麦的药物配方：肉豆蔻、藏茴香、酥油等。

（2）环境：霍尔麦常规药温为36～40℃。在操作中以病人耐受为准，操作环境宽敞明亮，屏风遮挡，室温20～24℃。

（3）患者评估：胸廓有无畸形，隆桑（穴位）部位皮肤有无烫伤、出疹、发热，患者心理状况，合作程度。

（4）方法的特殊性：霍尔麦加热时先把酥油中的水分加热蒸发，火候不宜过大，避免霍尔麦烧焦。隆桑（穴位）每个部位点霍尔麦药包3次，首次以皮肤发热为止，5～10s；第2次以肌肉发热为止，10～15s；第3次以骨骼发热为止，15～20s，避免皮肤起泡、烫伤。操作后避风寒，注意保暖，温度以患者耐受为宜。

（5）观察：霍尔麦操作过程中，注意观察患者局部皮肤情况，如出现起泡、烫伤、过敏不适等情况，及时处理。

2. 隆度治疗技术

（1）患者评估：评估患者意识、有无呼吸道炎症、患者心里状况、合作程度。

（2）方法的特殊性：点好的隆度，以青烟的形式拿到患者床旁，嘱患者轻轻低头至离隆度炉15cm左右，护士用手把隆度烟扇向患者。熏烟时间不宜过久，不宜熏浓烟。

（3）观察：合并患有呼吸道炎症、肺心病、高热、意识不清的患者禁用；观察患者，如有不适症状，应立即停止操作，及时处理。

四、健康指导

（一）饮食指导

1. 培养正确、有规律的饮食观念，养成细嚼慢咽的习惯。

2. 饮食以清淡、易消化的食物为主，少量多餐，温度适宜，不宜过饱。适宜食糌粑糊、牦牛肉汤、小米粥、山羊肉、山羊奶、竹马朱汤、青菜、萝卜、猴头菇、芹菜、山药、香蕉、木瓜、无花果等。忌烟酒。

3. 热性期：宜食山羊肉、山羊奶、奶牛肉、温水等。

4. 寒热交汇期：宜食新鲜羊肉、糌粑等、芹菜、山药、小米粥。溃疡出血期禁食。

5. 寒性间歇期：宜食糌粑糊、牦牛肉汤、猴头菇、羊肉、木瓜、无花果等。

6. 不宜食用碱性、腐蚀、辛辣变质食物。饮食宜清淡、易消化，不宜食过冷、过热食物。

7. 忌烟酒。

（二）生活起居指导

1. 养成生活有规律、饮食有节制的习惯。

2. 适当运动。溃疡出血期卧床休息，适合流质饮食。

3. 宜居气候温宜处，切忌在寒冷、潮湿、闷热处居住。

4. 寒性间歇期鼓励患者每天做藏医养身操。如“五体投地”等运动。运动时双手举过头，两膝先着地，两手向前，和头同时着地，运动以循序渐进、身体微微发热即可。

（三）情志调理

1. 鼓励患者保持心情愉悦。

2. 用心理疗法，舒畅气息，养心安神，听轻音乐。

3. 做藏医养身操，调节呼吸，舒畅心气。

4. 培养幽默感，笑容是消除精神紧张的最佳良方。

5. 饮食宜清淡、易消化，不宜食过冷、过热、过硬食物及碱性、腐蚀、辛辣变质食物。

6. 鼓励溃疡恢复期患者每天做藏医养身操。如“五体投地”等动作：双手举过头，两膝先着地，两手向前和头同时着地。运动以循序渐进、身体微微发热即可。

寒性真布病（类风湿性关节炎）藏医护理方案

一、常见证候要点（久根）

类风湿性关节炎是由于长期处于高寒、潮湿环境，导致胃寒，使体内寒性成分盛出，同时致免疫功能紊乱而引起四肢小关节病变的一种疾病。按部位分为 4 种。

（一）夏贞木

由培根和赤巴引起的四肢麻木、关节游走肿痛，触之发热，皮色发黑；关节屈伸不利，烦闷不安，鼻衄。脉象：细而沉。舌质湿，苔白腻。尿液稍黄，味淡气少，泡沫大而难散，无絮状物及漂浮物。

（二）瑞贞木

隆引起关节疼痛剧烈，关节屈伸不利，触之发热，口干，易渴，发热，烦闷不安，小便黄，大便干。脉象：细而沉。舌质湿，苔白腻。尿液稍黄，味淡气少，泡沫大而难散，无絮状物及漂浮物。

（三）咋贞木

血气引起精神萎靡，乏力，烦闷不安，关节酸痛或隐痛，肿胀，或有关节变形，腰膝酸软无力。脉象：细而沉。舌质湿，苔白腻。尿液稍黄，味淡气少，泡沫大而难散，无絮状物及漂浮物。

（四）丘贞木

关节酸痛，或隐痛、肿胀，或有关节变形；关节屈伸不利，晨僵，腰膝酸软无力，五心烦热，口干咽燥，盗汗，头昏耳鸣。脉象：细而沉。舌质湿，苔白腻。尿液稍黄，味淡气少，泡沫大而难散，无絮状物及漂浮物。

二、常见症状 / 证候施护

（一）晨僵

1. 观察晨僵持续的时间、程度及受累关节。
2. 注意防寒保暖，必要时配戴手套、护膝、袜套、护腕等。
3. 晨起用力握拳再松开伸展手指，交替进行 50～100 次以缓解晨僵（手关节锻炼前先用温水泡洗，水温能耐受为度），一般浸泡时间为 15～20min；床上行膝关节屈伸练习 30 次。

（二）关节肿痛

1. 观察疼痛性质、部位、程度、持续时间及伴随症状。
2. 疼痛剧烈的患者，以卧床休息为主，受损关节保持功能位。
3. 局部保暖并在关节处加护套。
4. 勿持重物，可使用辅助工具，减轻对受累关节的负重。

（三）关节畸形

1. 做好安全及生活自理评估，防止跌倒、坠床。
2. 勿持重物，可使用辅助工具，减轻对受累关节的负重。

三、藏医特色治疗护理

（一）药物治疗

遵医嘱，根据病情口服藏药治疗。列赤阿汤散、欧曲仁青久杰丸（饭后服用）、桑琼丸（饭后服用）、十味柏嘎丸（饭后服用）、十五味柏琼丸（饭后服用）、二十五味珍才丸、十八味露堆丸（饭后服用）、十五味沉香丸、仁青常觉（清晨空腹服用）、五味石榴丸、色朱党乃（空腹服用）、石榴普安丸等。

（二）特色护理技术

1. 五味甘露药浴治疗技术

（1）患者评估：当前主要症状、临床表现、既往史及药物过敏史；患者体质及对热的耐受程度、治疗部位的皮肤情况；患者心理状况，合作程度。

（2）环境评估：病房温度 22～24℃，避免着凉，屏风遮挡。

（3）正常药浴浸泡时间为 7d；药浴第 1 天浸泡时间 15～20min，第 2 天浸泡时间 20～30min，第 3 天浸泡时间 30～45min，第 4 天浸泡时间 45～30min，第 5 天浸泡时间 30～20min，第 6 天浸泡时间 20～15min，第 7 天浸泡时间 15min。每次泡完药浴后隆桑处灸霍尔麦，保暖，给予补身食疗，如牦牛肉汤、乌鸡汤、鱼汤、青稞酒加红糖和酥油熬制汤等，药浴第 7 天后开始全身涂擦隆久，再进行羌塘嚓度治疗。

（4）观察：药浴过程中，注意观察患者全身情况。一旦发生头痛、头晕、恶心、心慌等不适情况，应立即停止浸泡，及时处理。

（5）告知：患者如有不适，及时告知医护人员。药浴过程中藏药可致皮肤着色，数日后可自行消褪。

2. 久尼治疗技术（涂擦疗法的 1 种）

（1）患者评估：当前主要症状、临床表现、既往史及药物过敏史；患者体质及对热的耐受程度、治疗部位的皮肤情况；患者心理状况，合作程度。

（2）方法的特殊性：在涂擦久尼之前按摩 3～5min，使涂擦隆久部位的肌肉放松，再实施久尼疗法，根据病情或遵医嘱选择久尼部位，如后背、腰部、四肢关节处，每次治疗涂擦放置时间为 20～30min。

（3）观察：操作中注意防寒保暖，观察患者局部皮肤有无发红、瘙痒等不适症状，若出现过敏现象，应立即停止操作，及时处理。

（4）告知：治疗过程中局部皮肤有温热的感觉，属正常现象；如灼热难耐，应及时告知医护人员。

3. 霍尔麦治疗技术

（1）霍尔麦的药物配方：肉豆蔻、藏茴香、酥油等。

（2）环境：霍尔麦常规药温为 36～40℃。在操作中以病人耐受为准，操作环境宽敞明亮，屏风遮挡，室温 22～24℃。

（3）患者评估：胸廓有无畸形，隆桑（穴位）部位皮肤有无烫伤、出疹、发热，患者心理状况，合作程度。

（4）方法的特殊性：霍尔麦加热时先把酥油中的水分加热蒸发，火候不宜过大，避免霍尔麦烧焦。隆桑（穴位）每个部位点霍尔麦药包 3 次，首次以皮肤发热为止，5～10s；第 2 次以肌肉发热为止，10～15s；第 3 次以骨骼发热为止，15～20s，避免皮肤起泡、烫伤。操作后避风寒，注意保暖，温度以患者耐受为宜。

（5）观察：霍尔麦操作过程中，注意观察患者局部皮肤情况，如起泡、烫伤、过敏不适等情况，应立即停止操作，及时处理。

4. 贾青疗法治疗技术（涂擦疗法的 1 种）

（1）患者评估：既往史及药物过敏史，患者体质及对热的耐受程度、治疗部位的皮肤情况。

（2）方法的特殊性：按比例调好贾青药，适当的加热调成糊状，遵医嘱涂贾青药膏，从上到下，厚度约为 1 元硬币的厚度，用绷带缠绕，每次放置时间为 2～3h。温度以患者耐受为宜，操作后避风寒，注意保暖，患者不宜触碰药膏。

（3）观察：贾青操作过程中，注意观察患者局部皮肤情况，如出现起泡、烫伤、过敏不适等情况，应立即停止操作，及时处理。

四、健康指导

（一）饮食指导

1. 饮食宜性温而祛湿，以清淡、易消化的食物为主，并根据体质类型给予相应的饮食。如糌粑、牦牛肉、山羊肉、瓜、冬瓜、苦瓜、绿豆、山药、大枣、红糖、大枣、薏苡仁、赤小豆、山药、鸡肉、黑芝麻、龙眼肉等。

食疗方一：藏药五根加散羌（青稞酒加糌粑）。
食疗方二：陈酥油加马肉或驴肉与红糖。
食疗方三：红糖加青稞酒。
食疗方四：奶牛、山羊的奶制成的酸奶及酥油。
2. 食物煮熟，不宜生食、糊食。
3. 不宜食用性凉、生食、腐蚀、酸性、辛辣变质食物。

（二）生活起居指导

1. 居室宜温暖向阳、通风、干燥，避免寒冷刺激。
2. 避免小关节长时间负重，避免不良姿势，减少弯腰、爬高、蹲起等动作。
3. 避免久坐潮湿地、冷水洗澡。
4. 每日适当晒太阳，用温水洗漱，坚持热水泡足。
5. 卧床时保持关节功能位，行关节屈伸运动。

（三）情志调理

1. 多与患者沟通，了解其心理状态，及时给予心理疏导。同时鼓励患者与他人多交流。
2. 鼓励家属多陪伴患者，给予情感支持。
3. 藏医养身操，调节呼吸，舒畅心气。
4. 保持乐观，愉悦心情。

（四）康复指导

1. 保持关节的功能位，并在医护人员指导下做康复运动，活动量应循序渐进地增加，避免突然剧烈活动。

2. 病情稳定后，可借助各种简单工具与器械进行关节功能锻炼，如捏核桃、握力器、手指关节操等，锻炼手指关节功能；空蹬自行车，锻炼膝关节；踝关节屈伸运动等。可逐步进行藏医养身操锻炼。

冈巴母（脉管炎）藏医护理方案

一、常见证候要点（久根）

（一）隆引起

后背肩胛部疼痛，心烦气躁，指甲和鼻尖、嘴唇、眼结膜、耳根、牙龈颜色变暗红，腘窝、胫后韧带逐渐萎缩而脚跟触地困难，脚背及小腿发紫、疼痛，触之生硬。下肢肿胀，皮肤发黑而粗糙，失眠，触之经络有舒适感。脉象：洪脉，压之空脉象。舌质粗糙暗红。尿液淡红，泡沫大而易散，少量絮状物。

（二）赤巴引起

后背肩胛部疼痛，心烦气躁，指甲和鼻尖、嘴唇、眼结膜、耳根、牙龈颜色变暗红，腘窝、胫后韧带逐渐萎缩而脚跟触地困难，脚背及小腿发紫、疼痛，触之生硬。下肢肿胀，夜间疼痛加剧，皮肤发黄，触之发热。脉象：滑脉。舌质发黄。尿液发红。

（三）培根引起

后背肩胛部疼痛，心烦气躁，指甲和鼻尖、嘴唇、眼结膜、耳根、牙龈颜色变暗红，腘窝、胫后韧带逐渐萎缩而脚跟触地困难，脚背及小腿发紫、疼痛，触之生硬。下肢沉而疼痛减轻，肿胀部位皮肤发白。双下肢出现凹凸不平的黑色包块。脉象：洪脉，压之空脉象。舌质发白无光泽。尿液白，味淡气少。

二、常见症状／证候施护

（一）下肢胀痛

1. 评估胀痛的诱因、性质、部位、强度、持续时间，触觉。
2. 做好饮食规律指导。
3. 做好生活能力及安全评估。
4. 遵医嘱给予贾青治疗。
5. 遵医嘱给予霍尔麦治疗。

（二）烧灼痛

1. 评估灼痛的诱因、性质、部位、强度、持续时间。
2. 做好饮食规律指导。
3. 遵医嘱给予桑门治疗。
4. 遵医嘱给予霍尔麦治疗。

三、藏医特色治疗护理

（一）药物治疗

遵医嘱，根据病情口服二十五味唐青、罗布盾汤、五味郭及汤、三十五味沉香丸、十八味牛黄清肝丸、十三味郭期丸、七味郭期丸、十八味露堆丸、十五味柏琼丸、桑琼，二十五味色丁丸、十八味欧曲仁青丸、二十五味珍珠丸等。

（二）藏医特色护理技术

1. 藏医“桑门”治疗技术

（1）环境：病室环境清洁、舒适、安静，空气新鲜，温湿度适宜。

（2）患者评估：当前主要症状、临床表现、既往史及药物过敏史；患者体质及对热的耐受程度、治疗部位的皮肤情况；患者心理状况，合作程度。

（3）方法的特殊性：藏医“桑门”疗法作为治疗脉管炎的特有疗法，分冷热 2 种疗法，临床上主要用热疗法。每次服用剂量约 2 个土鸡蛋的容量（约 15mL），1 个疗程为 20d，严重者可适当延长。

（4）观察：在服用“桑门”过程中要观察疗效，如行走能力，操作中注意防寒保暖，观察患者局部皮肤的情况，若出现过敏现象，应立即停止操作，及时处理。

（5）告知：口服“桑门”时药味微甜为宜，属正常现象；如有不良反应，应及时告知医护人员。

2. 贾青治疗技术（涂擦疗法的 1 种）

（1）患者评估：既往史及药物过敏史、患者体质及对热的耐受程度、治疗部位的皮肤情况。

（2）方法的特殊性：按比例调好贾青药，适当地加热调成糊状，遵医嘱涂贾青药膏，从上到下，厚度约为 1 元硬币的厚度，用绷带缠绕，每次贾青疗法放置时间为 2～3h。温度以患者耐受为宜，操作后避风寒，注意保暖，患者不宜触碰药膏。

（3）观察：贾青操作过程中，注意观察患者局部皮肤情况，如出现起泡、烫伤、过敏不适等情况，应立即停止操作，及时处理。

3. 霍尔麦治疗技术

（1）霍尔麦的药物配方：肉豆蔻、藏茴香、酥油等。

（2）环境：霍尔麦常规药温为 36～40℃。在操作中以病人耐受为准，操作环境宽敞明亮，屏风遮挡，室温 22～24℃。

（3）患者评估：胸廓有无畸形，隆桑（穴位）部位皮肤有无烫伤、出疹、发热，患者心理状况，合作程度。

（4）方法的特殊性：霍尔麦加热时先把酥油中的水分加热蒸发，火候不宜过大，避免霍尔麦烧焦。隆桑（穴位）每个部位点霍尔麦药包 3 次，首次以皮肤发热为止，5～10s；第 2 次以肌肉发热为止，10～15s；第 3 次以骨骼发热为止，15～20s，避免皮肤起泡、烫伤。操作后避风寒，注意保暖。

（5）观察：霍尔麦操作过程中，注意观察患者局部皮肤情况，如出现起泡、烫伤、过敏不适等情况，应立即停止操作，及时处理。

（6）告知患者霍尔麦治疗注意事项，如有不适，及时告知医护人员。

（7）做好记录。

四、健康指导

（一）饮食指导

1. 饮食以性温而清淡、易消化的食物为主，如粥、牦牛肉、糌粑加蜂蜜山药、大枣、红糖、红小豆、枸杞子、鸭肉、鹅肉、芝麻、黑豆。

2. 不宜使用过热性食物，如陈酒、浓茶、生食、陈年酥油及肉。

（二）生活起居指导

1. 注意劳逸结合。经常从事站立工作的人，最好穿弹力袜套予以保护。

2. 休息时应抬高患肢，溃疡和出血应积极治疗，避免久坐潮湿地、冷水洗澡。

3. 注意个人卫生，保持下肢皮肤清洁。
4. 注意肢体保暖，尤其是冬春季应避免受寒。
5. 养成良好生活习惯，坚持适当运动。
6. 保持愉悦的心情。

（三）情志调理

1. 多与患者沟通，了解其心理状态，及时给予心理疏导。
2. 鼓励家属多陪伴患者，给予情感支持。
3. 做藏医养身操，调节呼吸，舒畅心气。
4. 培养幽默感，笑容是消除精神紧张的最佳良方。
5. 保持愉悦的心情。

宁乃查斯（类似于心梗）藏医护理方案

一、常见证候要点（久根）

1. 突发心前区绞痛，心跳加快，胸痛，呼吸困难，鼾声大，舌干，颈动脉怒张、疼痛放射至左侧肩胛部位后逐渐消失。食用油腻饮食、受刺激、压力过大、受寒、过饱、劳累、酗酒等引起，且病情加重时有钝痛感，持续时间长，导致心肌乏力，引起脚背、小腿等肿胀，心脏收缩减弱导致心衰。

2. 查斯：目光呆滞，心前区钝痛，疼痛持续时间长、难以恢复。

二、常见症状 / 证候施护

1. 评估疼痛的诱因、性质、部位、强度、持续时间，躯体感觉。
2. 突发心前区疼痛时指导有效咳嗽。
3. 鼓励患者打嗝。
4. 做好饮食规律指导。
5. 做好生活能力及安全评估。
6. 遵医嘱给予口服藏药治疗。
7. 遵医嘱给予隆度治疗。
8. 遵医嘱给予霍尔麦治疗。

三、藏医特色治疗护理

（一）药物治疗

遵医嘱，根据病情口服珍珠七十微丸、阿杰琼南丸、种仔阿杰丸、八味沉香丸、三十五味沉香丸、其美阿杰丸、二十味沉香丸等。

（二）藏医特色护理技术

1. 隆度治疗技术

（1）患者评估：评估患者意识、有无呼吸道炎症、咳嗽、患者心理状况、合作程度。

（2）方法的特殊性：点好的隆度，以青烟的形式拿到患者床旁，嘱患者轻轻低头至离隆度炉 15cm 左右，护士用手把隆度烟扇向患者。熏烟时间不宜过久，不宜熏浓烟。

（3）观察：合并患有呼吸道炎症、肺心病、高热、意识不清的患者禁用；观察患者，如有不适症状，应立即停止操作，及时处理。

（4）告知患者缰兹治疗注意事项，如有不适，及时告知医护人员。

（5）做好记录。

2. 霍尔麦治疗技术

（1）霍尔麦的药物配方：肉豆蔻、藏茴香、酥油等。

（2）环境：霍尔麦常规药温为 36～40℃。在操作中以病人耐受为准，操作环境宽敞明亮，屏风遮挡，室温 22～24℃。

（3）患者评估：胸廓有无畸形，隆桑（穴位）部位皮肤有无烫伤、出疹、发热，患者心理状况，合作程度。

（4）方法的特殊性：隆桑（穴位）每个部位点霍尔麦药包 3 次，首次以皮肤发热为止，5～10s；第 2 次以肌肉发热为止，10～15s；第 3 次以骨骼发热为止，15～20s，避免皮肤起泡、烫伤。操作后避风寒，注意保暖，温度以患者耐受为宜。

（5）观察：霍尔麦操作过程中，注意观察患者局部皮肤情况，如出现起泡、烫伤、过敏不适等情况，应立即停止操作，及时处理。

（6）告知患者霍尔麦治疗注意事项，如有不适，及时告知医护人员。

（7）做好记录。

四、健康指导

（一）饮食指导

1. 饮食以性温而清淡、易消化、高蛋白、低脂的食物为主，如粥、牦牛肉、糌粑糊、玉米、蛋清、黑豆、黄豆、绿豆、牛奶、鹅肉等不宜过饱。

2. 禁烟酒，忌高脂、刺激性、粗纤维食物。

（二）生活起居指导

1. 宜居宽敞明亮、舒适、暖处。

2. 听轻音乐，保持心情愉快。

3. 与志同道合、心仪的朋友谈心。

4. 养成良好生活习惯，坚持适当运动，如散步、练瑜伽等。

（三）情志调理

1. 多与患者沟通，了解其心理状态，及时给予心理疏导。

2. 鼓励家属多陪伴患者，给予情感支持。
3. 培养幽默感，笑容是消除精神紧张的最佳良方。
4. 保持愉悦的心情。

查隆培瓦（高血压）藏医护理方案

一、常见证候要点

（一）隆性查隆培瓦

1. 心悸、胸背及腰部游走性疼痛、胸闷气喘，尤以气上壅为主。

2. 神乱不安、失眠不寐、耳鸣、头晕目眩，还可伴有俯仰困难，涂擦糌粑后有舒适感便可明确诊断。脉象空数；尿色青，泡沫较大呈火焰燃烧样即刻消散；舌相呈红而粗糙或白色厚黏性苔。

（二）血性查隆培瓦

1. 嘴唇和颜面发紫，眼脉充血发青，时有颈项强直和活动受阻，尤以肩背部刺痛为主。

2. 头晕、头胀、头痛而重、乏力，生气或剧烈运动后血气上壅而说话困难等症状持续多年；脉象突而滑利，尿色为红黄而浑浊，舌白色，苔心呈黑色。

二、常见症状/症候施护

（一）头痛

1. 评估头痛的性质、部位、程度、持续时间及伴随症状。
2. 遵医嘱每日测量血压2～3次，观察血压的变化。
3. 遵医嘱给予藏医达尔卡（放血）疗法，并做好疗效评估与记录。
4. 遵医嘱口服藏药，测量血压的变化以判断疗效，观察药物的不良反应。

（二）眩晕

1. 评估眩晕发作的时间、程度、诱因及发作时伴随的症状。
2. 遵医嘱给予藏医久巴（涂擦）疗法，并做好疗效评估与记录。

（三）嘴唇和脸面发紫，眼脉充血发青（高海拔地区常见）

1. 评估发紫的诱因及程度。
2. 遵医嘱给予间断吸氧，并详细讲解吸氧的注意事项。
3. 遵医嘱给予藏医达尔卡（放血）疗法。

（四）心悸气短

1. 评估心悸气短的诱因、程度、性质。
2. 遵医嘱给予藏医霍尔美（热敷）疗法，并做好疗效评估与记录。
3. 遵医嘱给予间断吸氧，并详细讲解吸氧的注意事项。

三、藏医特色治疗及护理

（一）药物治疗的护理要点

1. 一般遵医嘱给予西玛尼阿（二十五味珊瑚丸）、然纳桑培（仁青芒觉）早晨空腹1粒，交替泡服；阿嘎交阿（十五味沉香丸）4粒，早晨饭后服用；吉日尼阿（二十五味余甘子丸）4粒、十味血热汤散2g，中午饭后服用；宇妥汤麦散1袋，下午泡服；阿嘎索阿（三十五味沉香丸）4粒，晚上饭后服用。

2. 告知患者在服用西玛尼阿（二十五味珊瑚丸）、然纳桑培等（仁青芒觉）珍宝药品时，前一晚将药丸用温开水浸泡8～12h后，次日清晨加少量开水后空腹服用。

3. 服药期间应忌酸、生冷、腐、辛辣、油腻等食物，禁烟酒。

（二）特色技术的护理要点

1. 达尔卡（放血）疗法（T/CMAM Z1—2019）。
2. 久巴（涂擦）疗法（T/CMAM Z9—2019）。
3. 霍尔美（热敷）疗法（T/CMAM Z5—2019）。

四、藏医尿诊前的注意事项

1. 做尿诊前一夜禁止饮用浓茶、烈酒、酸奶、咖啡等，以免影响尿色。也不宜过量饮水。
2. 清淡低脂饮食。
3. 避免过度劳累及同房，以免造成代谢紊乱。
4. 所留尿液必须是清晨第1次排出尿液的中段尿。
5. 尿液需要现尿现看，不能放置过久。

五、健康指导

（一）起居护理

1. 住温暖屋，夏天避免中午太阳直射，冬天要注意保暖，防中风。
2. 采取亲情护理，给予温和安慰。
3. 不宜劳累，忌饥饿、阅读和言语过多、寒风侵袭等。

（二）饮食护理

1. 选择新鲜、易消化的高蛋白、低脂、低盐食物，忌轻、糙的食物。限制盐的摄入量

（2～5g/d）并减少含盐量高的食物。限制油腻食物，如酥油、动物内脏、脂肪。鼓励病人多食水果、蔬菜，尤其是芹菜、卷心菜、白菜等以及豆制品。牛奶富含蛋白质，而胆固醇与钠盐含量并不多，可适当饮用。戒烟并控制饮酒、咖啡、浓茶等刺激性饮料。忌血、赤巴、黄水增盛的酸酒类，以及不易消化的肥腻性重的食物。

2. 饮食安排应少量多餐，避免过饱。

3. 晚餐应少而清淡，过量油腻食物会诱发中风。

（三）情志护理

1. 保持心态平和，避免不良刺激。

2. 避免情绪激动。如果患者有精神紧张、情绪激动、焦虑不安、大喜大怒等不良心理，会使血压升高、心率增快、病情加重。因此，高血压患者必须改变急躁脾气，学会沉着冷静，自我控制情绪，不让各种强烈的精神刺激引起剧烈的情绪波动。

（四）行为指导

1. 避免过度劳累，应采取循序渐进的方式来增加活动量。

2. 可选择适当的有氧运动，如骑自行车、跑步、做藏医养身操及打太极拳等，但需注意劳逸结合，避免时间过长的剧烈活动，避免中午太阳直射时运动。严重的高血压病人应卧床休息。

3. 穿着棉质吸汗舒适的衣服。

4. 生病或不适时应停止运动。

5. 饥饿时或饭后 1h 内不宜做运动。

6. 对血压持续增高的病人，应每日测量血压 2～3 次，并做好记录，必要时测立、坐、卧位血压，掌握血压变化规律。如血压波动过大，要警惕脑出血的发生。

查隆培瓦（高血压）藏医护理效果评价表

医院：　　科室：　　入院日期：　　出院日期：　　住院天数：　　患者姓名：

性别：　　年龄：　　民族：　　文化程度：

藏医证候诊断：　　隆性查隆病□　　血性查隆病□

一、护理效果评价

主要症状	主要辩证施护方法	藏医护理技术	护理效果
头痛	1. 体位□ 2. 测血压□ 3. 其他护理措施：	1. 达尔卡疗法□　应用次数：____次　应用时间：____天 2. 其他：　应用次数：____次　应用时间：____天	好□　较好□ 一般□　差□
眩晕	1. 饮食□ 2. 活动□ 3. 其他护理措施：	1. 久巴疗法□　应用次数：____次　应用时间：____天 2. 其他：　应用次数：____次　应用时间：____天	好□　较好□ 一般□　差□
嘴唇和脸面发紫，眼脉充血发青	1. 体位□ 2. 其他护理措施：	1. 达尔卡疗法□　应用次数：____次　应用时间：____天 2. 其他：　应用次数：____次　应用时间：____天	好□　较好□ 一般□　差□
心悸气短	1. 情志护理□ 2. 饮食□ 3. 活动□ 4. 其他护理：	1. 霍尔美疗法□　应用次数：____次　应用时间：____天 2. 其他：　应用次数：____次　应用时间：____天	好□　较好□ 一般□　差□

二、护理依从性及满意度评价

<table>
<tr><th colspan="2" rowspan="2">评价项目</th><th colspan="3">患者对护理的依从性</th><th colspan="3">患者对护理的满意度</th></tr>
<tr><th>依从</th><th>部分依从</th><th>不依从</th><th>满意</th><th>一般</th><th>不满意</th></tr>
<tr><td rowspan="7">藏医护理技术</td><td>达尔卡（放血）疗法</td><td></td><td></td><td></td><td></td><td></td><td></td></tr>
<tr><td>久巴（涂擦）疗法</td><td></td><td></td><td></td><td></td><td></td><td></td></tr>
<tr><td>霍尔美（热敷）疗法</td><td></td><td></td><td></td><td></td><td></td><td></td></tr>
<tr><td></td><td></td><td></td><td></td><td></td><td></td><td></td></tr>
<tr><td></td><td></td><td></td><td></td><td></td><td></td><td></td></tr>
<tr><td></td><td></td><td></td><td></td><td></td><td></td><td></td></tr>
<tr><td></td><td></td><td></td><td></td><td></td><td></td><td></td></tr>
<tr><td colspan="2">健康指导</td><td colspan="6"></td></tr>
<tr><td colspan="2">签名：</td><td colspan="3">责任护士：</td><td colspan="3">上级护士或护士长：</td></tr>
</table>

三、对本病藏医护理方案的评价

实用性强□　　实用性较强□　　实用性一般□　　不实用□

改进意见：

四、评价人（责任护士）姓名________　技术职称________　完成日期________　护士长签字________

凯真（腰椎间盘突出）藏医护理方案

一、常见证候要点

藏医学分上行、中行、下行。

（一）上行（上散）

颈部持续疼痛、僵硬、转动困难，低头行走，发凉伴头痛、头晕，上肢疼痛伴麻木。

（二）中行（中盛）

腰背部及髋关节疼痛，腰部转动、咳嗽或打喷嚏时疼痛加重，坐骨神经胀痛，行走或站立时腰背部侧弯，行走困难。

（三）下行（下坠）

症状为臀部、大腿、小腿、膝关节等疼痛伴下肢活动受限、麻木，偶有脚踝部及脚后跟疼痛。

脉象细而弱；尿色红而黄，有沙样沉淀物，泡沫大易散；舌质灰白，舌苔黄腻。

二、常见症状 / 证候施护

（一）疼痛

1. 评估患者疼痛的部位、性质、程度、持续时间及伴随症状，做好疼痛评分，可应用疼痛自评工具“数字评分法（NRS）”评分，记录分值。

2. 遵医嘱给予藏医美杂（火灸）疗法。

3. 遵医嘱给予藏医霍尔美（热敷）疗法。

4. 遵医嘱给予藏医优杰（药棒穴位按摩）疗法。

5. 遵医嘱给予藏医能秀（油脂涂擦）疗法。

（二）肢体麻木，活动受限

1. 评估肢体麻木及活动受限的程度、范围、性质、持续时间等。

2. 遵医嘱给予藏医浪泷沐（蒸熏）疗法。

三、藏医特色治疗及护理

（一）药物治疗护理要点

1. 内服藏药

（1）上行者：一般情况下遵医嘱给予西玛尼阿丸（二十五味珊瑚丸）1 粒，清晨空腹服用；桑当尼阿丸（二十五味儿茶丸）4 粒，早晨饭后服用；桑培诺布丸（如意珍宝丸）4 粒、琼阿丸（五鹏丸）5 粒，中午饭后服用；索协尼吉散（日轮散）2g，下午服用；阿嘎尼西丸

（二十味沉香丸），晚上饭后服用。

（2）中行者：萨热夏琼丸（十三味鹏鸟丸）1粒，清晨空腹服用；索协尼吉散（日轮散）2g，早晨饭后服用；桑培诺布丸（如意珍宝丸）4粒、琼阿丸（五味麝香丸）5粒，中午饭后服用；阿日交杰散（十八味诃子散）1g，下午服用；旺拉补肾散（十味手参散）1勺，晚上饭后服用。

（3）下行者：然那桑陪丸（七十味珍珠丸）1粒，清晨空腹服用；索协尼吉散（日轮散）2g，早晨饭后服用；桑培诺布丸（如意珍宝丸）4粒、琼阿丸（五味麝香丸）5粒，中午饭后服用；达丽交杰散（十八味杜鹃散）1勺，下午服用；阿嘎尼西丸（二十味沉香丸）4粒，晚上饭后服用。根据患者的年龄和症状也可以选择其他相应的口服藏药。

（4）告知患者在服用西玛尼阿丸（二十五味珊瑚丸）、然纳桑培（七十味珍珠丸）、萨热夏琼丸（十三味鹏鸟丸）等珍宝药品时，前一晚将药丸用温开水浸泡8～12h后，次日清晨加少量开水后空腹服用。

（5）服药期间应忌酸、生冷、腐、辛辣、油腻等食物，禁烟酒。

2. 外用藏药

（1）把陈旧酥油和植物油溶化加扎嘎尔秀曼（白脉涂剂）、香根尼阿散（二十五味阿魏散）、永嘎登觉散（七味白芥子散）为主的药物根据病情将（卡擦阿嘎、阿日、宽筋藤、草红花、桑当等）30多种药物配制好后，室内保存不得超过7d。

（2）治疗前后评估患者局部皮肤情况。

（3）密切观察用药后反应，如出现局部皮肤灼热、瘙痒、刺痛，以及头晕、恶心、心慌、气促等症状，应立即停止用药，通知医生给予相应的处理。

（二）特色技术

1. 藏医能秀（油脂涂擦）疗法

（1）方法：遵医嘱将配制好的藏药加热后，均匀涂抹在患者相应部位，厚度2～3mm，用预热好的磁疗灯照射，使其药物渗入肌肤。

（2）注意事项

①询问患者有无药物及食物过敏史。

②配制好的藏药温度不宜太高，控制在37～40℃，防止烫伤，密切观察局部皮肤，如有红色丘症、奇痒或局部肿胀等过敏现象，立即停药，并用盐水棉球洗净涂药部位。必要时通知医生，及时对症处理。

③磁疗灯治疗时距离部位10～20cm，时间为30～40min，以皮肤发红、出汗为度。密切观察患者皮肤情况，防止烫伤，操作过程中注意保护患者隐私，注意保暖，防止受凉。

2. 藏医美杂（火灸）疗法（T/CAMA Z3—2019）。

3. 藏医浪泷沐（蒸熏）疗法（T/CAMA Z7—2019）。

4. 藏医霍尔美（热敷）疗法（T/CAMA Z5—2019）。

5. 藏医优杰（药棒穴位按摩）疗法

（1）方法：以紫檀香、白檀香、沉香、杨树等为制作原料，用特制的木棒对患处以敲、按、推、刮等，根据人体经络、血管、肌肉的走向和骨骼形态结构的特点，使身体各部位气血得以畅通而治疗疾病的方法。

（2）注意事项

①治疗前忌饮食过饱或空腹，以适量进食为宜。

②评估患者治疗部位皮肤，若局部皮肤破损或皮肤病患者不宜做优杰疗法。

③治疗期间注意保暖，防止受凉。治疗后 1 周内忌食生、冷、刺激性食物，避免劳累，忌洗澡和受凉，养成良好饮食和作息习惯。

④体质较弱的患者，叩击的力度不宜过大，时间不宜过长。治疗期间保护患者隐私，密切观察病情，询问有无不适，如有不适立即通知医生给予相应的处理。

四、尿诊检查前的注意事项

1. 做尿诊前一夜禁止饮用浓茶、烈酒、酸奶、咖啡等，以免影响尿色。也不宜过量饮水。
2. 清淡低脂饮食。
3. 避免过度劳累及同房，以免造成代谢紊乱。
4. 所留尿液必须是清晨第 1 次排出尿液的中段尿。
5. 尿液需要现尿现看，不能放置过久。

五、健康指导

（一）起居护理

1. 注意个人卫生，保持床单及衣物的整洁，穿宽松棉质衣物。
2. 晨起采用身体直立、双目向前方平视的姿势锻炼，适当做抬腿运动，防止病情加重。
3. 宜居住在温暖、光线明亮的地方，忌在阴冷、潮湿的地方久坐。应睡硬板床以减少椎间盘承受的压力。
4. 加强机体功能锻炼，提高免疫力，可指导患者做藏医养身保健操。

（二）饮食护理

1. 饮食宜少量多餐、清淡、易消化、无刺激，禁烟酒及油腻食物。
2. 颈腰椎增生患者不宜多食钙剂及含钙量高的食物，宜食新鲜蔬菜、水果，注意营养搭配，防止便秘。

（三）情志护理

1. 主动和患者建立良好的关系，让患者消除陌生感和紧张感。与患者讲述以往治疗效果好的病例，以增强患者治疗疾病的信心。
2. 向患者讲解疾病相关知识，包括疼痛的原因、病程及缓解疼痛的方法，消除患者对疼痛的恐惧心理。
3. 指导患者通过聊天、听音乐等方式转移注意力，放松情绪，以减轻疼痛。

（四）行为指导

1. 注意腰背部保暖，白天腰部戴 1 个腰围（护腰带）加强腰背部的保护，同时有利于腰椎病的恢复。
2. 避免弯腰用力的动作，急性发作期尽量卧床休息，疼痛缓解后也要注意适当休息，不要过于劳累，以免加重疼痛。
3. 少提重物或弯腰，避免腰部受伤。
4. 根据自身情况，选择适宜的锻炼方式，增强体质，活动量以不出汗为宜。

凯真（腰椎间盘突出）护理效果评价表

医院： 科室： 入院日期： 出院日期： 住院天数：

患者姓名： 性别： 年龄： 住院号： 文化程度：

纳入藏医临床路径：是□ 否□

藏医证候诊断：上行□ 中行□ 下行□ 其他：

一、护理效果评价

主要症状	主要辨证施护方法	藏医护理技术	护理效果
疼痛□	1. 评估疼痛□ 2. NRS 评分： 3. 其他护理措施：	1. 能秀疗法□ 应用次数： 次，应用时间： 天 2. 美杂疗法□ 应用次数： 次，应用时间： 天 3. 其他： 应用次数： 次，应用时间： 天	好□ 较好□ 一般□ 差□ NRS 评分：
肢体麻木、活动受限□	1. 评估□ 2. 体位□ 3. 腰部护理□ 4. 其他护理措施：	1. 浪泷沐疗法□ 应用次数： 次，应用时间： 天 2. 霍尔美疗法□ 应用次数： 次，应用时间： 天 3. 优杰疗法□ 应用次数： 次，应用时间： 天 4. 其他： 应用次数： 次，应用时间： 天	好□ 较好□ 一般□ 差□
其他：______ □（请注明）			好□ 较好□ 一般□ 差□

二、护理依从性及满意度评价

评价项目		患者对护理的依从性			患者对护理的满意度		
		依从	部分依从	不依从	满意	一般	不满意
藏医护理技术	能秀（油脂涂擦）疗法						
	美杂（火灸）疗法						
	霍尔美（热敷）疗法						
	浪泷沐（蒸熏）疗法						
	优杰疗法（药棒穴位按摩）疗法						
健康指导							
签名：		责任护士签名：			上级护士或护士长签名：		

三、对本病藏医护理方案的评价

实用性强□　　实用性较强□　　实用性一般□　　不实用□

改进意见：

四、评价人（责任护士）姓名：________　技术职称：________　完成日期：________

护士长签字：________

安森（阴道炎）藏医护理方案

一、常见证候要点

（一）虫痒症

腰部酸痛、外阴发痒、阵痛、乳房胀痛、心神不安、失眠、坐立不安、肌肉消瘦、白带异常及阴部有异味。脉象：脉速细而快。尿赤、泡沫大而易散。舌红而苔薄。

（二）虫怒症

由不良的性行为，如手淫等，使阴道感染而导致的疾病，出现宫颈肿胀、黄水滴漓、宫颈坚硬等症状。脉象：脉速细，时快时慢。尿赤、泡沫易散。舌红，苔黄而厚腻。

二、常见症状／证候施护

（一）疼痛

1. 评估患者疼痛的部位、性质、强度、持续时间及伴随症状，做好疼痛评分，可应用疼痛自评工具“数字评分法（NRS）”评分，记录具体分值。

2. 遵医嘱给予腰部、下腹部和乳房处藏医擦图（盐热敷）疗法，每日两次。

（二）外阴瘙痒

1. 评估外阴瘙痒的诱因、时间、程度、持续时间、皮肤完整性，以及黄水滴漓情况、伴随症状等。

2. 遵医嘱给予秀群恩保散 2g，在 200mL 的温开水中稀释后进行安泻疗法，从内向外，将分泌物冲洗干净，并做好疗效评估与记录。

3. 外阴瘙痒、坐立不安、局部肿胀皮损时，应剪去外阴毛发，保持创面清洁干燥，并给予藏医安泻（阴道灌洗）疗法、臭氧治疗及藏药宫颈上药，每日 1 次，3d 为 1 个疗程，并做好疗效评估与记录。

（三）白带异常

1. 评估白带量、质、黏度、颜色、气味及伴随症状等。

2. 遵医嘱给予藏医安泻疗法、臭氧治疗及藏药宫颈上药，每日 1 次，3d 为 1 个疗程，并做好疗效评估与记录。

三、藏医特色治疗及护理

（一）药物治疗的护理要点

1. 内服藏药

（1）一般情况下遵医嘱给予仁那钦莫（仁青常觉）1 粒，空腹服用，隔日 1 次；敖色尼阿（二十五味鬼臼丸）5 粒，早上饭后服用；六味大托叶云石散 3g（卡擦药白热散 1g 或五鹏丸5粒），中午饭后服用；驱虫散1g或西当顿巴散（七味酸藤果散）1g，下午服用；阿嘎索阿（三十五味沉香丸）3粒、玛奴御汤散（四味藏木香汤散）3g，晚上饭后服用。

（2）根据患者的症状、体质、年龄及病情等情况选择适宜的藏药及剂量。

（3）服药期间应忌酸、生冷、腐、辛辣、油腻等食物，禁烟酒。

（4）服用仁那钦莫（仁青常觉）珍宝药品时，要告知患者在用药前一晚用温开水浸泡8～12h后，次日清晨空腹服用。

2. 外用藏药

秀群恩保散用温开水稀释后进行安泻疗法。此药的主要功能有消炎、杀菌的作用。必要时将西红花等用细棉签在宫颈部上药。

（二）特色技术的护理要点

1. 藏医安泻（阴道灌洗）、臭氧治疗及宫颈上药疗法

（1）藏医安泻（阴道灌洗）疗法：将秀群恩保散2g在200mL的温开水中稀释后灌入阴道冲洗器内，从内向外，将阴道内以及宫颈清洗干净的1种方法。一般3天为1个疗程。

（2）臭氧治疗：利用臭氧发生器制取一定浓度的臭氧，作用于患处达到消炎的1种物理治疗方法。

（3）宫颈上药：将西红花等藏医卡擦药用细棉签在宫颈局部上药，以达到消炎止痛和止血的作用。

（4）注意事项

①治疗前确认患者是否为已婚妇女，排除一切禁忌证（妊娠期妇女、经期、未婚妇女、手术后、不明原因阴道出血、宫颈癌患者）。

②操作环境宜温暖，关闭门窗，注意保护患者隐私。

③严格控制冲洗液温度在35～37℃，水温不宜过高，严防烫伤。也不宜过低，以免影响治疗效果。

④臭氧治疗时间为5min，浓度为13%。

⑤治疗过程中密切观察患者宫颈黏膜和患者的反应，如疼痛明显，应立即停止操作，避免损伤患者的阴道及宫颈。如有不适立即通知医生，给予相应的处理。

⑥嘱患者治疗期间禁止同房，禁止使用其他洗剂、栓剂。

⑦一次性冲洗接头应一人一用，严禁重复使用，避免交叉感染。一次性冲洗头使用后，按医疗废弃物的要求进行处理。

2. 藏医擦图（盐热敷）疗法（T/CMAM Z4—2019）

（1）方法：把炒好的颗粒盐装入布袋，热敷指定部位，使局部组织升温，调节植物神经，使毛细血管扩张，血液循环加速，从而使肌肉慢慢松弛，缓解反射性肌肉痉挛，减轻疼痛，达到消炎、止痛、活血化瘀的功效。

（2）注意事项

①温度35～40℃，时间30～40min，密切观察局部皮肤，如患者自感温度过高、难以承受时，应立即停止操作，避免烫伤。

②嘱患者20～30min后做适当活动，避免剧烈运动。

③冬天注意保暖，防止受凉。

④高血压、结核病、严重的心脏病、皮肤病、胸前区、会阴和颈椎部有炎症感染、发热等感染性疾病者禁用。

四、尿诊检查前的注意事项

1. 做尿诊前一夜禁止饮用浓茶、烈酒、酸奶、咖啡等，以免影响尿色，也不宜过量饮水。
2. 清淡低脂饮食。
3. 避免行房事，过度劳累，以免造成代谢紊乱。
4. 所留尿液必须是清晨第 1 次排出尿液的中段尿。
5. 尿液需要现尿现看，不能放置过久。

五、健康指导

（一）起居护理

1. 宜在温暖干燥的地方居住。
2. 注意保暖，不宜过度劳累和在烈日下暴晒。
3. 月经期间加强个人卫生，勤换内衣裤，避免接触凉水。
4. 保持睡眠充足，避免过度劳累。
5. 指导患者修剪指甲，避免搔抓。保持外阴清洁干燥，勤换内裤。忌用热水、肥皂水清洗局部皮肤，忌用化学洗涤剂洗涤衣物，避免对皮肤造成刺激。
6. 指导患者避免居住阴冷潮湿的环境，避免接触凉水及禁食生冷、辛辣、凉甜等刺激性的食物。

（二）饮食护理

1. 饮食宜清淡，宜食新鲜羊肉、蔬菜、水果等，如香蕉、猕猴桃、西葫芦等。酸、辣、凉、甜及油腻等刺激性食物易生燥热，使内脏热毒郁结，出现小便生赤，肛门灼热，外阴瘙痒、肿痛等症状，应禁食。同时忌烟酒。
2. 海鲜类水产品有助长湿热的作用，会增加白带的分泌量，加重外阴瘙痒，不利于炎症的消退，并影响治疗效果。

（三）情志护理

1. 指导患者稳定情绪，消除忧愁，经常与人交谈，保持愉快的心情。
2. 根据患者的性格和发病诱因进行心理指导。
3. 积极消除各种诱发因素。
4. 对于此类患者应尽量予以安慰，并向患者讲解疾病相关的知识，以减轻其心理负担，增强战胜疾病的信心。

（四）行为指导

1. 保持外阴部的清洁，最好每周用温开水擦洗外阴 1～2 次，并勤换内衣裤。
2. 经期及治疗期间禁止性生活，或采用避孕套以防止交叉感染。
3. 月经期间避免阴道用药及坐浴。
4. 不宜过度劳累，不与他人共用浴巾、浴盆，不穿尼龙或类似织品的内裤，患病期间用过的浴巾、内裤等应煮沸消毒，内衣裤清洗后用开水浸泡并经日光暴晒。
5. 鼓励患者选择适合自己的锻炼方式（如磕头、做藏医养生操及慢跑等），增强体质，提高自身免疫功能。

安森（阴道炎）护理效果评价表

医院：　科室：　入院日期：　出院日期：　住院天数：　患者姓名：　性别：

年龄：　住院号：　文化程度：　藏医证候诊断：　其他：

一、护理效果评价

主要症状	主要辩证施护方法	藏医护理技术	护理效果
疼痛	1. 评估疼痛□ 2. NRS 评分： 3. 其他护理措施：	1. 藏医擦图（盐热敷）疗法□　应用次数：　次，应用时间：　天 2. 其他　应用次数：　次，应用时间：　天	好□　较好□　一般□　差□ 好□　较好□　一般□　差□
外阴瘙痒	1. 评估□ 2. 皮肤完整性□ 3. 修剪指甲□ 4. 藏医特色护理□ 5. 其他护理措施：	1. 安泻（阴道灌洗）疗法□　应用次数：　次，应用时间：　天 2. 臭氧治疗□　应用次数：　次，应用时间：　天 3. 藏药宫颈上药□　应用次数：　次，应用时间：　天	好□　较好□　一般□　差□ 好□　较好□　一般□　差□
白带异常	1. 评估白带□ 2. 藏医特色护理□ 3. 其他护理措施：	1. 安泻（阴道灌洗）疗法□　应用次数：　次，应用时间：　天 2. 臭氧治疗□　应用次数：　次，应用时间：　天 3. 藏药宫颈上药□　应用次数：　次，应用时间：　天	好□　较好□　一般□　差□ 好□　较好□　一般□　差□

二、护理依从性及满意度评价

评价项目		患者对护理的依从性			患者对护理的满意度		
		依从	部分依从	不依从	满意	一般	不满意
藏医护理技术	安泻（阴道灌洗）疗法						
	臭氧治疗						
	藏药宫颈管上药						
	藏医擦图（盐热敷）疗法						
健康指导							

三、对本病藏医护理方案的评价

实用性强□　　实用性较强□　　实用性一般□　　不实用□

改进意见：

四、评价人（责任护士）姓名________　技术职称________　完成日期________　护士长签字________

琼乃得图（肝硬化）藏医护理方案

一、常见证候要点

（一）培赤型

临床表现为双目赤红、脸青而糙、手足心呈黄色、肋骨刺痛、消化不良、饭后疼痛、大便干燥或腹泻、乏力，偶尔不规则性出血，如牙龈出血或鼻出血。舌诊：舌质红而细腻、舌苔灰黄；脉诊：脉象缓和而饱满；尿诊：色黄、味淡，偶有沉淀物。

（二）隆赤型

临床表现为双目赤红、面色晦暗黝黑而糙、肝区隐痛、腹胀、腹痛、足背浮肿、皮肤和巩膜黄染、大便干燥、小便赤黄、乏力、消瘦、嗜睡或失眠。舌诊：质糙而呈红褐色；脉诊：脉象快而空；尿诊：小便浑浊呈红褐色，尿花多，沉淀物多且漂浮在中间。

（三）培隆型

临床表现为面色晦暗黝黑、肝区隐痛、肝胃胀满、饮食不消化、饭后疼痛、腹泻、腹水、下肢水肿、呼吸急促、皮肤和巩膜黄染、偶尔咯吐烟汁样坏血、小便量减少且赤黄、肾区不适、乏力、消瘦、失眠。舌诊：舌质光滑或粗糙，呈红褐色；脉诊：脉象缓和而无力；尿诊：尿色淡黄且清亮，尿花多，无沉淀物。

二、常见症状／症候施护

（一）营养不良

1. 评估患者营养不良出现的时间及伴随症状。
2. 遵医嘱做好藏医饮食噶尔顿、玛尔顿、火轮疗法的治疗及疗效评估。

（二）黄疸

1. 评估患者皮肤的颜色，黄疸出现的时间、部位、程度及皮肤瘙痒、感染等伴随症状。
2. 遵医嘱做好泻下疗法及达尔卡疗法操作前中后的病情观察及护理，指导正确规范留取藏医尿诊尿标本。
3. 保持皮肤完整，避免抓挠，预防皮肤感染。

（三）呕吐烟汁样坏血

1. 评估患者的生命体征、呕吐物及大便的量、颜色及性质；评估患者门静脉内径、腹壁，脐周与痔静脉有无曲张及曲张的形态和程度。
2. 少量出血时，进食少量温热的流质食物，出血量较大时遵医嘱禁食，待出血停止后遵医嘱给予温凉的藏医饮食疗法噶尔顿、玛尔顿治疗并做好疗效评估。

（四）腹水

1. 评估患者腹水的程度及伴随症状，每日测量腹围，记录出入量，定期测量体重。

2. 遵医嘱做好藏医饮食噶尔顿、玛尔顿、火轮疗法的治疗及疗效评估。

3. 避免腹内压增高的因素，预防消化道出血，腹压增高不能耐受时可配合医生做好腹腔穿刺放腹水前中后的病情观察及护理。

（五）腹泻或便秘

1. 评估患者大便的颜色、次数、形态、量。

2. 腹泻患者遵医嘱给予藏医建么滋（灌肠）疗法。

3. 便秘患者遵医嘱给予讷日哈（灌肠）疗法。

4. 根据病情变化及时对饮食结构进行调整。

三、藏医特色治疗及护理

（一）药物治疗的护理要点

1. 培赤型：以清热活血治则施治。一般情况下，达协德孜玛（甘露月晶丸）5 粒，早晨饭后服用；赤窦（吉日尼阿丸 + 蒂达杰巴丸）2g，中午饭后服用；格耿居松（十三味红花丸）4 粒，用汤倩尼阿散（二十五味大汤散）2g，下午泡服；帕莫珠巴丸（帕朱丸）4 粒，晚饭后服用。

2. 隆赤型：以除热固本治则对症。一般情况下，达协德孜玛（甘露月晶丸）5 粒，早晨饭后服用；五味獐芽菜汤 1g，中午饭后煎服；格日苟瓦（九味牛黄丸）3 粒，下午服用；阿嘎索阿（三十五味沉香丸）4 粒，晚饭后服用；旺日尼阿（二十五味马宝丸）1 粒，清晨空腹泡服。

3. 培隆型：以软坚肠道，守火燥湿为治则。一般情况下，八五散（阿格杰巴散 + 涩芝阿瓦散）2g，早晨饭后服用；七味消肿丸 5 粒，中午饭后服用；达协德孜玛（甘露月晶丸）5 粒，下午服用；阿嘎索阿（三十五味沉香丸）4 粒，晚饭后服用；仁那钦莫（仁青常觉）1 粒，清晨空腹泡服。

4. 告知患者在用旺日尼阿（二十五味马宝丸）、仁那钦莫（仁青常觉）等珍宝药品时，前一晚将药丸用温开水浸泡 8～12h 后，次日清晨加少量开水后空腹服用。

5. 服药期间应忌酸、生冷、腐、辛辣、油腻等食物，禁烟酒。

（二）特色技术的护理要点

1. 藏医达尔卡（放血）疗法（T/CMAM ZI—2019）。

2. 藏医舵峻（泻下）疗法

（1）方法

服用具有泻下功能的方药，将腹内疾病排出体外的一种治疗方法。以排为主，主要适用于培赤型，禁用于培隆型和隆偏盛隆赤型琼乃得图。

（2）注意事项

①评估患者的病情、生命体征、神志、意识、依从性。治疗前向患者及家属解释治疗的必要性、目的意义以及具体操作方法，取得患者的配合，提高治疗效果。

②认真做好泻下远先行、近先行和急先行等术前准备工作。

③保持病室温度在24～26℃，关闭门窗，避免受凉。

④遵医嘱服用催泻药和泻药，严密观察用药后的疗效及副作用，并做好记录。

⑤泻量：上等30次、中等20次、下等10次。泻出便色：色青而清晰如水者为上等、浑浊如津邪者为中等、色如胆汁者为下等。

⑥服用过程中要注意观察恶心、呕吐、头晕等隆病症状，应及时配合医生镇呕逆，行相对隆病治疗。

⑦做好善后调理。热病泻治后如用温性食物调理，会导致热病复发；寒病泻治后如用凉性食物调理则会使胃火衰弱，引起不消化、小鼓痞瘤等症。

3. 藏医建么滋疗法（缓导泻）

（1）方法

用性质比较温和的方药制成药液灌入肛门，药物被肠黏膜吸收，在药力作用下将病邪随大便排出体外，达到治疗下体胃肠道疾病的目的，特别是治疗隆病。主要为排法，适用于隆型，禁用于培根型和赤巴型琼乃得图。

（2）注意事项

①治疗前评估患者的病情、神志、意识、依从性。向患者及家属解释治疗的必要性、目的、意义以及具体操作方法，争取患者的配合，提高治疗效果。

②提醒患者注意保暖，防止受凉。

③掌握好药液的量（80～120mL）、温度（39～41℃）、浓度、流速和压力，以及导管的插入长度。

④掌握好治疗的适应证、禁忌证，对于急腹症、妊娠早期、消化道出血者禁止使用此法，木布果秀（肝性脑病）患者禁用碱性药液。

4. 藏医讷日哈（峻导泻）

（1）方法

讷日哈是用性锐而急的一些泻药制成的药液，灌入肛门，药物由肠黏膜吸收，在药力作用下将病邪随大便排出，以治疗局部和全身很多疾病的1种方法，是藏医5种排泄法之五。

（2）注意事项

①掌握好药液的量（200～300mL）、温度（39～41℃）。

②灌肠后前2次有排便感时不得排便，于第3次有排便感时再行排便。

其他注意事项同建么滋疗法。

5. 藏医火轮、嘎尔顿、玛尔顿疗法（饮食疗法）

（1）方法

为藏医饮食疗法，通过饮食调理加强营养，提高机体抵抗力与抗病能力。主要为补法，适用于隆型和培隆型，其中火轮疗法禁用于赤巴型琼乃得图。

（2）注意事项

①治疗前评估患者的病情、神志、意识、依从性、禁忌证、适应证。

②取材要新鲜，严格掌握服用时间（嘎尔顿：早餐、晚餐前；玛尔顿：晚餐前）与温度

（50℃左右），待温度降至适宜后送患者服用。

③治疗过程中动态地评估患者的病情及治疗效果，并做好记录，为治疗护理提供依据。

四、尿诊前的注意事项

1. 做尿诊前一夜禁止饮用浓茶、烈酒、酸奶、咖啡等，以免影响尿色。也不易过量饮水。

2. 清淡低脂饮食。

3. 避免过度劳累及同房，以免造成代谢紊乱。

4. 所留尿液必须是清晨第 1 次排出尿液的中段尿。

5. 尿液需要现尿现看，不能放置过久。

五、健康指导

（一）起居护理

保证足够的睡眠和休息，以适度活动为宜，忌过度劳累，保持个人卫生干净整洁。

（二）饮食指导

1. 注意饮食卫生，养成良好的饮食习惯，进食高热量、高蛋白、高维生素、营养丰富、清淡、细软易消化的食物，无刺激性饮食，限制钠盐和水的摄入，禁食坚硬粗糙食物，戒烟酒。

2. 合并木布果秀（肝性脑病）时应禁止或限制动物蛋白，以植物蛋白为主。

（三）情志护理

1. 向患者介绍疾病相关知识和相关治疗的目的、意义及主要治疗护理措施，提高病人的主观能动性，提高治疗效果。

2. 患者注意培养自己的性情，保持豁达乐观的生活态度。

3. 情绪波动、急躁易怒，也是琼乃得图的病态表现，俗话说“肝火上炎”，患者不必过分紧张，要正确对待，及时疏泻。对焦虑抑郁、消极悲观情绪的病人，随时了解病人的心理活动，做好心理护理，与家属沟通给予情感支持，使其保持生活和心理上的愉快。

（四）行为指导

1. 在休养中要节制饮食，不能偏食和暴食暴饮，戒烟酒。

2. 琼乃得图病人在起居方面注意个人卫生，预防各种感染。

3. 少量腹水者可采取平卧位抬高下肢，增加重要脏器的血液及营养供应，大量腹水者可给予半卧位，以利于肺部通气，改善呼吸功能。

4. 劳逸结合，根据疾病的不同时期，采取不同的活动方式。康复期不必绝对卧床休息，适量活动，以不疲乏和劳累为准，有利于机体血液循环，改善内脏器官的功能，切忌过度劳累，以及精神过分紧张。

5. 禁房事。房劳过度、精力消耗可使肝功能恶化，这对青年男女病人尤为重要。

6. 定期复查肝功能，定期随诊。

琼乃得图（肝硬化）藏医护理效果评价表

医院：　　科室：　　入院日期：　　出院日期：　　住院天数：

患者姓名：　　性别：　　年龄：　　民族：　　文化程度：

藏医证候诊断：培赤型琼乃得图□　　隆赤型琼乃得图□　　培隆型琼乃得图□

一、护理效果评价

主要症状	主要辩证施护方法	藏医护理技术	护理效果
营养不良□	1. 饮食□ 2. 活动□ 3. 体位□ 4. 其他护理措施：	1. 嘎尔顿、玛尔顿疗法□ 应用次数：____次　应用时间：____天 2. 火轮疗法 应用次数：____次　应用时间：____天	好□　较好□ 一般□　差□
黄疸□	1. 饮食□ 2. 活动□ 3. 皮肤护理□ 4. 其他护理措施：	1. 舵峻疗法□ 应用次数：____次　应用时间：____天 2. 达尔卡疗法： 应用次数：____次　应用时间____天	好□　较好□ 一般□　差□
咯吐烟汁样坏血□	1. 体位□ 2. 饮食□ 3. 病情观察□ 4. 情志护理□	嘎尔顿、玛尔顿疗法□ 应用次数：____次　应用时间____天	好□　较好□ 一般□　差□
腹水□	1. 体位□ 2. 饮食□ 3. 活动□ 4. 其他护理：	1. 嘎尔顿、玛尔顿疗法□ 应用次数：____次　应用时间：____天 2. 火轮疗法： 应用次数：____次　应用时间：____天	好□　较好□ 一般□　差□
腹泻或便秘□	1. 体位□ 2. 饮食□ 3. 活动□ 4. 其他护理：	1. 建么滋□ 应用次数：____次　应用时间：____天 2. 讷日哈□ 应用次数：____次　应用时间：____天	好□　较好□ 一般□　差□
其他：______□			好□　较好□ 一般□　差□

二、护理依从性及满意度评价

评价项目		患者对护理的依从性			患者对护理的满意度		
		依从	部分依从	不依从	满意	一般	不满意
藏医护理技术	达尔卡（放血）疗法						
	舵峻疗法						
	建么滋疗法						
	火轮疗法						
	嘎尔顿疗法						
	玛尔顿疗法						
	讷日哈疗法						
健康指导							
签名		责任护士：			上级护士或护士长签名：		

三、对本病藏医护理方案的评价：

实用性强□　　实用性较强□　　实用性一般□　　不实用□

改进意见：

四、评价人（责任护士）姓名________　技术职称________　完成日期________　护士长签字________

真布病（风湿关节炎）藏医护理方案

一、常见证候要点

（一）擦真（热性）

1. 全身发热，恶寒，肌肤酸麻、不忍触之，面部油腻，头及胯、腰刺痛。

2. 关节周围肿胀明显，触之有发热感，关节腔内有黄水，偶感关节骨肉酸痛，活动受限，筋腱强硬，倦怠无力，动辄疼痛难忍，伴有眼干口干，夜间疼痛尤甚。白昼不能入睡，夜间失眠不寐。脉象洪、数、紧、弦等，属热性脉；尿色黄或偏红，蒸汽大，泡沫易散，沉淀物多而厚；舌苔黄腻，苔心粗糙。

（二）章真（寒性）

1. 全身乏力、不思饮食，随病情发展出现四肢关节轻微肿胀、肌肤酸麻。

2. 消瘦出汗、四肢关节活动受限、功能障碍、四肢轮番疼痛、体质虚弱、贫血、全身冰凉，无发热症状，春秋或阴雨天加剧。脉象紊乱，深处弱；尿色青白，蒸汽小，泡沫大；舌质赤、胎糙。

二、常见症状/证候施护

（一）疼痛

1. 评估患者疼痛的部位、性质、强度、持续时间及伴随症状，做好疼痛评分，可应用疼痛自评工具"数字评分法（NRS）"评分，记录具体分值。

2. 必要时遵医嘱可服用阵布瑟交散（风湿止痛散）2g。

3. 遵医嘱给予泷沐（药浴）疗法及金泷沐（缚浴）疗法，每日 2 次。

（二）肿胀

1. 评估关节肿胀部位、程度及伴随症状。

2. 随时观察肿胀的程度，待肿胀症状消失或好转后，可进行适当的活动。在病情改善或者恢复半个月后，可逐步增加日常活动量。

3. 遵医嘱选用秀群恩堡散（青鹏涂剂）和邦孜居尼散（十二味翼首散）用温开水或青稞酒调匀敷于红肿处，每日 2 次，每次 2h，并做好疗效的评估与记录。

（三）晨僵

1. 评估晨僵持续的时间、程度及受累关节。

2. 遵医嘱给予泷沐（药浴）疗法，密切观察药浴前中后的病情变化及有无不良反应，并做好疗效的评估与记录。

（四）屈伸不利

1. 评估受限的部位及程度。

2. 做好安全评估，如日常生活能力等，防止跌倒、坠床或其他意外事件发生。

3. 急性期多卧床休息，恢复期适量活动，防止劳累，减少弯腰、爬高、下蹲等动作。

4. 保持关节的功能位，髋、膝关节应避免放在屈曲位，膝关节不要垫高，以免膝关节屈曲挛缩。

5. 遵医嘱给予泷沐（药浴）疗法及能秀（油脂烤电）疗法，密切观察药浴前中后的病情变化及有无不良反应，并做好疗效的评估与记录。

三、藏医特色治疗及护理

（一）药物治疗的护理

1. 内服藏药

①一般情况下，遵医嘱给予七珍汤散（闹吾敦汤）2g 或七味宽筋藤颗粒（赖制敦汤）6g，煎服，加玛奴御汤散（四味藏木香汤散）2g，早晨饭后服用；桑当尼阿（二十五味儿茶丸）4 粒，中午饭后服用；露朵交杰（十八味党参丸）4 粒或贝嘎居瓦散（十味乳香散），加琼阿丸（五味麝香丸）5 粒，下午服用；旺查尼阿（二十五味驴血丸）4 粒或阵布瑟交散（风湿止疼散）2g，晚饭后服用。

②根据患者症状选用然那桑培（七十味珍珠丸）1 粒、桑培诺布（如意珍宝丸）4 粒、涩芝当奈散（安置精华散）加佐太 2g、欧曲交杰（十八味欧曲）丸 4 粒、萨热夏琼丸（十三味鹏鸟丸）1 粒等药物。

③服药期间应忌酸、生冷、腐、辛辣、油腻等食物，禁烟酒。

④服用然纳桑培（七十味珍珠丸）、萨热夏琼丸（十三味鹏鸟丸）珍宝药品时，要告知患者在用药前一晚用温开水浸泡 8～12h 后，次日清晨空腹服用。

2. 外用藏药护理要点

使用前注意皮肤清洁，不强行摩擦局部皮肤，观察用药后的反应，如出现局部皮肤灼热、瘙痒、刺痛，或有头晕、恶心、心慌、气促等症状，应立即停止用药，报告医生协助处理。

（二）特色技术的护理要点

1. 泷沐（药浴）疗法（T/CMAM Z6—2019）。

2. 金泷沐（缚浴）疗法（T/CMAM Z8—2019）。

3. 杰吉（药敷）疗法

（1）方法

敷于体表的藏药刺激神经末梢，通过反射扩张血管，促进局部血液循环，改善周围组织营养，达到消肿、消炎和镇痛的目的。

（2）注意事项

①严格遵医嘱按照时间治疗，不可随意调节时间长短；

②注意观察用药后的全身及局部反应，如有不适，立即停止并通知医生；

③不可口服。

4. 能秀（油脂涂擦）疗法

（1）方法

遵医嘱将配制好的藏药加热后，均匀涂抹在患者疼痛部位，厚度为2～3mm，用预热好的磁疗灯照射，使其药物渗入肌肤。

（2）注意事项

①询问患者有无药物及食物过敏史。

②配制好的藏药温度不宜太高，控制在37～40℃，防止烫伤，密切观察局部皮肤。如有红色丘症、奇痒或局部肿胀等过敏现象，立即停药，并用盐水棉球洗净涂药部位。必要时通知医生，及时对症处理。

③磁疗灯灼烤患部时距离部位10～20cm，以皮肤发红、出汗为度，时间为30～40min。密切观察患者皮肤情况，防止烫伤，操作过程中注意保护患者隐私，注意保暖，防止受凉。

5. 藏医久巴（涂擦）疗法（T/CAMA Z9—2019）。

四、藏医尿诊前的注意事项

1. 做尿诊前一夜禁止饮用浓茶、烈酒、酸奶、咖啡等饮食，以免影响尿色。也不宜过量饮水。

2. 清淡低脂饮食。

3. 避免过度劳累及同房，以免造成代谢紊乱。

4. 所留尿液必须是清晨第1次排除尿液的中段尿。

5. 尿液需要现尿现看，不能放置过久。

五、健康指导

（一）起居护理

1. 坚持服药，加强锻炼。可以每日坚持做藏医养生操，增强身体素质以控制反复发作。

2. 冬天避免受凉，室温保持在20～22℃，对年老体弱者应注意保暖。

3. 活动期关节护理：病情活动期应注意休息，减少活动量，尽量将病变关节固定于功能位，如膝关节应尽量伸直，肘关节应尽量屈曲等。

4. 缓解期关节功能锻炼护理：病情稳定时应及时注意关节功能锻炼，如慢步、捏核桃或握力器，锻炼手指关节功能；双手握转环旋转，锻炼腕关节功能；脚踏自行车，锻炼膝关节；踏空缝纫机，锻炼踝关节等。

5. 卧床休息时应平卧硬板床，不宜取高枕屈颈和膝部屈曲姿势。

6. 避免在日光下暴晒，防受潮。

（二）饮食护理

1. 多食易消化及温性的食物，忌食凉性食物。
2. 选用高蛋白、低脂肪、高纤维及容易消化的食物。
3. 可适量选食富含维生素 E、维生素 C、维生素 A、维生素 B 的蔬菜和水果。
4. 宜食补益肝肾的食品。
5. 忌海鲜及辛辣刺激性食物，鼓励患者多食水果、蔬菜。

（三）情志护理

1. 重视情志护理，避免情志刺激。
2. 鼓励患者保持心情愉快，增强战胜疾病的信心。

（四）行为指导

1. 患者应保持心情愉快，避免情绪激动、过度劳累。
2. 根据患者自身情况，选择适宜的锻炼方式，增强体质。
3. 疼痛时嘱患者卧床休息，改变体位的动作要慢（如起床、站立、行走等）。
4. 告知患者注意防寒保暖，必要时戴手套、护膝、袜套、护腕等。
5. 适当进行关节活动，以增加局部血液循环，使肌肉松弛，以减轻关节僵硬，双手僵硬的，可以做适当的手指操。
6. 鼓励患者做适当的伸张、旋转、环绕、收展运动，使关节得到充分的运动。
7. 季节交替时避免受凉感冒，适时添减衣物。

真布病（风湿性关节炎）藏医护理效果评价表

医院：　　科室　　入院日期：　　出院日期：　　住院天数：
患者姓名：　　性别：　　年龄：　　住院号：　　文化程度：
藏医证候诊断：　　擦真□　　章真□　　其他：

一、护理效果评价

主要症状	主要辩证施护方法	藏医护理技术			护理效果
关节疼痛	1. 评估疼痛□ 2. MRS 评分： 3. 其他护理措施：	1. 泷沐疗法□ 2. 金泷沐疗法□	应用次数：____ 应用次数：____	应用时间：____天 应用时间：____天	好□ 较好□ 一般□ 差□ 好□ 较好□ 一般□ 差□
关节红肿	1. 消肿□ 2. 活动□ 3. 其他护理措施：	1. 杰吉疗法□ 2. 其他：	应用次数：____次 应用次数：____次	应用时间：____天 应用时间：____天	好□ 较好□ 一般□ 差□ 好□ 较好□ 一般□ 差□
晨僵	1. 保暖□ 2. 功能锻炼□ 3. 其他护理措施：	1. 泷沐疗法□ 2. 其他：	应用次数：____次 应用次数：____次	应用时间：____天 应用时间：____天	好□ 较好□ 一般□ 差□ 好□ 较好□ 一般□ 差□
关节屈伸不利	1. 评估受限部位□ 2. 功能锻炼□ 3. 其他护理：	1. 泷沐疗法□ 2. 能秀疗法□	应用次数：____次 应用次数：____次	应用时间：____天 应用时间：____天	好□ 较好□ 一般□ 差□ 好□ 较好□ 一般□ 差□

二、护理依从性及满意度评价

评价项目		患者对护理的依从性			患者对护理的满意度		
		依从	部分依从	不依从	满意	一般	不满意
藏医护理技术	泷沐（药浴）疗法						
	金泷沐（缚浴）疗法						
	杰吉（药敷）疗法						
	能秀（油脂涂擦）疗法						
	久巴（涂擦）疗法						
健康指导							

三、对本病藏医护理方案的评价：

实用性强□　　实用性较强□　　实用性一般□　　不实用□

改进意见：

四、评价人（责任护士）姓名________　技术职称________　完成日期________　护士长签字________

蒙 医

前言

本文件参照 GB/T 1.1—2020《标准化工作导则　第 1 部分：标准化文件的结构和起草规则》的规定起草。

请注意本文件的某些内容可能涉及专利。本文件的发布机构不承担识别专利的责任。

本文件由中国民族医药学会提出并发布。

本文件由中国民族医药学会标准化技术委员会归口管理。

本文件主要起草单位：内蒙古自治区国际蒙医医院。

本文件参与起草单位：内蒙古民族大学附属医院、兴安盟蒙医医院、呼伦贝尔蒙医医院、包头市蒙医中医医院、乌海市中医蒙医医院、锡盟蒙医医院、鄂尔多斯市蒙医医院、阜新蒙古族自治县蒙医医院、巴音郭楞蒙古自治州第二人民医院、内蒙古医科大学蒙医药学院、内蒙古民族大学等、呼和浩特市蒙中医院。

本文件主要起草人：白一萍、白银花、苏雅乐、正月、张芳、海棠、图叶、武春梅、陈丽华、乌云花、樊美琴、包根兄、包苏布道、洪艳、张翠英、韩美丽、乌云格日乐、阿拉坦其其格、包美丽。

本文件审定人员：中国民族医药学会蒙医药标准化技术委员会乌兰、布仁达来、伊乐泰、陈沙娜、纳顺达来、红岗、巴图宝力都，中国民族医药学会标准化工作组成员许志仁、梁峻、刘颂阳、侯玉杰，中国民族医药学会标准化相关专家张素秋等。

引　言

蒙医学是蒙古族人民在长期的游牧生活中积累形成的传统医学，具有系统完整的理论体系、独特的药物资源、鲜明的辨证施治及施护的学科体系，是中华民族传统医学的重要组成部分，是蒙古族宝贵的非物质文化遗产。蒙医护理是蒙医学的重要组成部分，是通过饮食、起居、情志、疗法等，在临床中提供特色鲜明的蒙医辨证施护的一门学科。

内蒙古自治区国际蒙医医院作为中国民族医药学会标准化研究推广基地和本系列标准主要起草单位，组织八省区蒙医护理专家通过古籍文献查阅、挖掘、整理、撰写及临床实践，并多次讨论完善后通过中国民族医药学会蒙医药标准化技术委员会专家论证，最终形成《蒙医护理方案》。该方案可为八省区蒙医医疗机构的护理同仁开展相关疾病临床护理提供重要护理依据。

《蒙医护理方案》凝练了蒙医护理学中常见疾病的症候要点、常见症状 / 症候施护、蒙医药物护理、蒙医护理特色技术、健康指导等方面，简明实用、可操作性强，符合医疗法律和法规要求，具有一定的临床指导性、普遍性和可参照性，适用于蒙医护理临床、教学、科研和相关管理，可作为蒙医护理人员临床实践、护理指南和质量控制的主要参考依据。

本系列标准的制定工作得到中国民族医药学会、内蒙古自治区中医药管理局、内蒙古自治区国际蒙医医院的高度重视。中国民族医药学会标准化技术委员会、标准化技术工作指导组付出了辛勤劳动，特邀审定专家以及许多同行专家提出了宝贵意见。对此，谨致以诚挚敬意和衷心感谢。

因为时间有限，《蒙医护理方案》还存在不足之处，望大家在应用中及时提出反馈意见，以便今后修订完善。

肝宝如病（肝硬化）蒙医护理方案

一、常见证候要点

（一）琪素希拉型

上腹部不适或右肋区疼痛，肝区疼痛，消化不良，口干口苦，乏力，颜面皮肤黄染，鼻衄等；脉象：数脉、弦脉、洪脉，关脉弱；尿象：赤而气味大；舌苔：苔薄黄赤。

（二）巴达干赫依型

上腹部胀满，口涩，肝区坠痛，食欲不振，肝胃及胸背部疼痛，双目发黄，消瘦，颜面黝黑，干呕，消化不良等；脉象：实脉、弦脉；尿象：黄而气味小；舌苔：赤，苔白而厚。

二、常见症状／症候施护

（一）肝区疼痛

1. 评估疼痛的程度，疼痛难忍时遵医嘱给予哈塔格乎技术或与止疼药物交替使用。
2. 疼痛发作时卧床休息，避免剧烈活动与精神紧张。
3. 指导患者听心身医学课程或听舒缓心情的轻音乐等，缓解紧张情绪。

（二）腹胀

1. 观察腹胀的性质、发作的规律、程度、时间、诱发因素及伴随症状。
2. 每天定期测量腹围、体重、大小便量等，避免腹胀诱发因素，如饮食过饱、低钾等。
3. 便秘者遵医嘱给予腹部诺哈拉呼疗法、伊力朱努乎拉乎技术或尼如哈技术。
4. 遵医嘱给予涂摩技术，主要用于抑制赫依病症。
5. 遵医嘱给予蜂蜜贴敷技术，主要治疗赫依、希拉之邪。

（三）黄染

1. 观察黄染的部位、程度及伴随症状，如出现瘙痒、恶心、反酸、黄染迅速加深等，应及时告知医师，积极配合治疗。

2. 指导患者着（软）棉质内衣，皮肤瘙痒时避免用力抓挠。

3. 遵医嘱给予额木图阿尔善技术（侧柏叶、照白杜鹃、水柏枝、麻黄、小白蒿）（37～42℃）或涂摩技术。

（四）食欲不振

1. 观察患者饮食情况，口腔气味及舌质舌苔的变化。

2. 保持病室空气新鲜，及时清除呕吐物、排泄物，避免不良气味刺激。

3. 遵医嘱给予蒙古灸技术和耳穴贴压技术。

三、蒙医特色治疗护理

（一）蒙医药物治疗的护理

1. 口服蒙药

遵医嘱辨证给药，调和赫依、希拉、巴达干、血，清除余热。

（1）服药原则

①服药时间遵循蒙医给药时辰原理，热性药应在早晨服，寒性药应在中午服，温性药应在晚上服。

②希拉病的总体给药原则：汤剂辰时空腹温凉给药，粉剂中午温开水或药引子送服。

③琪素希拉型病证以泄泻疗给药疗法为主。

④常用剂量：以成人为例，常用丸剂 11～15 丸，散剂 3～5g，69 岁以上的老年患者用成人剂量的 3/4。

（2）服药时间

①空腹服药：治疗寒性巴达干病、未消化病或虫疾时，早晨进食前服药，服药 30min 后用餐。

②餐前服药：治疗下行赫依病或滋身补养药，饭前服，服后可立即用餐。

③饮食中服药：治疗胃火衰退、呃逆等则餐中服药。先吃半餐，服药后，再吃半餐，药在食中能开胃。

④两餐之间服药：治疗上行赫依病时，两餐之间，即食物消化后服药，因赫依病多在食物消化后空腹发病，故在两餐之间服药，效果较好。

⑤药与食交替服药：治疗司命赫依病时，边用餐边服药，即先吃一口饭，1h 后服药，食与药交替服用。

⑥药与食相兼服药：治疗食欲减退或噎嗝等病时，食前服一半，食后再服一半，食前一半药起开导作用，食后一半药才起到除病根作用。

⑦餐后服药：治疗普行赫依病时，餐后 30min 服药。

⑧不定时服药：中毒等急救患者，应数次给药。

⑨晚睡前服药：镇静药或毒麻药，必须晚间睡前 10min 服用。

（3）服药温度

一般情况丸剂采用温水送服，散剂用开水冲服或煎服。对有特殊治疗需遵医嘱。

（4）服药剂量

药物的剂量应根据药物的性质、剂型的不同、疾病的轻重，以及患者年龄、性别、体质强弱等情况而定。

①有毒、峻烈的药物，应从小剂量开始，逐渐加量，以免中毒或耗伤正精。

②轻病剂量按常规，重病可适当加量。慢性病常规剂量，但虚而欲脱或实邪闭塞之急症，小剂量就不足以救逆。药物的用量根据治疗的需要而变化。

③体质强弱不同，对药物的耐受程度也有差异，用量亦当随之而变。体质强壮者，用量

重于体质弱的患者；老年与儿童的药量，当少于壮年；妇女的用量少于男子。

④常用剂量：以成人为例，常用丸剂 11～15 丸，散剂 3～5g，69 岁以上的老年患者用成人剂量的 3/4。

2. 外用蒙药

（1）使用前注意皮肤干燥、清洁，做好消毒隔离，避免交叉感染，必要时局部清创。

（2）应注意观察用药后的反应，如出现灼热、发红、瘙痒、刺痛、水泡等局部症状时，应及时告知医生。

（3）如出现面色苍白、头晕、恶心、心慌、气促等症状，应立即停止用药，并报告医生。

（4）孕妇、哺乳期、过敏体质者慎用。

（二）蒙医特色护理技术

1. 腹部伊力朱努乎拉乎技术

（1）评估患者腹胀或便秘情况。

（2）暴露施疗部位，铺治疗巾实施伊力朱努乎拉乎技术，每日 1～2 次，每次 20min，1 个疗程 5～7d，直至症状缓解或消失。

（3）腹部伊力朱努乎拉乎手法的轻重根据患者疼痛耐受情况而定，不宜用力过猛或过轻。

2. 涂摩技术

（1）评估患者肝区皮肤及蒙药过敏史。

（2）遵医嘱将蒙药与温水调制糊状，均匀涂抹肝区，一般每日 1 次，每次 20～30min，1 个疗程 5～7d。

（3）施疗中观察患者皮肤情况，出现红肿、瘙痒等过敏现象应立即停止操作。

（4）刺激性药物不能在面部，小儿慎用。

（5）施疗期间注意忌食生冷、油腻、油炸、海鲜等食物。

3. 额木图阿尔善技术

（1）评估患者皮肤完整性、血压，了解蒙药过敏史。

（2）遵医嘱将蒙药煎煮或沐浴汤，水温 37～42℃为宜。

（3）患者入浴前用药浴水拍打头顶 3～5min，再浸泡全身，时间为 30～60min，每日 1 次，1 个疗程 10～21d。

（4）出浴后，4h 内不宜用水冲洗，直接擦干，穿衣保暖，避免受寒。

（5）儿童及年老体弱者应有专人陪同（血压高或者心脏疾病者禁浴）。

（6）琪素希拉型患者加入白檀香、紫檀香、硫磺各 15g。

4. 盐热敷技术

（1）评估患者施疗部位皮肤完整性及耐热程度。

（2）将大青颗粒盐炒或加热至 60～70℃，装入布袋。

（3）黄油均匀涂抹在施疗部位体表，再将盐袋放置施疗部位进行旋转推拿。

（4）盐热敷技术每日 1 次，每次 20～30min，1 个疗程 7～10d。

（5）注意盐袋温度，避免烫伤。

（6）施疗手法不宜过重，孕妇腹部、腰骶部禁用。

5. 尼如哈技术

（1）评估患者肛门周围皮肤。

（2）遵医嘱将蒙药煎煮后倒入灌肠器内，药温在39～41℃之间，让患者左侧屈膝卧位，暴露臀部，操作方法如同保留灌肠法。

（3）药物保留30～60min。

（4）急腹症、消化道出血、妊娠期、排便失禁者禁用。

6. 蒙古灸技术

（1）评估患者耐热程度，环境温湿度适宜，必要时遮挡窗幔。

（2）将小茴香与黄油搅拌后加热至色变黄，温度45～50℃时，用纱布包裹放置施灸部位或穴位上进行热熨。

（3）密切观察患者反应及皮肤颜色，出现不适，如胸闷、气短等立即停止操作，每日1次，1个疗程7～14d。

（4）患者饥饿或进餐30min内禁止施灸。

（5）施灸后24h内忌生冷食物，注意保暖。

（6）琪素希拉型肝包如病禁忌此疗法。

7. 毫针技术

（1）评估患者疼痛的部位和性质。

（2）施针部位进行消毒后，将毫针在腕部和踝部特定的针刺点，循着肢体纵轴，朝着痛症方向皮下平行刺入。

（3）毫针技术每日1次，每次30min，3次后改为隔日1次，10次为1个疗程。

（4）施针过程中避免做一些折针及弯针的动作。

8. 耳穴贴压技术

（1）评估患者耳部皮肤完整性。

（2）清洁耳部，在相应的穴位上贴小米粒大小的硬籽，刺激穴位。

（3）每次按压穴位20s，每日4～6次，5d更换1次，直到症状好转或消失。

（4）孕3个月以内禁用，孕妇慎用，贴压过程中防水，如有脱落及时补充。

四、康复指导

（一）生活起居

定期开窗通风，病室及生活用品紫外线消毒。

1. 琪素希拉型：居室宜凉爽，温度适宜（16～18℃），定期开窗通风，病室及生活用品紫外线消毒。不宜恼怒，避开烈日与火焰，避免做剧烈劳动。

2. 巴达干赫依型：居室应温暖而幽静，光线不宜过强，注意保暖，应有充分的休息和睡眠。

（二）饮食护理

1. 琪素希拉型：凉性饮食，如大米、小米、白面，少食山羊肉、猪肉等，可多饮用牛及山羊新鲜乳，以奶油、新鲜蔬菜、水果、奶酪、酸奶及冰糖水等温凉及容易消化的食物为主，忌绵羊肉、辣椒、韭菜、烟酒和过咸、酸、辛辣及锐、油腻、热性食物，避免饱餐。

2. 巴达干赫依型：宜温性饮食，如新鲜牛肉、鸡肉等；忌油腻、肥甘、刺激性和坚硬的饮食。如过期的植物/食物油、陈牛羊肉、白糖、坚果、花生、韭菜、生葱蒜、水生贝壳类食物、荞面、红茶、苦瓜、烟酒等。

（三）情志护理

1. 琪素希拉型：患者情绪易波动，应及时对其进行心理疏导，关心体贴患者，避免其恼怒、抑郁，指导患者常与知心朋友交谈，保持情绪稳定。

2. 巴达干赫依型：患者容易出现抑郁、悲伤、言语不多等情绪，应多与其沟通，使其树立战胜疾病的信心，保持乐观心态，以利于疾病恢复。

（四）康复护理

1. 生活起居要规律，适当参加户外活动，避免劳累及剧烈活动。

2. 保持充足的睡眠，注意保暖，防止感冒，沐浴时应避免水温过高，不宜使用刺激性皂类和沐浴露，浴后可使用性质温和的润肤品。

3. 饮食规律，营养均衡，给予高糖、高蛋白质、多种维生素、低脂肪、低盐、少渣饮食，避免食粗糙食物，血氨偏高或肝功能极差者应限制蛋白质摄入，腹水时食用低盐或无盐食物，禁烟及酒精类食物。

桡骨远端骨折蒙医护理方案

一、常见证候要点

（一）血热期

初期疼痛明显、肿胀严重，可伴有张力性水疱，患侧关节功能丧失；目赤面红、口干，脉象粗大而滑，尿赤黄等热性症状。

（二）希拉乌素期

肿胀逐步消退，疼痛减轻，功能丧失，动则有疼痛感，有骨痂生长，骨折断端相对稳定；舌质紫暗、脉洪细。

（三）赫依热旺盛期

疼痛已消，骨折断端成熟骨痂形成，逐步塑形改造，已相对稳定；舌淡、脉细。

二、常见症状/证候施护

（一）疼痛

1. 评估疼痛的程度，疼痛难忍时遵医嘱给予哈塔格乎技术，与止痛药交替使用。

2. 将患肢置于功能位或治疗体位，保持有效的外固定，减轻疼痛及肿胀。
3. 遵医嘱给予冷罨技术。

（二）肿胀

1. 评估肿胀程度及伴随症状。
2. 将患肢抬高，观察肢体末梢循环、皮温、皮色等情况，有剧痛、麻木等现象时，立即报告医师，及时处理。
3. 遵医嘱给予蒙药（哈布德仁 -8）贴敷技术。
4. 遵医嘱给予蒙医传统喷酒按摩技术。

（三）肢体活动障碍

1. 指导患者保持前臂中立位或旋前位，离床活动时佩戴前臂吊带。
2. 保护患肢，尽量减少物理刺激；搬动肢体时，托起上、下关节，动作轻柔，以防骨折移位。
3. 遵医嘱给予蒙药贴敷技术。

三、蒙医特色治疗护理

（一）蒙医药物治疗的护理

1. 口服蒙药

遵医嘱辨证给药，调和赫依、希拉、巴达干、血，清除余热，视宝如类型、部位时期对症治疗。

①骨折初期（血热期）

【治疗原则】清血热，活血化瘀，消肿止痛。

【推荐方药】三子汤（沙日－汤、西日汤）、额日敦 -7 味汤（额日敦 -7、额尔敦 -7 汤）、乌兰 -3 味汤散、额日赫木 -8 味丸、地格达 -4 味汤等药物辨证施治。

②骨折中期（协日乌素期）

【治疗原则】除协日乌素，调节血气运行，接骨续筋。

【推荐方药】桑曼 -9、杜仲六味散、古文钱六味散、接骨愈伤二十五味散用森登 -4 味汤煎做药引子，饭后服。

③骨折后期（赫依热盛期）

【治疗原则】补益肝肾，强筋壮骨，防赫依热伤身。

【推荐方药】伊和汤、通拉嘎 -5 味丸（五味清浊丸）、阿嘎日 -35 味散（沉香安神散）、萨日嘎日迪、那仁满都拉（升阳十一味丸）、桑曼 -9 等药物辨证施治。

（1）服药原则

①服药时间遵循蒙医给药时辰原理，热性药应在早晨服，寒性药应在中午服，温性药应在晚上服。

②希拉病的总体给药原则：汤剂辰时空腹温凉给药，粉剂中午温开水或药引子送服。

③琪素希拉型病证以泄泻给药技术为主。

④常用剂量：以成人为例，常用丸剂 11～15 丸，散剂 3～5g，69 岁以上的老年患者用

成人剂量的3/4。

（2）服药时间

①空腹服药：治疗寒性巴达干病、未消化病或虫疾时，早晨进食前服药，服药30min后用餐。

②餐前服药：治疗下行赫依病或滋身补养药，饭前服，服后可立即用餐。

③饮食中服药：治疗胃火衰退、呃逆等则餐中服药。先吃半餐，服药后再吃半餐，药在食中能开胃。

④两餐之间服药：治疗上行赫依病时，两餐之间，即食物消化后服药，因赫依病多在食物消化后空腹发病，故在两餐之间服药，效果较好。

⑤药与食交替服药：治疗司命赫依病时，边用餐边服药，即先吃一口饭，1h后服药，食与药交替服用。

⑥药与食相兼服药：治疗食欲减退或噎嗝等病时，食前服一半，食后再服一半，食前一半药起开导作用，食后一半药才起到除病根作用。

⑦餐后服药：治疗普行赫依病时，餐后30min服药。

⑧不定时服药：中毒等急救患者，应数次给药。

⑨晚睡前服药：镇静药或毒麻药，必须晚间睡前10min服用。

（3）服药温度

一般情况丸剂采用温水送服，散剂用开水冲服或煎服。对有特殊治疗需遵医嘱。

（4）服药剂量

药物的剂量应根据药物的性质、剂型的不同、疾病的轻重，以及患者年龄、性别、体质强弱等情况而定。

①有毒、峻烈的药物，应从小剂量开始，逐渐加量，以免中毒或耗伤正精。

②轻病剂量按常规，重病可适当加量。慢性病常规剂量，但虚而欲脱或实邪闭塞之急症，小剂量就不足以救逆。药物的用量根据治疗的需要而变化。

③体质强弱不同，对药物的耐受程度也有差异，用量亦当随之而变。体质强壮者，用量重于体质弱的患者；老年与儿童的药量，当少于壮年；妇女的用量少于男子。

④常用剂量：以成人为例，常用丸剂11～15丸，散剂3～5g，69岁以上的老年患者用成人剂量的3/4。

2. 外用蒙药

（1）使用前注意皮肤干燥、清洁，做好消毒隔离，避免交叉感染，必要时局部清创。

（2）应注意观察用药后的反应。如出现灼热、发红、瘙痒、刺痛、水泡等局部症状时，应及时告知医生。

（3）如出现面色苍白、头晕、恶心、心慌、气促等症状，应立即停止用药，并报告医生。

（4）孕妇、哺乳期、过敏体质者慎用。

（二）蒙医特色护理技术

1. 冷罨技术

（1）评估患者有无皮肤感觉障碍及对冷的耐受程度。

（2）将冰袋放置施疗部位。

（3）观察施疗部位皮肤情况，防止发生冻伤。

（4）每次冷敷不超过 30min，如果需要长时间冰敷疗法，需间隔 60min，待局部组织恢复后再使用。

（5）施疗完毕，指导患者注意保暖。

2. 蒙药贴敷技术

（1）评估患者施疗部位皮肤的完整性。

（2）选用蛋清或白醋，皮肤敏感者可用温水等将蒙药搅拌成糊状，贴敷于患处或穴位，保留 30min～1h，每日 1 次，1 个疗程 7～10d。

（3）施疗期间观察患者皮肤情况，询问感觉，出现发痒、疼痛时及时清理皮肤。

（4）施疗结束后清洁皮肤，施疗部位涂抹黄油或甘油。

3. 伊力朱努乎拉乎技术

（1）指导患者充分暴露施疗部位，放松心情，患处处于静止稳定状态，尽量让患者取舒适体位。

（2）操作者呷一口白酒喷出“哨声”并似雾状于患处，由近端到远端（从上向下）进行按擦，给予局部活血化瘀、止痛，促进血液循环回流。

（3）喷酒的同时结合手法按擦 3 次即可。

四、健康指导

（一）生活起居

1. 血热期：居室要保持光线柔和、空气清新、安静温暖，避免患肢过早活动，注意皮肤护理，衣着宽松。

2. 希拉乌素期：居室温湿度适宜，空气清新，避免阳光直射、暴晒；注意休息，避免患肢过早活动，注意皮肤护理，勿劳累。

3. 赫依热旺盛期：居室温湿度适宜，光线柔和、空气清新，注意避免吹风和潮湿；避免劳累，适当活动，避免患肢过早活动，注意皮肤护理。

（二）饮食护理

1. 血热期：宜食易消化之物，如新鲜水果蔬菜、酸奶、白油等；忌油腻、油炸、腌制之物，严禁烟酒。

2. 希拉乌素期：宜食动物肝脏、软骨、骨髓汤，忌辛辣、鱼、虾蟹等食物。

3. 赫依热旺盛期：宜食鸡肉、羊肉、牛奶、水果蔬菜及五谷，忌生冷、海鲜等食物。

（三）情志护理

1. 血热期：患者烦躁易怒，多与患者沟通，让心仪之人陪护。

2. 希拉乌素期：使患者保持情绪稳定、心情舒畅，保证充足的睡眠，根据病情可采取放松疗法，避免不良刺激，给予康复指导。

3. 赫依热旺盛期：多与患者交流，给予心理疏导，使患者心情舒畅，多晒太阳，逐步提高日常生活自理能力。

（四）康复指导

1. 安全防护：康复锻炼时应有人陪同，防外伤、跌倒、坠床等。
2. 早期功能锻炼促进肌肉、肌腱功能的恢复，使骨折断端早期愈合。
3. 功能锻炼时手法力度及时间的掌握取决于骨折部位、骨折分型和固定程度，要结合好，以免骨折再次移位。

希和日希净（2型糖尿病）蒙医护理方案

一、常见证候要点

（一）赫依希拉盛型

心悸、失眠、呼吸不畅、皮肤刺痛、口渴、多饮、口干、视力下降。脉细数，舌苔薄黄，尿呈灰黄色。

（二）琪素希拉盛型

头晕、口干、饥饿多食、消瘦明显、便秘、心烦、汗臭、下肢及膀胱区疼痛。舌苔厚黄，脉细数，尿呈黄色、气味大、浓臭，大便干燥。

（三）巴达干盛型

疲倦、腰腿酸软或麻木、消化不良、食欲不振、小便不利。舌苔薄白，脉象沉弱而快，尿量次数多、尿液浑浊。

二、常见症状 / 证候施护

（一）尿频、尿急（尿量增多）

1. 评估尿频、尿急时有无尿痛情况，观察排尿次数、尿量及尿色。
2. 遵医嘱给予蒙古灸技术（膀胱穴、大肠穴、小肠穴、脏腑总穴、痞穴、下清赫依穴）。
3. 遵医嘱给予伊力朱努乎拉乎技术。
4. 遵医嘱给予京呢乎技术。
5. 遵医嘱给予茶酒技术。

（二）多饮、多食

1. 检测血糖指数及活动情况。
2. 遵医嘱给予策格技术。每日 1 次，每次 100～200mL。
3. 指导患者跳安代舞、做蒙医甘露养生操，蒙医综合心身治疗，每日 1 次，每次 20～30min。

4. 遵医嘱给予耳穴贴压技术。

（三）消瘦

1. 评估皮肤光泽度、饮食情况。
2. 指导患者适当运动，跳安代舞，做蒙医甘露养生操，参加蒙医综合心身治疗。
3. 遵医嘱给予蒙古灸技术（脾穴、胃穴、大肠穴、剑突穴、脐窝穴、脏腑总穴）。

（四）四肢麻痛

1. 评估麻痛程度和部位。
2. 保持患者皮肤清洁，注意保暖，忌穿戴易磨损皮肤的饰物及衣物。
3. 遵医嘱给予蒙古灸技术（跗穴、踇趾间穴、胫中穴、胫下穴、大腿穴、髋穴、腋后穴、肩前穴、肩穴、肩中穴）等。
4. 遵医嘱给予伊力朱努乎拉乎技术（涂油、涂药、喷酒）。
5. 遵医嘱给予茶酒技术。
6. 遵医嘱给予哈塔格乎技术。
7. 遵医嘱给予耳穴贴压技术。
8. 遵医嘱给予拔罐技术。
9. 遵医嘱给予托格呢乎技术。

（五）视物模糊

1. 定期检测视力、眼底、眼压、诱发因素及伴随症状。
2. 遵医嘱给予伊力朱努乎拉乎技术。
3. 遵医嘱给予阿古日塔古鲁乎技术。
4. 遵医嘱给予耳穴贴压技术。
5. 遵医嘱给予蒙古灸技术。

三、蒙医特色治疗护理

（一）蒙医药物治疗的护理

1. 口服药

【治疗总则】助胃火，调理巴达干赫依，促进清浊生华，滋补肾体素。

（1）内服蒙药

【基础方药】四味姜黄汤、通拉嘎 -5 味丸（五味清浊丸）、七味绳索散、十五味牛黄清肾散、姜黄阳升散、萨日嘎日迪丸、补益还阳丸等药物辨证施治。

【辨证加减】

①巴达干盛型

【治疗总则】祛巴达干，调理三根，补肾健胃。

【推荐方药】那仁满都拉（升阳十一味丸）、波仁阿如拉 -10 味散、毛勒日 - 达布斯 -4 味汤（四味光明盐汤）、高尤 -7、通拉嘎 -5 味丸（五味清浊丸）、益肾十七味丸（萨丽嘎日迪、益肾十七味丸Ⅱ）、希净 -15 等与基础方药加减。

②赫依希拉盛型

【治疗原则】清赫依希拉热，平衡三根。

【推荐方药】阿嘎日-35味散（沉香安神散）、匝迪-5味丸（肉蔻五味丸）、沙日毛都-8味丸（黄柏八味丸）、特木尔德苏-7、通拉嘎-5味丸（五味清浊丸）、阿拉坦-5味丸（阿拉坦-阿如-5味丸）、敖勒盖-13味丸（顺气十三味丸）等与基础方药加减。

③琪素希拉盛型

【治疗原则】清琪素希拉热，疏肝健脾。

【推荐方药】古日古木-13味丸（红花清肝十三味丸）、协日嘎四味汤散（沙日-嘎-4）、满那格钦布丸等与基础方药加减。

（2）服药时间

服药时间遵循蒙医给药时辰原理，热性药应在早晨服，寒性药应在中午服，温性药应在晚上服。

①空腹服药：治疗寒性巴达干病、未消化病或虫疾时，早晨进食前服药，服药30min后用餐。

②食前服药：治疗下行赫依病或滋身补养药，饭前服，服后可立即用餐。

③食中服药：治疗胃火衰退，则餐中服药。先吃半餐，服药后，再吃半餐，药在食中能开胃。

④时间服药：治疗上行赫依病时，两餐之间，即食物消化后服药，因赫依病多在食物消化后空腹发病，故在两餐之间服药，效果较好。

⑤药与食交替服药：治疗司命赫依病时，边用餐边服药，即先吃一口饭，1h后服药，食与药交替服用。

⑥药与食相兼服药：治疗食欲减退或噎嗝等病时，食前服一半，食后再服一半，食前一半药起开导作用，食后一半药才起结尾（即除病根）作用。

⑦食中服药：治疗呃逆等症状时食药混合吃。

⑧食后服药：治疗普行赫依病时，用餐后即可服药。

⑨不定时服药：中毒等急救患者，不管进食与否，应数次给药，频频服用。

⑩晚睡前服药：镇静药或配有毒麻药的药方，必须晚间睡前服用。空腹给药一般在饭前30min，食后服药在餐后30min，睡前服药在睡前10min。

（3）服药温度

一般情况丸剂采用温水送服，散剂用开水冲服或煎服。对有特殊治疗需要的情况应遵医嘱服用。

（4）服药剂量

药物的用量直接影响临床疗效，应根据药物的性质、剂型的不同、疾病的轻重，以及患者年龄、性别、体质强弱等情况而定。

①有毒、峻烈的药物，用量宜小，并宜从小剂量开始，逐渐加量，以免中毒或耗伤正精。

②轻病用量不必过重，重病用量可适当增加。慢性病不必大剂，但虚而欲脱或实邪闭塞之急症，小量就不足以救逆。药物的用量应随治疗的需要而改变。

③体质强弱不同，对药物的耐受程度也有差异，用量亦当随之而变，体质强壮者，用量重于体质弱的患者；老年与儿童的药量，当少于壮年；妇女的用量少于男子。

④常用剂量：以成人为例，常用丸剂 11～15 丸，散剂 3～5g，69 岁以上的老年患者用成人剂量的 3/4。

2. 外用蒙药

（1）使用前注意皮肤干燥、清洁，做好消毒隔离，避免交叉感染，必要时局部清创。

（2）应注意观察用药后的反应，如出现灼热、发红、瘙痒、刺痛、水泡等局部症状时，应及时告知医师，协助处理。

（3）如出现面色苍白、头晕、恶心、心慌、气促等症状，应立即停止用药，同时采取必要的处理措施，并报告医师。

（4）孕妇、哺乳期、过敏体质者慎用。

（二）蒙医特色技术

1. 蒙古灸技术

（1）评估患者耐热程度，施疗环境温湿度适宜，必要时遮挡窗幔。

（2）将小茴香与黄油搅拌后加热至色变黄，温度 45～50℃时，用纱布包裹放置施灸部位或穴位。

（3）密切观察患者反应及皮肤颜色，出现不适，如胸闷、气短等立即停止操作。每日 1 次，3～5 壮，每次 30min，1 个疗程 7～14d。

（4）患者饥饿或进食后 30min 内禁止施灸。

（5）施灸后 4h 内忌生冷食物及注意保暖，防风寒。

2. 伊力朱努乎拉乎技术

（1）评估患者皮肤及疼痛耐受度。

（2）暴露施疗部位，铺治疗巾，实施伊力朱努乎拉乎技术，手法先轻后重，轻重交替使用，每日 1 次，每次 20min，1 个疗程 5～7d。

（3）伊力朱努乎拉乎手法轻重根据患者疼痛耐受程度，不宜用力过猛或过轻。

3. 京呢乎技术

（1）评估患者腹部皮肤及耐热程度。

（2）大青颗粒盐微波炉加热 2～3min，温度 60～70℃为宜。

（3）黄油均匀涂抹在施疗部位，再将盐袋放置施疗部位进行旋转推拿。

（4）京呢乎技术每日 1 次，每次 20～30min，1 个疗程 7～10d。

（5）注意盐袋温度不能过高，以免烫伤局部皮肤。

（6）施疗手法不宜过重，孕妇腹部、腰骶部禁用。

4. 额木图阿尔善技术

（1）评估患者皮肤完整性和蒙药过敏史。

（2）遵医嘱将蒙药煎煮成沐浴汤，水温 37～42℃为宜。

（3）患者入浴前用药浴水拍打头顶 3～5min，再浸泡全身，时间为 20～30min，每日 1 次，1 个疗程 7～21d。

（4）出浴后 4h 内不宜用水冲洗，直接擦干，穿衣保暖，避免受寒。

5. 茶酒技术

（1）评估患者施疗部位皮肤完整性及耐热程度。

（2）在施疗部位铺温湿毛巾，将高度酒泡好的砖茶倒入牛皮纸槽，喷洒 95% 酒精点燃。

（3）施疗过程中可将牛皮纸槽来回移动，使施疗部位均匀受热。

（4）火熄灭后再喷洒 95% 酒精点燃，每次 15～20min，每日 1 次，1 个疗程 7～10d。

（5）小儿及年老体弱者慎用，操作时掌握温度，以免烫伤。

（6）施疗结束后注意保暖，避免受风着凉。

6. 蒙药阿古日塔古鲁乎技术

（1）评估患者耐热及配合程度。

（2）遵医嘱根据证型将蒙药与温水按比例调制后煮至 95～100℃。

（3）嘱患者睁眼，用药液雾气熏蒸眼睛，每日 1 次，每次 15～20min，1 个疗程 5～7d。

（4）施疗中观察患者情况，如有不适症状，如头晕、胸闷、憋气等，立即停止操作。

（5）告知患者避免经口鼻吸入蒸汽，以防烫伤。

7. 哈塔格乎技术

（1）评估患者疼痛的部位和性质。

（2）施针部位进行消毒后，将毫针在腕部和踝部特定的针刺点，循着肢体纵轴，朝着痛症方向皮下平行刺入。

（3）哈塔格乎技术每日 1 次，每次 30min，3 次后改为隔日 1 次，10 次为 1 个疗程。

（4）施针过程中避免做一些折针及弯针的动作。

8. 耳穴贴压技术

（1）评估患者耳部皮肤完整性。

（2）清洁耳部，在相应的穴位上贴小米粒大小的硬籽，刺激穴位。

（3）每次按压穴位 20s，每日 4～6 次，5d 更换 1 次，直到症状好转或消失。

（4）孕 3 个月以内禁用，孕妇慎用，贴压过程中防水，如有脱落及时补充。

四、健康指导

（一）饮食指导

1. 赫依希拉盛型：适合温性食物，宜食奶制品、羊头肉、鸡肉、鲫鱼、大葱、芥菜、枣姜汤、西红柿、萝卜粥等，忌食山羊肉、牛肉、牛羊油、白糖等。

2. 琪素希拉盛型：适合凉性食物，宜食炒米、大米、荞面、绿豆、白菜、茄子、蘑菇、海带、苦瓜、芹菜等，血糖控制良好可食适量的梨、葡萄等；忌食过期的植物 / 动物油、羊奶等锐、热且油腻的食物。

3. 巴达干盛型：应平衡膳食，宜食鸭肉、玉米、黄豆、土豆、胡萝卜，可服用策格，血糖控制良好可食适量的橘子、苹果等；忌食变质的蔬菜、瓜果以及冷饮、黄油、奶油、蜂蜜等。

（二）生活起居指导

1. 赫依希拉盛型：病室安静、整洁，光线不宜过强，空气清新，温湿度适宜。生活起居规律，劳逸结合，适当运动，保证充足的睡眠。

2. 琪素希拉盛型：保持病室安静、舒适、温湿度适宜，凉爽为主，空气清新，视病情散步，不可劳累，按时检测血糖，发现问题及时就诊。

3. 巴达干盛型：指导患者注意保暖，避免受凉，根据气候变化及时增减衣服。保持个人卫生，尤其是口腔卫生，勤洗澡，及时更换衣服，常晒被褥。

（三）情志护理

1. 赫依希拉盛型：给予有效的沟通，消除紧张情绪，保持心情舒畅，保证充足的睡眠，提高睡眠质量。

2. 琪素希拉盛型：护士多与患者沟通，了解其心理状态，及时给予心理疏导，以解除其心理压力，树立战胜疾病的信心，积极配合治疗和护理，达到最佳效果。

3. 巴达干盛型：建立良好的护患关系，促进有效的沟通，予以心理疏导，使患者心情舒畅，指导患者养成多活动、多交谈的习惯，鼓励患者树立战胜疾病的信心。

（四）康复指导

1. 指导患者检测血糖、注射胰岛素、坚持按时服药。
2. 注意劳逸结合，指导患者跳安代舞。
3. 坚持有氧运动，动作应轻柔、缓慢，可做蒙医甘露养生操，避免受凉感冒。

膝关节协日乌素病（膝关节骨性关节炎）蒙医护理方案

一、常见证候要点

（一）热型膝关节协日乌素病

以关节局部红肿热痛为主，遇热加重、遇寒则舒，口干、舌燥、烦闷不安，大便干结；尿色黄，气味浓；脉象弦、数；舌质红，苔黄腻。

（二）寒型膝关节协日乌素病

以冷颤木僵、钝痛为主。屈伸运动时疼痛加重，或伴关节变形，筋肉萎缩，遇寒痛增，遇热痛减；或伴肢体麻木，四肢乏力；尿色白，气味淡；脉象缓、虚；舌质淡或紫暗、瘀斑、瘀点，苔薄白或白腻。

二、常见症状 / 证候施护

（一）膝关节疼痛

1. 观察疼痛的部位、性质、程度、持续时间及伴随症状。
2. 疼痛严重者应卧床休息，膝关节制动，软枕抬高下肢。
3. 膝关节注意保暖，可戴护膝保暖，保护膝关节。
4. 寒型膝关节骨性关节炎患者遵医嘱给予热沙池技术。

5. 遵医嘱给予蒙药竹罐技术。
6. 遵医嘱给予哈塔格乎技术。
7. 遵医嘱给予耳穴贴压技术。

（二）关节肿胀

1. 观察肿胀的部位、性质、程度、持续时间及伴随症状。
2. 指导患者保暖，避免受寒受潮。
3. 注意休息，适当活动，禁止关节用力过度。
4. 遵医嘱给予蒙药贴敷技术（哈布德仁 -8 或者森登 -4 汤）。
5. 遵医嘱给予额木图阿尔善技术。
6. 遵医嘱给予艾姜灸技术。
7. 遵医嘱给予罨敷技术（九味瑞香狼毒散敷在肿胀部位）。

（三）关节变形、活动受限

1. 观察变形程度和活动受限情况、时间及伴随症状。
2. 指导患者适当活动，以保持关节功能，避免膝关节扭转和过度伸屈活动。
3. 遵医嘱给予蒙古灸技术（胫中穴、胫穴、膝眼穴）。
4. 遵医嘱给予伊力朱努乎拉乎技术。
5. 遵医嘱给予火罐灸技术。

三、蒙医特色治疗护理

（一）蒙医药物治疗的护理

1. 口服药

【治疗总则】遵医嘱辨证给药，调理三根，燥协日乌素，改善关节赫依血运行，恢复其功能。

（1）内服蒙药

【基础方药】驴血二十五味丸、森登 -25 味丸（文冠木 -25 味丸）、月光宝风丸、腹日迪 -15 味丸（云香十五味丸、古古勒 -15 丸）入、额日敦 - 乌日勒（珍室丸）、十三味大鹏九、壮论 -5 汤、瑞香狼毒八味散等药物辨证施治。

【辨证加减】

①寒性膝关节协日乌素病

【治疗原则】祛寒止痛，燥协日乌素，改善赫依血循环。

【推荐方药】那如三味丸（那如 -3）、那仁满都拉（升阳十一味丸）、通拉嘎 -5 味丸（五味清浊丸）等与基础方辨证加减。

②热性膝关节协日乌素病

【治疗原则】清热消肿，燥协日乌素，改善赫依血循环。

【推荐方药】森登 -4 汤、森登 -10 味汤、查干古古勒 -10 味丸（枫香脂十味丸）、阿拉坦 -5 味丸（阿拉坦 - 阿如 -5 味丸）等与基础方辨证加减。

（2）服药时间

服药时间遵循蒙医给药时辰原理，热性药应在早晨服，寒性药应在中午服，温性药应在晚上服。

①空腹服药：治疗寒性巴达干病、未消化病或虫疾时，早晨进食前服药，服药 30min 后用餐。

②食前服药：治疗下行赫依病或滋身补养药，饭前服，服后可立即用餐。

③食中服药：治疗胃火衰退，则餐中服药。先吃半餐，服药后，再吃半餐，药在食中能开胃。

④食间服药：治疗上行赫依病时，两餐之间，即食物消化后服药，因赫依病多在食物消化后空腹发病，故在两餐之间服药，效果较好。

⑤药与食交替服药：治疗司命赫依病时，边用餐边服药，即先吃一口饭，后服一点药，食、药交替服用。

⑥药与食相兼服药：治疗食欲减退或噎嗝等病时，食前服一半，食后再服一半，食前一半药起开导作用，食后一半药才起结尾（即除病根）作用。

⑦食中服药：治疗呃逆等症状时食药混合吃。

⑧食后服药：治疗普行赫依病时，用餐后即可服药。

⑨不定时服药：中毒等急救患者，不管进食与否，应数次给药，频频服用。

⑩晚睡前服药：镇静药或配有毒麻药的药方，必须晚间睡前服用。空腹给药一般在饭前 30min，食后服药在餐后 30min，睡前服药在睡前 10min。

（3）服药温度

一般情况丸剂采用温水送服，散剂用开水冲服或煎服。对有特殊治疗需要的情况应遵医嘱服用。

（4）服药剂量

药物的用量直接影响临床疗效，应根据药物的性质、剂型的不同、疾病的轻重，以及患者年龄、性别、体质强弱等情况而定。

①有毒、峻烈的药物，用量宜小，并宜从小剂量开始，逐渐加量，以免中毒或耗伤正精。

②轻病用量不必过重，重病用量可适当增加。慢性病不必大剂，但虚而欲脱或实邪闭塞之急症，小量就不足以救逆。药物的用量应随治疗的需要而改变。

③体质强弱不同，对药物的耐受程度也有差异，用量亦当随之而变，体质强壮者，用量重于体质弱的患者；老年与儿童的药量，当少于壮年；妇女的用量少于男子。

④常用剂量：以成人为例，常用丸剂 11～15 丸，散剂 3～5g，69 岁以上的老年患者用成人剂量的 3/4。

2. 外用蒙药

（1）使用前注意皮肤干燥、清洁，做好消毒隔离，避免交叉感染，必要时局部清创。

（2）应注意观察用药后的反应，如出现灼热、发红、瘙痒、刺痛、水泡等局部症状时，应及时告知医师，协助处理。

（3）如出现面色苍白、头晕、恶心、心慌、气促等症状，应立即停止用药，同时采取必要的处理措施，并报告医师。

（4）孕妇、哺乳期、过敏体质者慎用。

（二）蒙医特色护理技术

1. 热沙池技术

（1）评估患者生命体征及耐热程度。

（2）指导患者穿好沙疗服，除头部外全身埋在沙子中。

（3）沙温从 40～45℃逐渐调至 50～60℃，但不可高于 70℃，治疗时间 30～40min，每日 1 次，7～14 次为 1 个疗程。

（4）治疗期间容易出汗，治疗结束后应适当休息，口服调节气血寒热平衡的蒙药，及时补充水分和水果，以防虚脱。

（5）治疗结束后 6h 内不宜洗澡，避免受风致病。

（6）热型膝关节炎患者、孕妇及月经期妇女、心衰、有出血倾向患者禁用此技术。

2. 蒙药竹罐技术

（1）评估患者局部皮肤的完整性。

（2）将蒙药在水中煮沸后，投入竹罐煮 10min，备用。

（3）将煮好的竹罐沥干水后，对准施疗部位体表进行拔罐。

（4）留罐 10～15min，每 2～3d 1 次，1 个疗程 5～7 次。

（5）合并心、脑、肝、肾等严重原发性疾病者禁用。

（6）皮肤溃烂、孕妇腹部及腰骶部禁用。

3. 蒙药贴敷技术

（1）评估患者施疗部位皮肤的完整性。

（2）选用蛋清或白醋，皮肤敏感者可用温水等将蒙药搅拌成糊状，贴敷于膝关节处，贴敷 30min～1h，每日 1 次，1 个疗程 7～10d。

（3）施疗期间观察患者皮肤情况，询问感觉，出现发痒、疼痛时及时清理皮肤。

（4）施疗结束后清洁皮肤，施疗部位涂抹黄油或甘油。

4. 额木图阿尔善技术

（1）评估患者皮肤完整性和蒙药过敏史。

（2）遵医嘱将蒙药煎煮成沐浴汤，水温 37～42℃为宜。

（3）患者入浴前用药浴水拍打头顶 3～5min，再浸泡全身，时间为 20～30min，每日 1 次，1 个疗程 7～21d。

（4）出浴后 4h 内不宜用水冲洗，直接擦干，穿衣保暖，避免受寒。

（5）儿童及年老体弱者须有专人陪同。

5. 蒙古灸技术

（1）评估患者耐热程度，施疗环境温湿度适宜，必要时遮挡窗幔。

（2）将小茴香与黄油搅拌后加热至色变黄，温度 45～50℃时，用纱布包裹放置施灸部位或穴位上进行灸疗。

（3）密切观察患者反应及皮肤颜色，出现不适，如胸闷、气短等立即停止操作，每日 1 次，每次 30min，1 个疗程 7～14d。

（4）患者饥饿或进餐 30min 内禁止施灸。

（5）施灸后 24h 内忌生冷食物，注意保暖。

6. 伊力朱努乎拉乎技术

（1）评估患者皮肤及疼痛耐受度。

（2）暴露施疗部位，铺治疗巾实施伊力朱努乎拉乎技术，每日 1 次，每次 20min，1 个疗程 5～7d。

（3）伊力朱努乎拉乎轻重根据患者疼痛耐受情况，不宜用力过猛或过轻。

7. 毫针技术

（1）评估患者疼痛的部位和性质。

（2）施针部位进行消毒后，将毫针在腕部和踝部特定的针刺点，循着肢体纵轴，朝着痛症方向皮下平行刺入。

（3）毫针技术每日 1 次，每次 30min，3 次后改为隔日 1 次，10 次为 1 个疗程。

（4）施针过程中避免做一些折针及弯针的动作。

8. 耳穴贴压技术

（1）评估患者耳部皮肤完整性。

（2）清洁耳部，在相应的穴位上贴小米粒大小的硬籽，刺激穴位。

（3）每次按压穴位 20s，每日 4～6 次，5d 更换 1 次，直到症状好转或消失。

（4）孕 3 个月以内禁用，孕妇慎用，贴压过程中防水，如有脱落及时补充。

9. 火罐灸技术

（1）评估患者操作部位是否有溃疡和伤口等。

（2）用火罐以揉、推、刮、按等手法进行治疗。

（3）不明原因内出血者慎用，孕妇腰骶部和腹部禁用，严重外伤未缝合伤口局部禁用。

四、健康指导

（一）生活起居

1. 热型膝关节协日乌素病：宜在舒适、干燥、空气清新居住，阳光不易过强。不宜过度劳累，可在凉爽寂静之处适当活动。

2. 寒型膝关节协日乌素病：宜在温暖、寂静处休养，注意保暖，保持关节正确姿势，必要时用拐杖或（和）支具保护，以保证关节稳定，减少关节磨损，疼痛严重者卧床休息。

（二）饮食护理

1. 热型膝关节协日乌素病：宜食羊肉、黄油、红糖、药酒、牛羊鲜奶、姜汤等富含营养之物，尽量进食含钙丰富的食物，预防骨质疏松；忌凉茶、浓茶，和辛、咸、酸以及具有热、锐、腻难消化食物等。

2. 寒型膝关节协日乌素病：宜食新鲜牛羊肉、酸奶、奶酪、新鲜黄油、蔬菜、蜂蜜、果汁、凉开水等；忌寒性水果，刺激性酸、辣食物等。

（三）情志护理

1. 热型膝关节协日乌素病：多与患者沟通，了解患者心理活动，及时疏导。根据病情及个人爱好，采取分散注意力疗法，减轻患者疼痛，避免不良刺激，使其保持情绪稳定，消除其紧张和顾虑，积极配合治疗。

2. 寒型膝关节协日乌素病：应耐心及时疏导，获取患者信任，由心仪的人护理，使患者树立战胜疾病的信心。

（四）康复护理

1. 指导患者康复锻炼时应有人陪同，避免发生跌倒、坠床、外伤等。
2. 实施早期功能锻炼，如肌肉训练，将直腿抬高，在床上绷紧，伸直膝关节，并稍稍抬起，使下肢离开床面，保持 5～10s。
3. 指导患者良肢体位摆放，晨起静坐 10min 再下床或挪至轮椅。
4. 指导患者做甘露养生保健操或跳安代舞。

乌和日伊力都（银屑病）蒙医护理方案

一、常见症候要点

（一）巴达干赫依偏盛型

皮损始于下肢往上蔓延，周身出现界清密集或散在豆大鳞屑性红斑，刮除薄膜现点状出血，头皮束状发等典型皮损。脉空虚，舌质灰白涩燥，尿透明、清。

（二）琪素希拉偏盛型

皮损不明显，始于躯干、腹部，上下蔓延，周身皮肤潮红，脱皮伴剧痛，指甲可变厚及顶针状，体温升高。脉细数，舌质厚，尿黄。

（三）协日乌素偏盛型

在皮损的基础上，出现四肢远端非对称性少数小关节受累，也可侵犯大关节，表现为肿胀、关节活动障碍、畸形等。脉沉，舌质肥厚，尿黄。

（四）合并黏型

皮损不明显，以无菌性小脓疱为特征，可泛发全身，皮损出现在掌根部，伴痒。脉细数，舌质红，尿黄。

二、常见症状 / 证候施护

（一）鳞屑

1. 评估皮损情况。
2. 指导患者不可抓挠和硬性去屑，应选择对皮肤无刺激性的纯棉衣物。
3. 遵医嘱恢复期给予额木图阿尔善技术。

4. 遵医嘱给予蒙药贴敷技术。
5. 遵医嘱水泡马钱子给予涂擦技术。

（二）皮肤干裂、出血

1. 多补充水分，可使用加湿器湿化空气。
2. 勤换纯棉柔软内衣，保持床单整洁。
3. 遵医嘱植物油或黄油做介质给予涂摩疗法。
4. 遵医嘱给予蒙药阿古日塔古鲁乎技术。

（三）关节肿胀、疼痛

1. 评估患者疼痛情况。
2. 遵医嘱给予额木图阿尔善技术。
3. 遵医嘱给予蒙古灸技术。
4. 遵医嘱给予哈塔格乎技术。

（四）皮肤瘙痒、灼热

1. 指导患者避免抓挠破损皮肤。
2. 遵医嘱给予额木图阿尔善技术。
3. 遵医嘱给予蒙药贴敷技术。
4. 遵医嘱水泡马钱子给予涂擦技术。
5. 遵医嘱火罐灸技术。

三、蒙医特色治疗护理

（一）蒙医药物治疗的护理

1. 口服药

【治疗总则】燥协日乌素，消黏，调理体素。

（1）内服蒙药

【基础方药】古古勒嘎日迪 -15 味丸（云香十五味丸）、孟根乌苏 -18 为丸、文冠木二十五味丸、党参十八味丸、硫黄六味丸、森登 -4 味汤等药物辨证施治。

【辨证加减】

①巴达干赫依偏盛型

【治疗原则】调胃三能，助消化，促进生精降浊及皮肤赫依琪素运行。

【推荐方药】通拉嘎 -5 味丸、升阳十一味丸、查干汤（四味土木香散）、阿嘎日 -8 味散、哈日布日 -16 味丸等与基础方药辨证加减。

②协日乌素偏盛型

【治疗原则】调理三根，促进赫依琪素运行，燥协日乌素。

【推荐方药】森登 -25 味散、琪素 -25 味散、壮伦 -5 汤、查干古古勒 -10 味丸（枫香脂十味丸）、利德日 -7 汤、萨力仁钦丸、吉召木道日吉丸（清瘟消肿九味丸）等与基础方药辨证加减。

③琪素希拉偏盛型

【治疗原则】抑希拉，清血热。

【推荐方药】斯日西散、乌兰-13汤（伊赫·乌兰-13味汤）、三子汤（西日汤、沙日一汤）、琪顺黑木拉-8味散、额日赫木-8味散（清热八味散）、乌兰-3汤、壮伦-5汤、查干古古勒-10味丸（枫香脂十味丸）、绰斯-25味散、土茯苓-7味汤散、吉召木道日吉丸（清瘟消肿九味丸）等与基础方药辨证加减。

④合并黏型

【治疗原则】消黏，清血热。

【推荐方药】三子汤（西日汤、沙日一汤）、那如-3味散（那如-3）、嘎日迪-5味丸、萨仁-嘎日迪丸、吉召木道日吉（清瘟消肿九味丸）、布如那-29丸、乌兰套拉布日-12味丸（藜芦十二味丸）等与基础方药辨证加减。

服药时间遵循蒙医给药时辰原理，热性药应在早晨服，寒性药应在中午服，温性药应在晚上服。

（2）服药时间

①空腹服药：治疗寒性巴达干病、未消化病或虫疾时，早晨进食前服药，服药30min后用餐。

②食前服药：治疗下行赫依病或滋身补养药，饭前服，服后可立即用餐。

③食中服药：治疗胃火衰退，则餐中服药。先吃半餐，服药后，再吃半餐，药在食中能开胃。

④食间服药：治疗上行赫依病时，两餐之间，即食物消化后服药，因赫依病多在食物消化后空腹发病，故在两餐之间服药，效果较好。

⑤药与食交替服药：治疗司命赫依病时，边用餐边服药，即先吃一口饭，1h后服药，食与药交替服用。

⑥药与食相兼服药：治疗食欲减退或噎嗝等病时，食前服一半，食后再服一半，食前一半药起开导作用，食后一半药才起结尾（即除病根）作用。

⑦食中服药：治疗呃逆等症状时食药混合吃。

⑧食后服药：治疗普行赫依病时，用餐后即可服药。

⑨不定时服药：中毒等急救患者，不管进食与否，应数次给药，频频服用。

⑩晚睡前服药：镇静药或配有毒麻药的药方，必须晚间睡前服用。

空腹给药一般在饭前30min，食后服药在餐后30min，睡前服药在睡前10min。

（3）服药温度

一般情况丸剂采用温水送服，散剂用开水冲服或煎服。对有特殊治疗需要的情况应遵医嘱服用。

（4）服药剂量

药物的用量直接影响临床疗效，应根据药物的性质、剂型的不同、疾病的轻重，以及患者年龄、性别、体质强弱等情况而定。

①有毒、峻烈的药物，用量宜小，并宜从小剂量开始，逐渐加量，以免中毒或耗伤正精。

②轻病用量不必过重，重病用量可适当增加。慢性病不必大剂，但虚而欲脱或实邪闭塞

之急症，小量就不足以救逆。药物的用量应随治疗的需要而改变。

③体质强弱不同，对药物的耐受程度也有差异，用量亦当随之而变，体质强壮者，用量重于体质弱的患者；老年与儿童的药量，当少于壮年；妇女的用量少于男子。

④常用剂量：以成人为例，常用丸剂 11～15 丸，散剂 3～5g，69 岁以上的老年患者用成人剂量的 3/4。

2. 外用蒙药

（1）使用前注意皮肤干燥、清洁，做好消毒隔离，避免交叉感染，必要时局部清创。

（2）应注意观察用药后的反应，如出现灼热、发红、瘙痒、刺痛、水泡等局部症状时，应及时告知医师，协助处理。

（3）如出现面色苍白、头晕、恶心、心慌、气促等症状，应立即停止用药，并报告医师。

（4）孕妇、哺乳期、过敏体质者慎用。

（二）蒙医特色护理技术

1. 额木图阿尔善技术

（1）评估患者皮肤完整性，了解蒙药过敏史。

（2）以侧柏叶、照白杜鹃、水柏枝、麻黄、小白蒿等五味药为主，煎煮成沐浴汤，水温 37～42℃为宜。

（3）患者入浴前用药浴水拍打头顶 3～5min，再浸泡全身，时间为 20～30min，每日 1 次，1 个疗程 7～21d。

（4）出浴后 4h 内不宜用水冲洗，直接擦干，穿衣保暖，避免受寒。

（5）儿童及年老体弱者须有专人陪同。

2. 蒙药贴敷技术

（1）评估患者施疗部位皮肤的完整性及蒙药过敏史。

（2）选用蛋清、白醋或温水将蒙药搅拌成糊状，贴敷于患处，保留 1～3h，每日 1 次，1 个疗程 7～10d。

（3）施疗期间观察患者皮肤情况，询问感觉，出现发痒、疼痛时及时清理皮肤。

（4）施疗结束后清洁皮肤，涂抹黄油或甘油。

3. 蒙药阿古日塔古鲁乎技术

（1）评估患者耐热及配合程度。

（2）遵医嘱把蒙药煎煮成汤，倒入熏蒸仪。

（3）将患者脖颈以下包裹在熏蒸袋中熏蒸，每日 1 次，每次 20～30min，1 个疗程 7～10d。

（4）施疗中观察患者情况，如有不适症状，如头晕、气短、胸闷等，立即停止操作。

（5）施疗后注意保暖，避免受凉、受潮、受寒。

4. 涂摩技术

（1）评估患者皮肤及过敏史。

（2）遵医嘱将药物调制好后，均匀涂抹患处，每日 1 次，每次 20～30min，1 个疗程 7～10d。

（3）施疗中观察患者皮肤情况，出现过敏现象立即停止操作。

（4）刺激性药物不能在面部使用，小儿慎用。

（5）施疗期间注意忌食生冷或过于油腻的食物。

5. 蒙古灸技术

（1）评估患者耐热程度，施疗环境温湿度适宜，必要时遮挡窗幔。

（2）将小茴香与黄油搅拌后加热至色变黄，温度45～50℃时，取出用纱布包裹放置于施灸部位或穴位上进行热熨。

（3）期间密切观察皮肤颜色，出现不适应立即停止操作。每日1次，每次30min，1个疗程7～14d。

（4）患者饥饿或食后30min内禁止施灸。

（5）施灸后4h内忌生冷食物，注意保暖，防风寒。

6. 哈塔格乎技术

（1）评估患者疼痛的部位和性质。

（2）施针部位进行消毒后，将毫针在腕部或踝部特定的针刺点，循着肢体纵轴，朝着痛症方向皮下平行刺入。

（3）哈塔格乎技术每日1次，每次30min，3次后改为隔日1次，10次为1个疗程。

（4）施针过程中避免做一些折针及弯针的动作。

7. 火罐灸技术

（1）评估患者操作部位是否有溃疡和伤口等。

（2）用火罐以揉、推、按、刮等手法进行治疗。

（3）每日1次，每次30min，1个疗程7～14d。

（4）不明原因内出血者慎用，孕妇腰骶部和腹部禁用，严重外伤未缝合伤口局部禁用。

四、健康指导

（一）饮食指导

1. 巴达干赫依偏盛型：以易消化、温性饮食为主，忌生冷食物、脂肪、腐败米面、变质的瓜果蔬菜等。

2. 琪素希拉偏盛型：以易消化、偏凉性饮食为主，如苦瓜、冬瓜、黄瓜、西红柿、海带等，忌锐、热、刺激性饮食，荞面、肥肉、辛辣刺激性食物。

3. 协日乌素偏盛型：以易消化、温性饮食为主，如新鲜牛羊肉、奶酪、水果蔬菜等，忌动物内脏、酸腐食品、海鲜、烟酒等。

4. 合并黏型：宜清淡饮食、新鲜水果蔬菜，忌生冷刺激性食物，如葱、胡椒、辣椒等。

（二）生活起居指导

1. 巴达干赫依偏盛型：病室光线柔和，温湿度适宜，避免过度劳累或安逸，适当活动。

2. 琪素希拉偏盛型：病室光线较暗、凉爽，根据气候变化适当添加衣服，注意保暖，避免过度劳累和紧张。

3. 协日乌素偏盛型：病室干燥温暖，起居规律，避免过度劳累、言语过多、受潮湿、下凉水等。

4. 合并黏型：病室安静，温湿度适宜，劳逸结合，避免外伤、滥用药物和过度劳累。

（三）情志护理

1. 护士应富有足够的耐心、同情心，做到关心体贴、细心周到、因人而异、因病而异，予劝慰、开导、解释、鼓励，设法解除患者急躁、紧张、悲观、忧虑、抑制情绪，满足其合理要求，避免情志刺激，防止七情过极。

2. 调动其主观能动性，指导患者调节自控不良情绪，鼓励其树立战胜疾病的信心，创造有利于康复的精神状态，促进疾病的康复。

（四）康复指导

1. 指导患者避免精神紧张，可听舒缓音乐，缓解压力。

2. 注意休息，劳逸结合，避免过度劳累。

3. 做好皮肤护理，秋冬季节使用具有保湿功能的面霜，避免皮肤干燥，春夏季节防止晒伤，以免加重炎症。

4. 鼓励患者坚持体育锻炼，积极参加文体活动，提高生活质量。

图赖病（痛风）蒙医护理方案

一、常见证候要点

（一）巴达干赫依偏盛型

关节肿胀部位肤色浅，局部发凉瘙痒，肿块易增大或缩小，有时出现青斑，活动受限，遇冷受潮而病情加重，局部麻木：脉象虚缓，舌苔红而糙，尿白，气味小。

（二）协日乌素偏盛型

黄水性通风，关节肿胀，剧痒或麻木。

（三）琪素希拉偏盛型

关节红肿热痛，发热表现突出，口干舌燥，因中暑或锐性饮食而病情加重；脉细数，舌苔黄厚，尿黄，气味大。

二、常见症状 / 证候施护

（一）关节肿痛、瘙痒

1. 评估关节疼痛部位、程度及时间。

2. 嘱患者温水清洗，卧床休息，抬高患肢，避免负重。

3. 遵医嘱给予额木图阿尔善技术。
4. 遵医嘱给予蒙药贴敷技术。
5. 遵医嘱在疼痛相应的部位行钦针技术结合耳穴技术。
6. 遵医嘱给予蒙医哈塔格乎技术。
7. 遵医嘱给予蒙医耳穴贴压技术。

（二）发热

1. 病室温湿度适宜，环境整洁，空气流通。
2. 高热患者保持口腔清洁。
3. 退热期，随时擦干汗液，更换衣服和床单，保持皮肤清洁、干燥。
4. 遵医嘱给予耳穴贴压技术，耳尖放血。

（三）图赖肿块

1. 观察肿块部位、大小、程度及伴随症状。
2. 鞋袜穿着宜宽松、柔软，切勿过紧、过硬，防止足部损伤。
3. 遵医嘱给予额木图阿尔善技术。
4. 遵医嘱在图赖肿块处给予蒙古灸技术。

（四）关节活动受限

1. 观察关节活动受限的部位、程度及伴随症状。
2. 患者因关节畸形、活动受限，情绪易低落、焦虑，加强情志护理，讲解疾病相关知识，积极配合治疗。
3. 遵医嘱给予额木图阿尔善技术。
4. 遵医嘱给予蒙医耳穴贴压技术。
5. 遵医嘱给予伊力朱努乎拉乎技术。

三、蒙医特色治疗护理

（一）蒙医药物治疗的护理

1. 口服药

【治疗总则】燥协日乌素，清血热，消肿，止痛，通气血与白脉。

（1）内服蒙药

【基础方药】利德日 -3 味汤、壮伦 -5 汤，那如三味丸（那如 -3）、查干古古勒 -10 味丸（枫香脂十味丸）、风湿二十五味丸（琪素 -25 味丸）、森登四味汤散、嘎日迪 -5 味丸、额尔敦 - 乌日勒（珍宝丸）、嘎日迪 -13 味丸（扎冲 -13 味丸、扎冲 -13）等药物辨证治疗。

①琪素希拉偏盛型

【治疗原则】祛琪素希拉热，燥协日乌素，消肿止痛。

【推荐方药】八味悬钩子散加七味胡黄连散，天冬、胡黄连、三子、苦参等制成的方剂与基础方药辨证加减。

②巴达干赫依偏盛型

【治疗原则】祛巴达干赫依，调整白脉功能。

【推荐方药】三子用蜂蜜制成颗粒，古日古木、莎草、黄柏散等与基础方药辨证加减。

③协日乌素偏盛型

【治疗原则】祛协日乌素，止痛。

【推荐方药】嘎日迪 -15 味丸（云香十五味丸、古古勒 -15 丸）、萨丽 - 嘎日迪（益肾十七味丸）、十八味水银丸等与基础方药辨证加减。

（2）服药时间

服药时间遵循蒙医给药时辰原理，热性药应在早晨服，寒性药应在中午服，温性药应在晚上服。

①空腹服药：治疗寒性巴达干病、未消化病或虫疾时，早晨进食前服药，服药 30min 后用餐。

②食前服药：治疗下行赫依病或滋身补养药，饭前服，服后可立即用餐。

③食中服药：治疗胃火衰退，则餐中服药。先吃半餐，服药后，再吃半餐，药在食中能开胃。

④食间服药：治疗上行赫依病时，两餐之间，即食物消化后服药，因赫依病多在食物消化后空腹发病，故在两餐之间服药，效果较好。

⑤药与食交替服药：治疗司命赫依病时，边用餐边服药，即先吃一口饭，1h 后给药，食与药交替服用。

⑥药与食相兼服药：治疗食欲减退或噎嗝等病时，食前服一半，食后再服一半，食前一半药起开导作用，食后一半药才起结尾（即除病根）作用。

⑦食中服药：治疗呃逆等症状时食药混合吃。

⑧食后服药：治疗普行赫依病时，用餐后即可服药。

⑨不定时服药：中毒等急救患者，不管进食与否，应数次给药，频频服用。

⑩晚睡前服药：镇静药或配有毒麻药的药方，必须晚间睡前服用。空腹给药一般在饭前 30min，食后服药在餐后 30min，睡前服药在睡前 10min。

（3）服药温度

一般情况丸剂采用温水送服，散剂用开水冲服或煎服。对有特殊治疗需要的情况应遵医嘱服用。

（4）服药剂量

药物的用量直接影响临床疗效，应根据药物的性质、剂型的不同、疾病的轻重，以及患者年龄、性别、体质强弱等情况而定。

①有毒、峻烈的药物，用量宜小，并宜从小剂量开始，逐渐加量，以免中毒或耗伤正精。

②轻病用量不必过重，重病用量可适当增加。慢性病不必大剂，但虚而欲脱或实邪闭塞之急症，小量就不足以救逆。药物的用量应随治疗的需要而改变。

③体质强弱不同，对药物的耐受程度也有差异，用量亦当随之而变，体质强壮者，用量重于体质弱的患者；老年与儿童的药量，当少于壮年；妇女的用量少于男子。

④常用剂量：以成人为例，常用丸剂 11～15 丸，散剂 3～5g，69 岁以上的老年患者用成人剂量的 3/4。

2. 外用蒙药

（1）使用前注意皮肤干燥、清洁，做好消毒隔离，避免交叉感染，必要时局部清创。

（2）应注意观察用药后的反应，如出现灼热、发红、瘙痒、刺痛、水泡等局部症状时，应及时告知医师，协助处理。

（3）如出现面色苍白、头晕、恶心、心慌、气促等症状，应立即停止用药，同时采取必要的处理措施，并报告医师。

（4）孕妇、哺乳期、过敏体质者慎用。

（二）蒙医特色护理技术

1. 额木图阿尔善技术

（1）评估患者皮肤完整性和蒙药过敏史。

（2）遵医嘱将五味蒙药煎煮成沐浴汤，水温 37～42℃为宜。

（3）患者入浴前用药浴水拍打头顶 3～5min，再浸泡全身，时间为每次 20～30min，每日 1 次，1 个疗程 10～21d。

（4）出浴后 4h 内不宜用水冲洗，直接擦干，穿衣保暖，避免受寒。

（5）儿童及年老体弱者应有专人陪同。

2. 蒙古灸技术

（1）评估患者耐热程度，施疗环境温湿度适宜，必要时遮挡窗幔。

（2）将小茴香与黄油搅拌后加热至色变黄，温度 45～50℃时，取出用纱布包裹放置于施灸部位或穴位上进行热熨。

（3）期间密切观察皮肤颜色，出现不适应立即停止操作。每日 1 次，每次 30min，1 个疗程 7～14d。

（4）患者饥饿或进餐 30min 内禁止施灸。

（5）施灸后 24h 内忌生冷食物，注意保暖。

3. 蒙药贴敷技术

（1）评估患者施疗部位皮肤的完整性。

（2）选用蛋清、白醋、温水等将蒙药搅拌成糊状，贴敷于患处，贴敷 1～3h，每日 1 次，1 个疗程 7～10d。

（3）施疗期间观察患者皮肤情况，询问感觉，出现发痒、疼痛时及时清理皮肤。

（4）施疗结束后清洁皮肤，施疗部位涂抹黄油或甘油。

4. 哈塔格乎技术

（1）评估患者疼痛的部位和性质。

（2）施针部位进行消毒后，将毫针在腕部或踝部特定的针刺点，循着肢体纵轴，朝着痛症方向皮下平行刺入。

（3）哈塔格乎技术每日 1 次，每次 30min，3 次后改为隔日 1 次，10 次为 1 个疗程。

（4）施针过程中避免做一些折针及弯针的动作。

5. 耳穴贴压技术

（1）评估患者耳部皮肤完整性。

（2）清洁耳部，在相应的穴位上贴小米粒大小的硬籽，刺激穴位。

（3）每次按压穴位20s，每日4～6次，5d更换1次，直到症状好转或消失。

（4）孕3个月以内禁用，孕妇慎用，贴压过程中防水，如有脱落及时补充。

6. 伊力朱努乎拉乎技术

（1）评估患者皮肤及疼痛耐受度。

（2）暴露施疗部位，铺治疗巾实施伊力朱努乎拉乎技术，每日1次，每次20min，1个疗程5～7d。

（3）伊力朱努乎拉乎手法轻重根据患者疼痛耐受程度，不宜用力过猛或过轻。

四、健康指导

（一）生活起居

1. 巴达干赫依偏盛型

（1）病室安静、整洁，空气新鲜，阳光充足，温湿度适宜。

（2）防止过度疲劳，情绪稳定，防止受寒、受潮，穿舒适的鞋，防止关节损伤，注意双足保暖。

2. 协日乌素偏盛型

（1）居室宜凉爽，温度适宜，使安静休养。

（2）不宜恼怒，避免烈日，不做剧烈劳动。

（3）经常改变姿势，保持受累关节舒适。

3. 琪素希拉偏盛型

（1）保持病室安静、舒适，温度适宜，凉爽为主，空气新鲜。

（2）不宜恼怒，避免剧烈劳动或阳光直射。

（二）饮食护理

控制总热量，限制饮酒和高嘌呤食物（如动物的心、肝、肾等）。宜食偏碱性类食物和水果（大米、玉米、小麦、高粱、燕麦、梨、西瓜、葡萄等）以及不含嘌呤或含嘌呤少的蔬菜水果（冬瓜、黄瓜、南瓜、丝瓜、卷心菜、苹果、柠檬、香蕉等）。

1. 巴达干赫依偏盛型：宜食新鲜羊肉、兔肉、黄油、牛奶、芝麻油等易于消化的营养温性食物，忌山羊肉、豆类及浓茶。

2. 协日乌素偏盛型：宜食面粉、白米、新鲜蔬菜及瓜类等易消化的营养食品，忌食过期的植物油类、鱼类、动物内脏、烟酒等性锐、热且油腻食物。

3. 琪素希拉偏盛型：宜食凉性、新鲜、富含维生素食物，如新鲜水果、蔬菜、炒米、大米、荞面、绿豆、白菜、茄子、蘑菇、海带、葡萄等。忌食锐、热且油腻食物，如过期植物/动物油、蒜、辣椒、火锅、烟酒等。鼓励患者多饮水，饮水量多于2000mL为宜。

（三）情志护理

1. 巴达干赫依偏盛型：患者易身心沉重、话少，不愿与人交流，缺乏独立性，应与患者多沟通，指导患者做甘露养生保健操。

2. 协日乌素偏盛型：患者易情绪激动，应让心仪之人护理，使其消除紧张、焦虑情绪，保持情绪稳定。

3. 琪素希拉偏盛型：患者易出现紧张、恐惧、烦躁、抑郁等情绪，护士多与患者沟通，了解其心理状态，及时给予心理疏导，解除其精神压力，克服心理失衡状态，树立战胜疾病的信心。

（四）康复指导

1. 巴达干赫依偏盛型：患者易出现过度依赖他人、关节松弛、不愿意走动等情况，指导患者跳安代舞，劳逸结合。

2. 协日乌素偏盛型：指导患者适当活动，避免关节过度负重。

3. 琪素希拉偏盛型：急性期嘱患者多饮水、卧床休息，病情稳定后指导患者做甘露养生保健操、跳安代舞，注意劳逸结合。

黑脉病（高血压）蒙医护理方案

一、常见证候要点

（一）赫依琪素相博型

眼花，面色潮红，紫绀，心悸，气短，失眠多梦，脉弦滑，舌苔白或黄腻。

（二）亚玛琪素型

头疼，健忘，眼红，口唇干，发热，脉细数，舌苔薄黄，尿黄，气味大。

（三）白脉型

意识模糊，颈部僵直，手脚发麻，脉滑数，尿赤黄而气味浓，舌苔黄腻。

（四）黑脉型

腰困，腿软，乏力，耳鸣，尿频尿急，脉沉迟，尿清而气味重等，舌白腻。

二、常见症状 / 证候施护

（一）头晕

1. 指导患者卧床休息，改变体位时动作应缓慢，环境宜清净。

2. 评估眩晕程度。

3. 血压监测，若出现血压持续上升或眩晕持续加重、头疼剧烈、呕吐、视物模糊、言语不流畅、肢体麻木或行动不便等，立即报告医师，并做好抢救准备。

4. 遵医嘱给予伊力朱努乎拉乎技术。

5. 遵医嘱给予耳穴贴压技术，耳尖放血。

6. 遵医嘱给予托格呢乎技术（囟门穴、顶会穴进行）。

（二）头痛

1. 评估疼痛程度，并监测血压。
2. 指导患者避免劳累、情绪激动、精神紧张等。
3. 遵医嘱给予托格呢乎技术（囟门穴、顶会穴、赫依穴或巴达干穴、黑白际穴进行）。
4. 遵医嘱给予哈塔格乎技术。
5. 遵医嘱给予耳穴贴压技术。

（三）恶心、呕吐

1. 选择合理的体位，及时清除呕吐物，保持口腔清洁，防止窒息。
2. 指导患者保持情绪稳定。
3. 遵医嘱给予伊力朱努乎拉乎技术。
4. 遵医嘱给予耳穴贴压技术。
5. 遵医嘱给予隔姜灸技术（火衰穴、痞穴）。

（四）失眠、乏力

1. 评估失眠程度。
2. 指导患者采取有效的情志转移方法，如深呼吸、全身肌肉放松及听舒缓音乐。
3. 遵医嘱给予额木图阿尔善技术。
4. 遵医嘱给予伊力朱努乎拉乎技术。
5. 遵医嘱给予耳穴贴压技术，耳尖放血。
6. 遵医嘱给予哈塔格乎技术。

（五）耳鸣

1. 应卧床休息，观察耳鸣的持续时间、发作次数及伴随症状，进行血压监测。
2. 环境宜清净，避免劳累，保证充足的睡眠。
3. 遵医嘱给予耳穴贴压技术，耳尖放血。

三、蒙医特色治疗护理

（一）蒙医药物治疗的护理

1. 口服药

【治疗总则】调胃火，调赫依血运行，对症治疗。

【基础方药】阿米·巴日格其 -11 味丸（司命十一味丸）、赞丹 -3 味散（汤）、肉豆蔻 -16 味散、阿嘎如 -35 味散（沉香安神散）、额尔敦 - 乌日勒（珍宝丸）等药物辨证施治。

（1）内服蒙药

服药时间遵循蒙医给药时辰原理，热性药应在早晨服，寒性药应在中午服，温性药应在晚上服。

（2）服药时间

①空腹服药：治疗寒性巴达干病、未消化病或虫疾时，早晨进食前服药，服药 30min 后用餐。

②食前服药：治疗下行赫依病或滋身补养药，饭前服，服后可立即用餐。

③食中服药：治疗胃火衰退，则餐中服药。先吃半餐，服药后，再吃半餐，药在食中能开胃。

④食间服药：治疗上行赫依病时，两餐之间，即食物消化后服药，因赫依病多在食物消化后空腹发病，故在两餐之间服药，效果较好。

⑤药与食交替服药：治疗司命赫依病时，边用餐边服药，即先吃一口饭，1h 后给药，食与药交替服用。

⑥药与食相兼服药：治疗食欲减退或噎嗝等病时，食前服一半，食后再服一半，食前一半药起开导作用，食后一半药才起结尾（即除病根）作用。

⑦食中服药：治疗呃逆等症状时食药混合吃。

⑧食后服药：治疗普行赫依病时，用餐后即可服药。

⑨不定时服药：中毒等急救患者，不管进食与否，应数次给药，频频服用。

⑩晚睡前服药：镇静药或配有毒麻药的药方，必须晚间睡前服用。空腹给药一般在饭前 30min，食后服药在餐后 30min，睡前服药在睡前 10min。

（3）服药温度

一般情况丸剂采用温水送服，散剂用开水冲服或煎服。对有特殊治疗需要的情况应遵医嘱服用。

（4）服药剂量

药物的用量直接影响临床疗效，应根据药物的性质、剂型的不同、疾病的轻重，以及患者年龄、性别、体质强弱等情况而定。

①有毒、峻烈的药物，用量宜小，并宜从小剂量开始，逐渐加量，以免中毒或耗伤正精。

②轻病用量不必过重，重病用量可适当增加。慢性病不必大剂，但虚而欲脱或实邪闭塞之急症，小量就不足以救逆。药物的用量应随治疗的需要而改变。

③体质强弱不同，对药物的耐受程度也有差异，用量亦当随之而变，体质强壮者，用量重于体质弱的患者；老年与儿童的药量，当少于壮年；妇女的用量少于男子。

④常用剂量：以成人为例，常用丸剂 11～15 丸，散剂 3～5g，69 岁以上的老年患者用成人剂量的 3/4。

2. 外用蒙药

（1）使用前注意皮肤干燥、清洁，做好消毒隔离，避免交叉感染，必要时局部清创。

（2）应注意观察用药后的反应，如出现灼热、发红、瘙痒、刺痛、水泡等局部症状时，应及时告知医师，协助处理。

（3）如出现面色苍白、头晕、恶心、心慌、气促等症状，应立即停止用药，同时采取必要的处理措施，并报告医师。

（4）孕妇、哺乳期、过敏体质者慎用。

（二）蒙医特色护理技术

1. 伊力朱努乎拉乎技术

（1）评估患者疼痛耐受度。

（2）暴露施疗部位，铺治疗巾实施伊力朱努乎拉乎技术，每日 1 次，每次 20min，1 个疗程 5～7d。

（3）伊力朱努乎拉乎手法轻重根据患者疼痛耐受情况而定，不宜用力过猛或过轻。

2. 额木图阿尔善技术

（1）遵医嘱将蒙药煎煮成沐浴汤，水温 37～42℃为宜。

（2）患者双足浸泡至药液中，时间为 20～30min，每日 1 次，1 个疗程 7～10min。

（3）出浴后注意保暖。

（4）年老体弱者应有人看护。

3. 托格呢乎技术

（1）评估患者耐热程度，施疗环境温湿度适宜，必要时遮挡窗幔。

（2）将灸炷点燃一头置于距穴位或皮肤约 1 寸施以间接灸，至皮肤发红，出现灼痛感为止。

（3）期间密切观察皮肤颜色，出现不适应立即停止操作。每日 1 次，每次 30min，1 个疗程 7～14d。

（4）患者饥饿或进餐 30min 内禁止施灸。

（5）施灸后 24h 内忌生冷食物，注意保暖。

4. 隔姜灸技术

（1）评估患者耐热程度，施疗环境温湿度适宜，必要时遮挡窗幔。

（2）将鲜姜切成薄片，用针穿数孔后放在穴位上，姜片上放灸炷施灸，燃热时换灸炷再灸，如此反复施灸至皮肤红润为止。

（3）期间密切观察皮肤颜色，出现不适应立即停止操作。每日 1 次，每次 30min，1 个疗程 7～14d。

（4）患者饥饿或进餐 30min 内禁止施灸。

（5）施灸后 24h 内忌生冷食物，注意保暖。

5. 伊力朱努乎拉乎技术

（1）评估患者皮肤及疼痛耐受度。

（2）暴露施疗部位，铺治疗巾实施伊力朱努乎拉乎技术，每日 1 次，每次 20min，1 个疗程 5～7d。

（3）伊力朱努乎拉乎手法轻重根据患者疼痛耐受情况，不宜用力过猛或过轻。

6. 哈塔格乎技术

（1）评估患者疼痛的部位和性质。

（2）施针部位进行消毒后，将毫针在腕部或踝部特定的针刺点，循着肢体纵轴，朝着痛症方向皮下平行刺入。

（3）哈塔格乎技术每日 1 次，每次 30min，3 次后改为隔日 1 次，10 次为 1 个疗程。

（4）施针过程中避免做一些折针及弯针的动作。

7. 耳穴贴压技术

（1）评估患者耳部皮肤完整性。

（2）清洁耳部，在相应的穴位上贴小米粒大小的硬籽，刺激穴位。

（3）每次按压穴位 20s，每日 4～6 次，5d 更换 1 次，直到症状好转或消失。

（4）孕 3 个月以内禁用，孕妇慎用，贴压过程中防水，如有脱落及时补充。

四、健康指导

（一）生活起居

1. 赫依琪素相博型：环境温暖安静，光线不宜过强；避免风寒，可参加适当的体力活动，如散步、做家务等；不宜参加过激的活动。

2. 亚玛琪素型：居室宜凉爽，不贪睡，避免过度日晒、强力劳作、身心劳累等。

3. 白脉型：绝对卧床休息，环境温暖而幽静，光线柔和。

4. 黑脉型：环境安静，温湿度适宜，卧床休息，注意保暖。

（二）饮食护理

1. 赫依琪素相博型

饮食：宜低钠、低脂、限制盐 2～3g、易消化并助睡眠为主，揉、重、温、腻、固。如干牛肉、鸡肉、绵羊肉、萝卜、大蒜、豆制品、桃、葡萄、西瓜、羊骨头汤、奶皮子、谷类等（注意：合并痛风患者慎喝羊骨头汤，糖尿病患者慎吃桃、葡萄、西瓜，高血脂患者慎吃奶皮子等）。

忌：猪肉、山羊肉、动物内脏、苦瓜、苦菊、荞面、莜面、浓茶、咖啡等生赫依的食品，戒烟酒。

2. 亚玛琪素型

饮食：宜钝、寒、凉性食物为主，如大米、黑豆、石榴、苹果、芹菜、冬瓜、紫菜、海带、限制盐 2～3g、凉开水等（注意：高血压患者慎用黄油等）。

忌：辛、辣、涩、锐热，如干肉、牛羊肉、动物内脏、动物油、芒果、辣椒、烟酒等。

3. 白脉型、黑脉型

饮食：宜清淡易消化，柔、涩、热、锐性食物为主，如新鲜羊肉、鱼类、鲜姜、白胡椒、蜂蜜、柿子、限制盐 2～3g、温开水等（注意：合并痛风者禁鱼类）。

忌：生冷、肥甘食物，如山羊肉、动物内脏、西瓜、芒果、变质蔬菜、芥菜，戒烟酒。

（三）情志护理

1. 赫依琪素向博型。护士多与患者沟通，了解其心理状态，及时给予疏导。根据病情及个人爱好，可采取放松疗法，如听音乐、画画、写字等。避免不良刺激。

2. 亚玛琪素型。护士应耐心柔和地与患者沟通，给予心理疏导，使其保持乐观的心态，帮助其树立战胜疾病的信心

3. 白脉型、黑脉型。护士多与患者沟通，给予心理疏导，使其消除紧张、保持情绪稳定、增加战胜疾病的信心。

（四）康复指导

1. 合理安排作息时间，生活要有规律，保证充足睡眠，避免过度劳累和精神刺激。

2. 告知患者定时测量血压和服用降压药的注意事项，强调坚持服药的重要性，不可私自突然停药，若需减量可咨询医师逐渐减量。

3. 根据具体情况，如患者的年龄和血压控制情况进行适度的体育运动。有氧伸展性运动如慢走、太极拳、气功、健康操、安代舞等，选择适合的运动，劳逸结合。

萨病（脑出血恢复期）蒙医护理方案

一、常见证侯要点

（一）协日、琪素、哈日协日乌素盛型（嘎拉萨）

发病急，病情较重，偏瘫、口舌歪斜、舌僵言语不利、肢体强痉、拘挛、高热、咽干口燥、肢痛易怒等；脉细数，舌红苔黄厚，尿黄味重。

（二）赫依、巴达干、查干协日乌素盛型（乌顺萨）

面色苍白、筋腱僵直、腹胀便秘、头晕目眩、全身湿冷无力、口眼歪斜、吐字不清、呕吐、大小便失禁、患侧瞳孔散大、呼吸迟缓、打鼾、意识障碍等；沉滑缓，舌质暗红、苔白厚，尿清淡味。

二、常见症状 / 证侯施护

（一）意识障碍

1. 密切观察患者神志、瞳孔、生命体征变化。
2. 保持呼吸道通畅，病室温湿度适宜，安静整洁。
3. 应取舒适体位，定时翻身，保障受压部位气血运行良好，预防压疮的发生。
4. 遵医嘱给予蒙药阿古日塔古鲁乎技术。
5. 遵医嘱给予额木图阿尔善技术。
6. 遵医嘱给予伊力朱努乎拉乎技术（肩、肘、髋、大腿等穴位行针刺疗法）。

（二）偏瘫

1. 观察四肢肌力、肌张力、关节活动度和肢体活动变化。
2. 保持患肢功能位，指导家属协助患者良肢位摆放，避免关节畸形。
3. 指导患者进行床上主动性活动训练：翻身、床上移动、床边坐起等，如不能主动活动，则应尽早进行各关节被动活动训练。
4. 遵医嘱给予伊力朱努乎拉乎技术。
5. 遵医嘱给予火罐灸技术。

（三）口、舌、眼歪斜

1. 保持患者口腔清洁，饭后及时漱口，加强口腔护理。
2. 指导患者面肌的主动与被动运动。
3. 保持患者情绪稳定，增强其信心，注意保暖避风寒。
4. 遵医嘱给予蒙药贴敷技术。
5. 遵医嘱给予火罐灸技术。

（四）言语障碍

1. 加强情志护理，耐心讲解疾病相关知识，使患者消除紧张、焦虑情绪，保持心情舒畅，积极配合治疗。
2. 鼓励患者开口说话，并给予肯定，以增强其战胜疾病的信心。
3. 指导患者口形、唇舌功能训练，如缩唇、叩击、伸舌、吹气等肌群运动训练。
4. 指导患者语言功能训练，耐心纠正发音，由慢到快，切忌复杂化、多样化。

（五）吞咽障碍

1. 协助医师进行洼田饮水试验，评定吞咽障碍程度。
2. 遵医嘱给予鼻饲流质饮食，做好留置胃管的护理。
3. 轻度吞咽障碍患者以摄食训练和体位训练为主；中度、重度吞咽障碍患者采用间接训练为主，如咽部冷刺激、空吞咽训练，呼吸功能训练等。
4. 保持进餐环境安静、舒适，进餐时不要讲话，减少分散注意力的干扰因素，以免发生呛咳、误吸等。

（六）眩晕头痛

1. 观察眩晕头痛发作次数、程度、持续时间、伴随症状等。
2. 发作时卧床休息，抬高头部，呕吐时取侧卧位，做好口腔护理。
3. 放松疗法：做缓慢深呼吸、听轻音乐。
4. 遵医嘱实施伊力朱努乎拉乎技术。
5. 遵医嘱给予生物反馈治疗。
6. 遵医嘱给予哈塔格乎技术。
7. 遵医嘱给予耳穴贴压技术，耳尖放血。

三、蒙医特色治疗护理

（一）蒙医药物治疗的护理

1. 口服药

（1）内服蒙药

①嘎拉萨

【治疗原则】醒脑，开窍，修复白脉功能。

【推荐方药】嘎日迪 -15 味丸、嘎日迪 -18 味丸、萨・乌日勒丸、额尔敦 - 乌日勒（珍宝丸）等。血压偏高者，以乌兰 -13 汤（伊赫・乌兰汤）为药引子：希拉偏盛型，酌情加服希拉汤、阿拉坦 -5 味丸（阿拉坦 - 阿如 -5 味丸）；琪素盛型，酌情加服古日古木 -13 味丸（红花清肝十三味丸）；协日乌素型，酌情加服壮伦 -5 汤、通拉嘎 -5 味丸（五味清浊丸）、森登 -25 味丸等药物辨证施治。

②乌顺萨

【治疗原则】醒脑，开窍，止血，修复白脉功能。

【推荐方药】通拉嘎 -5 味丸（五味清浊丸）、额尔敦 - 乌日勒（珍宝丸）、萨・乌日勒丸等。巴达干盛型，酌情加服娜仁满都拉丸（升阳十一味丸）、查干汤（四味土木香散）；协日乌素盛型，酌情加服壮伦 -5 汤、通拉嘎 -5 味丸（五味清浊丸）、森登 -25 味丸等药物辨证施治。

（2）服药时间

服药时间遵循蒙医给药时辰原理，热性药应在早晨服，寒性药应在中午服，温性药应在晚上服。

①空腹服药：治疗寒性巴达干病、未消化病或虫疾时，早晨进食前服药，服药 30min 后用餐。

②食前服药：治疗下行赫依病或滋身补养药，饭前服，服后可立即用餐。

③食中服药：治疗胃火衰退，则餐中服药。先吃半餐，服药后，再吃半餐，药在食中能开胃。

④食间服药：治疗上行赫依病时，两餐之间，即食物消化后服药，因赫依病多在食物消化后空腹发病，故在两餐之间服药，效果较好。

⑤药与食交替服药：治疗司命赫依病时，边用餐边服药，即先吃一口饭，1h 后给药，食与药交替服用。

⑥药与食相兼服药：治疗食欲减退或噎嗝等病时，食前服一半，食后再服一半，食前一半药起开导作用，食后一半药才起结尾（即除病根）作用。

⑦食中服药：治疗呃逆等症状时食药混合吃。

⑧食后服药：治疗普行赫依病时，用餐后即可服药。

⑨不定时服药：中毒等急救患者，不管进食与否，应数次给药，频频服用。

⑩晚睡前服药：镇静药或配有毒麻药的药方，必须晚间睡前服用。

空腹给药时一般在饭前 30min，食后服药在餐后 30min，睡前服药在睡前 10min。

（3）服药温度

一般情况丸剂采用温水送服，散剂用开水冲服或煎服。对有特殊治疗需要的情况应遵医嘱服用。

（4）服药剂量

药物的用量直接影响临床疗效，应根据药物的性质、剂型的不同、疾病的轻重，以及患者年龄、性别、体质强弱等情况而定。

①有毒、峻烈的药物，用量宜小，并宜从小剂量开始，逐渐加量，以免中毒或耗伤正精。

②轻病用量不必过重，重病用量可适当增加。慢性病不必大剂，但虚而欲脱或实邪闭塞

之急症，小量就不足以救逆。药物的用量应随治疗的需要而改变。

③体质强弱不同，对药物的耐受程度也有差异，用量亦当随之而变，体质强壮者，用量重于体质弱的患者；老年与儿童的药量，当少于壮年；妇女的用量少于男子。

④常用剂量：以成人为例，常用丸剂 11～15 丸，散剂 3～5g，69 岁以上的老年患者用成人剂量的 3/4。

2. 外用蒙药

（1）使用前注意皮肤干燥、清洁，做好消毒隔离，避免交叉感染，必要时局部清创。

（2）应注意观察用药后的反应，如出现灼热、发红、瘙痒、刺痛、水泡等局部症状时，应及时告知医师，协助处理。

（3）如出现面色苍白、头晕、恶心、心慌、气促等症状，应立即停止用药，同时采取必要的处理措施，并报告医师。

（4）孕妇、哺乳期、过敏体质者慎用。

（二）蒙医特色护理技术

1. 蒙药烟熏技术

（1）薰药单味黑云香或黑云香六味散（黑云香、拉查、草乌、石菖蒲、侧柏叶、大蒜各等分）点燃以熏鼻。

（2）熏疗时间视具体情况而定，一般持续至昏迷者苏醒为止。

2. 伊力朱努乎拉乎技术

（1）评估患者疼痛耐受度。

（2）暴露施疗部位，铺治疗巾实施伊力朱努乎拉乎技术，每日 1 次，每次 20min，1 个疗程 5～7d。

（3）伊力朱努乎拉乎手法轻重根据患者疼痛耐受情况而定，不宜用力过猛或过轻。

3. 蒙药贴敷技术

（1）评估患者施疗部位皮肤的完整性。

（2）选用蛋清或白醋，皮肤敏感者可用温水等将蒙药搅拌成糊状，贴敷于患处，保留 30min～1h，每日 1 次，1 个疗程 7～10d。

（3）施疗期间观察患者皮肤情况，询问感觉，出现发痒、疼痛时及时清理皮肤。

4. 哈塔格乎技术

（1）评估患者疼痛的部位和性质。

（2）施针部位进行消毒后，将毫针在腕部和踝部特定的针刺点，循着肢体纵轴，朝着痛症方向皮下平行刺入。

（3）哈塔格乎技术每日 1 次，每次 30min，3 次后改为隔日 1 次，10 次为 1 个疗程。

（4）施针过程中避免做一些折针及弯针的动作。

5. 耳穴贴压技术

（1）评估患者耳部皮肤完整性。

（2）清洁耳部，在相应的穴位上贴小米粒大小的硬籽，刺激穴位。

（3）每次按压穴位 20s，每日 4～6 次，5d 更换 1 次，直到症状好转或消失。

（4）孕 3 个月以内禁用，孕妇慎用，贴压过程中防水，如有脱落及时补充。
（5）施疗结束后清洁皮肤，施疗部位涂抹黄油或甘油。
6. 火罐灸技术
（1）评估患者操作局部是否有溃疡和伤口等。
（2）用火罐以揉、推、刮、按等手法进行治疗。
（3）每日 1 次，每次 30min，1 个疗程 7～14d。
（4）不明原因内出血者慎用，孕妇腰骶部和腹部禁用，严重外伤未缝合伤口局部禁用。

四、健康指导

（一）生活起居

1. 赫依、巴达干、查干协日乌素盛型：保持病室安静、温暖、舒适、干燥（相对湿度 40%～50%），空气新鲜，阳光不宜过强；忌受风着凉、激惹、声音刺激；宜安静休息，坚持功能锻炼，保持生活规律，注意劳逸结合，注意保暖，预防感冒，适度增减衣物。

2. 协日、琪素、哈日协日乌素盛型：保持病室安静、温暖、舒适、空气新鲜、阳光充足、防潮湿，避免风寒、过度日晒、劳累以及蛮力劳作，平日注意保暖、休息，视病情可做轻微的活动。

（二）饮食护理

1. 协日、琪素、哈日协日乌素盛型：宜食新鲜牛肉、面粉、白米、奶酪、酸奶、凉开水、植物蛋白丰富的豆类制品、不加盐的茶水等易于消化的饮食；忌食过期的植物油类、大蒜、羊奶、烟酒等锐热且油腻食物。

2. 赫衣、巴达干、查干协日乌素型：少量食用米面、开水、羊肉、鱼肉、黄羊肉、羊骨汤、飞禽等性轻且温和之物；忌食山羊肉、瘦死畜肉、脂肪、腐败的米面、变质的蔬菜瓜果、冷水、浓茶、生奶、奶酪、酸奶等性重油腻且寒凉之物。

（三）情志护理

1. 根据患者的年龄、性别、生理特点、体力以及病因、症型等合理调整身语意三业，即肢体、言语、思想行为。

2. 指导家属给予患者支持和鼓励，避免恶性刺激，保持心情舒畅。

（四）康复指导

1. 安全防护：康复锻炼时应有人陪同，防外伤、跌倒、坠床等发生。

2. 落实早期康复计划，鼓励患者坚持锻炼。

3. 康复过程中经常和康复治疗师联系，及时调整训练方案。

4. 指导患者了解康复训练的流程：仰卧位→侧卧位→坐位平衡→膝立位→跪行→站立→站立平衡→行走。

萨病（脑梗死恢复期）蒙医护理方案

一、常见证侯要点

（一）赫依偏盛型

病情不稳定，反复发作，偏瘫肢体常见痉挛、抽搐，伴有头晕目眩、耳鸣、言语不利、睡眠异常、多梦心悸、血压不稳、变异性大；脉象虚缓，舌苔薄白，尿色发白而泡沫多。

（二）希拉偏盛型

起病突然，病情较重，发展较快，患侧肢体疼痛、发热，血压较高，体温升高，面色潮红，头疼，失语，意识障碍；脉象洪大，舌苔黄厚，尿黄味大。

（三）巴达干偏盛型

发病迟缓，转归较慢，身体肥胖，肤色苍白，患侧发凉，表情迟钝，动作笨拙，记忆减退，头晕嗜睡，患侧多呈弛缓性偏瘫；脉象迟缓，舌质肥大、苔少色白，尿清如水、气少味淡。

（四）琪素偏盛型

起病急骤，病情危重，预后较差，右侧偏瘫居多，面色赤紫，食欲不振，恶心、呕吐，鼻衄吐血，发热、头疼，血压升高，失语、昏迷；脉象大、尿赤黄。

（五）协日乌素偏盛型

发病平缓，症状较轻，预后良好，患侧肢体肿胀、疼痛、周身瘙痒、偶有斑疹，肌肉酸痛，患肢发凉；脉象滑弱，尿色微黄、气味较大。

二、常见症状 / 证侯施护

（一）偏瘫

1. 保持病室安静，温湿度适宜，空气新鲜，床单整洁、干燥。
2. 观察四肢肌力、肌张力、关节活动度和肢体活动变化。
3. 保持患肢功能位，指导患者及家属良肢体位摆放，避免关节畸形，并注意保暖。协助患者做等张肌肉收缩运动，避免肌肉萎缩。
4. 遵医嘱给予蒙药阿古日塔古鲁乎技术。
5. 遵医嘱给予伊力朱努乎拉乎技术。

6. 遵医嘱给予火罐灸技术。
7. 遵医嘱给予耳穴贴压技术。

（二）口、舌、眼歪斜

1. 保持患者口腔清洁，如有口腔溃疡可涂抹蒙药嘎木珠尔（哈塔嘎其 -7）。
2. 眼睑不能闭合者予以敷湿纱布、涂抹眼药或戴眼罩等，外出时可戴口罩、围巾等。
3. 指导患者做眼、口、面肌功能训练操，如抬眉、耸鼻、鼓腮。
4. 保持患者情绪稳定，增强信心；防潮湿、避风寒，注意保暖。
5. 遵医嘱给予蒙药贴敷技术。
6. 遵医嘱给予火罐灸技术。
7. 遵医嘱给予耳穴贴压技术。

（三）言语障碍

1. 加强情志护理，关心体贴患者，营造一个良好的语言交流环境，尽早诱导和鼓励患者说话。
2. 进行口型训练、唇舌功能训练和言语吞咽功能训练。
3. 指导患者语言训练，耐心纠正发音，由慢到快，坚持不懈，切忌复杂化、多样化。
4. 鼓励患者开口说话，并给予肯定，以增强战胜疾病的信心。

（四）腹胀、便秘

1. 病情稳定后适当活动，促进肠蠕动恢复。
2. 养成规律的排便习惯，如厕时不可用力过度。
3. 食疗：热秘者可食用番薯粥，忌白萝卜蜂蜜汁；气虚便秘者食用黑芝麻饮；芝麻粥适用于各种症型的便秘。
4. 遵医嘱给予腹部伊力朱努乎拉乎技术。
5. 遵医嘱给予蒙医尼如哈疗技术。
6. 遵医嘱给予耳穴贴压技术。

三、蒙医特色治疗护理

（一）蒙医药物治疗的护理

1. 口服药

【治疗总则】醒脑，通白脉、改善赫依血运行，对症治疗。

（1）内服蒙药

【基础方药】古古勒 -6 熏剂、嘎日迪 -13 味丸、嘎日迪 -18 味丸、额尔敦 - 乌日勒（珍宝丸）、萨·乌日勒等药物辨证施治。

【辨证加减】

①赫依偏盛型

【治疗原则】镇赫依，行通气血，疏通白脉。

【推荐方药】阿嘎日 -8 味散（八味清心沉香散）、阿嘎如 -15 味散、阿嘎如 -35 味散（沉香安神散）、嘎日迪 -13 味丸、额尔敦 - 乌日勒（珍宝丸）等与基础方药加减。

②希拉偏盛型

【治疗原则】清希拉，清热凉血，疏通白脉。

【推荐方药】三子汤（西日汤、沙日一汤）、阿拉坦 -5 味丸（阿拉坦 - 阿如 -5 味丸）、巴特日 -7 味丸、嘎日迪 -13 味丸、额尔敦 - 乌日勒（珍宝丸）、乌兰 -13 汤（伊赫·乌兰 -13 味汤）等与基础方药加减。

③巴达干偏盛型

【治疗原则】祛寒，除巴达干，疏通白脉。

【推荐方药】那仁满都拉（升阳十一味丸）、查干汤（四味土木香散）、通拉嘎 -5 味丸（五味清浊丸）、额尔效 - 乌日勒（珍宝丸）等与基础方药加减。

④琪素偏盛型

【治疗原则】清琪素热，疏通白脉。

【推荐方药】乌兰 -13 汤（伊赫·乌兰 -13 味汤）、古日古木 -13 味丸（红花清肝 + 三味丸）、古日古木 8 味散、嘎日迪 -13 味丸、额尔敦 - 乌日勒（珍宝九）等与基础方药加减。

⑤协日乌素偏盛型

【治疗原则】燥协日乌素，清浊生精，疏通白脉。

【推荐方药】额尔敦 - 乌日勒（珍宝丸）、忠伦 -5 味汤、通拉嘎 -5 味丸（五味清浊丸）、森登 -25 味丸等与基础方药加减。

（2）服药时间

服药时间遵循蒙医给药时辰原理，热性药应在早晨服，寒性药应在中午服，温性药应在晚上服。

①空腹服药：治疗寒性巴达干病、未消化病或虫疾时，早晨进食前服药，服药 30min 后用餐。

②食前服药：治疗下行赫依病或滋身补养药，饭前服，服后可立即用餐。

③食中服药：治疗胃火衰退，则餐中服药。先吃半餐，服药后，再吃半餐，药在食中能开胃。

④食间服药：治疗上行赫依病时，两餐之间，即食物消化后服药，因赫依病多在食物消化后空腹发病，故在两餐之间服药，效果较好。

⑤药与食交替服药：治疗司命赫依病时，边用餐边服药，即先吃一口饭，1h 后给药，食与药交替服用。

⑥药与食相兼服药：治疗食欲减退或噎嗝等病时，食前服一半，食后再服一半，食前一半药起开导作用，食后一半药才起结尾（即除病根）作用。

⑦食中服药：治疗呃逆等症状时食药混合吃。

⑧食后服药：治疗普行赫依病时，用餐后即可服药。

⑨不定时服药：中毒等急救患者，不管进食与否，应数次给药，频频服用。

⑩晚睡前服药：镇静药或配有毒麻药的药方，必须晚间睡前服用。

空腹给药一般在饭前 30min，食后服药在餐后 30min，睡前服药在睡前 10min。

（3）服药温度

一般情况丸剂采用温水送服，散剂用开水冲服或煎服。对有特殊治疗需要的情况应遵医嘱服用。

（4）服药剂量

药物的用量直接影响临床疗效，应根据药物的性质、剂型的不同、疾病的轻重，以及患者年龄、性别、体质强弱等情况而定。

①有毒、峻烈的药物，用量宜小，并宜从小剂量开始，逐渐加量，以免中毒或耗伤正精。

②轻病用量不必过重，重病用量可适当增加。慢性病不必大剂，但虚而欲脱或实邪闭塞之急症，小量就不足以救逆。药物的用量应随治疗的需要而改变。

③体质强弱不同，对药物的耐受程度也有差异，用量亦当随之而变，体质强壮者，用量重于体质弱的患者；老年与儿童的药量，当少于壮年；妇女的用量少于男子。

④常用剂量：以成人为例，常用丸剂 11～15 丸，散剂 3～5g，69 岁以上的老年患者用成人剂量的 3/4。

2. 外用蒙药

（1）使用前注意皮肤干燥、清洁，做好消毒隔离，避免交叉感染，必要时局部清创。

（2）应注意观察用药后的反应，如出现灼热、发红、瘙痒、刺痛、水泡等局部症状时，应及时告知医师，协助处理。

（3）如出现面色苍白、头晕、恶心、心慌、气促等症状，应立即停止用药，同时采取必要的处理措施，并报告医师。

（4）孕妇、哺乳期、过敏体质者慎用。

（二）蒙医特色护理技术

1. 药竹罐技术

（1）评估患者局部皮肤的完整性及对疼痛耐受程度。

（2）将蒙药在水中煮沸后，投入竹罐煮 10min，备用。

（3）药罐吸附在体表上，观察吸附情况，留罐 10～15min，每 2～3d 1 次，1 个疗程 5～7 次。

（4）注意事项：孕妇腹部及腰骶部慎用。

2. 蒙药阿古日塔古鲁乎技术

（1）评估患者耐热及配合程度。

（2）遵医嘱把蒙药煎煮成汤，倒入熏蒸仪。

（3）将患者脖颈以下包裹在熏蒸袋中熏蒸，每日 1 次，每次 20～30min，1 个疗程 7～10d。

（4）施疗中观察患者情况，如有不适症状，如头晕、气短、胸闷等立即停止操作。

（5）施疗后注意保暖，避免受凉、受潮、受寒。

3. 蒙药贴敷技术

（1）评估患者施疗部位皮肤的完整性。

（2）选用蛋清或白醋，皮肤敏感者可用温水等将蒙药搅拌成糊状，贴敷于患处，贴敷

30min～1h，每日 1 次，1 个疗程 7～10d。

（3）施疗期间观察患者皮肤情况，发现发痒、刺疼时及时清理皮肤。

（4）施疗结束后清洁皮肤，施疗部位涂抹黄油或甘油。

4. 蒙医尼如哈技术

（1）评估患者肛门周围皮肤。

（2）遵医嘱配制蒙药，将药液倒入灌肠器内，药温 39～41℃，让患者左侧屈膝卧位，暴露臀部，操作方法同保留灌肠法。

（3）药物保留 30～60min。

（4）急腹症、消化道出血、妊娠期、排便失禁者禁用。

5. 腹部伊力朱努乎拉乎技术

（1）评估患者疼痛耐受度。

（2）患者充分暴露腹部，护士将加热的黄油均匀涂抹在手掌，再进行腹部伊力朱努乎拉乎技术。

（3）每日 1 次，每次 20min，1 个疗程 5～7d。

（4）伊力朱努乎拉乎手法轻重根据患者疼痛耐受情况而定，不宜用力过猛或过轻。

6. 耳穴贴压技术

（1）评估患者耳部皮肤完整性。

（2）清洁耳部，在相应的穴位上贴小米粒大小的硬籽，刺激穴位。

（3）每次按压穴位 20s，每日 4～6 次，5d 更换 1 次，直到症状好转或消失。

（4）孕 3 个月以内禁用，孕妇慎用，贴压过程中防水，如有脱落及时补充。

（5）施疗结束后清洁皮肤，施疗部位涂抹黄油或甘油。

7. 火罐灸技术

（1）评估患者操作局部是否有溃疡和伤口等。

（2）用火罐以揉、推、刮、按等手法进行治疗。

（3）每日 1 次，每次 30min，1 个疗程 7～14d。

（4）不明原因内出血者慎用，孕妇腰骶部和腹部禁用，严重外伤未缝合伤口局部禁用。

四、健康指导

（一）生活起居护理

1. 赫依偏盛型：居室宜温暖而幽静，光线不宜过强，衣着薄厚适度，注意保暖，可适当活动，劳逸结合，指导做甘露养生保健操。

2. 希拉偏盛型：居室宜凉爽，温湿度适宜，避免过度日晒、蛮力劳作、身心劳累，适当晒阳光，指导患者做肌肉收缩运动，避免肌肉萎缩。

3. 巴达干偏盛型：居室保持温暖，温湿度适宜，空气新鲜，宜在阳光充足干燥之处散步，可适当做语言训练、肢体收缩运动等。

4. 琪素偏盛型：保持病室安静、舒适，温度适宜，凉爽为主，空气新鲜，视病情散步活动，不可劳累。

5. 协日乌素偏盛型：保持病室安静、温暖、舒适，空气新鲜，阳光充足，避免接触凉水，避风寒，平日注意保暖，勿劳累，视病情可做轻微的活动。

（二）饮食护理

神志清楚无吞咽困难障碍者，食用低盐、低脂、低胆固醇食物，多食新鲜水果蔬菜，多吃营养丰富、易消化的食物。忌烟酒。意识障碍、消化道出血者，可鼻饲饮食或通过静脉输液维持营养，避免吸入性肺炎，或引起窒息；在拔出鼻饲管后应注意喂食方法，体位应取45°半卧位或侧卧位，以汤勺喂流食，喂食中呛咳时应拍背；有意识障碍的患者宜采用侧卧位，头稍前曲。

1. 赫依偏盛型：以柔、重、温、腻、固为主，如干牛肉、马肉、绵羊骨、萝卜、桃、葡萄、西瓜、梨、大蒜、山鸡、羊骨头汤、奶皮子等；忌猪肉、山羊肉、莜麦、动物内脏、奶油、荞面、浓茶、苦瓜、苦菊、芥菜、动物油等。

2. 协日偏盛型、琪素盛型：以钝、寒为主，如新鲜牛羊肉、黑豆、大米、柿子、石榴、苹果、香菇、茄子、芹菜、菠菜、白菜、南瓜、苦瓜、冬瓜、紫菜、海带、酸奶、黄油等；忌陈牛羊肉、动物内脏、芒果、烟、酒、奶油、动物油等。

3. 巴达干偏盛型：以轻、涩、热、锐为主，如新鲜羊肉、鱼类、飞禽、光明盐、姜、白胡椒、辣椒、蜂蜜、苹果、葡萄、柿子、绵羊肉、温开水等；忌山羊肉、动物内脏、牛奶、酸奶、芒果、芥菜、羊头肉、猪头肉、牛羊蹄等。

（三）情志护理

帮助患者保持心情愉快，增强其战胜疾病的信心，耐心细致向患者讲述疾病治疗及康复的过程、注意事项，介绍同种疾病不同个体成功的例子，消除其紧张和顾虑，积极配合治疗和护理。

1. 赫依偏盛型：与患者沟通，消除其紧张情绪，保证其有充足的睡眠，根据患者病情和个人爱好，可采取放松疗法，如听音乐、画画、写字、蒙医心身互动等。

2. 协日偏盛型：及时与患者沟通，疏导患者，使其保持乐观态度，保证规律的睡眠。

3. 巴达干偏盛型：运用蒙医心身互动疗法，帮助患者重新认识疾病，调整心理状态；与患者沟通态度温和，予以安慰，使其保持心情舒畅，增强战胜疾病的信心，并养成多参加脑力及体力劳动的习惯。

4. 琪素偏盛型：应多与患者沟通，了解其心理状态，及时给予心理疏导。

5. 协日乌素偏盛型：关心体贴患者，通过蒙医心身互动疗法，使其减轻疼痛，消除因之产生的担心和顾虑。

（四）康复护理

1. 安全防护：康复锻炼时必须有人陪同，防外伤、跌倒、坠床等发生。

2. 落实早期康复计划，鼓励患者坚持锻炼，如肢体运动、语言功能、吞咽功能训练等，增强自我照顾的能力。

3. 指导患者良肢体位摆放，晨起静坐10min再下床或挪至轮椅。

4. 康复过程中经常和康复治疗师联系，及时调整训练方案。

尼如奈胡英（腰椎间盘突出症）蒙医护理方案

一、常见证候要点

（一）赫依偏盛型

双下肢或单肢痛麻、腰部发凉、酸肿重者，腰腿痛缠绵日久、反复发作、乏力、不耐劳、卧则减轻、心烦失眠、四肢不温、形寒畏冷、舌红少津、脉弦细而数、尿色发白且泡沫多。

（二）希拉偏盛型

腰筋腿痛，痛处伴有热感，或见肢节红肿，腰痛急剧，走窜不定，症状时轻时重，双下肢均可累及，预后不好。舌苔暗红苔薄黄，脉濡数或滑数，尿黄味大。

（三）巴达干偏盛型

腰痛而酸、腰腿部冷痛重者，转侧不利、痛有定处、虽静卧亦减或反而加重，日轻夜重，遇寒痛增，得热则减，病程较长。舌质胖淡，苔白腻，脉紧，弦缓或沉紧。

（四）琪素偏盛型

近期腰部有外伤史，腰腿痛剧烈，痛有定处，刺痛腰部僵硬，俯仰活动艰难，痛处拒按，舌质暗紫，或有瘫痪，舌苔薄白或黄，脉沉涩或脉弦，尿赤黄。

二、常见症状/证候施护

（一）腰腿疼痛

1. 评估疼痛程度。
2. 急性期绝对卧硬板床休息，减少腰部疲劳。
3. 指导患者注意起床姿势，宜先行翻身侧卧，再用手臂支撑用力后缓缓起床，忌腰部用力。
4. 腰、腿部保暖，防止受凉加重病情。
5. 遵医嘱给予蒙医火疗技术。
6. 遵医嘱给予蒙医热沙池技术。
7. 遵医嘱给予耳穴贴压技术。
8. 遵医嘱给予哈塔格乎技术。
9. 遵医嘱给予火罐灸技术。
10. 遵医嘱给予茶酒技术。
11. 遵医嘱给予拔罐疗法。

12. 遵医嘱给予阿古日塔古鲁乎技术。
13. 遵医嘱给予罨敷技术。

（二）四肢肌肉痉挛

1. 对因疼痛而致活动受限者给予控制疼痛的措施，同时予以局部热敷以缓解肌肉痉挛。
2. 遵医嘱给予蒙药竹罐技术。
3. 遵医嘱给予额木图阿尔善技术。
4. 遵医嘱给予火罐灸技术。

（三）肢体麻木

1. 指导患者按摩麻木肢体，力度适中，增进舒适度。
2. 做好保暖，指导患者进行双下肢关节屈伸运动，促进血液循环，避免受外伤。
3. 遵医嘱给予伊力朱努乎拉乎技术。
4. 遵医嘱给予茶酒技术。
5. 遵医嘱给予哈塔格乎疗法。
6. 遵医嘱给予耳穴贴压疗法。
7. 遵医嘱给予火罐灸技术。

三、蒙医特色治疗护理

（一）蒙医药物治疗的护理

1. 口服药

【治疗总则】调理三根，通白脉，燥协日乌素为主，对症治疗。

（1）内服蒙药

【基础方药】额尔敦－乌日勒（珍宝丸）、十三味大鹏丸、二十五味石决明三、森登 -25 味丸（文冠木 -25 味丸）、月光宝风丸等药物辨证施治。

①赫依偏盛型

【治疗原则】燥协日乌素，镇赫依，止痛，恢复白脉功能。

【推荐方药】赫如呼 -5 味散、阿魏 -25 味散（兴棍 -25 味散）、阿暖日 -35 味散（沉香安神散）、阿敏－额日牧、阿密别日各其 -11 味丸（顺气补心十一味九）等与基础方药辨证加减。

②希拉偏盛型

【治疗原则】清热，燥协日乌素，改善赫依血循环及白脉功能。

【推荐方药】哈日嘎布日 -10 味丸（消食十味丸）、阿拉坦 -5 味丸（阿拉坦－阿如 -5 味丸）、乌兰 -13 汤（伊赫 · 乌兰 -13 味汤）、琪素 -25 味散、三子汤（西日汤、沙日一汤）等与基础方药辨证加减。

③巴达干偏盛型

【治疗原则】清除巴达干，燥协日乌素，改善赫依血循环及白脉功能。

【推荐方药】通拉嘎 -5 味丸（五味清浊丸）、那仁满都拉（升阳十一味丸）、那如 -3 味丸、苏格木勒 -10 味丸（益智温肾十味丸）等与基础方药辨证加减。

（2）服药时间

服药时间遵循蒙医给药时辰原理，热性药应在早晨服，寒性药应在中午服，温性药应在晚上服。

①空腹服药：治疗寒性巴达干病、未消化病或虫疾时，早晨进食前服药，服药30min后用餐。

②食前服药：治疗下行赫依病或滋身补养药，饭前服，服后可立即用餐。

③食中服药：治疗胃火衰退，则餐中服药。先吃半餐，服药后，再吃半餐，药在食中能开胃。

④食间服药：治疗上行赫依病时，两餐之间，即食物消化后服药，因赫依病多在食物消化后空腹发病，故在两餐之间服药，效果较好。

⑤药与食交替服药：治疗司命赫依病时，边用餐边服药，即先吃一口饭，1h后给药，食与药交替服用。

⑥药与食相兼服药：治疗食欲减退或噎嗝等病时，食前服一半，食后再服一半，食前一半药起开导作用，食后一半药才起结尾（即除病根）作用。

⑦食中服药：治疗呃逆等症状时食药混合吃。

⑧食后服药：治疗普行赫依病时，用餐后即可服药。

⑨不定时服药：中毒等急救患者，不管进食与否，应数次给药，频频服用。

⑩晚睡前服药：镇静药或配有毒麻药的药方，必须晚间睡前服用。空腹给药一般在饭前30min，食后服药在餐后30min，睡前服药在睡前10min。

（3）服药温度

一般情况丸剂采用温水送服，散剂用开水冲服或煎服。对有特殊治疗需要的情况应遵医嘱服用。

（4）服药剂量

药物的用量直接影响临床疗效，应根据药物的性质、剂型的不同、疾病的轻重，以及患者年龄、性别、体质强弱等情况而定。

①有毒、峻烈的药物，用量宜小，并宜从小剂量开始，逐渐加量，以免中毒或耗伤正精。

②轻病用量不必过重，重病用量可适当增加。慢性病不必大剂，但虚而欲脱或实邪闭塞之急症，小量就不足以救逆。药物的用量应随治疗的需要而改变。

③体质强弱不同，对药物的耐受程度也有差异，用量亦当随之而变，体质强壮者，用量重于体质弱的患者；老年与儿童的药量，当少于壮年；妇女的用量少于男子。

④常用剂量：以成人为例，常用丸剂11～15丸，散剂3～5g，69岁以上的老年患者用成人剂量的3/4。

2. 外用蒙药

（1）使用前注意皮肤干燥、清洁，做好消毒隔离，避免交叉感染，必要时局部清创。

（2）应注意观察用药后的反应，如出现灼热、发红、瘙痒、刺痛、水泡等局部症状时，应及时告知医师，协助处理。

（3）如出现面色苍白、头晕、恶心、心慌、气促等症状，应立即停止用药，同时采取必要的处理措施，并报告医师。

（4）孕妇、哺乳期、过敏体质者慎用。

（二）蒙医特色护理技术

1. 额木图阿尔善技术

（1）评估患者皮肤完整性，了解蒙药过敏史。

（2）遵医嘱将蒙药煎煮成沐浴汤，水温 37～42℃为宜。

（3）患者入浴前用药浴水拍打头顶 3～5min，再浸泡全身，时间为 20～30min，每日 1 次，1 个疗程 7～21d。

（4）出浴后 4h 内不宜用水冲洗，直接擦干，穿衣保暖，避免受寒。

（5）老体弱者应有专人陪同。

2. 蒙医火疗技术

（1）评估患者施疗部位的皮肤及对热、痛的耐受程度。

（2）按摩患者施疗部位，将干净温湿毛巾铺在施疗部位上。

（3）治疗巾平铺在毛巾上再喷洒 95% 酒精并点燃，酒精烧完熄灭后再次喷洒点燃。

（4）注意酒精量，治疗巾不可过湿。

（5）施疗时间为每次 15～20min，隔日 1 次，5～7 次为 1 个疗程。

3. 热沙池技术

（1）评估患者耐热程度。

（2）指导患者穿好沙疗服，除头部外全身埋在沙子中。

（3）沙温从 40～45℃逐渐调至 50～60℃，但不可高于 70℃，治疗时间 30～40min，每日 1 次，7～14 次为 1 个疗程。

（4）治疗期间容易出汗，治疗结束后应该适当休息，口服调节气血寒热平衡的蒙药，及时补充水分和水果，以防虚脱。

（5）治疗结束后 6h 内不宜洗澡，避免受风致病。

（6）孕妇及月经期妇女、心衰、有出血倾向患者禁用沙疗法。

4. 蒙药竹罐技术

（1）评估患者局部皮肤的完整性。

（2）将蒙药在水中煮沸后，投入竹罐煮 10min，备用。

（3）将煮好的竹罐沥干水后，对准施疗部位体表进行拔罐。

（4）留罐 10～15min，每 2～3d 1 次，1 个疗程 5～7 次。

（5）合并心、脑、肝、肾等严重原发性疾病者禁用。

（6）皮肤溃烂、孕妇腹部及腰骶部慎用禁用。

5. 伊力朱努乎拉乎技术

（1）评估患者疼痛耐受度。

（2）暴露施疗部位，铺治疗巾实施伊力朱努乎拉乎技术，每日 1 次，每次 20min，1 个疗程 5～7d。

（3）伊力朱努乎拉乎手法轻重根据患者疼痛耐受情况而定，不宜用力过猛或过轻。

6. 茶酒技术

（1）评估患者施疗部位皮肤完整性及耐热程度。

（2）在施疗部位铺温湿毛巾，将高度酒泡好的砖茶倒入牛皮纸槽，喷洒 95% 酒精点燃。

（3）施疗过程中可将牛皮纸槽来回移动，使施疗部位均匀受热。

（4）火熄灭后再喷洒 95% 酒精点燃，每次 15～20min，每日 1 次，1 个疗程 7～10d。
（5）年老体弱者慎用，操作时掌握温度，以免烫伤。
（6）施疗结束后注意保暖，避免受风着凉。

7. 哈塔格乎技术

（1）评估患者疼痛的部位和性质。
（2）施针部位进行消毒后，将毫针在踝部特定的针刺点，循着肢体纵轴，朝着痛症方向皮下平行刺入。
（3）哈塔格乎技术每日 1 次，每次 30min，3 次后改为隔日 1 次，10 次为 1 个疗程。
（4）施针过程中避免做一些折针及弯针的动作。

8. 耳穴贴压技术

（1）评估患者耳部皮肤完整性。
（2）清洁耳部，在相应的穴位上贴小米粒大小的硬籽，刺激穴位。
（3）每次按压穴位 20s，每日 4～6 次，5d 更换 1 次，直到症状好转或消失。
（4）孕 3 个月以内禁用，孕妇慎用，贴压过程中防水，如有脱落及时补充。

9. 火罐灸技术

（1）评估患者操作局部是否有溃疡和伤口等。
（2）用火罐以揉、推、刮、按等手法进行治疗。
（3）每日 1 次，每次 30min，1 个疗程 7～14d。
（4）不明原因内出血者慎用，孕妇腰骶部和腹部禁用，严重外伤未缝合伤口局部禁用。

四、健康指导

（一）生活起居

不宜长时间固定一个姿势工作，避免提重物。

1. 赫依偏盛型：居室宜幽静而温暖干燥，光线不宜过强，衣着厚薄适度，保证充分的休息和睡眠。

2. 希拉偏盛型：居室保持温暖干燥，空气新鲜，避免过度日晒，以及强力劳作、身心劳累，适当参加体力活动。

3. 巴达干偏盛型：居室保持温暖干燥，空气新鲜。

4. 琪素偏盛型：保持病室安静、舒适，光线充足，温度适宜。

（二）饮食护理

低盐、低脂、高钙饮食为主。

1. 赫依偏盛型：宜进食滋阴填精、滋养肝肾、温壮肾阳之品，宜食新鲜羊肉、兔肉、陈肉干及黄油、骨汤、黄酒、牛奶等易于消化之营养温性食物。忌山羊肉、莜麦、荞麦、豆类等，以及辛、凉、缺乏营养食物。

2. 希拉偏盛型：宜进食行气活血化瘀、清热利湿通络之物，宜食新鲜牛肉、面粉、白米、牛羊之新鲜黄油、奶酪、酸奶、凉开水、新鲜蔬菜及瓜果、不加盐的茶水等易于消化之营养食物。忌大蒜、羊奶、牛肉及水栖动物肉之类，以及烟酒等性锐、热且油腻食物。

3. 巴达干偏盛型：宜进食温经散寒、祛湿通络之物，宜少量进食新鲜米面、陈酒、开水、羊、鱼、黄羊、飞禽等性轻且温和之物。忌食山羊肉、瘦死畜肉、脂肪、腐败的米面、变质的蔬菜瓜果、冷水、牛奶、奶酪、酸奶等性重油腻且寒凉之食物。

4. 琪素偏盛型：卧床者给予清淡、少油腻、易消化、富含纤维素的食物，如米汤、大米饭、芹菜、木耳、新鲜水果等，还可进食新鲜牛肉、酸奶；老年患者需增加钙的摄入，如奶制品、豆类、鱼虾等，也可食牛羊骨髓，以充养筋骨。避免进食刺激性食物，戒酒烟。

（三）情志护理

1. 赫依偏盛型：患者烦躁易怒，多与患者沟通，认真倾听，理解、体贴、关心患者，使用言语开导法做好心理安慰，使其保持情绪平和、神气清净。

2. 希拉偏盛型：根据患者病情可采取放松疗法，如蒙医心身互动课，使其保持情绪稳定、心情舒畅，避免不良刺激。

3. 巴达干偏盛型：多与患者进行有效沟通，运用心理疏导，使患者心情舒畅，与患者多交谈，让其适当活动。

4. 琪素偏盛型：多与患者沟通，安抚患者情绪，避免不良刺激，了解其心理状态，及时给予疏导。

（四）康复护理

1. 四肢肌肉、关节的功能练习：卧床期间坚持定时做四肢关节的活动，以防关节僵硬。

2. 直腿抬高练习：进行股四头肌的舒缩和直腿抬高练习，每分钟 2 次，抬放时间相等；逐渐增加抬腿幅度，以防止神经根粘连。

3. 腰背肌锻炼：根据病情，指导患者锻炼腰背肌，以增加腰背肌肌力，预防肌萎缩和增强脊柱稳定性。

4. 行走训练：坐起前，先抬高床头，再将患者两腿放到床边，使其上身竖直；行走时，需有人在旁，防止摔倒。

胡朱乃胡英病（颈椎病）蒙医护理方案

一、常见证候要点

（一）赫依偏盛型

头晕眼花、后枕沉、心跳加快、失眠、胸闷气短、肢体发凉怕冷；舌象：浅红色，舌苔白而薄；脉象：缓而滑，不耐按；尿象：色白，味淡而有泡。

（二）琪素协日偏盛型

以颈部旋转活动出现眩晕为主要症状，常伴有颈肩部疼痛、后枕痛、头痛、视力减退、颈部活动受限、恶心呕吐、耳聋耳鸣等；舌象：红色、舌苔黄而薄；脉象：数、细、浮，数而不耐按；尿象：浅黄，味浓而漂浮物较少，沉淀物较多。

（三）巴达干偏盛型

出现一侧或双侧颈、肩、臂部的疼痛，手指麻木、发凉，上肢无力，甚至部分患者出现前臂及手部肌肉萎缩等；舌象：浅红色，舌苔白而薄；脉象：沉、弱、缓，耐按；尿象：色白，味淡而漂浮物及沉淀物少。

（四）乎日莫勒型

上述赫依、琪素协日、巴达干同时存在的证型。根据并存不同还可分为偏热性或偏寒性两种。偏热性症状与琪素协日偏盛型胡英病相似。偏寒性症状与巴达干偏盛型胡英病相似。

二、常见症状／证候施护

（一）疼痛

1. 评估疼痛程度，中度疼痛以上者，以卧床休息为主。
2. 遵医嘱给予蒙药竹罐技术。
3. 指导患者做甘露养生保健操。
4. 遵医嘱给予哈塔格乎技术。
5. 遵医嘱给予耳穴贴压技术。
6. 遵医嘱给予火罐灸技术。

（二）眩晕

1. 评估眩晕的性质、发作及持续时间，与体位是否有关。
2. 避免诱发眩晕加重的姿势或体位。
3. 遵医嘱给予蒙古灸技术。
4. 遵医嘱给予耳穴贴压技术。
5. 遵医嘱给予伊力朱努乎拉乎技术。

（三）肢体麻木

1. 评估肢体麻木范围、性质、程度及与体位关系。
2. 指导患者主动活动麻木肢体，可叩击、拍打、按摩麻木部位。
3. 注意肢体保暖。
4. 遵医嘱给予阿古日塔古鲁乎技术。
5. 遵医嘱给予伊力朱努乎拉乎技术。
6. 遵医嘱给予耳穴贴压技术。
7. 遵医嘱给予火罐灸技术。

（四）颈肩及上肢活动受限

1. 评估患者生活自理能力。
2. 指导患者正确变换体位，按摩活动受限肢体，提高患者舒适度。
3. 指导并协助患者进行四肢关节功能锻炼，防止肌肉萎缩。

4. 遵医嘱给予伊力朱努乎拉乎技术。

5. 遵医嘱给予火罐灸技术。

6. 遵医嘱给予蒙药阿古日塔古鲁乎技术。

三、蒙医特色治疗护理

（一）蒙医药物治疗的护理

1. 口服药

【治疗总则】调理三根，通白脉，燥协日乌素，对症治疗。

（1）内服蒙药

【基础方药】额尔敦－乌日制（珍宝丸）、十三味大鹏丸、二十五味石决明散、文冠木二十五味丸、月光宝风丸等药物辨证施治。

【辨证加减】

①赫依盛型（颈型）

【治疗原则】燥协日乌素，抑制赫依，止痛，恢复白脉功能。

【推荐方药】阿敏－额日敦、阿魏 -5 味散、额尔敦－乌日勒（珍宝丸）、阿嘎日 -35 味散（沉香安神散）等与基础方药辨证加减。

②琪素希拉盛型（椎动脉型）

【治疗原则】清血热，燥协日乌素，改善赫依血循环及白脉功能。

【推荐方药】乌兰 -13 汤（伊赫・乌兰 -13 味汤）、三子汤（西日汤、沙日一汤）、血江普清四味汤、地格达三味汤、地格达八味散等与基础方药辨证加减。

③巴达干盛型（脊髓型）

【治疗原则】清巴达干，燥协日乌素，改善赫依血循环。

【推荐方药】苏格木勒 -10 味丸（益智温肾十味丸）、那仁满都拉（升阳十一味丸）、哈日嘎布日 -10 味丸等与基础方药辨证加减。

④巴达干赫依盛型（交感神经型）

【治疗原则】清巴达干，抑制赫依，燥协日乌素，改善赫依琪素循环，修复白脉损伤。

【推荐方药】通拉嘎 -5 味丸（五味清浊丸）、那仁满都拉（升阳十一味丸）、高尤 13 味丸、苏格木勒 -10 味丸、匝迪 -5 味丸、阿敏－额尔敦、阿嘎日 -35 味散等与基础方药辨证加减。

⑤赫依希拉盛型（神经根型）

【治疗原则】抑制赫依，清血热，燥协日乌素，改善赫依血循环，修复白脉损伤【推荐方药】阿拉坦 -5 味丸（阿拉坦－阿如 -5 味丸）、阿嘎日 -35 味散（沉香安神散）、壮伦 -5 味汤等与基础方药辨证加减。

⑥乎日莫勒型（混合型）

【治疗原则】调节三根平衡，对症治疗。

（2）服药时间

服药时间遵循蒙医给药时辰原理，热性药应在早晨服，寒性药应在中午服，温性药应在晚上服。

①空腹服药：治疗寒性巴达干病、未消化病或虫疾时，早晨进食前服药，服药 30min 后

用餐。

②食前服药：治疗下行赫依病或滋身补养药，饭前服，服后可立即用餐。

③食中服药：治疗胃火衰退，则餐中服药。先吃半餐，服药后，再吃半餐，药在食中能开胃。

④食间服药：治疗上行赫依病时，两餐之间，即食物消化后服药，因赫依病多在食物消化后空腹发病，故在两餐之间服药，效果较好。

⑤药与食交替服药：治疗司命赫依病时，边用餐边服药，即先吃一口饭，1h 后给药，食与药交替服用。

⑥药与食相兼服药：治疗食欲减退或噎嗝等病时，食前服一半，食后再服一半，食前一半药起开导作用，食后一半药才起结尾（即除病根）作用。

⑦食中服药：治疗呃逆等症状时食药混合吃。

⑧食后服药：治疗普行赫依病时，用餐后即可服药。

⑨不定时服药：中毒等急救患者，不管进食与否，应数次给药，频频服用。

⑩晚睡前服药：镇静药或配有毒麻药的药方，必须晚间睡前服用。

空腹给药一般在饭前 30min，食后服药在餐后 30min，睡前服药在睡前 10min。

（3）服药温度

一般情况丸剂采用温水送服，散剂用开水冲服或煎服。对有特殊治疗需要的情况应遵医嘱服用。

（4）服药剂量

药物的用量直接影响临床疗效，应根据药物的性质、剂型的不同、疾病的轻重，以及患者年龄、性别、体质强弱等情况而定。

①有毒、峻烈的药物，用量宜小，并宜从小剂量开始，逐渐加量，以免中毒或耗伤正精。

②轻病用量不必过重，重病用量可适当增加。慢性病不必大剂，但虚而欲脱或实邪闭塞之急症，小量就不足以救逆。药物的用量应随治疗的需要而改变。

③体质强弱不同，对药物的耐受程度也有差异，用量亦当随之而变，体质强壮者，用量重于体质弱的患者；老年与儿童的药量，当少于壮年；妇女的用量少于男子。

④常用剂量：以成人为例，常用丸剂 11～15 丸，散剂 3～5g，69 岁以上的老年患者用成人剂量的 3/4。

2. 外用蒙药

（1）使用前注意皮肤干燥、清洁，做好消毒隔离，避免交叉感染，必要时局部清创。

（2）应注意观察用药后的反应。如出现灼热、发红、瘙痒、刺痛、水泡等局部症状时，应及时告知医师，协助处理。

（3）如出现面色苍白、头晕、恶心、心慌、气促等症状，应立即停止用药，同时采取必要的处理措施，并报告医师。

（4）孕妇、哺乳期、过敏体质者慎用。

（二）蒙医特色技术

1. 蒙药竹罐灸技术

（1）评估患者局部皮肤的完整性。

（2）将蒙药在水中煮沸后，投入竹罐煮 10min，备用。

（3）将煮好的竹罐沥干水后，对准施疗部位体表进行拔罐。

（4）留罐 10～15min，每 2～3d 1 次，1 个疗程 5～7 次。

（5）合并心、脑、肝、肾等严重原发性疾病者禁用。

（6）皮肤溃烂、孕妇腹部及腰骶部慎用、禁用。

2. 伊力朱努乎拉乎技术

（1）评估患者施疗部位皮肤及疼痛耐受程度。

（2）暴露施疗部位，铺治疗巾进行伊力朱努乎拉乎技术，每日 1 次，每次 20min，1 个疗程 7～10d。

（3）伊力朱努乎拉乎手法轻重适宜，不可用力过猛。

3. 阿古日塔古鲁乎技术

（1）评估患者耐热及配合程度。

（2）遵医嘱把蒙药煎煮成汤，倒入熏蒸仪。

（3）将患者脖颈以下包裹在熏蒸袋中熏蒸，温度 37～42℃，每日 1 次，每次 20～30min，1 个疗程 7～10d。

（4）施疗中观察患者情况，有不适症状，如头晕、气短、胸闷等，立即停止熏蒸。

（5）施疗后注意保暖，避免受凉、受潮、受寒。

4. 火罐灸技术

（1）评估患者操作局部是否有溃疡和伤口等。

（2）用火罐以揉、推、刮、按等手法进行治疗。

（3）每日 1 次，每次 30min，1 个疗程 7～14d。

（4）不明原因内出血者慎用，孕妇腰骶部和腹部禁用，严重外伤未缝合伤口局部禁用。

5. 哈塔格乎技术

（1）评估患者疼痛的部位和性质。

（2）施针部位进行消毒后，将毫针在腕部特定的针刺点，循着肢体纵轴，朝着痛症方向皮下平行刺入。

（3）哈塔格乎技术每日 1 次，每次 30min，3 次后改为隔日 1 次，10 次为 1 个疗程。

（4）施针过程中避免做一些折针及弯针的动作。

6. 耳穴贴压技术

（1）评估患者耳部皮肤完整性。

（2）清洁耳部，在相应的穴位上贴小米粒大小的硬籽，刺激穴位。

（3）每次按压穴位 20s，每日 4～6 次，5d 更换 1 次，直到症状好转或消失。

（4）孕 3 个月以内禁用，孕妇慎用，贴压过程中防水，如有脱落及时补充。

四、健康指导

（一）生活起居护理

1. 赫依偏盛型：保持病室安静、温暖舒适、干燥（相对湿度 40%～50%），空气新鲜，阳光不宜过强，忌受风着凉、激惹、声音刺激，不宜多语多动，宜安静休息，保证睡眠质量，适度增减衣物。

2. 琪素协日偏盛型、偏热性哈布斯日森型和偏热性乎日莫勒型以居住凉爽处、避免生气为主。

3. 巴达干偏盛型、偏寒性哈布斯日森型和偏寒性乎日莫勒型：保持病室安静、温暖舒适、干燥（相对湿度40%～50%），空气新鲜，不宜久坐久卧，宜多活动，忌湿冷，如淋冷水、受凉风等。平日增加衣被，注意保暖。

4. 低枕，避免颈部剧烈运动或长期低头运动。

（二）饮食护理

1. 赫依偏盛型饮食特征：宜柔、重、温、腻，如干牛肉、羊骨头汤、萝卜、葡萄、梨、大蒜、奶皮等。

2. 琪素协日偏盛型、偏热性哈布斯日森型和偏热性乎日莫勒型：宜食新鲜牛肉、面粉、白米、奶酪、酸奶、凉开水等易于消化的沉凉性食物；忌食过期植物油类、大蒜、羊奶、烟酒等锐热且油腻食物。

3. 巴达干偏盛型、偏寒性哈布斯日森型和偏寒性乎日莫勒型：宜食少量新鲜米面、开水、羊肉、鱼肉、黄羊肉、羊骨汤、飞禽等温热、锐性食物；忌食山羊肉、瘦死畜肉、脂肪、腐败的米面、变质的蔬菜瓜果、冷水、浓茶、生奶、奶酪、酸奶等性重油腻且寒凉的食物。

（三）情志护理

1. 根据患者的年龄、性别、生理特点、体力以及病因、病种等情况合理调整身心活动。

2. 与患者沟通，讲解疾病相关知识，消除其紧张、焦虑、恐惧情绪，使其保持心情愉悦，积极与医护人员配合，增强其战胜疾病的信心。

3. 指导家属在精神上给予患者支持和鼓励，避免突然强烈或反复、持续的精神刺激，导致人体气机逆乱、气血失调而发病。

（四）康复指导

1. 避免长时间伏案低头和维持在屈颈的姿势，坐30min后可以适当活动颈部，如颈肩部前屈后伸、旋转等。

2. 进行适当的体育锻炼，如游泳、打羽毛球、太极等；指导患者做甘露养生保健操。

3. 注意颈部保暖，避免受凉。

心刺痛（慢性稳定性心绞痛）蒙医护理方案

一、常见证候要点

（一）赫依偏盛型

心前区游走性刺痛，口干舌燥，胸闷，气短，头晕，失眠，乏力；脉象芤而时有歇止，舌红而苔薄白，尿轻而泡沫多。

（二）琪素偏盛型

刺痛部位固定，主要是心右侧疼痛，口干烦渴，喘息气促，面红目赤，体温升高，严重时面色苍白，冷汗淋漓；脉象滑而数，舌红燥而苔薄，尿黄气味浓。

（三）合并黏型

心左侧有剧烈疼痛如锥扎样，持续时间长，呼吸急促，心悸，胸闷，四肢厥冷，大汗，恶心呕吐；脉象细，舌质红而苔薄黄，尿清而泡沫少。

（四）乎英盛型

心前区疼痛或沿左肩、上臂至手指处（主要为小指及无名指）呈放射状麻痛；脉象缓而时有歇止，舌红苔白薄，尿黄有气味。

二、常见症状/证候施护

（一）心前区刺痛、胸闷

1. 评估胸闷的症状，疼痛的部位、性质、持续时间、诱发因素及伴随症状。
2. 监测心律、心率、脉搏、血压等变化，心前区刺痛、胸闷发作时绝对卧床休息，保持环境安静，必要时给予氧气吸入。
3. 遵医嘱给予伊力朱努乎拉乎技术。
4. 遵医嘱给予蒙古灸技术。
5. 遵医嘱给予耳穴贴压技术。
6. 遵医嘱给予哈塔格乎技术。

（二）心悸、气短

1. 评估患者心功能，根据心功能分级合理安排休息和活动。
2. 加强情志护理，保持患者情绪稳定，缓解和消除其紧张、焦虑情绪。
3. 遵医嘱给予蒙药贴敷技术。
4. 遵医嘱给予耳穴贴压技术。

（三）便秘

1. 评估便秘程度。
2. 指导患者多饮温开水，生活规律，适当运动，定时排便，如厕时不可用力过度。
3. 指导患者食用策格，每次250～400mL，每日2次，可连续食用7～14d。
4. 遵医嘱给予伊力朱努乎拉乎技术（火衰穴、痞穴）。
5. 遵医嘱给予尼如哈技术。
6. 遵医嘱给予盐热敷技术。
7. 遵医嘱给予耳穴贴压技术。

三、蒙医特色治疗护理

（一）蒙医药物治疗的护理

1. 口服药

【治疗总则】促赫依、琪素运行，清浊升华，镇痛。

（1）内服蒙药

【基础方药】阿米·巴日格其 -11 味丸（司命十一味丸）、阿嘎如 -8 味散（八味清心沉香散）、匝迪 -5 味丸、阿嘎如 -17 味散、阿嘎如 -19 味散、哈特勒嘎 -6 味散（止痛六味散）、伊荣德格 -5 味散、吉如和 -6 味丸（安神补心六味丸）、绍沙 -7 味丸（七味广枣丸、书沙 -7 味丸）、额尔敦 - 乌日勒（珍宝丸）、赞丹 -3 味散（汤）、肉豆蔻 -16 味散、古古勒 - 汤、绍沙 -3 味汤等药物辨证施治。

【辨证加减】

①赫依偏盛型

【治疗原则】镇赫依，促赫依、琪素运行，镇痛。

【推荐方药】哈特勒嘎 -6 味散、阿米·巴日格其 -11 味丸（司命十一味丸）、绍沙 -3 味汤、苏格木勒 -3 味汤、匝迪 -5 味丸、阿嘎如 -8 味散（八味清心沉香散）、阿嘎如 -35 味散（沉香安神散）、阿敏 - 额日敦丸等与基础方药加减。

②琪素偏盛型

【治疗原则】清心，祛恶血，活琪素，镇痛。

【推荐方药】赞丹 -3 味散、绍沙 -3 味汤、吉如很古日古木 -7 味散、古日古木 -13 味丸（红花清肝十三味丸）、乌兰 -13 汤（伊赫·乌兰 -13 味汤）、嘎古拉 -5 味散等与基础方药加减。

③合并黏型

【治疗原则】消粘清热，促赫依、琪素运行，镇痛。

【推荐方药】巴特日 -14 味丸、泻黏剂、哈特勒嘎 -6 味散、阿嘎如 -35 味散（沉香安神散）、阿嘎如 -8 味散（八味清心沉香散）、阿嘎如 -17 味散、哈特勒嘎 -6 味散、巴等日 -7 味丸等与基础方药加减。

④乎英盛型

【治疗原则】促赫依、琪素运行，滋养疏通白脉。

【推荐方药】额尔敦 - 乌日勒（珍宝丸）、阿嘎如 -35 味散（沉香安神散）、乌兰 -13 伊赫·乌兰 -13 味汤）等与基础方药加减。

（2）服药时间

服药时间遵循蒙医给药时辰原理，热性药应在早晨服，寒性药应在中午服，温性药应在晚上服。

①空腹服药：治疗寒性巴达干病、未消化病或虫疾时，早晨进食前服药，服药 30min 后用餐。

②食前服药：治疗下行赫依病或滋身补养药，饭前服，服后可立即用餐。

③食中服药：治疗胃火衰退，则餐中服药。先吃半餐，服药后，再吃半餐，药在食中能开胃。

④食间服药：治疗上行赫依病时，两餐之间，即食物消化后服药，因赫依病多在食物消

化后空腹发病，故在两餐之间服药，效果较好。

⑤药与食交替服药：治疗司命赫依病时，边用餐边服药，即先吃一口饭，1h 后给药，食与药交替服用。

⑥药与食相兼服药：治疗食欲减退或噎嗝等病时，食前服一半，食后再服一半，食前一半药起开导作用，食后一半药才起结尾（即除病根）作用。

⑦食中服药：治疗呃逆等症状时食药混合吃。

⑧食后服药：治疗普行赫依病时，用餐后即可服药。

⑨不定时服药：中毒等急救患者，不管进食与否，应数次给药，频频服用。

⑩晚睡前服药：镇静药或配有毒麻药的药方，必须晚间睡前服用。空腹给药一般在饭前 30min，食后服药在餐后 30min，睡前服药在睡前 10min。

（3）服药温度

一般情况丸剂采用温水送服，散剂用开水冲服或煎服。对有特殊治疗需要的情况应遵医嘱服用。

（4）服药剂量

药物的用量直接影响临床疗效，应根据药物的性质、剂型的不同、疾病的轻重，以及患者年龄、性别、体质强弱等情况而定。

①有毒、峻烈的药物，用量宜小，并宜从小剂量开始，逐渐加量，以免中毒或耗伤正精。

②轻病用量不必过重，重病用量可适当增加。慢性病不必大剂，但虚而欲脱或实邪闭塞之急症，小量就不足以救逆。药物的用量应随治疗的需要而改变。

③体质强弱不同，对药物的耐受程度也有差异，用量亦当随之而变，体质强壮者，用量重于体质弱的患者；老年与儿童的药量，当少于壮年；妇女的用量少于男子。

④常用剂量：以成人为例，常用丸剂 11～15 丸，散剂 3～5g，69 岁以上的老年患者用成人剂量的 3/4。

2. 外用蒙药

（1）使用前注意皮肤干燥、清洁，做好消毒隔离，避免交叉感染，必要时局部清创。

（2）应注意观察用药后的反应，如出现灼热、发红、瘙痒、刺痛、水泡等局部症状时，应及时告知医师，协助处理。

（3）如出现面色苍白、头晕、恶心、心慌、气促等症状，应立即停止用药同时采取必要的处理措施，并报告医师。

（4）孕妇、哺乳期、过敏体质者慎用。

（二）蒙医特色护理技术

1. 伊力朱努乎拉乎技术

（1）评估患者疼痛耐受度。

（2）暴露施疗部位，铺治疗巾实施伊力朱努乎拉乎技术，每日 1 次，每次 20min，1 个疗程 5～7d。

（3）伊力朱努乎拉乎手法轻重根据患者疼痛耐受情况而定，不宜用力过猛或过轻。

2. 蒙古灸技术

（1）评估患者耐热程度，施疗环境温湿度适宜，必要时遮挡窗幔。

（2）将小茴香与黄油搅拌后加热至色变黄，温度 45～50℃时，用纱布包裹放置施灸部位或穴位上。

（3）密切观察患者反应及皮肤颜色，出现不适，如胸闷、气短等立即停止操作。每日1次，每次30min，1个疗程7～14d。

（4）患者饥饿或进餐30min内禁止施灸。

（5）施灸后24h内忌生冷食物，注意保暖。

3. 尼如哈疗法

（1）病室清洁，温度湿度适宜，光线充足，保护患者隐私，保暖。

（2）评估患者生命体征、排便及肛门皮肤情况。

（3）药液温度39～41℃。

（4）药液灌入时，让患者取左侧卧位或膝胸卧位。

（5）可在晚间睡前进行，如未能保留可间隔30min再灌1～2次。

4. 盐热敷技术

（1）评估患者施疗部位皮肤及耐热程度。

（2）大青颗粒盐炒热或加热至60℃，装入布袋。

（3）黄油均匀涂抹在施疗部位，再将盐袋放置施疗部位进行旋转推拿。

（4）盐热敷疗法每日1次，每次20～30min，1个疗程7～10d。

（5）注意盐袋温度，观察皮肤颜色，避免烫伤。

（6）施疗手法不宜过重，孕妇腹部、腰骶部禁用。

5. 蒙药贴敷技术

（1）评估患者施疗部位皮肤的完整性。

（2）选用蛋清、白醋、温水等将蒙药搅拌成糊状，贴敷于患处，保留30min～1h，每日1次，1个疗程7～10d。

（3）施疗期间观察患者皮肤情况，发现发痒、刺痛时及时清理皮肤。

（4）施疗结束后清洁皮肤，施疗部位涂抹黄油或甘油。

6. 哈塔格乎技术

（1）评估患者疼痛的部位和性质。

（2）施针部位进行消毒后，将毫针在腕部特定的针刺点，循着肢体纵轴，朝着痛症方向皮下平行刺入。

（3）哈塔格乎技术每日1次，每次30min，3次后改为隔日1次，10次为1个疗程。

（4）施针过程中避免做一些折针及弯针的动作。

7. 耳穴贴压技术

（1）评估患者耳部皮肤完整性。

（2）清洁耳部，在相应的穴位上贴小米粒大小的硬籽，刺激穴位。

（3）每次按压穴位20s，每日4～6次，5d更换1次，直到症状好转或消失。

（4）孕3个月以内禁用，孕妇慎用，贴压过程中防水，如有脱落及时补充。

四、健康指导

（一）生活起居

1. 居室空气新鲜，温湿度适宜，环境安静。

2. 生活规律，保证充足睡眠，适当运动，如散步、做甘露养生保健操，以不感疲劳为宜。

3. 避免饱餐、情绪激动、便秘、感染等诱发因素。

（二）饮食护理

1. 赫依偏盛型心刺痛以甘甜、易消化、软食等营养丰富饮食为宜，如绵羊、马、驴肉及奶油、各种干温面粉、牛奶、烧酒、红糖酒、哈拉海、葱、蒜、枣等温性食物；忌饱餐、油腻、苦味、轻、无营养食物，如烘干蔬菜、荞麦粉等。

2. 琪素偏盛型心刺痛以甘甜、粗糙饮食为宜，忌辛辣食物。以大米、小米、麦面、各种动物心脏、新鲜蔬菜、水果等营养丰富温性食物为宜。保持大便通畅，忌酒、烟，浮肿时注意低盐饮食。

3. 红枣同兔心煮食，羊肉汤或陈牛肉汤同各种消心赫依药物服用。

（三）情志护理

1. 保持情绪稳定，避免不良刺激，应与患者进行交流，了解患者情绪，针对性地给予心理支持。

2. 指导患者掌握自我排解不良情绪的方法，如音乐疗法、谈心释放法、蒙医心身医学互动疗法等。

（四）康复指导

1. 指导患者参加适当的有氧训练，如徒步走、慢跑、跳安代舞、做甘露养身保健操等。

2. 指导患者进行各种活动前需做 5～10min 的热身运动。

3. 每次训练一般在 20～40min，以使患者机体达到良好的状态。

毛盖依力都（带状疱疹）蒙医护理方案

一、常见证候要点

（一）巴达干赫依偏盛型

皮肤发红表现不突出，疼痛轻，水疱壁松软，胃胀满，食欲不振，恶心，头晕，耳鸣，有的缺乏皮损却沿白脉疼痛。

（二）琪苏希拉偏盛型

水疱壁紧张、发亮、有红晕，水疱内容物为脓血性，局部灼热刺痛，口渴欲冷饮。情绪多变，易怒，便秘。眼睛受累则眼睑发红、疼痛。有的以红斑、丘疹样皮损为主，见不到水疱。

（三）合并黏型

皮损迅速蔓延，剧痛、高热、全身不适、头痛、恶心、呕吐，水疱遍及全身并发生坏死，甚至发生抽搐、休克。

二、常见症状 / 症候施护

（一）疼痛

1. 评估患者疼痛情况，观察伴随症状。
2. 宜穿宽松、棉质衣裤，防止摩擦导致疼痛。
3. 遵医嘱给予拔罐放血技术。
4. 遵医嘱给予蒙古灸技术。
5. 遵医嘱给予蒙药贴敷技术。
6. 遵医嘱给予钦针技术。
7. 遵医嘱给予哈塔格乎技术。
8. 遵医嘱给予耳穴贴压技术，耳尖放血。

（二）红斑、丘疹

1. 观察红斑、丘疹的部位、颜色、形状、有无出血点等。
2. 保持患者皮肤清洁，使用棉质、轻软被褥，穿宽松、棉质衣物。
3. 防止搔抓及强力刺激，以免皮肤破损。
4. 遵医嘱给予蒙药贴敷技术。
5. 遵医嘱合并黏型患者给予蒙药泄泻技术。

（三）丘疹破溃糜烂

1. 观察丘疹部位、颜色、形状情况。
2. 根据皮肤损害情况处理皮损，保持皮损处清洁、干燥，忌用肥皂水清洗皮损处，避免对皮肤造成刺激。
3. 遵医嘱给予蒙药涂摩技术。

（四）瘙痒

1. 观察患者皮损部位瘙痒的程度。
2. 勤修剪指甲，避免抓挠皮损之处，遵医嘱给予外用止痒药物。
3. 保持衣物整洁、干净、柔软，勤更换衣物及床单。
4. 遵医嘱实施额木图阿尔善技术。

三、蒙医特色治疗护理

（一）蒙医药物治疗的护理

1. 口服药

【治疗总则】燥协日乌素，消黏，调理寒热。

（1）内服蒙药

【基础方药】达顺嘎日迪丸、土木香 -4 为汤、古古勒嘎日迪 -15 味丸、孟根乌苏 -18 味丸、森登 -9 味汤、硫黄六味丸等药物辨证施治。

【辨证加减】

①琪素希拉偏盛型

【治疗原则】清琪素热，解毒。

【推荐方药】额日赫木 -8 八味散、绰森 - 黑木日嘎因 - 塔拉哈、古日古木 -13 味丸（红花清肝十三味丸）、查格得日丸等与基础方药辨证加减。

②合并黏型

【治疗原则】改善气血运行，消黏止痛。

【推荐方药】额尔敦 - 乌日勒（珍宝丸）、厦日迪 -13 味丸（扎冲 -13 味丸）、巴特日 -7 味丸等与基础方辨证加减。

③巴达干赫依偏盛型

【治疗原则】祛寒湿，除巴达干、赫依，燥协日乌素，健胃。

【推荐方药】那如 -3 味丸、阿拉坦 -5 味丸（阿拉坦 - 阿如 -5 味丸）、通拉嘎 -5 味丸（五味清浊丸）、查干乌日勒、森登 -4 味汤、忠伦 -5 味汤等与基础方药辨证加减。

（2）服药时间

服药时间遵循蒙医给药时辰原理，热性药应在早晨服，寒性药应在中午服，温性药应在晚上服。

①空腹服药：治疗寒性巴达干病、未消化病或虫疾时，早晨进食前服药，服药 30min 后用餐。

②食前服药：治疗下行赫依病或滋身补养药，饭前服，服后可立即用餐。

③食中服药：治疗胃火衰退，则餐中服药。先吃半餐，服药后，再吃半餐，药在食中能开胃。

④食间服药：治疗上行赫依病时，两餐之间，即食物消化后服药，因赫依病多在食物消化后空腹发病，故在两餐之间服药，效果较好。

⑤药与食交替服药：治疗司命赫依病时，边用餐边服药，即先吃一口饭，1h 后给药，食与药交替服用。

⑥药与食相兼服药：治疗食欲减退或噎嗝等病时，食前服一半，食后再服一半，食前一半药起开导作用，食后一半药才起结尾（即除病根）作用。

⑦食中服药：治疗呃逆等症状时食药混合吃。

⑧食后服药：治疗普行赫依病时，用餐后即可服药。

⑨不定时服药：中毒等急救患者，不管进食与否，应数次给药，频频服用。

⑩晚睡前服药：镇静药或配有毒麻药的药方，必须晚间睡前服用。

空腹给药一般在饭前 30min，食后服药在餐后 30min，睡前服药在睡前 10min。

（3）服药温度

一般情况丸剂采用温水送服，散剂用开水冲服或煎服。对有特殊治疗需要的情况应遵医嘱服用。

（4）服药剂量

药物的用量直接影响临床疗效，应根据药物的性质、剂型的不同、疾病的轻重，以及患者年龄、性别、体质强弱等情况而定。

①有毒、峻烈的药物，用量宜小，并宜从小剂量开始，逐渐加量，以免中毒或耗伤正精。

②轻病用量不必过重，重病用量可适当增加。慢性病不必大剂，但虚而欲脱或实邪闭塞之急症，小量就不足以救逆。药物的用量应随治疗的需要而改变。

③体质强弱不同，对药物的耐受程度也有差异，用量亦当随之而变，体质强壮者，用量重于体质弱的患者；老年与儿童的药量，当少于壮年；妇女的用量少于男子。

④常用剂量：以成人为例，常用丸剂 11～15 丸，散剂 3～5g，69 岁以上的老年患者用成人剂量的 3/4。

2. 外用蒙药

（1）使用前注意皮肤干燥、清洁，做好消毒隔离，避免交叉感染，必要时局部清创。

（2）应注意观察用药后的反应，如出现灼热、发红、瘙痒、刺痛、水泡等局部症状时，应及时告知医师，协助处理。

（3）如出现面色苍白、头晕、恶心、心慌、气促等症状，应立即停止用药，同时采取必要的处理措施，并报告医师。

（4）孕妇、哺乳期、过敏体质者慎用。

（二）蒙医特色护理技术

1. 拔罐放血技术

（1）拔罐时根据穴位，选用大小适宜的火罐，拔罐动作要稳、准、快。

（2）留罐 10min 起罐，在拔罐处用一次性梅花针快速敲击 3～5 次，再进行拔罐，并留罐 5min。

（3）起罐时切忌强拉或旋转，以免损伤皮肤。

（4）使用过的火罐，均需要消毒后方可再次使用。

（5）老年体弱、孕妇腹部及腰骶部慎用。

2. 蒙药贴敷技术

（1）评估患者施疗部位皮肤的完整性。

（2）选用蛋清或白醋，皮肤敏感者可用温水等将蒙药搅拌成糊状，贴敷于患处，贴敷 30min～1h，每日 1 次，1 个疗程 7～10d。

（3）施疗期间观察患者皮肤情况，发现发痒、刺痛时及时清理皮肤。

（4）施疗结束后清洁皮肤，施疗部位涂抹黄油或甘油。

3. 蒙古灸技术

（1）评估患者耐热程度，施疗环境温湿度适宜，必要时遮挡窗幔。

（2）将小茴香与黄油搅拌后加热至色变黄，温度 45～50℃时，用纱布包裹放置施灸部位或穴位上进行灸疗。

（3）密切观察患者反应及皮肤颜色，出现不适，如胸闷、气短等立即停止操作，每日 1 次，每次 30min，1 个疗程 7～14d。

（4）患者饥饿或进餐 30min 内禁止施灸。

（5）施灸后 24h 内忌生冷食物，注意保暖。

4. 额木图阿尔善技术

（1）评估患者皮肤完整性，了解蒙药过敏史。

（2）遵医嘱将蒙药煎煮成沐浴汤，水温 37～42℃为宜。

（3）患者入浴前用药浴水拍打头顶 3～5min，再浸泡全身，时间为 20～30min，每日 1 次，1 个疗程 10～21d。

（4）出浴后不宜用水冲洗，直接擦干，穿衣保暖，避免受寒。

（5）儿童及年老体弱者应有专人陪同。

5. 蒙药涂摩技术

（1）评估患者皮肤及蒙药过敏史。

（2）遵医嘱将药物浸泡好，均匀涂抹患处，每日 1 次，每次 20～30min，1 个疗程 7～10d。

（3）施疗中观察患者皮肤情况，出现红肿、瘙痒等过敏现象立即停止操作。

（4）刺激性药物不能在面部使用，小儿慎用。

6. 哈塔格乎技术

（1）评估患者疼痛的部位和性质。

（2）施针部位进行消毒后，将毫针在腕部或踝部特定的针刺点，循着肢体纵轴，朝着痛症方向皮下平行刺入。

（3）哈塔格乎技术每日 1 次，每次 30min，3 次后改为隔日 1 次，10 次为 1 个疗程。

（4）施针过程中避免做一些折针及弯针的动作。

7. 耳穴贴压技术

（1）评估患者耳部皮肤完整性。

（2）清洁耳部，在相应的穴位上贴小米粒大小的硬籽，刺激穴位。

（3）每次按压穴位 20s，每日 4～6 次，5d 更换 1 次，直到症状好转或消失。

（4）孕 3 个月以内禁用，孕妇慎用，贴压过程中防水，如有脱落及时补充。

8. 钦针技术

（1）依据皮损部位，嘱患者取坐位或卧位暴露疱疹区。

（2）用 75% 酒精棉球消毒局部皮肤后，用揿针在相应部位和穴位埋针 24～48h，隔日治疗 1 次，1 个疗程 2 次。

（3）埋针时避开表面浅血管，以患者无痛和不影响活动为原则。

（4）嘱患者适当按压揿针，以提高疗效。

（5）严重高血压、冠心病患者慎用。孕妇和面部忌用。

9. 蒙药泄泻技术

（1）评估患者的生命体征。

（2）协助患者服蒙药，告知患者多饮水，并下床适当活动。

（3）注意泄泻次数、量、色等。

（4）泄泻 2～3 次后，患者再无泻意时，告知患者少量多次饮温开水或光明盐水，以催泻。

10. 蒙药涂擦技术

（1）评估患者施疗部位皮肤及蒙药过敏史。

（2）遵医嘱将药物浸泡好，均匀涂擦患处，每日 1～2 次，每次 20～30min，1 个疗程 5～7d。

（3）施疗部位用生理盐水清洁后，将药均匀涂于患处，观察皮肤及患者反应。

（4）涂药部位可配合热敷等疗法，促进药物吸收。

（5）刺激性药物不能涂于面部，婴幼儿慎用。

四、健康指导

（一）生活起居

1. 巴达干赫依偏盛型：保持病室安静、温暖、舒适、干燥，空气新鲜，阳光不宜过强，忌受风着凉、激惹、声音刺激，宜安静休息，不宜多语多动，适度增减衣物。

2. 琪素希拉偏盛型：保持病室安静、温暖、舒适，空气新鲜，阳光充足，防潮湿，避免风寒、过度日晒、劳累以及强力劳作，平日注意保暖，多注意休息，视病情可做轻微的活动。

3. 合并黏型：居室温湿度适宜，光线柔和而空气新鲜，避免阳光直射、暴晒；注意休息，避免劳累。

（二）饮食指导

1. 巴达干赫依偏盛型：宜食新鲜米面、开水、羊肉、鱼肉、羊骨汤等性轻而温和食物；忌食山羊肉、瘦死畜肉、脂肪、腐败的米面、变质的蔬菜瓜果、冷水、浓茶、生奶、奶酪、酸奶等性重油腻且寒凉食物。

2. 琪苏希拉偏盛型：宜食新鲜牛肉、面粉、白米、奶酪、酸奶、凉开水、新鲜蔬菜水果等易于消化的食物；忌食过期植物油类、大蒜、羊奶、辛辣、煎炸等锐热且油腻、不易消化的食物。

3. 合并黏型：宜食瘦肉、小米、绿豆、红豆、酸奶、凉开水、新鲜蔬菜水果等；忌食生葱、生姜、生蒜、韭菜、辣椒、烟酒、海鲜狗肉等锐热且油腻的食物。

（三）情志调理

1. 巴达干赫依偏盛型：保持患者心情舒畅，多与之交谈，适当参加体育锻炼。

2. 琪素希拉偏盛型：保持患者情绪稳定，应由顺应患者本人意愿的人员陪护，保证充足睡眠，可根据患者病情和个人爱好，采取放松疗法。

3. 合并黏型：避免身心疲劳，保持心情舒畅。

（四）康复护理

1. 指导患者保持规律的作息，避免过度紧张，保证充足的睡眠和稳定的情绪。

2. 指导患者进行适当体育锻炼，做甘露养生保健操，提高机体抵抗力。

3. 避免接触化学性物质，以防伤害皮肤。

血衰症（慢性再生障碍性贫血）蒙医护理方案

一、常见证候要点

（一）毒热型

发热、口干、头痛、面色微黄、头晕、乏力、齿鼻衄血、心慌气短、食欲不振，脉细数、舌质红、苔略黄。

（二）黏热型

发病急剧、高热、口苦、面黄、头痛、齿鼻衄血、皮肤紫斑，脉洪数、舌质红、苔黄。

（三）未消型

面色苍白、食少纳差、腹胀便溏、体质虚弱、时有牙龈渗血及皮肤少量出血点，脉沉细无力、舌质淡、胖嫩。

二、常见症状／证候施护

（一）发热

1. 观察体温变化，保持衣物、被褥干燥。
2. 保持口腔清洁，餐后睡前漱口，预防感染。
3. 注意肛周卫生，便后坐浴；女性患者保持会阴清洁。
4. 注意增减衣物，避免受凉。
5. 指导多食清淡、易消化、富有营养饮食，多食新鲜水果、蔬菜。
6. 给予保护性隔离，病室每日紫外线消毒，严格执行无菌操作。
7. 遵医嘱给予冰敷技术。
8. 遵医嘱给予耳穴贴压技术。

（二）齿衄

1. 加强口腔护理，保持口腔清洁，预防感染。
2. 禁用牙签剔牙，使用软毛刷刷牙。
3. 如有口腔溃疡可局部涂抹蒙药嘎木朱尔，口唇、牙龈干裂可涂抹黄油或液体石蜡油。
4. 遵医嘱耳穴贴压技术。

（三）鼻衄

1. 保持鼻腔黏膜湿润，病室空气加湿。
2. 禁挖鼻孔或用力擤鼻涕。

3. 观察出血量，遵医嘱压迫止血。
4. 遵医嘱给予冰敷技术。
5. 遵医嘱给予耳穴贴压技术。

（四）经漏

1. 观察患者面色，血量、颜色及时间，监测生命体征，如有异常及时报告医生，给予急救措施。
2. 保持会阴部清洁，忌盆浴，勤换内衣。
3. 给予患者心理疏导，消除其紧张、焦虑情绪，嘱其多饮水及卧床休息。
4. 遵医嘱给予耳穴贴压技术。

（五）贫血

1. 观察患者面色、小便颜色、月经量、皮肤出血等情况，评估贫血程度。
2. 指导患者适当休息，减少活动，避免劳累。
3. 保持皮肤清洁、完整，避免搔抓、碰撞。
4. 加强口腔和皮肤护理，预防感染。
5. 遵医嘱给予耳穴贴压技术。

（六）腹胀腹痛

1. 评估患者疼痛的部位、性质、程度、持续时间及伴随症状。
2. 协助患者取舒适体位，以减轻疼痛感并有利于休息。
3. 严重腹胀腹痛时应禁食；缓解时宜给予清淡易消化食物，可少量多餐。
4. 遵医嘱给予蒙药贴敷技术。
5. 遵医嘱给予耳穴贴压技术。
6. 遵医嘱给予盐热敷技术。

（七）腰酸乏力

1. 适当休息，减轻腰部压力。
2. 遵医嘱给予蒙古灸技术。
3. 遵医嘱给予蒙药贴敷技术。
4. 遵医嘱给予耳穴贴压技术。

三、蒙医特色治疗护理

（一）蒙医药物治疗的护理

1. 口服药

①发热者：七珍汤 3g 日二次煎服、沉香十五味散 3g 日二次冲服或苦参七味汤 3g 日二次煎服。

②齿衄：熊胆粉局部按压止血或哈塔嘎其七味散局部按压止血。

③鼻衄：纱布条黏熊胆粉鼻腔填塞止血或地锦草五味散 3g 日二次冲服。

④经漏：黄柏八味丸 3g 日二次口服或萨丽嘎日迪 3g 晚睡前口服。

⑤腹胀腹痛时加六味木香散或六味安消散，3g 日一次冲服。

⑥腰酸乏力时加服那仁满都拉，3～5g，一日二次口服。

（1）内服蒙药

①毒热型

【治疗原则】清肝解毒，清浊血热，收敛散毒，调理三根七素。

【推荐方药】

早饭后可选用以下方药：草果二十一味丸，1～2 丸 / 次，用伊和汤，3～5g/ 次为引子，或如意解毒丸，3～5g/ 次，温开水送服。

中午饭后可选用以下方药：红花十三味丸，3～5g/ 次，或血宝丸，3～5g/ 次，温开水送服。

晚饭后可选用以下方药：瘀紫丸，11～15 粒 / 次，或敖其日奈日拉，9～11 粒 / 次，温开水送服。

②黏热型

【治疗原则】清除黏热，散瘀生新，凉血止血，调合三根七素。

【推荐方药】

早饭后可选用以下方药：草果二十一味丸，1～2 丸 / 次，用三子汤，3～5g/ 次为引子，或清肝二十七丸，3～5g/ 次，温开水送服。

中饭后可选用以下方药：巴特日七味丸，7～13 粒 / 次，或血宝丸，3～5g/ 次，温开水送服。

晚饭后可选用以下方药：瘀紫丸，11～15 粒 / 次，或敖其日奈日拉，9～11 粒 / 次，温开水送服。

③未消型

【治疗原则】调理胃火，健脾利肝，补气养血，平衡三根。

【推荐方药】

早饭后可选用以下方药：草果二十一味丸，1～2 丸 / 次，五味清浊散，3～5g/ 次，或兴格各其满都拉，3～5g/ 次，温开水送服。

中午饭后可选用以下方药：瘀紫丸，11～15 粒 / 次，或敖其日奈日拉，9～11 粒 / 次，以上方药用甘草六味散、3～5g/ 次为引子。

晚饭后可选用以下方药：草果二十一味丸，1～2 丸 / 次，五味清浊散，3～5g/ 次，或兴格各其满都拉，3～5g/ 次，温开水送服。

（2）服药时间

服药时间遵循蒙医给药时辰原理，热性药应在早晨服，寒性药应在中午服，温性药应在晚上服。

①空腹服药：治疗寒性巴达干病、未消化病或虫疾时，早晨进食前服药，服药 30min 后用餐。

②食前服药：治疗下行赫依病或滋身补养药，饭前服，服后可立即用餐。

③食中服药：治疗胃火衰退，则餐中服药。先吃半餐，服药后，再吃半餐，药在食中能开胃。

④食间服药：治疗上行赫依病时，两餐之间，即食物消化后服药，因赫依病多在食物消化后空腹发病，故在两餐之间服药，效果较好。

⑤药与食交替服药：治疗司命赫依病时，边用餐边服药，即先吃一口饭，1h后给药，食与药交替服用。

⑥药与食相兼服药：治疗食欲减退或嗳嗝等病时，食前服一半，食后再服一半，食前一半药起开导作用，食后一半药才起到结尾（即除病根）作用。

⑦食中服药：治疗呃逆等症状时食药混合吃。

⑧食后服药：治疗普行赫依病时，用餐后即可服药。

⑨不定时服药：中毒等急救患者，不管进食与否，应数次给药，频频服用。

⑩晚睡前服药：镇静药或配有毒麻药的药方，必须晚间睡前服用。空腹给药一般在饭前30min，食后服药在餐后30min，睡前服药在睡前10min。

（3）服药温度

一般情况丸剂采用温水送服，散剂用开水冲服或煎服。对有特殊治疗需要的情况应遵医嘱服用。

（4）服药剂量

药物的用量直接影响临床疗效，应根据药物的性质、剂型的不同、疾病的轻重，以及患者年龄、性别、体质强弱等情况而定。

①有毒、峻烈的药物，用量宜小，并宜从小剂量开始，逐渐加量，以免中毒或耗伤正精。

②轻病用量不必过重，重病用量可适当增加。慢性病不必大剂，但虚而欲脱或实邪闭塞之急症，小量就不足以救逆。药物的用量应随治疗的需要而改变。

③体质强弱不同，对药物的耐受程度也有差异，用量亦当随之而变，体质强壮者，用量重于体质弱的患者；老年与儿童的药量，当少于壮年；妇女的用量少于男子。

④常用剂量：以成人为例，常用丸剂11～15丸，散剂3～5g，69岁以上的老年患者用成人剂量的3/4。

2. 外用蒙药

（1）使用前注意皮肤干燥、清洁，做好消毒隔离，避免交叉感染。

（2）应注意观察用药后的反应，如出现灼热、发红、瘙痒、刺痛、水泡等局部症状时，应及时告知医师，协助处理。

（3）如出现面色苍白、头晕、恶心、心慌、气促等症状，应立即停止用药，同时采取必要的处理措施，并报告医师。

（4）孕妇、哺乳期、过敏体质者慎用。

（二）蒙医特色护理技术

1. 冰敷技术

（1）将冰袋放置施疗部位。

（2）观察施疗部位皮肤情况，防止发生冻疮。

（3）每次冷敷不超过30min，如果需要长时间冰敷疗法，需间隔60min，待局部组织恢复后再使用。

（4）施疗完毕，指导患者注意保暖。

2. 蒙古灸技术

（1）评估患者耐热程度，施疗环境温湿度适宜，必要时遮挡窗幔。

（2）将小茴香与黄油搅拌后加热至色变黄，温度45～50℃时，用纱布包裹放置施灸部位或穴位上进行灸疗。

（3）密切观察患者反应及皮肤颜色，出现不适，如胸闷、气短等，立即停止操作，每日1次，每次30min，1个疗程7～14d。

（4）患者饥饿或进餐30min内禁止施灸。

（5）施灸后24h内忌生冷食物，注意保暖。

3. 蒙药贴敷技术

（1）评估患者施疗部位皮肤的完整性。

（2）选用蛋清或白醋，皮肤敏感者可用温水等将蒙药搅拌成糊状，贴敷于患处，贴敷30min～1h，每日1次，1个疗程7～10d。

（3）施疗期间观察患者皮肤情况，发现发痒、刺痛时及时清理皮肤。

（4）施疗结束后清洁皮肤，施疗部位涂抹黄油或甘油。

4. 尼如哈技术

（1）评估患者肛门周围皮肤。

（2）遵医嘱配制蒙药，将药液倒入灌肠器内，药温39～41℃，让患者左侧屈膝卧位，暴露臀部，操作方法如同保留灌肠法。

（3）药物保留30～60min。

（4）急腹症、消化道出血、妊娠期、排便失禁者禁用。

5. 哈塔格乎技术

（1）评估患者疼痛的部位和性质。

（2）施针部位进行消毒后，将毫针在腕部或踝部特定的针刺点，循着肢体纵轴，朝着痛症方向皮下平行刺入。

（3）哈塔格乎技术每日1次，每次30min，3次后改为隔日1次，10次为1个疗程。

（4）施针过程中避免做一些折针及弯针的动作。

6. 耳穴贴压技术

（1）评估患者耳部皮肤完整性。

（2）清洁耳部，在相应的穴位上贴小米粒大小的硬籽，刺激穴位。

（3）每次按压穴位20s，每日4～6次，5d更换1次，直到症状好转或消失。

（4）孕3个月以内禁用，孕妇慎用，贴压过程中防水，如有脱落及时补充。

四、健康指导

（一）生活起居指导

1. 保持病室清洁，空气清新，温湿度适宜，每日紫外线消毒，限制探视人员，以防交叉感染。

2. 注意保暖，预防感冒。

3. 保持口腔、皮肤、肛周、会阴部清洁，防止感染。

4. 病情允许时，适当活动，劳逸结合，增强体质，不可剧烈活动。

（二）饮食指导

1. 毒热型：宜清淡、高蛋白、高维生素的新鲜蔬菜、水果、瘦肉等食物，忌肥腻、生冷、辛辣、腌制等热性、刺激性食物。

2. 黏热型：宜清热解毒、凉血止血食物，忌辛辣刺激性食物，如生葱、生姜、生蒜、辣椒、海鲜等热性食物。

3. 未消型：宜清淡、易消化的富有营养食物，如黄油、骨头汤、新鲜牛羊肉、瘦猪肉、南瓜、小米等，高热患者应选择无渣半流质饮食；忌肥腻、生冷、煎炸等食物。

（三）情志调理

1. 多与患者沟通，了解其心理变化，及时给予心理疏导。
2. 向患者介绍疾病常识，提高患者对疾病的认识，使其树立战胜疾病的信心。
3. 培养患者的兴趣爱好，使其调节身、心、意。

努仁萨（面瘫）蒙医护理方案

一、常见症候要点

（一）赫依偏型

口眼歪斜，言语不利，头晕，心神不宁，睡眠异常，耳鸣；脉象虚缓，舌苔薄白，尿色发白，泡沫多。

（二）希拉偏型

起病突然，病情较重，面颊发紫，口干舌燥，头痛；脉象细、弦，舌苔黄厚，尿黄味大。

（三）巴达干偏型

发病迟缓，转归较慢，眼不能闭合、流泪，唇歪向一侧、流涎，患侧面部肌肉松弛，皮肤皱纹消失等；脉象迟缓，舌体肥大，苔少色白，尿清如水、气少味淡。

二、常见症状／症候施护

（一）口眼歪斜

1. 评估疾病程度，可应用“面神经功能分级标准（H-B 分级）”进行评估。
2. 指导患者面肌的运动，如抬眉、闭眼、鼓腮等。
3. 面部注意保暖，避免受风，外出时戴口罩、围巾。
4. 遵医嘱给予蒙药贴敷技术。
5. 遵医嘱给予伊力朱努乎拉乎技术。
6. 遵医嘱给予火罐灸技术。

（二）言语不利

1. 指导患者做好口型和唇舌功能训练。
2. 指导患者语言训练，耐心纠正发音，由慢到快，坚持不懈。

（三）眼睑闭合不全

1. 加强眼部护理，指导患者擦拭时尽量闭眼，由上眼睑内侧向外下侧轻轻擦拭。
2. 遵医嘱涂眼药膏或滴眼药水，外出时戴眼镜，预防眼部感染。
3. 评价治疗护理效果，可应用"努仁萨自身健侧对照评分法"进行评价。
4. 遵医嘱给予阿古日塔古鲁乎技术。
5. 遵医嘱给予伊力朱努乎拉乎技术。

（四）眩晕头痛

1. 评估患者疼痛情况，观察伴随症状。
2. 卧床休息，保持情绪稳定，避免焦躁急怒。
3. 指导患者采用放松术，如缓慢呼吸、全身肌肉放松、听音乐等。
4. 遵医嘱给予伊力朱努乎拉乎技术。
5. 遵医嘱给予哈塔格乎技术。
6. 遵医嘱给予耳穴贴压技术。

三、蒙医特色治疗护理

（一）蒙医药物治疗的护理

1. 口服药

【治疗总则】祛巴达干、赫依，开窍通脉。

（1）内服蒙药

【基础方药】嘎日迪 -13 味丸（扎冲 -13 味丸）、额尔敦 - 乌日勒（珍宝丸）、通拉嘎 -5 味丸（五味清浊丸）、森登 -25 味散、阿嘎日 -8 味散（八味清心沉香散）、阿嘎日 17 味丸等药物辨证施治。

【辨证加减】

①赫依偏盛型

【治疗原则】镇赫依，疏通白脉。

【推荐方药】阿嘎日 -35 味散（沉香安神散）、阿嘎日 -8 味散（八味清心沉香散）等与基础方药辨证加减。

②希拉偏盛型

【治疗原则】清热消黏，疏通白脉。

【推荐方药】阿拉坦 -5 味丸（阿拉坦 - 阿如 -5 味丸）、巴特日 -7 味丸、忠论 -5 味汤等与基础方药辨证加减。

③巴达干偏盛型

【治疗原则】祛寒，疏通白脉。

【推荐方药】通拉嘎-5味丸（五味清浊丸）、阿嘎日-35味散（沉香安神散）、阿那日-4味散等与基础方药辨证加减。

（2）服药时间

服药时间遵循蒙医给药时辰原理，热性药应在早晨服，寒性药应在中午服，温性药应在晚上服。

①空腹服药：治疗寒性巴达干病、未消化病或虫疾时，早晨进食前服药，服药30min后用餐。

②食前服药：治疗下行赫依病或滋身补养药，饭前服，服后可立即用餐。

③食中服药：治疗胃火衰退，则餐中服药。先吃半餐，服药后，再吃半餐，药在食中能开胃。

④食间服药：治疗上行赫依病时，两餐之间，即食物消化后服药，因赫依病多在食物消化后空腹发病，故在两餐之间服药，效果较好。

⑤药与食交替服药：治疗司命赫依病时，边用餐边服药，即先吃一口饭，1h后给药，食与药交替服用。

⑥药与食相兼服药：治疗食欲减退或噎嗝等病时，食前服一半，食后再服一半，食前一半药起开导作用，食后一半药才起结尾（即除病根）作用。

⑦食中服药：治疗呃逆等症状时食药混合吃。

⑧食后服药：治疗普行赫依病时，用餐后即可服药。

⑨不定时服药：中毒等急救患者，不管进食与否，应数次给药，频频服用。

⑩晚睡前服药：镇静药或配有毒麻药的药方，必须晚间睡前服用。

空腹给药一般在饭前30min，食后服药在餐后30min，睡前服药在睡前10min。

（3）服药温度

一般情况丸剂采用温水送服，散剂用开水冲服或煎服。对有特殊治疗需要的情况应遵医嘱服用。

（4）服药剂量

药物的用量直接影响临床疗效，应根据药物的性质、剂型的不同、疾病的轻重，以及患者年龄、性别、体质强弱等情况而定。

①有毒、峻烈的药物，用量宜小，并宜从小剂量开始，逐渐加量，以免中毒或耗伤正精。

②轻病用量不必过重，重病用量可适当增加。慢性病不必大剂，但虚而欲脱或实邪闭塞之急症，小量就不足以救逆。药物的用量应随治疗的需要而改变。

③体质强弱不同，对药物的耐受程度也有差异，用量亦当随之而变，体质强壮者，用量重于体质弱的患者；老年与儿童的药量，当少于壮年；妇女的用量少于男子。

④常用剂量：以成人为例，常用丸剂11～15丸，散剂3～5g，69岁以上的老年患者用成人剂量的3/4。

2. 外用蒙药

（1）使用前注意皮肤干燥、清洁，做好消毒隔离，避免交叉感染，必要时局部清创。

（2）应注意观察用药后的反应，如出现灼热、发红、瘙痒、刺痛、水泡等局部症状时，应及时告知医师，协助处理。

（3）如出现面色苍白、头晕、恶心、心慌、气促等症状，应立即停止用药，同时采取必要的处理措施，并报告医师。

（4）孕妇、哺乳期、过敏体质者慎用。

（二）蒙医特色护理技术

1. 伊力朱努乎拉乎技术

（1）评估患者疼痛耐受程度。

（2）暴露施疗部位，铺治疗巾实施伊力朱努乎拉乎技术，在患侧面用手掌充分揉摩约2min，随后配合行捏法、按法推拿 2～4min。再从两眉正中向患侧眉上至眉外角，从眼内角沿眼眶下缘至眼外角，用拇指各推 5～7 次，从嘴唇上下至患侧眼周用拇指或手掌推 5～7 次，在患侧正中、眼外角外上窝，在张口和闭口时分别凸起和下陷点、颞窝等部位，用手指按法、点法等手法给予刺激，最后在面颊部使用手掌轻轻揉摩。每日 1 次，每次 20min，1 个疗程5～7d。

（3）伊力朱努乎拉乎手法轻重根据患者疼痛耐受情况而定，不宜用力过猛或过轻。

2. 蒙药贴敷技术

（1）评估患者施疗部位皮肤的完整性。

（2）选用蛋清、白醋、温水等将蒙药搅拌成糊状，贴敷于患处，保留 30min～1h，每日1 次，1 个疗程 7～10d。

（3）施疗期间观察患者皮肤情况，发现发痒、刺痛时及时清理皮肤。

（4）施疗结束后清洁皮肤，施疗部位涂抹黄油或甘油。

3. 蒙药阿古日塔古鲁乎技术

（1）评估患者耐热及配合程度。

（2）遵医嘱根据证型将蒙药与温水按比例调制后煮至 95～100℃。

（3）用药液雾气熏蒸患者面瘫侧脸，每日 1 次，每次 15～20min，1 个疗程 5～7d。

（4）施疗中观察患者情况，如有不适症状，如头晕、胸闷、憋气等，立即停止操作。

（5）告知患者避免经口鼻吸入蒸汽，以防烫伤。

4. 盐热敷技术

（1）大青颗粒盐炒热或加热至 60℃，装入布袋。

（2）黄油均匀涂抹在施疗部位，再将盐袋放置施疗部位进行旋转推拿。

（3）盐热敷疗法每日 1 次，每次 20～30min，1 个疗程 7～10d。

（4）注意盐袋温度，避免烫伤。

（5）施疗手法不宜过重，孕妇腹部、腰骶部禁用。

5. 火罐灸技术

（1）评估患者操作局部是否有溃疡和伤口等。

（2）用火罐以揉、推、刮、按等手法进行治疗。

（3）每日 1 次，每次 30min，1 个疗程 7～14d。

（4）不明原因内出血者慎用，孕妇腰骶部和腹部禁用，严重外伤未缝合伤口局部禁用。

6. 毫针技术

（1）评估患者疼痛的部位和性质。

（2）施针部位进行消毒后，将毫针在腕部和踝部特定的针刺点，循着肢体纵轴，朝着痛症方向皮下平行刺入。

（3）毫针技术每日 1 次，每次 30min，3 次后改为隔日 1 次，10 次为 1 个疗程。

（4）施针过程中避免做一些折针及弯针的动作。

7. 耳穴贴压技术

（1）评估患者耳部皮肤完整性。

（2）清洁耳部，在相应的穴位上贴小米粒大小的硬籽，刺激穴位。

（3）每次按压穴位 20s，每日 4～6 次，5d 更换 1 次，直到症状好转或消失。

（4）孕 3 个月以内禁用，孕妇慎用，贴压过程中防水，如有脱落及时补充。

四、健康指导

（一）饮食护理

1. 赫依偏盛型：柔、重、温、腻、固为宜。如干牛肉、马肉、绵羊骨、萝卜、桃、葡萄、西瓜、梨、大蒜、羊骨头汤、奶皮子等。忌猪肉、山羊肉、莜麦、动物内脏、奶油、荞面、浓茶、苦瓜、苦菊、芥菜、动物油等。

2. 希拉偏盛型：钝、寒为宜。如新鲜牛羊肉、黑豆、大米、柿子、石榴、苹果、香菇、茄子、芹菜、菠菜、白菜、南瓜、苦瓜、冬瓜、紫菜、海带、酸奶、黄油、凉白开水等。忌陈年牛羊肉、动物内脏、芒果、烟、酒、奶油、动物油等。

3. 巴达干偏盛型：轻、涩、热、锐为宜。如新鲜羊肉、鱼类、光明盐、姜、白胡椒、辣椒、蜂蜜、苹果、葡萄、柿子、绵羊肉、温开水等。忌山羊肉、旧蔬菜、动物内脏、牛奶、酸奶、芒果、芥菜等。

（二）生活起居

1. 赫依偏盛型：居住于光线柔和、舒适而安静的室内，衣着厚薄适度，注意保暖，适当体力运动，如散步、做家务等。

2. 希拉偏盛型：室内温湿度适宜，安静修养，可在户外散步，以不出汗为宜。

3. 巴达干偏盛型：避免面部直接吹风，避免感冒，注意面部保暖。

（三）情志护理

1. 赫依偏盛型：保持情绪稳定，消除紧张，心情舒畅。

2. 希拉偏盛型：鼓励患者保持良好的情绪，积极配合治疗与护理。

3. 巴达干偏盛型：多与患者沟通交流，关心体贴患者，增强其战胜疾病的信心。

（四）康复护理

1. 抬眉训练：嘱患者上提健侧与患侧的眉目，用力抬眉，呈惊恐状。每次抬眉 10～20 次，每日 2～3 次。

2. 闭眼训练：嘱患者两眼同时闭合 10～20 次，如不能完全闭合眼睑，露白时可用食指的指腹沿着眶下缘轻轻地按摩 1 次，然后再用力闭眼 10 次。

3. 耸鼻训练：耸鼻运动主要通过提上唇肌及压鼻肌的运动收缩来完成。

4. 示齿训练：嘱患者口角向两侧同时运动，避免只向一侧用力练成一种习惯性的口角偏斜运动。

5. 努嘴训练：努嘴主要通过口轮匝肌收缩来完成。

6. 鼓腮训练：有助于口轮匝肌及颊肌运动的恢复，鼓腮漏气时，用手上下捏住患侧口轮匝肌进行鼓腮训练。

7. 语言训练：尽早诱导和鼓励患者说话，进行口型训练和唇舌功能训练，协助患者语言训练，耐心纠正发音，由慢到快，坚持不懈。

博格仁哈嘣（肾病综合征）蒙医护理方案

一、常见证候要点

（一）巴达干偏盛型

长期在阴凉、潮湿环境下受凉而发病，引起肾腰部僵酸痛，下肢发凉，颜面灰白，面部眼睑，四肢浮肿，腹部胀满，无食欲，消化不良，乏力，恶冷喜温，舌白厚，边缘有齿痕。脉象沉弱，蛋白尿。

（二）希拉偏盛型

多由感冒、创伤而发病，肾腰部、下肢酸痛或刺痛，活动受限，发热，胸闷不适，烦躁不安，浮肿相对不明显，头晕、头痛，有的鼻、牙龈出血或出现血尿，口干舌燥却不想喝水，上腹部烧灼样疼痛，吐酸水或呕血。

二、常见症状 / 证候施护

（一）水肿

1. 评估水肿程度、部位及范围，每日测量腹围、足围。

2. 保持皮肤清洁、干燥，衣着柔软宽松，床单整洁，定时翻身，防止皮肤破损发生感染。

3. 头面、眼睑水肿者应将枕头垫高，下肢水肿明显者应抬高足部，阴囊水肿者用阴囊托托起。

4. 遵医嘱限制入量，严格记录出入量，每日测量体重。

5. 遵医嘱给予额木图阿尔善技术。

6. 遵医嘱给予蒙古灸技术（顶会后穴、顶会右穴、顶会穴）。

（二）头晕

1. 监测血压，询问是否头晕，对跌倒风险进行评估，并采取有效措施。

2. 饮食宜清淡，少食肥甘厚味，遵医嘱调整盐量。

3. 保证充足的睡眠，保持病房安静，睡前听音乐。

4. 遵医嘱给予伊力朱努乎拉乎技术（顶慧穴、囟门穴、眼外角外上窝、顶会左右穴）。

5. 遵医嘱给予耳穴贴压技术（耳尖放血、晕区、肝、枕、外交感交感、神经系统皮质下、脑、心血管系统）。

6. 遵医嘱给予蒙古灸技术（顶会穴、囟门穴）。

（三）蛋白尿、血尿

1. 观察尿液的颜色及有无泡沫，及时留取标本进行检测。

2. 观察发热、剧烈运动以及体位改变等因素对蛋白尿的影响。

3. 大量蛋白尿患者，以卧床休息为主，适度床上活动。卧床时需定时翻身，做足背屈、背伸等动作，病情缓解后，可逐步增加活动量。

4. 遵医嘱给予蒙古灸技术（小肠穴、膀胱穴、精穴、下清赫依穴）。

（四）腰膝酸痛

1. 观察疼痛性质、部位、伴随症状，注意区别肾外因素导致的腰痛。

2. 行肾穿刺患者术后有腰部酸痛的情况，一般术后3d内禁忌在腰部进行各项物理治疗。

3. 注意保暖，避免受风着凉，根据季节变换及时增减衣物。

4. 遵医嘱给予蒙药贴敷技术。

5. 遵医嘱给予哈塔格乎技术。

6. 遵医嘱给予耳穴贴压技术。

三、蒙医特色治疗护理

（一）蒙医药物治疗的护理

1. 口服药

【治疗总则】补肾火，利尿，在消肿的前提下，对症治疗。

（1）内服蒙药

【基础方药】冬青叶-16、水轮七味散、铁屑十味散、塔黄二十五味散、豆蔻十味散补益还阳丸、肾脏河子十味散、蒺藜三味汤、海金沙八味散、金针十三味散等药物辨证施治。

【辨证加减】

①热盛型

【治疗原则】清热，益肾，调元。

【推荐方药】肾脏河子十味散、肾脏河子十八味散、勇瓦-4汤、古日古木-3味丸（红花清肝十三味丸）、勃仁-5、合日乎-5汤、萨丽嘎日迪等与基础方药加减。

②寒盛型

【治疗原则】温胃，温肾，调元。

【推荐方药】当玛-5、色玛-3汤、那仁满都拉（升阳十一味丸）、苏格木勒-13、勃仁-5等与基础方药加减。

（2）服药时间

服药时间遵循蒙医给药时辰原理，热性药应在早晨服，寒性药应在中午服，温性药应在晚上服。

①空腹服药：治疗寒性巴达干病、未消化病或虫疾时，早晨进食前服药，服药30min后

用餐。

②食前服药：治疗下行赫依病或滋身补养药，饭前服，服后可立即用餐。

③食中服药：治疗胃火衰退，则餐中服药。先吃半餐，服药后，再吃半餐，药在食中能开胃。

④食间服药：治疗上行赫依病时，两餐之间，即食物消化后服药，因赫依病多在食物消化后空腹发病，故在两餐之间服药，效果较好。

⑤药与食交替服药：治疗司命赫依病时，边用餐边服药，即先吃一口饭，1h 后服药，食与药交替服用。

⑥药与食相兼服药：治疗食欲减退或噎嗝等病时，食前服一半，食后再服一半，食前一半药起开导作用，食后一半药才起结尾（即除病根）作用。

⑦食中服药：治疗呃逆等症状时食药混合吃。

⑧食后服药：治疗普行赫依病时，用餐后即可服药。

⑨不定时服药：中毒等急救患者，不管进食与否，应数次给药，频频服用。

⑩晚睡前服药：镇静药或配有毒麻药的药方，必须晚间睡前服用。

空腹给药一般在饭前 30min，食后服药在餐后 30min，睡前服药在睡前 10min。

（3）服药温度

一般情况丸剂采用温水送服，散剂用开水冲服或煎服。对有特殊治疗需要的情况应遵医嘱服用。

（4）服药剂量

药物的用量直接影响临床疗效，应根据药物的性质、剂型的不同、疾病的轻重，以及患者年龄、性别、体质强弱等情况而定。

①有毒、峻烈的药物，用量宜小，并宜从小剂量开始，逐渐加量，以免中毒或耗伤正精。

②轻病用量不必过重，重病用量可适当增加。慢性病不必大剂，但虚而欲脱或实邪闭塞之急症，小量就不足以救逆。药物的用量应随治疗的需要而改变。

③体质强弱不同，对药物的耐受程度也有差异，用量亦当随之而变，体质强壮者，用量重于体质弱的患者；老年与儿童的药量，当少于壮年；妇女的用量少于男子。

④常用剂量：以成人为例，常用丸剂 11～15 丸，散剂 3～5g，69 岁以上的老年患者用成人剂量的 3/4。

2. 外用蒙药

（1）使用前注意皮肤干燥、清洁，做好消毒隔离，避免交叉感染，必要时局部清创。

（2）应注意观察用药后的反应，如出现灼热、发红、瘙痒、刺痛、水泡等局部症状时，应及时告知医师，协助处理。

（3）如出现面色苍白、头晕、恶心、心慌、气促等症状，应立即停止用药，同时采取必要的处理措施，并报告医师。

（4）孕妇、哺乳期、过敏体质者慎用。

（二）蒙医特色技术护理

1. 蒙古灸技术

（1）评估患者耐热程度，施疗环境温湿度适宜，必要时遮挡窗幔。

（2）将小茴香与黄油搅拌后加热至色变黄，用纱布包裹放置施灸部位或穴位上进行热熨。

（3）密切观察患者反应及皮肤颜色，出现不适，如胸闷、气短等，立即停止操作，每日1次，1个疗程7～14d。

（4）患者饥饿或进餐30min内禁止施灸。

（5）施灸后24h内忌生冷食物，注意保暖。

2. 额木图阿尔善技术

（1）评估患者双足皮肤，了解蒙药过敏史。

（2）遵医嘱将蒙药煎煮成足浴汤，水温37～42℃为宜。

（3）嘱患者泡双足20～30min，每日1次，1个疗程10～21d。

（4）足浴后注意保暖，避免受寒。

（5）儿童及年老体弱者者应缩短泡足时间。

3. 伊力朱努乎拉乎技术

（1）评估患者疼痛耐受度。

（2）暴露施疗部位，铺治疗巾实施伊力朱努乎拉乎技术，每日1次，每次20min，1个疗程5～7d。

（3）伊力朱努乎拉乎手法轻重根据患者疼痛耐受情况而定，不宜用力过猛或过轻。

4. 哈塔格乎技术

（1）评估患者疼痛的部位和性质。

（2）施针部位进行消毒后，将毫针在腕部或踝部特定的针刺点，循着肢体纵轴，朝着痛症方向皮下平行刺入。

（3）哈塔格乎技术每日1次，每次30min，3次后改为隔日1次，10次为1个疗程。

（4）施针过程中避免折针及弯针的动作。

5. 耳穴贴压技术

（1）评估患者耳部皮肤完整性。

（2）清洁耳部，在相应的穴位上贴小米粒大小的硬籽，刺激穴位。

（3）每次按压穴位20s，每日4～6次，5d更换1次，直到症状好转或消失。

（4）孕3个月以内禁用，孕妇慎用，贴压过程中防水，如有脱落及时补充。

四、健康指导

（一）饮食护理

1. 巴达干偏盛型：宜味甘性温，给予易消化、营养丰富、低盐低脂、高维生素优质蛋白食物，适当调节高糖和脂类在饮食热量中的比例，以减轻自体蛋白质的分解，减轻肾脏负担。

2. 希拉偏盛型：宜味甘性凉易消化、营养丰富食物，忌味酸、咸、性热食物。控制摄水量。少进富含饱和脂肪酸的食物（动物油脂），多吃富含多聚不饱和脂肪酸的食物，如植物油、鱼油等。

（二）生活起居

1. 保持病房安静整洁，适当开窗通风，保持空气清新，温湿度适宜。

2. 生活起居规律，保证充足的睡眠。

3. 保持眼部、口腔、皮肤、会阴部清洁，防止感染。
4. 根据病情适当活动，避免劳累，以免肾损害加重。
5. 加强锻炼，增强体质，注意保暖，随天气变化增减衣被，防止感冒加重病情。

（三）情志护理

1. 身、语、意业的一切活动都以适度为宜，积极主动与患者沟通，鼓励其说出内心的感受，对其提出的问题予以耐心解答。
2. 本病病程长且容易反复，患者对预后及转归忧心忡忡，易产生悲观、恐惧、急躁等情绪，医护应耐心讲解疾病相关知识，与家属一同做好患者的心理疏导，增强其战胜疾病的信心。

（四）康复护理

1. 劳逸结合，避免劳累，合理饮食。
2. 指导患者预防各种感染的发生。
3. 按时、按量持续服药，不得随意加减量或停药，避免使用肾毒性药物。

维 医

前　言

本文件参照 GB/T 1.1—2020《标准化工作导则　第 1 部分：标准化文件的结构和起草规则》的规定起草。

请注意本文件的某些内容可能涉及专利。本文件的发布机构不承担识别专利的责任。

本文件由中国民族医药学会提出并发布。

本文件由中国民族医药学会标准化技术委员会归口管理。

本文件主要起草单位：新疆维吾尔自治区维吾尔医医院。

本文件参与起草单位：和田地区维吾尔医医院、吐鲁番市维吾尔医医院、喀什地区维吾尔医医院、伊宁市维吾尔医医院、阿克苏地区维吾尔医医院、博乐市维吾尔医医院、鄯善县维吾尔医医院、叶城县维吾尔医医院、库尔勒市维吾尔医医院、哈密市维吾尔医院、库车市维吾尔医医院、策勒县维吾尔医医院、克州维吾尔医医院、和静县人民医院、和田市维吾尔医医院。

本文件主要起草人：阿衣古丽·买买提、潘雪梅、布沙拉木·卡的尔、阿依努尔·热合曼、肉孜尼沙·克里木、阿尔孜古力·买买提、阿提卡木·帕哈尔丁、左丽比亚·阿不都热依木、吐尔逊古丽·艾麦提、阿依加玛利·阿不都沙拉木、姑再努尔·热合曼、阿地拉·吐尔逊台、其满古力·热西提、阿孜古丽·热依木江、夏母斯卡玛·克克满、努尔热曼古丽·吐尔逊、祖丽皮耶·艾则孜、塔吉古丽·吾布力、撒拉买提·依斯热依力、买尔哈巴·力提甫、阿依帕夏·玉苏云、帕提古丽·阿吉、木那完尼·阿布拉江、夏依达·塔依尔、拉比巴·热斯巴依瓦、祖丽皮耶·艾麦尔、热依汉古丽·买买提、沙吉旦木·托乎达洪、海仁姑丽·艾力江、玛莉娜·努尔扎提汗、孜拜尔尼沙·吾甫、阿依古丽·吐尔荪尼亚孜、阿以先木·艾乃杜、迪里娜尔·多里昆、依再提古丽·吾甫尔、米娜瓦尔·阿布力孜、马依努尔·巴和提、阿依吐拉·海力力、孜毕尼沙·阿帕尔、吐尼沙古丽·吾买尔、热孜万古丽·买合木提、车晓英、阿日孜古丽·麦提库尔班、姜文丽、帕提古力·马木提、热沙来提·买买吐地、阿依吐尔逊·司马义、依帕热·艾合麦提、古丽努尔·卡地尔。

本文件审定人员：中国民族医药学会标准化技术委员会（维吾尔医药委员）专家斯拉甫·艾白、玉苏甫·买提努尔、伊河山·伊明、吾布力卡斯木·艾合买提、阿依努尔·阿部都热依木、吐尔逊·乌甫尔、库尔班·艾力、阿衣古丽·买买提，中国民族医药学会标准化工作组成员许志仁、梁峻、刘颂阳、侯玉杰，中国民族医药学会标准化相关专家张素秋等。

引　言

维吾尔医药是我国传统医药和民族文化的重要组成部分，具有鲜明的民族性、地域性和传承性，在维吾尔族聚居地区有着深厚的群众基础，深受本民族人民信赖与认同，为保障维吾尔族人民健康、促进经济社会发展发挥着重要作用。促进维吾尔医药事业发展，事关深化医药卫生体制改革、尊重民族情感、传承民族文化、增强民族团结的大局。为促进维吾尔医护理事业发展，加强维吾尔医医院特色专科建设，提高维吾尔医护理技术水平和服务质量，更好地为维吾尔族人民群众提供全方位全周期健康服务，新疆维吾尔自治区维吾尔医医院牵头组织全疆各级维吾尔医医疗机构进行了 3 次讨论，征求了 30 余条意见，统一规范了全疆 23 个病种的维吾尔医护理方案，增进了中西医、维吾尔医交流和共同发展。

本系列标准的制定工作得到中国民族医药学会、新疆维吾尔自治区中医药管理局的高度重视。中国民族医药学会维吾尔医药分会、标准化技术委员会、标准化技术工作指导组付出了辛勤劳动，特邀审定专家以及许多同行专家对维吾尔医护理规范提出了宝贵意见。对此，谨致以诚挚敬意和衷心感谢。

因为时间有限，《维吾尔医护理方案》还存在不足之处，望大家在应用中及时提出反馈意见，以便今后修订完善。

宫颈肿（宫颈炎）维吾尔医护理方案

一、常见证候要点

（一）蓝色胆液质型

主症：白带增多，多呈乳白色黏液样或脓样，无臭气，常伴腰骶部酸疼，阴道内胀感。

次症：面部暗淡无光，眼球发黄或略黄，舌苔黄，舌干易裂，脉细、搏动无规律，皮肤粗燥无光，晨起时口苦，尿液橙色。

（二）血液腐败质型

主症：白带增多，为金黄色或脓样白带，亦有呈血丝，有接触性出血，下腹坠重，阴道内灼热感。

次症：面部发红，眼球红，舌苔黄，舌体大，舌尖有红色小点，脉粗、呈波浪状、波动有力，皮肤触感较热，晨起口干，尿量较多，尿色赤黄，睡眠尚少。

（三）异常脾液质型

主症：白带增多，色发青，有臭气，腰骶部坠痛。

次症：面部偏黑，眼球发青，舌苔偏青，舌质暗灰，脉细、缓，皮肤干燥，口味苦涩，尿量多，失眠。

（四）无味黏液质型

主症：白带增多，颜色为乳白色，稀薄，腰底部及下腹部坠疼。

次症：面色苍白，眼球发白，舌苔厚色白，脉宽、缓，皮肤嫩，湿寒，口感无味，尿色白，睡眠多，四肢沉重。

二、常见症状／证候施护

（一）带下异常

1. 密切观察阴道分泌物的色、量、质、味的变化。
2. 遵医嘱进行阿必赞（外阴湿蒸）护理技术操作。
3. 遵医嘱维药外洗外阴。外洗药开水浸泡加热，温度要适宜，一般为38～41℃。
4. 遵医嘱给予下腹部孜马地（敷贴疗法）护理技术操作。

（二）阴道出血

1. 密切观察阴道出血时间，注意观察阴道出血量、颜色、性质的变化等。若阴道出血量多时，根据病情遵医嘱对症处理。

2. 遵医嘱用洗阴液清洗外阴，每日 2 次，温度 38～41℃，保持会阴清洁。

3. 遵医嘱给予欧克乃衣（灌肠疗法）护理技术操作。

4. 遵医嘱给予下腹部孜马地（敷贴疗法）护理技术操作。

（三）腰骶部、下腹部痛

1. 观察并进行评估：疼痛的诱因、部位、性质，疼痛时间，持续时间，疼痛程度。做好疼痛评分，可应用“数字评分法”评分，记录具体分值。根据疼痛的性质、部位、临床分型来进行相应的对症处理。

2. 遵医嘱给予口服药。

3. 遵医嘱给予下腹部孜马地（敷贴疗法）护理技术操作。

4. 遵医嘱给予欧克乃衣（灌肠疗法）护理技术操作。

三、维吾尔医特色治疗护理

（一）欧克乃衣（灌肠疗法）护理技术操作

遵医嘱用药，将导管前端润滑后插入肛门 15～20cm，温度以 37～39℃为宜，操作完毕后需将患者置于膝胸卧位至少 30min，药物保留 60min。经期、腹泻、进行肛门直肠手术后的患者不宜进行此项操作。

（二）阿必赞（外阴湿蒸）护理技术操作

遵医嘱将药液倒入坐浴器内煮沸后调节熏蒸，时间 30min。操作中注意保暖，避免受凉；经期、阴道出血、刮宫术后、放取环术后患者暂不能进行此项操作。

（三）下腹部孜马地（敷贴疗法）护理技术操作

遵医嘱调制孜玛地药，温度以 38～40℃为宜，均匀涂在纸棉上（厚度为 0.3～0.5cm），再敷于下腹部，包扎固定，药留置时间一般为 6h。

四、健康指导

（一）生活护理

1. 注意休息，避免过度劳累。

2. 提供整洁、舒适的环境，温度与湿度适宜，减少不良刺激。

3. 注意个人卫生，尤其是经期卫生，指导患者养成良好的个人卫生习惯，经期用符合质量标准的卫生巾，治疗期间禁止性生活。注意保暖，避免受凉。

4. 经期用温水清洗会阴部，每天更换内裤，穿棉质内衣，禁止穿紧身、不透气的内衣。

5. 经期内禁盆浴、游泳等。

（二）安全护理

1. 入院时向患者介绍病房安全守则及入院须知，正确指导患者使用呼叫器、病房设施，告知患者及陪护自备所需生活用品。

2. 提高用药安全，建立与完善特殊情况下医务人员之间的有效沟通，做到准确执行医嘱，指导高龄患者及患有基础疾病患者按时按量服用慢性病药及专科用药。

3. 安排高危的患者临近护士站，以便观察。保持夜间足够的照明。

4. 向患者讲解使用诊疗仪器过程中不要随意更换及调动仪器，避免造成皮肤烫伤、红肿。

（三）饮食护理

1. 根据患者的气质与体液质、病情变化适当调整饮食结构，制定合理饮食计划。

2. 以清淡、低脂肪、高营养、高热量、易消化的饮食为主，多吃含铁食物；忌油腻、煎烤、生冷、浓茶、咖啡、牛肉、辛辣、酒类及刺激性强的食物。

3. 内服成熟剂时给予易消化的食物，如鸽子汤、肉汤、汤面、农民饭、那仁面、稀饭、粥等，适量增加蔬菜、水果及富纤维的食物；忌抓饭、油饼、熏肉、肉饼、肥肉汤、烤肉、馕坑肉等。

4. 内服清除剂时给予营养丰富的食物，如那仁面、菠菜面、哨子面、鸡肉汤、乌鸡汤等，多饮水，多吃新鲜水果及蔬菜；忌寒性、刺激性饮食，如辣子、醋、凉皮子、海鲜等。

（四）情志调理

1. 蓝色胆液质型：患者易躁动，情绪不稳定，睡眠少。可采取看书、听音乐、做瑜伽等分散注意力的方式，教会患者自我调节。也可采用音乐疗法来保证足够的睡眠。

2. 血液腐败质型：患者易激动，睡眠差，易醒，反应快。采用音乐疗法、喝酸奶，保证足够的睡眠。

3. 异常脾液质型：患者反应慢，好幻想，多虑，精神压抑，易感痛苦，胆小。指导患者时对患者态度温和。应多给患者安慰和关怀，用通畅的语言耐心地向患者详细讲解疾病的知识，注意患者的情志疏导，避免其情绪波动，使其保持心境平和，可采取分散注意力方式，如创造安静、舒适的环境，引导患者正确对待疾病，使其保持乐观的心态，并树立战胜疾病的信心。

4. 无味黏液质型：患者较沉重，对外界反应较慢，不合群，睡眠多。对患者采取温和的态度，多与患者交流、谈心，给予其关心和鼓励，引导患者多与外界接触，克服悲观情绪。

宫颈肿（宫颈炎）维吾尔医护理效果评价表

科室： 入院时间： 出院时间： 住院天数： 纳入临床路径：是□ 否□
患者姓名： 性别： 年龄： 住院号： 文化程度： 地址：
证候诊断：蓝色胆液质型□ 血液腐败质型□ 异常脾液质型□ 无味黏液质型□ 其他□

一、护理效果、依从性及满意度评价

主要症状	主要辩证施护方法	护理技术	患者对护理的依从性			患者对护理的满意度			护理效果
			依从	部分	不依从	满意	一般	不满意	
带下异常□	1. 观察□ 2. 外阴清洁□ 3. 解说相关知识□ 4. 维药外洗□ 5. 其他护理措施：	1. 阿必赞□ 应用次数： 次，应用时间： 天							好□ 较好□ 一般□ 差□ 疼痛评分：
		2. 下腹部孜马地□ 应用次数： 次，应用时间： 天							
		3. 其他□ 应用次数： 次，应用时间： 天							
阴道出血□	1. 观察□ 2. 外阴清洁□ 3. 解说相关知识□ 4. 维药外洗□ 5. 其他护理措施：	1. 欧克乃衣□ 应用次数： 次，应用时间： 天							好□ 较好□ 一般□ 差□
		2. 下腹部孜马地□ 应用次数： 次，应用时间： 天							
		3. 其他□ 应用次数： 次，应用时间： 天							
疼痛□	1. 评估疼痛□ 评分： 2. 适当休息，避免久站、久走□ 3. 禁止重体力劳动□ 4. 注意保暖□ 5. 保暖□ 6. 其他护理措施：	1. 下腹部孜马地□ 应用次数： 次，应用时间： 天							好□ 较好□ 一般□ 差□
		2. 欧克乃衣□ 应用次数： 次，应用时间： 天							
		3. 其他□ 应用次数： 次，应用时间： 天							

续表

主要症状	主要辩证施护方法	护理技术	患者对护理的依从性			患者对护理的满意度			护理效果
			依从	部分	不依从	满意	一般	不满意	
其他：（请注明）									好□ 较好□ 一般□ 差□
健康指导									好□ 较好□ 一般□ 差□

二、对本病护理方案的评价：

实用性强□　　实用性较强□　　实用性一般□　　不实用□　　改进意见：

三、评价人（责任护士）姓名：________　　技术职称：________　　完成日期：________　　护士长签名：________

宫瘤病（子宫平滑肌瘤）维吾尔医护理方案

一、常见证候要点

（一）涩味黏液质型

主症：小腹疼痛，下腹包块，坚硬疼痛，月经量多，色淡质黏稠或月经周期紊乱，经期延长，白带量多、色白清稀。

次症：面色无华，眼部发白无神，皮肤手感较凉，睡眠多，晨起时口黏，皮温偏低，尿量少，次数多，尿色白，舌苔白腻，舌体大，脉粗缓弱。

（二）异常脾液质型

主症：小腹疼痛，月经量多，经色紫血块，或月经周期紊乱，经期延长，淋漓不净，下腹部包块、坚硬固涩。

次症：面色稍黑、暗淡、无光；眼部发青，口感口味苦涩，皮肤手感较凉、粗糙、无光，失眠，多梦及恶梦，体温相对降低，尿量多、次数少，尿色发白，舌苔青或灰色，舌干或舌下静脉瘀紫，脉细、缓。

二、常见症状 / 证候施护

（一）月经异常

1. 经期密切观察患者面色、生命体征，同时评估月经量、色、月经周期及伴随症状，并做好记录。病情变化及时报告医生，遵医嘱采取措施。
2. 遵医嘱维药外阴清洗，保持会阴清洁。
3. 遵医嘱按时服药。

（二）下腹坠胀

1. 观察下腹坠胀程度、时间。
2. 遵医嘱给予下腹部孜马地（敷贴疗法）护理技术操作。
3. 遵医嘱给予欧克乃衣（灌肠疗法）护理技术操作。
4. 遵医嘱给予阿必赞（外阴湿蒸）护理技术操作。
5. 遵医嘱维药外洗外阴，外洗药开水浸泡加热，温度以 38～41℃为宜。

（三）带下异常

1. 密切观察阴道分泌物的色、量、质、味的变化。
2. 遵医嘱给予阿必赞（外阴湿蒸）护理技术操作。

3. 遵医嘱给予下腹部孜马地（敷贴疗法）护理技术操作。

三、维吾尔医特色治疗护理

（一）欧克乃衣（灌肠疗法）护理技术操作

遵医嘱用药，将导管前端润滑后插入肛门 15～20cm，温度以 37～39℃为宜，操作完毕后需将患者置于膝胸卧位至少 30min，药物保留 60min。经期、腹泻、进行肛门直肠手术后的患者不宜进行此项操作。

（二）阿必赞（外阴湿蒸）护理技术操作

遵医嘱将药液倒入坐浴器内煮沸后调节熏蒸，时间 30min。操作中注意保暖，避免受凉；经期、阴道出血、刮宫术后、放取环术后患者暂不能进行此项操作。

（三）下腹部孜马地（敷贴疗法）护理技术操作

遵医嘱调制孜玛地药，温度以 38～40℃为宜，均匀涂在纸棉上（厚度为 0.3～0.5cm），再敷于下腹部，包扎固定，药留置时间一般为 6h。

四、健康指导

（一）生活护理

1. 保证充足睡眠，指导患者根据自己的年龄和病情养成良好的生活习惯，增强免疫力。

2. 指导患者注意经期个人卫生，用温水清洗会阴部，用质量标准合格的卫生巾、卫生纸。勤换内裤，选择宽松透气、舒适面料的内裤，经期及月经干净 3d 内禁盆浴、游泳等。

3. 治疗期间禁止性生活。

4. 避免久站、久走，禁止重体力劳动，注意避孕。

（二）安全护理

1. 入院时向患者介绍病房安全守则及入院须知，正确指导患者使用呼叫器、病房设施，告知患者及陪护自备所需生活用品。

2. 提高用药安全，建立与完善特殊情况下医务人员之间的有效沟通，做到准确执行医嘱，指导高龄患者及患有基础疾病患者按时按量服用慢性病药及专科用药。

3. 安排高危的患者临近护士站，以便观察。保持夜间足够的照明。

4. 向患者讲解使用诊疗仪器过程中不要随意更换及调动仪器，避免造成皮肤烫伤、红肿。

（三）饮食护理

1. 根据患者的气质与体液质、病情变化适当调整饮食结构，制定合理饮食计划。

2. 以清淡、高营养、高热量、易消化的饮食为主，多吃含铁食物；忌油腻、煎烤、生冷、浓茶、咖啡、牛肉、辛辣、酒类及刺激性强的食物。

3. 内服成熟剂时适于易消化的食物，如鸽子汤、羊肉、羊肝、鸡肉、肉饼、软饭、饺子、那仁饭、菠菜面、哨子面等；适量增加蔬菜、水果及富纤维的食物，如菠菜、胡萝卜、白菜、萝卜、芹菜、洋葱、西红柿、梨子、樱桃、杏子、西瓜、柠檬等；忌牛肉、山羊肉、抓饭、油饼、熏肉、肥肉汤、烤肉、馕坑肉、凉菜、咸菜、泡菜、啤酒、白酒、红酒、醋、冷藏冰冻饮食及各种海鲜制品。

4. 内服清除剂时适于营养丰富的食物，如那仁、菠菜面、哨子面、鸡肉汤、乌鸡汤等，多饮水，多吃新鲜水果及蔬菜；忌寒性、刺激性饮食，如辣子、醋、凉皮子、海鲜、抓饭、油饼、牛肉、熏肉、肉饼、肥肉汤、烤肉、馕坑肉、马肉、骆驼肉、火锅、肉包子、面肺子等。

（四）情志调理

1. 涩味黏液质型：患者沉稳，不易激动，对外界反应较慢。对患者采取温和的态度，经常与患者进行沟通，督促患者户外活动，引导患者正确对待疾病，让其与同病房的患者多交流，一起看电视、一起听音乐、一起散步等，保持乐观的心态，并树立战胜疾病的信心。

2. 异常脾液质型：患者反应慢，易幻想，精神压抑，易感痛苦，胆小。医护人员对患者采取温和的态度，多给患者安慰和关怀，用通畅的语言耐心地向患者详细讲解子宫肌瘤的知识，注意患者的情志疏导，避免其情绪波动，使其保持心境平和，可采取分散注意力方式，如创造安静、舒适的环境，引导患者正确对待疾病，使其保持乐观的心态，并树立战胜疾病的信心。

宫瘤病（子宫平滑肌瘤）维吾尔医护理效果评价表

科室：　　入院时间：　　出院时间：　　住院天数：　　纳入临床路径：是□　否□

患者姓名：　　性别：　　年龄：　　住院号：　　文化程度：　　地址：

证候诊断：涩味黏液质型□　　异常脾液质型□　　其他□

一、护理效果、依从性及满意度评价

主要症状	主要辩证施护方法	护理技术	患者对护理的依从性			患者对护理的满意度			护理效果
			依从	部分	不依从	满意	一般	不满意	
月经异常□	1. 观察□ 2. 外阴清洁□ 3. 解说相关知识□ 4. 其他护理措施：	其他□　应用次数：　次，应用时间：　天							好□　较好□ 一般□　差□
下腹坠胀□	1. 观察□ 2. 适当休息，避免久站、久走□ 3. 禁止重体力劳动□ 4. 其他护理措施：	1. 下腹部孜马地疗法□　应用次数：　次，应用时间：　天							好□　较好□ 一般□　差□
		2. 欧克乃衣疗法□　应用次数：　次，应用时间：　天							
		3. 阿必赞疗法□　应用次数：　次，应用时间：　天							
带下异常□	1. 观察□ 2. 外阴清洁□ 3. 解说相关知识□ 4. 其他护理措施：	1. 阿必赞雅必斯□　应用次数：　次，应用时间：　天							好□　较好□ 一般□　差□
		2. 下腹部孜马地疗法□　应用次数：　次，应用时间：　天							
		3. 其他□　应用次数：　次，应用时间：　天							

续表

主要症状	主要辩证施护方法	护理技术	患者对护理的依从性			患者对护理的满意度			护理效果
			依从	部分	不依从	满意	一般	不满意	
其他：（请注明）									好□ 较好□ 一般□ 差□
健康指导									好□ 较好□ 一般□ 差□

二、对本病护理方案的评价：

实用性强□　　实用性较强□　　实用性一般□　　不实用□　　改进意见：

三、评价人（责任护士）姓名：________　技术职称：________　完成日期：________　护士长签名：________

乳腺结肿（乳腺增生）维吾尔医护理方案

一、常见症候要点

（一）异常脾液质型

主症：乳刺痛。

次症：胸胁胀，乳房肿块，面部偏黑，皮肤干燥，眼球发青，口中苦涩，尿量多，失眠，易失望，反应快，容易做噩梦；舌苔偏青，舌质暗灰，脉细、缓。

（二）涩味黏液质型

主症：乳胀痛。

次症：乳房疼痛可放射至后背，乳房肿块，乳头溢液。多见于面色苍白，眼球发白，皮肤嫩，湿寒，口味无味，尿色白，睡眠多，四肢沉重，有溢乳情况，舌苔厚，色白，脉宽、缓。

二、常见症状／证候施护

（一）乳房疼痛

1. 观察并进行评估：疼痛的诱因、部位、性质，疼痛时间，持续时间，疼痛程度。做好疼痛评分，可应用“数字评分法”评分，记录具体分值。
2. 遵医嘱口服药。
3. 遵医嘱给予乳房特地民（涂油疗法）护理技术操作。
4. 遵医嘱给予乳房孜马地（敷贴疗法）护理技术操作。

（二）乳房肿胀

1. 观察并进行评估：有无肿块，肿块的大小，是否隆起或破溃，有无红、肿、热、痛，是否形成脓肿。如有异常及时告知医生，对症处理。
2. 保持乳房清洁，可用橄榄油按摩。
3. 遵医嘱给予乳房特地民（涂油疗法）护理技术操作。
4. 遵医嘱给予乳房孜马地（敷贴疗法）护理技术操作。

（三）乳头溢液

1. 观察并进行评估：时间、颜色、量。
2. 保持乳房清洁。
3. 教会患者自我检查乳房（检查最佳时间为月经干净后 3～7d）。
4. 指导患者做乳房保健操。

三、维吾尔医特色治疗护理

（一）乳房特地民（涂油疗法）护理技术操作

遵医嘱取适量油剂，两手搓热后、双手全掌由乳房四周沿乳腺管轻轻向乳头方向推抚50次（10～20min），按摩乳房，使油剂被充分吸收。

（二）乳房孜马地（敷贴疗法）护理技术操作

遵医嘱调制孜马地药，温度以35℃为宜，避开乳头涂于乳房（厚度为0.5cm），药物留置时间一般为5～6h。

四、健康指导

（一）生活护理

1. 嘱患者养成良好的生活习惯，有规律生活，不要过多疲劳，要适当活动，防止肥胖，加强免疫力，同时减少工作压力，保持心情舒畅。

2. 保证充足的睡眠，不要熬夜。如果睡眠不佳，会加重症状，向患者解释保持充足睡眠的重要性，指导患者迅速入睡的方法，如睡前用温水泡脚、喝热奶等。

3. 患者治疗期间注意避孕，避免服用避孕药。

4. 使用宽松的内衣，教会患者正确穿戴胸罩的方法，胸罩大小合适。

5. 教会患者自我检查乳房，教会患者简单的乳房保健操。

乳房保健操

第一部分：热身运动。

第一节绕肘运动：双脚与肩同宽，肩部放松，双手置于肩上，手肘向后做旋转运动，同法向前做旋转运动，8次/组。

第二节肩部运动：双手自然垂于身体两侧，肩部放松并向后做旋转运动，同法向前做旋转运动，8次/组。

第三节扩胸运动：双手自然平举，握拳，挺胸收腹，两肩胛骨用力往后展，做扩胸运动时手、肘、肩一定要平行，8次/组。

第四节摆拳扩胸运动：单只手臂举起，手肘与肩在同一水平线上，小臂与大臂呈90°，向后摆动，左右交换，8次/组。

第五节仰泳式挥臂：两只手臂交替向后做旋转运动，8次/组。

第六节蝶泳式挥臂：双手臂同时向前做旋转运动，8次/组。

第七节后仰运动：双手轻轻地抱着后枕部，腰向后仰，手臂向后展开，8次/组。

第八节侧臂拉伸运动：双脚与肩同宽，双手自然垂于身体两侧，右手划弧，掌心向上，在头顶上方向左侧推压，注意用力均匀，使右侧腰腹部位充分受到拉伸。同法做右侧，8次/组。

第二部分：乳房的按摩。

第一节膻中穴按摩：双手掌重叠，置于两乳房中间的胸骨处，上下按摩胸骨胸腺部位及膻中穴，8 次 / 组。

第二节刷肋运动：先找到锁骨，以手的三指或四指到锁骨下肋间隙处，做刷肋动作，同法做另一侧，8 次 / 组。

第三节乳房的按摩：先一手托住同侧的乳房，另一只手的三指或四指做乳房大圈法按抚，逆时针 4 次，顺时针 4 次。之后做分区按摩，靠近腋下的位淋巴区域，以三指或四指做按揉按摩→手向乳房的外侧移动为心肺区做按揉按摩→移到乳房的正下方为肝胆区域做按揉按摩→移到乳房的内侧为心前区域做按揉按摩→接下来绕大圈再做整个乳房的按抚，逆时针 4 次，顺时针 4 次。同法做另一侧，8 次 / 组。

第四节综合按摩：双手掌合十，置于胸前，做整个胸前区的上下疏通按摩，8 次 / 组。

（二）安全护理

1. 入院时向患者介绍病房安全守则及入院须知，正确指导患者使用呼叫器、病房设施，告知患者及陪护自备所需生活用品。

2. 提高用药安全，建立与完善特殊情况下医务人员之间的有效沟通，做到准确执行医嘱，指导高龄患者及患有基础疾病患者按时按量服用慢性病药及专科用药。

3. 安排高危的患者临近护士站，以便观察。保持夜间足够的照明。

4. 向患者讲解使用诊疗仪器过程中不要随意更换及调动仪器，避免造成皮肤烫伤、红肿。

（三）饮食护理

1. 进食以清淡、高营养、高维生素、高蛋白、易消化饮食为主，多吃绿叶蔬菜、瘦肉、牛奶、豆制品，如红豆粥、山药粥、羊肉和羊肝、鸽子肉、海带、南瓜、红薯、绿豆、胡萝卜、玉米、全麦、猕猴桃、葡萄等。

2. 忌高糖、高脂肪饮食、辛辣、刺激性强、烘烤、腌制、油炸、不易消化的食物，如牛肉、山羊肉、动物脂肪、凉皮、黄面、鸡肉、浓茶、咖啡、韭菜、火锅等，避免饮酒。

3. 内服成熟剂时宜给予易消化的食物，如鸽子汤、羊肉汤、羊肝、菠菜面、红豆粥、软饭等，适量增加蔬菜、水果及富含纤维的食物；忌牛肉、山羊肉、凉菜、咸菜、泡菜、啤酒、白酒、红酒、醋、冷藏冰冻饮食及各种海鲜制品。

4. 内服清除剂时宜给予清淡、易消化、营养丰富的食物，如那仁、哨子面、羊肉汤等，多饮水，多吃新鲜水果及蔬菜等；忌寒性、刺激性饮食，如辣子、醋、凉皮子、海鲜火锅等。

（四）情志护理

1. 异常脾液质型：患者反应慢，好幻想，精神压抑，易感痛苦，胆小。指导患者对患者采取温和的态度，应多给患者安慰和关怀，用通畅的语言耐心地向患者详细讲解子宫肌瘤的知识，注意患者的情志疏导，避免其情绪波动，使其保持心境平和，可采取分散注意力方式，如创造安静、舒适的环境，引导病患正确对待疾病，使其保持乐观的心态，并树立战胜疾病的信心。

2. 无味黏液质型：患者较沉重，对外界反应较慢，不合群，睡眠多，对患者采取温和的态度，多与患者交流、谈心，引导患者多与外界接触，给予其关心和鼓励，使患者克服悲观情绪。

乳腺结肿（乳腺增生）维吾尔医护理效果评价表

科室：　　入院时间：　　出院时间：　　住院天数：　　纳入临床路径：是□　否□

患者姓名：　　性别：　　年龄：　　住院号：　　文化程度：　　地址：

证候诊断：异常脾液质型□　　涩味黏液质型□　　其他□

一、护理效果、依从性及满意度评价

主要症状	主要辩证施护方法	护理技术	患者对护理的依从性			患者对护理的满意度			护理效果
			依从	部分	不依从	满意	一般	不满意	
疼痛□	1. 评估疼痛□评分： 2. 保证患者有良好的睡眠□ 3. 其他护理措施：	1. 乳房孜马地□　应用次数：　次，应用时间：　天							好□　较好□ 一般□　差□ 疼痛评分：
		2. 乳房特地硬□　应用次数：　次，应用时间：　天							
		3. 其他□　应用次数：　次，应用时间：　天							
肿胀□	1. 观察月经前后□ 2. 保持乳房清洁，可用橄榄油按摩□ 3. 解说相关知识□ 4. 其他护理措施：	1. 乳房特地硬疗法□　应用次数：　次，应用时间：　天							好□　较好□ 一般□　差□
		2. 乳房孜马地疗法□　应用次数：　次，应用时间：　天							
乳头溢液□	1. 观察□ 2. 保持乳房清洁□ 3. 解说相关知识□ 4. 教会自我检查乳房□ 5. 其他护理措施：	1. 乳房孜马地疗法□　应用次数：　次，应用时间：　天							好□　较好□ 一般□　差□
		2. 其他□　应用次数：　次，应用时间：　天							

续表

主要症状	主要辩证施护方法	护理技术	患者对护理的依从性			患者对护理的满意度			护理效果
			依从	部分	不依从	满意	一般	不满意	
其他：（请注明）									好□ 较好□ 一般□ 差□
健康指导									好□ 较好□ 一般□ 差□

二、对本病护理方案的评价：

实用性强□　　实用性较强□　　实用性一般□　　不实用□　　改进意见：

三、评价人（责任护士）姓名：________　技术职称：________　完成日期：________　护士长签名：________

外阴白斑（外阴上皮非瘤样病变）维吾尔医护理方案

一、常见证候要点

（一）咸味黏液质型

主症：外阴皮肤颜色发白，外阴瘙痒奇痒，夜间为主，抓破后伴有局部痛。

次症：外阴皮肤粗糙，主要波及大阴唇、阴唇间沟、阴蒂及肛门四周等处，常呈对称性。病变部位皮肤增厚似皮革，隆起有皱襞或有鳞屑、湿疹样变。患者面部发白，眼部发白黄，皮肤手触时感觉较寒，皮温相对较低，晨起口苦舌干，尿量相对较多，尿色小便赤黄，舌体大，舌质偏红，苔白显黄脉粗而无力，脉象宽沉、快。

（二）石膏状黏液质型

主症：外阴瘙痒难以忍受，外阴皮肤颜色发白，夜间为主，外阴烧感。

次症：外阴烧感，性交痛，甚至性交困难，主要波及大阴唇、阴唇间沟、阴蒂及阴唇后联合肛周等处，早期见粉红、白色或有光泽的多角形平顶小丘疹融合成片后呈紫癜状，进一步发展时皮肤和黏膜变白、变薄、失去弹性，干燥易皲裂，阴蒂萎缩、粘连，小阴唇变薄，与大阴唇内侧融合以至消失，阴道口挛缩狭窄。患者面部偏黑，眼球发青，脉细缓，眼部发白黄，舌体大，舌苔偏青，舌质暗灰，皮肤手触时感觉较寒，皮温相对较低，晨起口干，尿量相对较多，尿色白。

（三）无味黏液质型

主症：外阴皮肤颜色发白，外阴瘙痒，刺痛，夜间为主。

次症：外阴瘙痒及发白，主要波及大阴唇、阴唇间沟、阴蒂及阴唇后联合肛周等处。瘙痒程度较低，个别患者无外阴瘙痒，幼女患者瘙痒症状不明显，进一步发展时皮肤和黏膜变白、变薄、失去弹性，易皲裂、溃疡，或界限清楚的白色隆起，阴蒂萎缩、粘连，小阴唇变薄，与大阴唇内侧融合以至消失，阴道口挛缩狭窄。面部发白，晨起四肢沉重、浮肿，眼部发白，皮肤潮湿，皮肤手触时感觉较寒，晨起口无味，尿量相对较多，尿色白，反应较慢，语速缓慢，睡眠多，舌体大，舌质宽厚，苔薄白腻，脉粗而无力。

二、常见症状／证候施护

（一）外阴瘙痒，皮肤弹性及色素沉着减退

1. 密切观察外阴肤色状况、皮肤弹性、色素沉着，外阴局部的皮肤与黏膜变白、变粗或萎缩、瘙痒、溃疡、破裂等及并发症，如有异常及时报告医师并遵医嘱处理。

2. 保持患处干爽、通气、清凉，减少刺激与摩擦，忌搔抓。

3. 遵医嘱给予外阴特地民（涂油疗法）护理技术操作。

4. 遵医嘱给予外阴孜马地（敷贴疗法）护理技术操作。
5. 遵医嘱给予苏库普（湿敷疗法）护理技术操作。
6. 遵医嘱给予物理治疗，用 ATM 型微波治疗仪照射外阴。

（二）皮肤破溃

1. 观察外阴皮肤破溃情况、有无渗出液等。
2. 减少刺激与摩擦，忌搔抓。
3. 遵医嘱给予外阴特地民（涂油疗法）护理技术操作。
4. 遵医嘱给予苏库普（湿敷疗法）护理技术操作。

三、维吾尔医特色治疗护理

（一）外阴特地民（涂油疗法）护理技术操作

遵医嘱取适量油剂，用左手掀开大阴唇，右手大拇指轻轻按摩对侧大阴唇 15min，从内向外、从下向上。

（二）外阴孜马地（敷贴疗法）护理技术操作

遵医嘱调制孜玛地药，温度以 38～40℃为宜，敷贴于外阴 30～60min。

（三）苏库普（湿敷疗法）护理技术操作

遵医嘱取药液加热，温度以 40～45℃为宜，将纱布在药液中浸透后敷在患处，湿敷时间一般为 15～20min。操作结束后若局部出现瘙痒、红疹等，勿擅自触碰或抓挠局部皮肤，遵医嘱进行护理。

四、健康指导

（一）生活护理

1. 密切观察外阴肤色状况，外阴局部的皮肤与黏膜变白、变粗或萎缩、瘙痒、溃疡、破裂等及并发症，如有异常及时报告医师并遵医嘱处理。
2. 保持患处干爽、通气、清凉，减少刺激与摩擦，忌搔抓。
3. 注意个人卫生，尤其是经期卫生，用温水清洗会阴部，用质量标准合格的卫生纸。勤换内裤，穿宽松、透气、舒适棉料的内裤，保护皮肤。
4. 治疗期间禁止性生活，经期及月经干净 3d 内禁盆浴、游泳等。

（二）安全护理

1. 入院时向患者介绍病房安全守则及入院须知，正确指导患者使用呼叫器、病房设施，告知患者及陪护自备所需生活用品。
2. 提高用药安全，建立与完善特殊情况下医务人员之间的有效沟通，做到准确执行医嘱，指导高龄患者及患有基础疾病患者按时按量服用慢性病药及专科用药。
3. 安排高危的患者临近护士站，以便观察。保持夜间足够的照明。

4. 向患者讲解使用诊疗仪器过程中不要随意更换及调动仪器，避免造成皮肤烫伤、红肿。

（三）饮食护理

1. 以高热量、营养丰富、易消化饮食为主，忌生冷、辛辣、刺激性强的食物。

2. 肉类：羊肉和羊肝、鸡肉、马肉、兔子肉、鸽子肉等。

3. 干果类：核桃仁、开心果、腰果、巴达木仁、杏仁、瓜子、花生等。

4. 瓜果类：西瓜、无花果、香蕉、红葡萄、桂圆、甜石榴、芒果、沙枣等。

5. 忌：各种凉菜、咸菜、泡菜、啤酒、白酒、苦瓜、香菜、凉菜、咸菜、泡菜等辛辣、刺激性强及冷藏冰冻食物；肉类，如牛肉、山羊肉；瓜果类，如桃子、猕猴桃、菠萝、李子、乌梅、橘子、柚子、山楂、杨梅、柠檬、酸梅、杏子等；各种海鲜和海制品。

6. 内服成熟剂时给予易消化的食物，如鸽子汤、羊肉汤、羊肝、鸡肉、马肉、菠菜面、肉饼、软饭等。适量增加蔬菜、水果及富含纤维的食物，忌牛肉、山羊肉、酸奶、凉菜、咸菜、泡菜、啤酒、白酒、红酒、醋、冷藏冰冻饮食，以及各种海鲜制品。

7. 内服清除剂时给予清淡、易消化、营养丰富的食物，且多饮水，如那仁面、哨子面、鸡肉汤、羊肉汤，多吃新鲜水果及蔬菜等。忌寒性、刺激性饮食，如辣子、醋、凉皮子、海鲜等。

（四）情志调理

外阴白斑病程长，导致许多患者心理压力大，精神负担重。曾经进行过的药物治疗效果不好，易产生沮丧、抑郁、焦虑等情绪。根据患者的心理状态，因人而异地采取疏泄、劝导、解释、安慰等，进行个性化、多样化的护理教育与指导。

指导患者正确对待疾病，保持心情稳定，并树立战胜疾病的信心。给患者讲解相关疾病知识，避免因对疾病的知识缺乏或对治疗的不信任产生的担忧，多与患者交流，给予相应的心理安抚及疏导，调整患者的情绪，鼓励患者积极配合治疗。

1. 无味黏液质型：患者悠然自得，较冷静。应关心患者，多与患者交流，指导患者消除不良情绪，适当运动。

2. 石膏样黏液质型：患者情绪不稳定，心情急躁，应多与患者交流，指导患者不要操之过急，要情绪稳定，适当休息，避免过度劳累。

3. 咸味黏液质型：患者易怒、少寐，应多关心、体贴、安慰患者，多与患者交流，注意患者的情志疏导，避免其情绪波动，使其保持心境平和，可采取分散注意力方式，如创造安静、舒适的环境，也可采用音乐疗法来保持足够的睡眠。

外阴白斑（外阴上皮非瘤样病变）维吾尔医护理效果评价表

科室：　　　　入院时间：　　　　出院时间：　　　　住院天数：　　　　纳入临床路径：是☐　否☐

患者姓名：　　　　性别：　　　　年龄：　　　　住院号：　　　　文化程度：　　　　地址：

证候诊断：咸味黏液质型☐　　　　石膏状黏液质型☐　　　　无味黏液质型☐　　　　其他☐

一、护理效果、依从性及满意度评价

<table>
<tr><th rowspan="2">主要症状</th><th rowspan="2">主要辩证施护方法</th><th rowspan="2">护理技术</th><th colspan="3">患者对护理的依从性</th><th colspan="3">患者对护理的满意度</th><th rowspan="2">护理效果</th></tr>
<tr><th>依从</th><th>部分</th><th>不依从</th><th>满意</th><th>一般</th><th>不满意</th></tr>
<tr><td rowspan="4">外阴瘙痒☐</td><td rowspan="4">1. 评估外阴瘙痒　有☐　无☐
2. 保证患者有良好的睡眠☐
3. 保持外阴清洁、干燥☐
4. 其他护理措施：</td><td>1. 外阴特地民☐　应用次数：　次，应用时间：　天</td><td></td><td></td><td></td><td></td><td></td><td></td><td rowspan="4">好☐　较好☐
一般☐　差☐</td></tr>
<tr><td>2. 外阴孜玛地☐　应用次数：　次，应用时间：　天</td><td></td><td></td><td></td><td></td><td></td><td></td></tr>
<tr><td>3. 苏库普☐　应用次数：　次，应用时间：　天</td><td></td><td></td><td></td><td></td><td></td><td></td></tr>
<tr><td>4. 其他☐　应用次数：　次，应用时间：　天</td><td></td><td></td><td></td><td></td><td></td><td></td></tr>
<tr><td rowspan="4">皮肤弹性及色素沉着减退☐</td><td rowspan="4">1. 评估皮肤弹性一般☐　差☐
2. 评估皮肤色素沉着情况有☐　无☐
3. 保持外阴清洁☐
4. 其他护理措施：</td><td>1. 外阴特地民☐　应用次数：　次，应用时间：　天</td><td></td><td></td><td></td><td></td><td></td><td></td><td rowspan="4">好☐　较好☐
一般☐　差☐</td></tr>
<tr><td>2. 外阴孜玛地☐　应用次数：　次，应用时间：　天</td><td></td><td></td><td></td><td></td><td></td><td></td></tr>
<tr><td>3. 苏库普☐　应用次数：　次，应用时间：　天</td><td></td><td></td><td></td><td></td><td></td><td></td></tr>
<tr><td>4. 其他☐　应用次数：　次，应用时间：　天</td><td></td><td></td><td></td><td></td><td></td><td></td></tr>
<tr><td rowspan="3">皮肤溃疡☐</td><td rowspan="3">1. 观察☐
2. 外阴清洁☐
3. 解说相关知识☐
4. 其他护理措施：</td><td>1. 外阴特地民☐　应用次数：　次，应用时间：　天</td><td></td><td></td><td></td><td></td><td></td><td></td><td rowspan="3">好☐　较好☐
一般☐　差☐</td></tr>
<tr><td>2. 苏库普☐　应用次数：　次，应用时间：　天</td><td></td><td></td><td></td><td></td><td></td><td></td></tr>
<tr><td>3. 其他☐　应用次数：　次，应用时间：　天</td><td></td><td></td><td></td><td></td><td></td><td></td></tr>
</table>

续表

主要症状	主要辩证施护方法	护理技术	患者对护理的依从性			患者对护理的满意度			护理效果
			依从	部分	不依从	满意	一般	不满意	
其他：（请注明）									好□ 较好□ 一般□ 差□
健康指导									好□ 较好□ 一般□ 差□

二、对本病护理方案的评价：

实用性强□　　实用性较强□　　实用性一般□　　不实用□　　改进意见：

三、评价人（责任护士）姓名：________　技术职称：________　完成日期：________　护士长签名：________

膝关节肿（膝骨性关节炎）维吾尔医护理方案

一、常见证候要点

（一）异常黏液质型

1. 涩味黏液质型

主症：关节疼痛、僵硬，活动受限，活动时有摩擦响声，关节腔积液及畸形。

次症：体形虚胖，膝关节疼痛以深部痛为特征，得热舒服，发病前有寒湿饮食。

2. 石膏样黏液质型

主症：关节疼痛、僵硬，活动受限，活动时有摩擦响声，关节腔积液及畸形。

次症：局部烧热痛，体形胖，皮温手感稍热，舌苔薄白黄色，口味苦，脉粗、硬、快。

（二）异常脾液质型

主症：关节疼痛，僵硬，活动受限，且活动时疼痛加重，有摩擦响声，关节腔积液及畸形。

次症：可伴有口干咽燥，舌苔薄棕褐色，脉弦细，关节周围干燥，皮肤色暗，受潮湿和热觉舒适，常有痉挛，肿胀质硬，关节僵硬较多见。

二、常见症状／证候施护

（一）膝关节疼痛

1. 观察并进行评估：疼痛的诱因、部位、性质，疼痛时间，持续时间，膝关节活动情况，膝关节形态，伴随症状与天气变化的关系，疼痛程度。做好疼痛评分，可应用“数字评分法”评分，记录具体分值。

2. 责任护士在患者服药期间，密切观察生命体征、病情变化，与主管医生一起阶段性评估并进行辩证分析。疼痛评分高者每天进行疼痛评分，观察疼痛减轻情况，同时还要观察舌苔、脉象、皮肤、大小便颜色等方面，观察结果，及时向主管医生报告。

3. 遵医嘱给予物理治疗。护士遵医嘱进行微波治疗并向患者讲解治疗目的及注意事项。

4. 坐式瑜伽：经常进行坐式瑜伽运动，能够有效地消除膝关节炎所引起的疼痛感。以下 6 种瑜伽姿势可以对缓解膝关节炎有很大的帮助：幼椅式变体、束脚式、侧卧、仰卧手拉腿、单腿站立平衡、坐立前屈式。适合老年人的具体锻炼是坐位或仰卧位，将膝关节伸直，绷紧大腿肌肉，足向头部背屈，同时绷紧小腿肌肉，每次坚持 3～4min，每天可做 3～4 遍。

5. 遵医嘱给予膝关节努合热斯特地民（涂油疗法）护理技术操作。

6. 遵医嘱给予帕雪雅疗法（泡肢疗法）。

7. 遵医嘱给予拔罐疗法。

8. 遵医嘱给予科玛特（药熏疗法）护理技术操作。

（二）膝关节肿胀

1. 进行评估：膝关节形态，红肿的程度，诱发因素，皮温，皮肤颜色及完整性。及时向主管医生反馈。

2. 保持标准体重，肥胖者应建立减肥计划，对膝关节减少关节负重。减肥锻炼可采取游泳、骑单车、徒步、瑜伽等。

3. 遵医嘱给予物理治疗。

4. 遵医嘱给予膝关节努合热斯孜马地（敷贴疗法）护理技术操作。

5. 遵医嘱给予帕雪雅疗法（泡肢疗法）。

6. 遵医嘱给予科玛特（药熏疗法）护理技术操作。

（三）膝关节僵硬、活动受限

1. 进行评估：僵硬发生时间，关节活动度，关节活动受限的范围和生活自理能力，对屈伸不利者，做好安全防护措施（提起床档），防止跌倒，老年患者按级别贴跌倒提示，预防其他意外事件发生。

2. 先被动后主动逐渐地进行膝关节的屈伸，避免暴力，循序渐进进行床上股四头肌锻炼。进行康复训练，如卧床蹬腿、双腿下垂摆动、双膝内侧外侧扶揉等。

3. 为改善僵硬，遵医嘱给予膝关节努合热斯孜马地（敷贴疗法）护理技术操作。

4. 为松解关节周围软组织，改善僵硬程度，遵医嘱给予膝关节努合热斯特地民（涂油疗法）护理技术操作。

5. 护士遵医嘱给患者使用智能关节康复器（CPM），并向患者讲解治疗目的及注意事项。

6. 遵医嘱给予土法牵引减轻关节压力。

7. 遵医嘱给予帕雪雅疗法（泡肢疗法）。

8. 遵医嘱给予科玛特（药熏疗法）护理技术操作。

三、维吾尔医特色治疗护理

（一）膝关节努合热斯特地民（涂油疗法）护理技术操作

遵医嘱取适量油剂，用手掌涂于患处并擦抹均匀，使油剂被充分吸收（以患处为中心，擦抹 5～10min），加热 20min。

（二）膝关节努合热斯孜马地（敷贴疗法）护理技术操作

调制好孜马地药，温度以 38～40℃为宜，均匀涂于患处（厚度为 0.3～0.5cm），把纸棉敷在患处，包扎固定，药物敷贴时间为 8～12h。

（三）科玛特（药熏疗法）护理技术操作

遵医嘱将维草药在沸水中浸泡 15min，利用药材浸液经煮沸后产生的蒸汽熏蒸介质（蚕沙、土盐、麦穗等）及药渣混合物致透心，装入药袋放在患处 3～5cm，用被褥包裹至颈部，熏蒸 20～30min，药袋温度降至 38～42℃后，贴敷于体表，时间为 20min。

四、健康指导

（一）生活护理

1. 局部注意保暖，避免受凉。加强对膝关节的保护。

2. 患肢可垫软枕抬高，避免爬山，以免膝关节过度负重。避免长期站立、跪位和蹲位。可利用手杖、步行器等协助活动。

3. 适当控制体重，增加户外活动、日光照射，防止骨质疏松。

4. 预防跌倒起床三步如下：

第一步：平卧 3min，在起床之前，首先让自己完全清醒，在仰卧的情况下，睁大双眼，凝视天花板或窗外几分钟，使大脑思路清晰，完全适应从睡觉到清晰的状态，再缓缓坐起来。

第二步：半卧 3min，坐起来后，应呈半卧状，双眼正视前方，或头颈稍做转动，持续 2～3min，再将双脚移至床沿，睁眼静坐 3min，使自己完全地清醒过来。

第三步：床边静坐 3min，此时已经完全清醒，身体各部分也都反应正常，这时便可以缓缓起身，正常行动。

（二）安全护理

1. 入院时向患者介绍病房安全守则及入院须知，正确指导患者使用呼叫器、病房设施，告知患者及陪护自备所需生活用品。

2. 提高用药安全，建立与完善特殊情况下医务人员之间的有效沟通，做到准确执行医嘱，指导高龄患者及患有基础疾病患者按时按量服用慢性病药及专科用药。

3. 安排高危的患者临近护士站，以便观察。保持夜间足够的照明。

4. 向患者讲解使用诊疗仪器过程中不要随意更换及调动仪器，避免造成皮肤烫伤、红肿。

（三）饮食护理

1. 根据患者的气质与体液质、病情变化适当调整饮食结构，制定合理饮食计划。

2. 进食以清淡、营养丰富、高热量、易消化饮食为主，如鸽子汤、肉汤等，多吃水果。

3. 忌油腻、煎炸、酸辣、生冷、辛辣等难以消化及刺激性强食物，包括凉皮、海鲜、辣椒、酒、酸奶、熏肉等。

4. 服用成熟剂期间，饮食宜清淡、易消化，如农民饭、稀饭、纳仁、汤饭、鸡蛋面、馕、瘦肉汤等。适量增加蔬菜、水果及富含纤维的食物。不宜给予辛辣、刺激性、生冷、油腻、煎烤、不易消化的食物。如抓饭、烤包子、烤肉、牛肉、馕坑肉、凉皮、海鲜、酸奶、辣椒、熏肉、酒、各种冷饮等。

5. 服用清除剂期间，饮食宜清淡、易消化，如农民饭、稀饭、纳仁、汤饭、鸡蛋面、馕、瘦肉汤等。适量增加蔬菜、水果及富含纤维的食物。不宜给予辛辣、刺激性、生冷、油腻、煎烤、不易消化的食物。如抓饭、烤包子、烤肉、牛肉、馕坑肉、凉皮、海鲜、酸奶、辣椒、熏肉、酒、各种冷饮等。

（四）情志调理

1. 涩味黏液质型：患者依赖性强，要指导患者树立信心，坚持独立的观点。

2. 石膏样黏液质型：患者易出现空想，要多与患者交流，体贴关心患者，给患者创造安静、舒适的环境，多与患者接触、交流、谈心，讲解相关疾病知识，语言亲切，态度和蔼，使患者树立战胜疾病的信心。

3. 异常脾液质型：患者因病因复杂、治疗时间过长、关节疼痛剧烈、长期活动受限，表现为多虑、情绪急躁，个别治疗效果不佳而常常表现出不同情绪反应及心理变化。应多给患者安慰和关怀，用通畅的语言耐心地向患者详细讲解膝骨关节炎的知识，注意患者的情志疏导、避免其情绪波动，使其保持心境平和。

膝关节肿（膝骨性关节炎）维吾尔医护理效果评价表

科室：　　入院时间：　　出院时间：　　住院天数：　　纳入临床路径：是□　否□

患者姓名：　　性别：　　年龄：　　住院号：　　文化程度：　　地址：

症候诊断：涩味黏液质型□　　石膏样黏液质型□　　异常脾液质型□　　其他□

一、护理效果、依从性及满意度评价

主要症状	主要辩证施护方法	维医护理技术	患者对护理的依从性			患者对护理的满意度			护理效果
			依从	部分	不依从	满意	一般	不满意	
关节疼痛□	1. 评估疼痛□　评分： 2. 评估疼痛性质： 活动痛□　休息痛□压痛□ 3. 适当休息，避免久站、久走□禁止重体力劳动□ 4. 保暖□ 5. 物理治疗□ 6. 其他护理措施：	1. 努合热斯特地民疗法□　应用次数：　次，应用时间：　天							好□　较好□ 一般□　差□ 疼痛评分：
		2. 科玛特疗法□　应用次数：　次，应用时间：　天							
		3. 其他□　应用次数：　次，应用时间：　天							
关节肿胀□	1. 安全评估□ 2. 观察□ 3. 局部冰敷□ 4. 物理治疗□ 5. 其他护理措施：	1. 努合热斯特地民疗法□　应用次数：　次，应用时间：　天							好□　较好□ 一般□　差□
		2. 科玛特疗法□　应用次数：　次，应用时间：　天							
		3. 其他□　应用次数：　次，应用时间：　天							

续表

<table>
<tr><th rowspan="2">主要症状</th><th rowspan="2">主要辩证施护方法</th><th rowspan="2">维医护理技术</th><th colspan="3">患者对护理的依从性</th><th colspan="3">患者对护理的满意度</th><th rowspan="2">护理效果</th></tr>
<tr><th>依从</th><th>部分</th><th>不依从</th><th>满意</th><th>一般</th><th>不满意</th></tr>
<tr><td rowspan="2">关节僵硬□</td><td rowspan="2">1. 评估生活自理能力□
2. 安全评估□
3. 评估伸展度□
4. 其他护理措施：</td><td>1. 科玛特疗法□ 应用次数： 次，应用时间： 天</td><td></td><td></td><td></td><td></td><td></td><td></td><td rowspan="2">好□ 较好□
一般□ 差□</td></tr>
<tr><td>2. 其他□ 应用次数： 次，应用时间： 天</td><td></td><td></td><td></td><td></td><td></td><td></td></tr>
<tr><td colspan="6">健康指导：</td><td></td><td></td><td></td><td>好□ 较好□
一般□ 差□</td></tr>
</table>

二、对本病护理方案的评价：

实用性强□　　实用性较强□　　实用性一般□　　不实用□　　改进意见：

三、评价人（责任护士）姓名：________　技术职称：________　完成日期：________　护士长签名：________

腰突病（腰椎间盘突出）维吾尔医护理方案

一、常见证候要点

（一）异常黏液质型

1. 石膏样黏液质型

主症：腰腿痛，活动受限，站立行走困难，肌肉痉挛。

次症：腰腿痛剧烈，腰部酸痛，膝软乏力。劳累加重，卧则减轻，形体略胖，睡眠梦多，小便呈黄色。舌苔黄腻，口感苦；脉粗、硬、快。

2. 涩味黏液质型

主症：腰腿痛。

次症：腰腿痛如针刺，疼痛以深部冷痛为特征，固定不移，转侧困难。形体略胖，睡眠梦多，小便呈白色。舌质粗，舌苔宽，舌苔边缘白，中间青蓝色；脉略细慢。

3. 咸味黏液质型

主症：腰腿痛，活动受限。

次症：腰部烧痛或刺痛。肤色白，皮肤干、略燥，眼结膜稍黄，小便赤黄，偶尔腹泻，自感内热疲倦嗜睡。舌质粗，舌苔中央黄，周围显白；脉细快。

（二）异常脾液质型

主症：腰痛，放射性神经根性痛。

次症：腰部冷痛为主，转侧不利，静卧疼痛不缓解，得寒则重，得温则舒，常有痉挛，腰部僵硬较多见。体形偏瘦，肤色稍黑。舌质淡，舌苔薄棕褐色；脉搏沉细慢。

二、常见症状 / 证候施护

（一）腰腿疼痛

1. 进行评估：诱因、部位、性质、疼痛时间、持续时间、伴随症状、疼痛程度；做好疼痛评分，可应用“数字评分法”评分，记录具体分值。

2. 急性期严格卧床休息，卧硬板床，保持脊柱平直。恢复期下床活动时佩戴腰托加以保护和支撑，注意起床姿势，宜先行翻身侧卧，再用手臂支撑用力后缓缓起床，忌腰部用力，避免体位的突然改变。

3. 局部注意保暖，防止受凉。保持床单平整及病房安静，避免不良情绪的影响。

4. 遵医嘱进行腰椎努合热斯孜马地（敷贴疗法）护理技术操作。

5. 遵医嘱进行腰椎努合热斯特地民（涂油疗法）护理技术操作。

6. 配合医师行骨盆牵引，牵引重量是患者体重的 1/3～1/2，也可根据耐受程度进行牵引重量调节。

7. 遵医嘱正确应用镇痛药，并观察用药后的反应。

（二）下肢麻木

1. 进行评估：麻木部位、程度及伴随症状并做好记录。
2. 协助患者按摩拍打麻木肢体，力度适中，增进患者舒适度，并询问感受。
3. 做好保暖，指导患者进行下肢关节屈伸运动，促进血液循环。
4. 遵医嘱给予腰椎努合热斯孜马地（敷贴疗法）护理技术操作。
5. 遵医嘱给予腰椎努合热斯特地民（涂油疗法）护理技术操作。

（三）下肢活动受限

1. 评估患者下肢肌力及步态，对肌力下降及步态不稳者，做好安全防护措施，防止其跌倒及其他意外事件的发生。

2. 对卧床期或活动困难患者，指导其进行四肢关节主动运动及腰背肌运动，提高肌肉强度和耐力。

3. 遵医嘱给予腰椎努合热斯孜马地（敷贴疗法）护理技术操作。
4. 遵医嘱给予腰椎努合热斯特地民（涂油疗法）护理技术操作。

三、维吾尔医特色治疗护理

（一）腰椎努合热斯特地民（涂油疗法）护理技术操作

遵医嘱取适量油剂，用手掌涂于患处并擦抹均匀，使油剂被充分吸收（以患处为中心，擦抹 5～10min），加热 20min。

（二）腰椎努合热斯孜马地（敷贴疗法）护理技术操作

遵医嘱调制好孜马地药，温度以 38～40℃为宜，均匀涂于患处（厚度为 0.3～0.5cm），把纸棉敷在患处，包扎固定，药物敷贴时间为 8～12h。月经干净后腰椎部位遵医嘱开始治疗。

四、健康指导

（一）生活护理

1. 急性期间患者以卧床为主，采取舒适体位。卧硬板床，保持脊柱平直。恢复期下床活动时佩戴腰托加以保护和支撑，避免久坐、弯腰。注意起床姿势，宜先行翻身侧卧，再用手臂支撑用力后缓缓起床，忌腰部用力，避免体位的突然改变。

2. 注意局部保暖。做好腰部保护，防止腰部受到外伤，尽量不弯腰提重物，减轻腰部负荷。告知患者捡拾地上的物品时宜双腿下蹲腰部挺直，动作要缓。

3. 指导患者在日常的生活与工作中，注意对腰部的保健，提倡坐硬板凳，宜卧硬板薄软垫床。工作时要做到腰部姿势正确，劳逸结合，防止过度疲劳，同时还要防止寒冷等不良因素的刺激。

4. 指导患者正确咳嗽、打喷嚏方法，注意保护腰部，避免诱发和加重疼痛。

5. 加强腰背肌功能锻炼，要注意持之以恒。

（二）安全护理

1. 入院时向患者介绍病房安全守则及入院须知，正确指导患者使用呼叫器、病房设施，告知患者及陪护自备所需生活用品。

2. 提高用药安全，建立与完善特殊情况下医务人员之间的有效沟通，做到准确执行医嘱，指导高龄患者及患有基础疾病患者按时按量服用慢性病药及专科用药。

3. 安排高危的患者临近护士站，以便观察。保持夜间足够的照明。

4. 向患者讲解使用诊疗仪器过程中不要随意更换及调动仪器，避免造成皮肤烫伤、红肿。

（三）饮食护理

1. 根据患者的气质与体液质、病情变化适当调整饮食结构，制定合理饮食计划。

2. 进食以清淡、高维生素纤维、易消化饮食为主，适当减少高热量食物。

3. 忌油腻、煎炸、酸辣、生冷、辛辣等难以消化及刺激性强食物，包括凉皮、海鲜、辣椒、酒、酸奶、熏肉等食物。

4. 服用成熟剂期间，饮食宜清淡、易消化，如农民饭、稀饭、纳仁、汤饭、鸡蛋面、馕、瘦肉汤等。适量增加蔬菜、水果及富含纤维的食物。不宜给予辛辣、刺激性、生冷、油腻、煎烤、不易消化的食物。如抓饭、烤包子、烤肉、牛肉、馕坑肉、凉皮、海鲜、酸奶、辣椒、熏肉、酒、各种冷饮等。

5. 服用清除剂期间，饮食宜清淡、易消化，如农民饭、稀饭、纳仁、汤饭、鸡蛋面、馕、瘦肉汤等。适量增加蔬菜、水果及富含纤维的食物。不宜给予辛辣、刺激性、生冷、油腻、煎烤、不易消化的食物，如抓饭、烤包子、烤肉、牛肉、馕坑肉、凉皮、海鲜、酸奶、辣椒、熏肉、酒、各种冷饮等。

6. 养成有规律的饮食习惯。早餐 8：30～9：00、午餐 13：30～14：30、晚餐 20：30 之前，避免饭后入睡。

（四）情志调理

1. 异常黏液质型

（1）涩味黏液质型：患者沉稳，不易激动，对外界反应较慢。在进行心理护理时对患者采取温和的态度，经常与患者进行交谈，引导患者与同病房病人尽量多交流。鼓励患者保持愉快的心情，用积极乐观的人生态度对待疾病。

（2）石膏样黏液质型：患者易出现空想，要多与患者交流，体贴关心患者，给患者创造安静、舒适的环境，多与患者接触、交流、谈心，讲解相关疾病知识，语言亲切，态度和蔼，使患者树立战胜疾病的信心。

（3）咸味黏液质型：患者易出现心情急躁、易怒、少寐，要多关心、体贴、安慰患者，多与患者交流，注意患者的情志疏导，使其保持心境平和，可采取分散注意力方式，如创造安静、舒适的环境，也可采用音乐疗法来保持足够的睡眠。

2. 异常脾液质型

患者因病因复杂，治疗时间过长，疼痛剧烈，表现为多虑、情绪急躁，个别治疗效果不佳而常常表现出不同情绪反应及心理变化。应多给患者安慰和关怀，用通俗易懂的语言耐心地向患者详细讲解相关疾病知识，注意患者的情志疏导，避免其情绪波动，使其保持心境平和。

腰突病（腰椎间盘突出）维吾尔医护理效果评价表

科室：　　入院时间：　　出院时间：　　住院天数：　　纳入临床路径：是□　否□

患者姓名：　　性别：　　年龄：　　住院号：　　文化程度：　　地址：

症候诊断：石膏样黏液质型□　　涩味黏液质型□　　咸味黏液质型□　　异常脾液质型□　　其他□

一、护理效果、依从性及满意度评价

<table>
<tr><th rowspan="2">主要症状</th><th rowspan="2">主要辩证施护方法</th><th rowspan="2">维医护理技术</th><th colspan="3">患者对护理的依从性</th><th colspan="3">患者对护理的满意度</th><th rowspan="2">护理效果</th></tr>
<tr><th>依从</th><th>部分</th><th>不依从</th><th>满意</th><th>一般</th><th>不满意</th></tr>
<tr><td rowspan="3">疼痛□</td><td rowspan="3">1. 评估疼痛□　评分：
2. 适当休息、避免久站、久走□
3. 保暖□
4. 禁止重体力劳动□
5. 解说相关知识□
6. 其他护理措施：</td><td>1. 努合热斯孜马地□　应用次数：　次，应用时间：　天</td><td></td><td></td><td></td><td></td><td></td><td></td><td rowspan="3">好□　较好□
一般□　差□
疼痛评分：</td></tr>
<tr><td>2. 努合热斯特地民□　应用次数：　次，应用时间：　天</td><td></td><td></td><td></td><td></td><td></td><td></td></tr>
<tr><td>3. 其他□　应用次数：　次，应用时间：　天</td><td></td><td></td><td></td><td></td><td></td><td></td></tr>
<tr><td rowspan="3">下肢麻木□</td><td rowspan="3">1. 观察□
2. 协助患者按摩拍打麻木肢体□
3. 保暖□
4. 解说相关知识□
5. 其他护理措施：</td><td>1. 努合热斯孜马地□　应用次数：　次，应用时间：　天</td><td></td><td></td><td></td><td></td><td></td><td></td><td rowspan="3">好□　较好□
一般□　差□</td></tr>
<tr><td>2. 努合热斯特地民□　应用次数：　次，应用时间：　天</td><td></td><td></td><td></td><td></td><td></td><td></td></tr>
<tr><td>3. 其他□　应用次数：　次，应用时间：　天</td><td></td><td></td><td></td><td></td><td></td><td></td></tr>
</table>

续表

<table>
<tr><td rowspan="2">主要症状</td><td rowspan="2">主要辩证施护方法</td><td rowspan="2">维医护理技术</td><td colspan="3">患者对护理的依从性</td><td colspan="3">患者对护理的满意度</td><td rowspan="2">护理效果</td></tr>
<tr><td>依从</td><td>部分</td><td>不依从</td><td>满意</td><td>一般</td><td>不满意</td></tr>
<tr><td rowspan="3">活动受限□</td><td rowspan="3">1. 观察□
2. 做好健康教育□
3. 采取安全防护措施□
4. 解说相关知识
5. 其他护理措施：</td><td>1. 努合热斯孜马地□ 应用次数： 次，应用时间： 天</td><td></td><td></td><td></td><td></td><td></td><td></td><td rowspan="3">好□ 较好□
一般□ 差□</td></tr>
<tr><td>2. 努合热斯特地民□ 应用次数： 次，应用时间： 天</td><td></td><td></td><td></td><td></td><td></td><td></td></tr>
<tr><td>3. 其他□ 应用次数： 次，应用时间： 天</td><td></td><td></td><td></td><td></td><td></td><td></td></tr>
<tr><td colspan="6">健康指导：</td><td></td><td></td><td></td><td>好□ 较好□
一般□ 差□</td></tr>
</table>

二、对本病护理方案的评价：

实用性强□ 实用性较强□ 实用性一般□ 不实用□ 改进意见：

三、评价人（责任护士）姓名：________ 技术职称：________ 完成日期：________ 护士长签名：________

颈痛症（颈椎病）维吾尔医护理方案

一、常见证候要点

（一）异常黏液质型

1. 涩味黏液质型：头晕，颈部疼痛，上肢麻木。痛以深部痛为主。体形胖，得热舒服，发病前有寒湿饮食。舌质粗，舌苔边缘白，中间青蓝色；脉略细、慢，小便呈白色，口感涩，局部皮肤干燥。

2. 石膏样黏液质型：头晕，颈部疼痛，上肢麻木，颈部烧痛，疼痛剧烈，既往多有胆囊疾病。体形胖，舌苔黄腻，脉粗、硬、快，小便呈浊黄，口感苦。

3. 咸味黏液质型：头晕，颈部疼痛，上肢麻木，局部烧灼样疼痛。肤色白，皮肤干、略燥，舌质粗，舌苔中央黄，周围显白，眼结膜稍黄，小便赤黄，脉细、快，偶尔腹泻，自感内热，疲倦嗜睡。

（二）异常脾液质型

头晕，颈部疼痛，上肢麻木，痉挛，冷痛为主。肤色暗，全身皮肤干燥，伴有苦干咽燥，舌苔薄棕褐色，脉细、缓。

二、常见症状 / 证候施护

（一）疼痛

1. 评估：诱因、部位、性质、疼痛时间、持续时间、与体位的关系、伴随症状、疼痛程度；做好疼痛评分，可应用“数字评分法”评分，记录具体分值。

2. 适当休息，禁止重体力劳动，避免过度活动引起损伤。

3. 注意局部保暖。

4. 适当锻炼，正确指导患者进行头颈部功能锻炼。

5. 遵医嘱给予颈椎努合热斯特地民（涂油疗法）护理技术操作。

6. 配合医师行颈椎牵引。

7. 遵医嘱给予颈椎努合热斯孜玛地（敷贴疗法）护理技术操作。

（二）眩晕

1. 评估：眩晕的性质、发作时间或持续时间及与体位的改变关系。

2. 避免诱发眩晕加重的姿势或体位。

3. 采取安全防护措施，避免意外发生。

4. 遵医嘱给予物理治疗，如微波、超短波等。

（三）肢体麻木

1. 评估：肢体、程度及与体位的改变关系。
2. 指导患者主动活动麻木肢体。
3. 注意局部保暖。
4. 配合医师行颈椎牵引。
5. 遵医嘱给予颈椎努合热斯孜玛地（敷贴疗法）护理技术操作。

（四）颈肩及上肢活动功能受限

1. 评估：活动受限的范围、持续时间和生活自理能力。必要时采取安全防护措施，避免意外发生。
2. 适当锻炼，正确指导患者进行头颈部及上肢关节功能锻炼。
3. 遵医嘱给予颈椎努合热斯特地硬（涂油疗法）护理技术操作。
4. 遵医嘱给予颈椎努合热斯孜玛地（敷贴疗法）护理技术操作。

三、维吾尔医特色治疗护理

（一）颈椎努合热斯特地硬（涂油疗法）护理技术操作

遵医嘱取适量油剂，用手掌涂于患处并擦抹均匀，使油剂被充分吸收（以患处为中心，擦抹 5～10min），加热 20min。

（二）颈椎努合热斯孜马地（敷贴疗法）护理技术操作

调制好孜马地药，温度以 38～40℃为宜，均匀涂于患处（厚度为 0.3～0.5cm），药物敷贴时间为 30min。

四、健康指导

（一）生活护理

1. 注意局部保暖，避免寒冷、潮湿。
2. 必要时采取安全防护措施，避免意外发生。
3. 适当休息，禁止重体力劳动，避免过度活动引起损伤。避免劳累，防止关节过度负重。
4. 适当锻炼，正确指导患者进行头颈部功能锻炼。
5. 正确睡姿，睡觉的时候不宜用高枕。在保持功能位的前提下，使用颈椎枕头平卧每日 2 次，每次 20～30min。每天坚持做颈部保健操。

（二）安全护理

1. 入院时向患者介绍病房安全守则及入院须知，正确指导患者使用呼叫器、病房设施，告知患者及陪护自备所需生活用品。
2. 提高用药安全，建立与完善特殊情况下医务人员之间的有效沟通，做到准确执行医

嘱，指导高龄患者及患有基础疾病患者按时按量服用慢性病药及专科用药。

3. 安排高危的患者临近护士站，以便观察。保持夜间足够的照明。

4. 向患者讲解使用诊疗仪器过程中不要随意更换及调动仪器，避免造成皮肤红肿、烫伤。

（三）饮食护理

1. 根据病人的体液与气质、病情变化适当调整饮食结构，制定合理饮食计划。

2. 进食以清淡、易消化、高维生素、富含纤维饮食为主，适当减少高热量食物。

3. 忌油腻、煎炸、酸辣、生冷、辛辣等刺激性强食物，包括凉皮、海鲜、辣椒、酒、酸奶、熏肉等食物。

4. 养成有规律的饮食习惯。早餐 8：30-9：00，午餐 13：30-14：30，晚餐 20：30 之前，避免饭后入睡。

（四）情志调理

1. 涩味黏液质型：患者沉稳，不易激动，对外界反应较慢。应对患者采取温和的态度，经常与患者进行交谈，引导患者与同病房的病人尽量多交流，一起看电视、听音乐、散步等。

2. 石膏样黏液质型：患者易空想，要多与患者交流，体贴关心患者，给患者创造安静、舒适的环境，多与病人接触、交流、谈心，讲解有关该疾病的知识，语言亲切、态度和蔼，使患者树立战胜疾病的信心。

3. 咸味黏液质型：患者易心情急躁、易怒、少寐，要多关心、体贴、安慰患者，多与患者交流，注意患者的情志疏导，避免其情绪波动，保持心境平和，可采取分散注意力方式，如创造安静、舒适的环境，也可采用音乐疗法来保持足够的睡眠。

4. 异常脾液质型：患者表现为多虑，要注意病人情绪最佳时间，多给病人安慰和关怀，用通俗易懂的语言耐心地向患者详细讲解相关疾病知识，注意患者的情志疏导，避免其情绪波动，使其保持心境平和。

颈痛症（颈椎病）维吾尔医护理效果评价表

科室：　　入院时间：　　出院时间：　　住院天数：　　纳入临床路径：是□　否□
患者姓名：　　性别：　　年龄：　　住院号：　　文化程度：　　地址：
证候诊断：涩味黏液质型□　石膏样黏液质型□　咸味黏液质型□　异常脾液质型□　其他□

一、护理效果、依从性及满意度评价

主要症状	主要辩证施护方法	护理技术	患者对护理的依从性			患者对护理的满意度			护理效果
			依从	部分	不依从	满意	一般	不满意	
疼痛□	1. 评估疼痛□　评分： 2. 适当休息□ 3. 保暖□ 4. 解说相关知识□ 5. 适当锻炼□ 6. 正确睡姿□ 7. 其他护理措施：	1. 努合热斯特地民□　应用次数：　次，应用时间：　天							好□　较好□ 一般□　差□ 疼痛评分：
		2. 努合热斯孜马地□　应用次数：　次，应用时间：　天							
		3. 其他□　应用次数：　次，应用时间：　天							
眩晕□	1. 观察□ 2. 防止局部过度负重□ 3. 采取安全防护措施□ 4. 其他护理措施：	其他□　应用次数：　次，应用时间：　天							好□　较好□ 一般□　差□
肢体麻木□	1. 观察□ 2. 指导患者主动活动麻木肢体□ 3. 其他护理措施：	努合热斯孜玛地□　应用次数：　次，应用时间：　天							好□　较好□ 一般□　差□
活动受限□	1. 观察□ 2. 适当锻炼□ 3. 采取安全防护措施□ 4. 解说相关知识□ 5. 其他护理措施：	1. 努合热斯特地民□　应用次数：　次，应用时间：　天							好□　较好□ 一般□　差□
		2. 努合热斯孜马地□　应用次数：　次，应用时间：　天							
		3. 其他□　应用次数：　次，应用时间：　天							

续表

主要症状	主要辩证施护方法	护理技术	患者对护理的依从性			患者对护理的满意度			护理效果
			依从	部分	不依从	满意	一般	不满意	
其他：（请注明）									好□ 较好□ 一般□ 差□
健康指导									好□ 较好□ 一般□ 差□

二、对本病护理方案的评价：

实用性强□　实用性较强□　实用性一般□　不实用□　改进意见：

三、评价人（责任护士）姓名：________　技术职称：________　完成日期：________　护士长签名：________

小关节肿（类风湿性关节炎）维吾尔医护理方案

一、常见证候要点

（一）异常黏液质型

1. 无味黏液质型

主症：关节疼痛，晨僵，活动受限，关节肿胀，关节畸形。

次症：患肢关节冰冷，肿胀较重，质软，胀痛。肤色白，体形虚胖，皮肤湿寒，眼稍白，小便呈白色量多，睡觉时口水增多，早晨口味无味。舌质发亮、粗，舌苔薄白，边缘有牙印，脉象粗、长、慢。

2. 石膏样黏液质型

主症：关节疼痛，晨僵，活动受限，关节肿胀、畸形。

次症：关节烧痛，疼痛剧烈，既往多有胆囊疾病，活动时摩擦感。舌苔黄腻，脉粗硬快，小便呈浊黄，体形胖，口感苦。

3. 涩味黏液质型

主症：关节疼痛，晨僵，活动受限，关节肿胀、畸形。

次症：关节痛且以深部疼痛为主。体形胖，得热舒服，发病前有寒湿饮食，小便呈白色，口感涩，局部皮肤干燥。舌质粗，舌苔边缘白、中间青蓝色，脉略细慢。

（二）异常脾液质型

主症：关节疼痛，晨僵，活动受限，关节肿胀、畸形。

次症：以痉挛、冷痛为主。患肢关节肤色暗、干燥，全身皮肤干寒，可伴有苦干咽燥。舌苔薄，棕褐色，脉弦细。

二、常见症状／证候施护

（一）关节疼痛

1. 进行评估：观察并评估疼痛的诱因、部位、性质、疼痛时间、持续时间、关节活动情况、关节形态、伴随症状与天气变化的关系、疼痛程度。做好疼痛评分，可应用“数字评分法”评分，记录具体分值。

2. 观察病情：责任护士在患者服药期间，特别是在服用成熟剂和清除剂时，密切观察生命体征、病情变化，与主管医生一起阶段性评估并进行辩证分析。疼痛评分大于或等于 5 分时，每天进行疼痛评分，观察疼痛减轻情况，其次还要观察舌苔、脉象、皮肤、大小便颜色等，如有变化及时与主管医生报告，可给疗效评价提供更好的可行性依据。

3. 遵医嘱给予物理治疗。为缓解疼痛，改善血液循环，增强代谢过程，增强局部组织营养，促进炎症消散，遵医嘱给予微波治疗并向患者讲解目的及注意事项。

4. 为了减轻关节疼痛遵医嘱给予努合热斯特地民（涂油疗法）护理技术操作。

（二）关节晨僵

1. 进行评估：晨僵发生时间、程度、受累关节及关节活动受限的范围和生活自理能力。

2. 注意防寒保暖，必要时戴手套、护膝、袜套、护腕等。

3. 为改善僵硬程度遵医嘱给予努合热斯孜马地（敷贴疗法）护理技术操作。

4. 为松解关节周围软组织，改善僵硬程度，遵医嘱给予努合热斯特地民（涂油疗法）护理技术操作。

5. 治疗之余进行康复训练，如晨起用力握拳再松开，交替进行 50～100 次（手关节锻炼前先温水浸泡）；床上行膝关节屈伸练习 30 次。

（三）关节肿胀

1. 观察并进行评估：观察疼痛性质、部位、程度、持续时间、伴随症状、关节形态、肿胀的程度，异常时及时向主管医生反馈。

2. 局部保暖并在关节处加护套。

3. 勿持重物，可使用辅助工具，减轻对受累关节的负重。

4. 对患者的关节肿胀、消肿情况进行评估并及时向主管医生反馈。

5. 遵医嘱给予物理治疗。如超短波疗法、微波治疗等。

6. 为减轻肿胀，遵医嘱给予努合热斯孜马地（敷贴疗法）护理技术操作。

（四）活动受限

1. 评估患者关节活动度，对屈伸不利者做好安全防护措施（提起床档），防止跌倒，老年患者按级别贴预防跌倒提示，高龄及活动受限患者嘱家属陪护，生活部分自理的患者责任护士协助，预防其他意外的发生。

2. 做好健康教育预防压疮，高龄及活动受限患者家属陪护，生活部分自理的患者责任护士协助，卧床期间或生活困难患者，要经常帮助其活动肢体，适时更换卧位，受压部位用防压圈或气垫褥保护，防止其发生压疮。

3. 治疗之余进行功能康复。卧床期间或活动困难患者，要经常帮助其活动肢体，适时更换卧位，先被动后主动逐渐地进行关节的屈伸，避免暴力，循序渐进床上进行股四头肌锻炼。

4. 为改善僵硬遵医嘱给予努合热斯孜马地（敷贴疗法）护理技术操作。

5. 为松解关节周围软组织，改善僵硬程度，遵医嘱给予努合热斯特地民（涂油疗法）护理技术操作。

（五）关节畸形

1. 做好安全评估，如日常生活能力、跌倒 / 坠床等，防止跌倒或其他意外事件发生。

2. 遵医嘱给予努合热斯孜马地（敷贴疗法）护理技术操作。

3. 遵医嘱给予努合热斯特地民（涂油疗法）护理技术操作。

三、维吾尔医特色治疗护理

（一）努合热斯特地民（涂油疗法）护理技术操作

遵医嘱取适量油剂，用手掌涂于患处并擦抹均匀，使油剂被充分吸收（以患处为中心，擦抹 5～10min），加热 20min。

（二）努合热斯孜马地（贴敷疗法）护理技术操作

调制好孜马地药，温度以 38～40℃为宜，均匀涂于患处（厚度为 0.3～0.5cm），把纸棉敷在患处，包扎固定，药物敷贴时间为 8～12h。

四、健康指导

（一）生活护理

1. 急性期患者应绝对卧床休息，居室环境宜温暖向阳、通风、干燥，避免寒冷刺激。
2. 症状缓解后应进行适当的功能锻炼，每日适当晒太阳，用温水洗漱，坚持热水泡足。
3. 避免小关节长时间负重，避免不良姿势，减少弯腰、爬高、蹲起等动作。
4. 做好皮肤护理，避免压疮，注意保暖，避免因受风寒湿冷的刺激而诱发。
5. 根据病情进行相关治疗。

（二）安全护理

1. 入院时向患者介绍病房安全守则及入院须知，正确指导患者使用呼叫器、病房设施，告知患者及陪护自备所需生活用品。
2. 提高用药安全，建立与完善特殊情况下医务人员之间的有效沟通，做到准确执行医嘱，指导高龄患者及患有基础疾病患者按时按量服用慢性病药及专科用药。
3. 安排高危的患者临近护士站，以便观察。保持夜间足够的照明。
4. 向患者讲解使用诊疗仪器过程中不要随意更换及调动仪器，避免造成皮肤烫伤、红肿。

（三）饮食护理

1. 根据患者的体液与气质、病情变化适当调整饮食结构，制定合理饮食计划。进食以清淡、营养高、高热量、易消化食物为主，如鸽子汤、肉汤等，多吃新鲜水果。
2. 忌油腻、煎炸、酸辣、生冷、辛辣等刺激性强食物，如凉皮、海鲜、辣椒、酒、酸奶、熏肉等食物。
3. 服药期间饮食宜清淡、易消化，如农民饭、稀饭、纳仁、汤饭、鸡蛋面、馕、瘦肉汤等。适量增加蔬菜、水果及富含纤维的食物。不宜食辛辣、刺激性、生冷、油腻、煎烤、不易消化的食物，如抓饭、烤包子、烤肉、牛肉、馕坑肉、凉皮、海鲜、酸奶、辣椒、熏肉、酒、各种冷饮等。

4. 养成有规律的饮食习惯。早餐 8：30-9：00、午餐 13：30-14：30、晚餐 20：30 之前，避免饭后入睡。

（四）情志调理

1. 异常黏液质型

（1）涩味黏液质型：患者沉稳，不易激动，对外界反应较慢。要对患者采取温和的态度，经常与患者进行交谈，引导患者与同病房病人多交流，鼓励患者保持愉快的心情，用积极乐观的人生态度对待疾病。

（2）石膏样黏液质型：患者易空想，要多与患者交流，体贴关心患者，给患者创造安静、舒适的环境；多与患者接触、谈心，讲解相关疾病知识，语言亲切，态度和蔼，使患者树立战胜疾病的信心。

（3）咸味黏液质型：患者易心情急躁，易怒，少寐，要多关心、体贴、安慰患者，多与患者交流，注意患者的情志疏导，使其保持心境平和，可采取分散注意力方式，如创造安静、舒适的环境，也可采用音乐疗法来保持足够的睡眠。

2. 异常脾液质型

患者因病因复杂、治疗时间过长、疼痛剧烈，表现为多虑、情绪急躁，个别治疗效果不佳者常常表现出不同情绪反应及心理变化。应多给患者安慰和关怀，用通俗易懂的语言耐心地向患者详细讲解相关疾病知识，注意患者的情志疏导，避免其情绪波动，使其保持心境平和。

小关节肿（类风湿性关节炎）维吾尔医护理效果评价表

科室： 入院时间： 出院时间： 住院天数： 纳入临床路径：是□ 否□

患者姓名： 性别： 年龄： 住院号： 文化程度： 地址：

症候诊断：无味黏液质型□ 石膏样黏液质型□ 涩味黏液质型□ 异常脾液质型□ 其他□

一、护理效果、依从性及满意度评价

主要症状	主要辩证施护方法	维医护理技术	患者对护理的依从性			患者对护理的满意度			护理效果
			依从	部分	不依从	满意	一般	不满意	
关节疼痛□	1. 评估疼痛□ 评分： 2. 适当休息□ 3. 保暖□ 4. 禁止重体力劳动□ 5. 解说相关知识□ 6. 其他护理措施：	1. 努合热斯特地民□ 应用次数： 次，应用时间： 天							好□ 较好□ 一般□ 差□ 疼痛评分：
		2. 其他□ 应用次数： 次，应用时间： 天							
晨僵□	1. 评估生活自理能力□ 2. 安全评估□ 3. 评估伸展度□ 4. 其他护理措施：	1. 努合热斯特地民□ 应用次数： 次，应用时间： 天							好□ 较好□ 一般□ 差□ 自理能力评分：
		2. 其他□ 应用次数： 次，应用时间： 天							
关节肿胀□	1. 评估肿胀程度□ 2. 做好健康教育□ 3. 采取安全防护措施□ 4. 解说相关知识□ 5. 其他护理措施：	1. 努合热斯孜马地□ 应用次数： 次，应用时间： 天							好□ 较好□ 一般□ 差□
		2. 其他□ 应用次数： 次，应用时间： 天							

续表

<table>
<tr><th rowspan="2">主要症状</th><th rowspan="2">主要辩证施护方法</th><th rowspan="2">维医护理技术</th><th colspan="3">患者对护理的依从性</th><th colspan="3">患者对护理的满意度</th><th rowspan="2">护理效果</th></tr>
<tr><th>依从</th><th>部分</th><th>不依从</th><th>满意</th><th>一般</th><th>不满意</th></tr>
<tr><td rowspan="2">活动受限□</td><td rowspan="2">1. 评估自理能力□
2. 做好健康教育□
3. 采取安全防护措施□
4. 解说相关知识□
5. 其他护理措施：</td><td>1. 努合热斯孜马地□ 应用次数： 次，应用时间： 天</td><td></td><td></td><td></td><td></td><td></td><td></td><td rowspan="2">好□ 较好□
一般□ 差□
自理能力评分：</td></tr>
<tr><td>2. 其他□ 应用次数： 次，应用时间： 天</td><td></td><td></td><td></td><td></td><td></td><td></td></tr>
<tr><td rowspan="3">关节畸形□</td><td rowspan="3">1. 评估自理能力□
2. 做好健康教育□
3. 采取安全防护措施□
4. 解说相关知识□
5. 其他护理措施：</td><td>1. 努合热斯孜马地□ 应用次数： 次，应用时间： 天</td><td></td><td></td><td></td><td></td><td></td><td></td><td rowspan="3">好□ 较好□
一般□ 差□
自理能力评分：</td></tr>
<tr><td>2. 努合热斯特地民□ 应用次数： 次，应用时间： 天</td><td></td><td></td><td></td><td></td><td></td><td></td></tr>
<tr><td>3. 其他□ 应用次数： 次，应用时间： 天</td><td></td><td></td><td></td><td></td><td></td><td></td></tr>
<tr><td>健康指导：</td><td></td><td></td><td></td><td></td><td></td><td></td><td></td><td></td><td>好□ 较好□
一般□ 差□</td></tr>
</table>

二、对本病护理方案的评价：

实用性强□　　实用性较强□　　实用性一般□　　不实用□　　改进意见：

三、评价人（责任护士）姓名：________　技术职称：________　完成日期：________　护士长签名：________

白病（白癜风）维吾尔医护理方案

一、常见证候要点

（一）甜味黏液质型

主症：白斑。

次症：脉象宽缓，疲倦嗜睡，自感内热，口感甜味，舌质宽厚，舌尖显红，苔薄灰白，尿量增多。白斑底层偏红，多见于面部、手背部等暴露部位。

（二）咸味黏液质型

主症：白斑。

次症：脉象细弱不齐，自感微热，口苦舌干，舌质偏红，苔红显黄，小便赤黄。多见白斑瘙痒，毛发不易发白，病程短、进展快。

（三）酸味黏液质型

主症：白斑。

次症：脉象细弱不齐，常见有皮肤过敏史，发病较缓、进展较快。白斑出现前伴有瘙痒，白斑周围点状群体扩散，多见于头面、手臂的外露部分。

（四）涩味黏液质型

主症：白斑。

次症：脉象细缓，自感畏寒，倾向悲观，手足发冷，引发斑秃，黄褐斑。白斑肤色纯白有光泽，白斑处毛发部分发白，初发常见于手指足趾。

（五）无味黏液质型

主症：白斑。

次症：脉象粗弱，体态略胖，皮肤潮湿，肢冷畏寒，舌质宽厚，苔薄发白，唾液增多，尿多色淡。白斑不纯白，无好发部位，形状不规则，适时治疗很快痊愈。

（六）石膏样黏液质型

主症：白斑。

次症：脉象细缓弱，有时不整齐，心烦急躁。多见白斑单发，进展缓慢，斑色纯白有光泽，斑内毛发多变白，难以治愈。

二、常见症状 / 证候施护

（一）白斑

1. 评估白斑部位、大小、形状、皮损情况等。
2. 遵医嘱给予肌肉注射阿提日拉力。
3. 遵医嘱给予皮肤病日光浴（涂油日晒）护理技术操作。
4. 遵医嘱给予皮肤病特地民（涂油疗法）护理技术操作。
5. 遵医嘱给予皮肤病孜马地（敷贴疗法）护理技术操作。

（二）手足发冷皮肤潮湿

1. 评估患者皮肤潮湿程度。
2. 遵医嘱给予皮肤病特地民（涂油疗法）护理技术操作。
3. 遵医嘱给予帕雪雅疗法（泡肢疗法）。
4. 遵医嘱给予科玛特（药熏疗法）护理技术操作。

（三）瘙痒

1. 评估瘙痒程度，观察局部有无抓痕、血痂、感染。
2. 宜选用柔软、宽松的纯棉内衣。
3. 保持皮肤干燥，避免搔抓。
4. 遵医嘱给予皮肤病特地民（涂油疗法）护理技术操作。

三、维吾尔医特色治疗护理

（一）孜马地（敷贴疗法）护理技术操作

遵医嘱调制孜玛地药，温度以 38～40℃为宜，均匀涂于患处（厚度为 0.3～0.5cm），敷贴 30min。

（二）特地民（涂油疗法）护理技术操作

遵医嘱取适量油剂涂于患处，用手掌或手指反复擦抹 5～10min，使油剂被充分吸收，加热 20min。

（三）日光浴（涂油日晒）护理技术操作

遵医嘱取适量药物涂在患处，照日光，5 月下旬到 9 月上旬是照晒的最佳季节，气温在 25～30℃，治疗最佳时间为天气晴朗的 12：00-17：00，日晒时间长短视患者自身光敏感度、身体耐受程度而定，照晒时间为 20min～3h，不能超过 3h。

（四）科玛特（药熏疗法）护理技术操作

遵医嘱将维草药在沸水中浸泡 15min，利用药材浸液经煮沸后产生的蒸汽熏蒸介质（蚕沙、土盐、麦穗等）及药渣混合物致透心，装入药袋放在患处 3～5cm，用被褥包裹至颈部，熏蒸 20～30min，药袋温度降至 38～42℃后，贴敷于体表，时间为 20min。

四、健康指导

（一）生活护理

1. 注意生活习惯和个人卫生，要穿纯棉内衣，保持皮肤干燥。避免使用含有增白剂类型的化妆品和洗涤剂。

2. 注意锻炼身体，适当运动，增强体质，提高免疫抗病能力。

3. 避免穿紧身衣物，防止局部皮肤受到压迫。保护皮肤，尽量不要出现皮肤损伤及损伤性治疗，避免出现同性反应。

4. 保持病床、病服整洁，给病人提供舒适、安静的治疗环境。

5. 活动时避免暴晒，避免长时间处于寒冷潮湿的环境中。

（二）安全护理

1. 入院时向患者介绍病房安全守则及入院须知，正确指导患者使用呼叫器、病房设施，告知患者及陪护自备所需生活用品。

2. 提高用药安全，建立与完善特殊情况下医务人员之间的有效沟通，做到准确执行医嘱，指导高龄患者及患有基础疾病患者按时按量服用慢性病药及专科用药。

3. 安排高危的患者临近护士站，以便观察。保持夜间足够的照明。

4. 向患者讲解使用诊疗仪器过程中不要随意更换及调动仪器，避免造成皮肤烫伤、红肿。

（三）饮食护理

1. 推荐饮食：偏热性、高热量、维生素 C 含量低的饮食。

（1）肉类：羊肉和动物内脏（肝脏）、马肉、兔子肉、鸽子肉等飞禽肉。

（2）瓜果类：黄香蕉、苹果（甜）、甜瓜（果肉绿色）、无花果、香蕉、红葡萄、桂圆、甜石榴、荔枝、芒果、沙枣等。

（3）干果：核桃仁、开心果、腰果、巴达木、杏仁、瓜子、花生等。

（4）日光浴时宜食橄榄、豆类、芹菜、土豆、红薯、深色绿叶蔬菜、甜菜、坚果、全谷物、黑糖蜜、黑巧克力、椰子汁等。

2. 应忌口饮食

（1）肉类：牛肉、山羊肉、鸡肉。

（2）各种凉菜、咸菜、泡菜、啤酒、白酒、红酒、醋、冷藏冰冻饮食。

（3）蔬菜类：西红柿、苦瓜、香菜、韭菜。

（4）瓜果：西瓜、红枣、桃子、草莓、猕猴桃、菠萝、李子、乌梅、橘子、柚子、山楂、樱桃、杨梅、梨子、柠檬、酸梅、杏子等。

（5）各种海鲜制品，鲜奶和乳制品。

（6）各种含添加剂和高维生素 C 的包装食品和饮料。

3. 服用成熟剂时，饮食宜清淡、易消化，如农民饭、稀饭等。适量增加蔬菜、水果及富含纤维的食物。不宜给予辛辣、刺激性、凉性、油腻、煎烤、不易消化的食物。如抓饭、烤包子、烤肉、牛肉、馕坑肉等。

4. 服用清除剂时，饮食宜清淡、易消化、营养丰富，如馕茶、鸽子汤、羊肉汤、那仁面、菠菜面等。多饮水，多吃新鲜水果及蔬菜。不宜给予辛辣、刺激性、凉性、油腻、煎炸、不易消化的食物，如辣子、醋、凉皮子、各种饮料、牛肉等。

（四）情志调理

由于白病病程长，发生于体表，有碍美观，许多患者心理压力大，精神负担重。如果曾经进行过的药物治疗效果不好，易产生沮丧、抑郁、焦虑等情绪。应根据白病患者的心理状态、文化程度，因人而异地采取疏泄、劝导、解释、安慰等手段，进行个性化、多样化的护理教育与指导。

1. 多和他人沟通。白病症状越来越严重，不能把自己封闭在家里，应经常和身边同事、朋友、邻居等聊天，向他们倾诉心理感受，这样会使患者精神放松，还可以通过和病友相互倾诉释放出内心压力。

2. 增强患者自信心。增强患者自信心对于治疗也是很重要的，建议患者在天气好的时候经常到户外活动，如散步、慢跑等，这样有利于增强免疫力，还可以帮助其散心，尤其是有利于疾病治疗，让患者更好面对社会、接受现实。

3. 亲友的关爱。家人要注意多关心患者生活、身体情况，鼓励患者积极配合医生治疗。治疗期间减少患者压力，帮助患者尽早远离疾病危害，治疗期间避免使用遮盖液。

白病（白癜风）维吾尔医护理效果评价表

科室：　　入院时间：　　出院时间：　　住院天数：　　纳入临床路径：是□　否□

患者姓名：　　性别：　　年龄：　　住院号：　　文化程度：　　地址：

证候诊断：甜味黏液质型□　咸味黏液质型□　酸味黏液质型□　涩味黏液质型□　无味黏液质型□
石膏样黏液质型□　其他□

一、护理效果、依从性及满意度评价

主要症状	主要辩证施护方法	护理技术	患者对护理的依从性			患者对护理的满意度			护理效果
			依从	部分	不依从	满意	一般	不满意	
白斑□	1. 评估白斑部位、大小等□ 2. 生活起居□ 3. 其他护理措施：	1. 皮肤病日光浴□　应用次数：　次，应用时间：　天							好□　较好□ 一般□　差□
		2. 皮肤病特地民□　应用次数：　次，应用时间：　天							
		3. 皮肤病孜马地□　应用次数：　次，应用时间：　天							
		4. 其他□　应用次数：　次，应用时间：　天							
手足发冷皮肤潮湿□	1. 评估皮肤潮湿情况□ 2. 观察□ 3. 解说相关知识□ 4. 其他护理措施：	1. 皮肤病特地民□　应用次数：　次，应用时间：　天							好□　较好□ 一般□　差□
		2. 帕雪雅□　应用次数：　次，应用时间：　天							
		3. 科玛特□　应用次数：　次，应用时间：　天							
		4. 其他□　应用次数：　次，应用时间：　天							
瘙痒□	1. 评估瘙痒情况□ 2. 生活起居□ 3. 其他护理措施：	1. 皮肤病特地民□　应用次数：　次，应用时间：　天							好□　较好□ 一般□　差□
		2. 其他□　应用次数：　次，应用时间：　天							

续表

主要症状	主要辨证施护方法	护理技术	患者对护理的依从性			患者对护理的满意度			护理效果
			依从	部分	不依从	满意	一般	不满意	
其他：（请注明）									好□ 较好□ 一般□ 差□
健康指导：									好□ 较好□ 一般□ 差□

二、对本病护理方案的评价：

实用性强□　　实用性较强□　　实用性一般□　　不实用□　　改进意见：

三、评价人（责任护士）姓名：________　技术职称：________　完成日期：________　护士长签名：________

鳞屑癣（寻常型银屑病）维吾尔医护理方案

一、常见证候要点

（一）异常血液质型

主症：银白色鳞屑，可见薄膜现象，点状出血点。

次症：皮疹不断扩大，皮损颜色红，鳞屑厚积，周围有红晕，痒感较烈，少数出现上呼吸道感染症状。舌红，苔黄，脉搏为硬波浪形，小便色黄。

（二）异常胆液质型

主症：银白色鳞屑，可见薄膜现象，点状出血点。

次症：皮疹多为点滴或片状，基底潮红，表面覆盖银白色鳞屑，瘙痒，夏季加重伴有口渴咽干，便秘。苔薄黄，脉硬且快，小便色黄。皮损部位灼热。

（三）咸味黏液质型

主症：银白色鳞屑，可见薄膜现象，点状出血点。

次症：皮损较深结节，鳞屑厚积，瘙痒比较严重。伴有便秘，舌苔红，苔色黄腻，脉粗硬快，小便色黄。

（四）异常脾液质型

主症：银白色鳞屑，可见薄膜现象，点状出血点。

次症：损害不扩大，多见片状，鳞屑加厚，治疗顽固，多年未治愈，病期稳定，舌苔薄，咖啡色，脉弦细，小便色黄，便秘。

二、常见症状／证候施护

（一）皮损潮红、鳞屑

1. 观察皮疹部位、颜色、形状、鳞屑、有无出血点及同形反应。如突然出现全身弥漫潮红、大量脱屑，并伴有高热等症状或皮肤痛痒剧烈时，立即报告医生。

2. 禁用热水清洗皮肤，避免外伤等。

3. 鳞屑较多的患者宜在擦药前温水洗浴，轻轻去除鳞屑；皮损处留有其他药物时宜用棉球蘸植物油将其拭去；当患处结痂较厚时，用植物油厚涂，待痂皮软化去除后再行涂药。

4. 头皮部位的皮损，擦药前宜把头发剪短；女性患者不愿剪发时，可用梳子将头发分开再上药。

5. 遵医嘱给予皮肤病特地民（涂油疗法）护理技术操作。

6. 遵医嘱给予皮肤病孜马地（敷贴疗法）护理技术操作。

7. 遵医嘱给予苏库普（湿敷疗法）护理技术操作。

（二）皮损肥厚浸润、经久不退

1. 观察皮疹部位、颜色、形状、鳞屑情况。

2. 皮损处留有其他药物时，宜用棉球蘸植物油去除药迹；当患处结痂较厚时，用植物油厚涂，待痂皮软化去除后再行涂药。

3. 遵医嘱给予皮肤病特地民（涂油疗法）护理技术操作。

（三）瘙痒

1. 评估瘙痒程度，观察皮肤有无抓痕、血痂、感染，是否影响睡眠等。

2. 宜选用干净柔软的纯棉衣服，可用手轻轻拍打痒处。

3. 保持皮肤清洁，选用温和、刺激性小的洗涤用品，水温适宜。

4. 遵医嘱给予特地民（涂油疗法）护理技术操作。

5. 遵医嘱给予孜马地（敷贴疗法）护理技术操作。

6. 遵医嘱给予苏库普（湿敷疗法）护理技术操作。

三、维吾尔医特色治疗护理

（一）药物治疗的护理要点

1. 内服成熟剂的观察要点

（1）异常血液质型：调节血液质、抗腐浊、凉血解毒、止痒、润肤。每日 3 次连服 10～15d，服药后进行成熟期的评估。舌苔由黄变淡，脉象温和，睡眠好转，尿量多，颜色变清，软便。

（2）异常胆液质型：调节异常胆液质、清血解毒、止痒、润肤、脱屑。每日 3 次连服 7～9d，服药后进行成熟期的评估，舌苔薄黄变红，脉象温和，睡眠好转，尿量多，颜色变清，软便。

（3）咸味黏液质型：调节异常黏液质、清血通阻、止痒、润肤、脱屑。每日 3 次，连续服用 9～15d，服药后进行成熟期的评估，舌苔由黄腻变淡，脉象温和，睡眠好转，尿量多，颜色变清，软便。

（4）异常脾液质型：调节异常脾液质（成熟疗法、清除疗法）、湿润通阻、止痒、润肤、脱屑。每日 3 次，连续服用 15～21d，服药后进行成熟期的评估，舌苔由薄咖啡色变浅，脉象温和，睡眠好转，尿量多，颜色变清，软便。

（二）特色护理技术

1. 特地民（涂油疗法）护理技术操作

遵医嘱取适量油剂涂于患处，用手掌或手指反复擦抹 5～10min，使油剂被充分吸收，加热 20min。

2. 孜马地（敷贴疗法）护理技术操作

遵医嘱调制孜玛地药，温度以 38～40℃为宜，均匀涂于患处（厚度为 0.3～0.5cm），敷贴 30min。

3. 苏库普（湿敷疗法）护理技术操作

遵医嘱选择药液并加热，温度以 40～45℃为宜，用纱布浸透药液敷于患处，湿敷 20～30min。

四、健康指导

（一）生活护理

1. 保持床单清洁，选用柔软、纯棉制品，减少摩擦。要勤换内衣，

2. 保护皮肤，勤修剪指甲，防止抓挠及强力刺激；禁用热水烫洗，洗澡时禁用强碱性肥皂和洗发水。避免外伤及滥用药物。

3. 劳逸结合，养成良好的生活习惯，学习、工作、休息要适当。保证充足睡眠，避免过度疲劳。

4. 鼓励患者加强健身和文体活动。增强体质，提高免疫力。

（二）安全护理

1. 入院时向患者介绍病房安全守则及入院须知，正确指导患者使用呼叫器、病房设施，告知患者及陪护自备所需生活用品。

2. 提高用药安全，建立与完善特殊情况下医务人员之间的有效沟通，做到准确执行医嘱，指导高龄患者及患有基础疾病患者按时按量服用慢性病药及专科用药。

3. 安排高危的患者临近护士站，以便观察。保持夜间足够的照明。

4. 向患者讲解使用诊疗仪器过程中不要随意调动仪器，避免造成皮肤烫伤、红肿。

（三）饮食护理

1. 服用成熟剂阶段的适宜食物：患者在内服成熟剂阶段给予易消化、清淡食物，如馕、稀饭、汤饭、菜汤、农民饭。

2. 服用清除剂阶段的适宜食物：给予易消化、清淡食物，如馕、稀饭、汤饭、菜汤、农民饭，多饮水，多吃新鲜水果及蔬菜等食物，不宜给予辛辣、刺激性、凉性、油腻、肉及煎炸等不易消化的食物。

3. 主要治疗阶段饮食：汤饭、拉面、纳仁饭、稀饭、少量食羊肉汤、菠菜饺子、包子、炒面、家常米饭、抓饭等营养成分丰富、易消化的食物，多食用新鲜蔬菜水果。

4. 忌口饮食：避免摄取高热量、高蛋白、寒凉以及刺激性强的食物。如熏马肉、牦牛肉、山羊肉、咸菜、泡菜、辣子、醋、各种调料、苹果、甜瓜、韭菜、土豆、皮牙子、臭豆腐、海鲜以及奶制品等。避免饮酒、浓茶、咖啡、冷饮等可能加重病情的饮料。

（四）情志调理

1. 异常血液质型：关心体贴患者，取得患者的信任。多与患者交流，消除其紧张心理，使其保持心境平和。

2. 异常胆液质型：患者易心情急躁，易怒，睡眠紊乱。注意患者的情志疏导，避免其情绪波动，使其保持心境平和，指导患者树立信心。创造安静、舒适的环境，指导患者多看书，让其用听音乐的方式来调节自己的心理状态。

3. 咸味黏液质型：患者易恼怒、少寐，应多与患者交流，注意患者的情志疏导，避免其情绪波动。保证患者有足够的睡眠。

4. 异常脾液质型：患者易少寐、空想，应多与患者沟通，采用倾听、言语开导的方式，体贴关心患者。鼓励家属多陪伴患者，给予患者良好的家庭支持。

鳞屑癣（寻常型银屑病）维吾尔医护理效果评价表

科室：　　入院时间：　　出院时间：　　住院天数：　　纳入临床路径：是□　否□

患者姓名：　　性别：　　年龄：　　住院号：　　文化程度：　　地址：

证候诊断：异常血液质型□　异常胆液质型□　咸味黏液质型□　异常脾液质型□　其他□

一、护理效果、依从性及满意度评价

主要症状	主要辩证施护方法	护理技术	患者对护理的依从性			患者对护理的满意度			护理效果
			依从	部分	不依从	满意	一般	不满意	
皮损潮红、鳞屑□	1. 观察皮损情况□ 2. 皮损护理□ 3. 其他护理措施：	1. 皮肤病特地民□　应用次数：　次，应用时间：　天							好□　较好□ 一般□　差□
		2. 皮肤病孜马地□　应用次数：　次，应用时间：　天							
		3. 苏库普□　应用次数：　次，应用时间：　天							
		4. 其他□　应用次数：　次，应用时间：　天							
皮损肥厚浸润、经久不退□	1. 观察皮损情况□ 2. 皮损护理□ 3. 其他护理措施：	1. 皮肤病特地民□　应用次数：　次，应用时间：　天							好□　较好□ 一般□　差□
		2. 其他□　应用次数：　次，应用时间：　天							
瘙痒□	1. 评估瘙痒情况□ 2. 生活起居□ 3. 其他护理措施：	1. 皮肤病特地民□　应用次数：　次，应用时间：　天							好□　较好□ 一般□　差□
		2. 皮肤病孜马地□　应用次数：　次，应用时间：　天							
		3. 苏库普□　应用次数：　次，应用时间：　天							
		4. 其他□　应用次数：　次，应用时间：　天							

续表

主要症状	主要辨证施护方法	护理技术	患者对护理的依从性			患者对护理的满意度			护理效果
			依从	部分	不依从	满意	一般	不满意	
其他：（请注明）									好□ 较好□ 一般□ 差□
健康指导：									好□ 较好□ 一般□ 差□

二、对本病护理方案的评价：

实用性强□　实用性较强□　实用性一般□　不实用□　改进意见：

三、评价人（责任护士）姓名：________　技术职称：________　完成日期：________　护士长签名：________

水疮（湿疹）维吾尔医护理方案

一、常见证候要点

（一）血液质腐浊型

主症：丘疹、水疱、糜烂。

次症：渗液，糜烂，周围发红，中度瘙痒，波动性肿胀，搔抓破坏皮损，很快扩散周围，大量渗出液呈淡红色，易感染，皮损热感。眼结膜及巩膜潮红，自感内热；舌尖偏红，苔黄腻；脉宽、硬，呈波浪形，小便淡红偏黄灼热，大便硬结。

（二）蓝色胆液质型

主症：丘疹、水疱、糜烂。

次症：淡黄色渗液，剧烈瘙痒，发展快，搔抓破坏皮损，很快扩散周围。眼结膜及巩膜偏黄，口渴咽干，舌质偏红伴口苦，苔黄显白，脉窄、硬、快，小便淡黄，大便硬结。

（三）咸味黏液质型

主症：丘疹、水疱、糜烂。

次症：渗液，结痂，瘙痒较剧烈，发病缓慢，多见于亚急性湿疹，有红斑丘疹、丘疹性水疱、少量渗出，缓慢扩散周围或无，皮损结痂，病变缓慢扩散周围或无。巩膜偏白发黄，舌质偏胖，苔黄偏白，脉宽、硬、慢，小便色清，大便偏软。

（四）异常脾液质型

主症：皮纹加深变厚、结痂、鳞屑。

次症：发病缓慢，色素沉着，瘙痒，多见于慢性湿疹，皮损边界清楚，暗红色，有血痂、抓痕。巩膜偏银色，口干，舌苔发蓝，灰暗，脉细缓，大便硬结，小便色淡偏蓝。

二、常见症状 / 证候施护

（一）红斑、丘疹

1. 观察皮疹部位、颜色、形状等。
2. 禁用热水烫洗皮肤，避免外伤。
3. 保持皮肤清洁，皮损处忌用热水、肥皂水清洗，避免搔抓，防止感染。
4. 遵医嘱给予皮肤病特地民（涂油疗法）护理技术操作。
5. 遵医嘱给予皮肤病孜马地（敷贴疗法）护理技术操作。
6. 遵医嘱给予苏库普（湿敷疗法）护理技术操作。

（二）瘙痒

1. 评估瘙痒程度，观察皮肤有无抓痕、血痂、感染，是否影响睡眠等。
2. 宜选用干净柔软的纯棉衣服，可用手轻轻拍打痒处。
3. 保持皮肤清洁，选用温和、刺激性小的洗涤用品，水温适宜。
4. 遵医嘱给予皮肤病特地民（涂油疗法）护理技术操作。
5. 遵医嘱给予皮肤病孜马地（敷贴疗法）护理技术操作。
6. 遵医嘱给予苏库普（湿敷疗法）护理技术操作。

（三）水疱、糜烂、渗出

1. 观察皮疹渗出、糜烂程度等。
2. 保持皮肤清洁，皮损处忌用热水、肥皂水清洗，避免搔抓，防止感染。
3. 遵医嘱给予皮肤病特地民（涂油疗法）护理技术操作。
4. 遵医嘱给予苏库普（湿敷疗法）护理技术操作。

三、维吾尔医特色护理技术

（一）皮肤病特地民（涂油疗法）护理技术操作

遵医嘱取适量油剂涂于患处，用手掌或手指反复擦抹 5～10min，使油剂被充分吸收，加热 20min。

（二）皮肤病孜马地（敷贴疗法）护理技术操作

遵医嘱调制孜玛地药，温度以 38～40℃为宜，均匀涂于患处（厚度为 0.3～0.5cm），敷贴 30min。

（三）苏库普（湿敷疗法）护理技术操作

遵医嘱选择药液并加热，温度以 40～45℃为宜，用纱布浸透药液敷于患处，湿敷 20～30min。

四、健康指导

（一）生活护理

1. 劳逸结合，养成良好的生活习惯，学习、工作、休息要适当。

2. 保护皮肤，勤修剪指甲，防止搔抓及强力刺激；禁用热水烫洗，避免外伤及滥用药物。选用温和、刺激性小的洗涤用品。

（二）安全护理

1. 入院时向患者介绍病房安全守则及入院须知，正确指导患者使用呼叫器、病房设施，告知患者及陪护自备所需生活用品。

2. 提高用药安全，建立与完善特殊情况下医务人员之间的有效沟通，做到准确执行医

嘱，指导高龄患者及患有基础疾病患者按时按量服用慢性病药及专科用药。

3. 安排高危的患者临近护士站，以便观察。保持夜间足够的照明。

4. 向患者讲解使用诊疗仪器过程中不要随意更换及调动仪器，避免造成皮肤烫伤、红肿。

（三）饮食护理

1. 根据病人的体液质与气质、病情变化适当调整饮食结构。饮食宜清淡、易消化，多食蔬菜和水果，忌食辛辣之品。若发现某种食物能加重或诱发本病时，应禁忌食用。

2. 患者在内服成熟剂阶段给予易消化、清淡、低蛋白食物，如馕、稀饭、汤饭、农民饭。

3. 气质调理后的适宜食汤饭、拉面、纳仁饭、稀饭，少量食羊肉汤、菠菜饺子等营养成分丰富、易消化的食物，多食用新鲜蔬菜水果。

4. 避免摄取高热量、高蛋白、寒凉以及刺激性强的食物，如抓饭、烤肉、羊肉汤、熏马肉、咸菜、泡菜、辣子、白胡椒、黑胡椒、臭豆腐、海鲜以及奶制品等。避免饮酒、浓茶、咖啡等可能加重病情的饮料。

（四）情志护理

1. 血液质腐浊型：患者易紧张，易怒，睡眠紊乱。要关心体贴病人，取得病人的信任。多与患者交流，消除其紧张心理，使其保持心境平和。

2. 蓝色胆液质型：患者易急躁，易怒，睡眠紊乱。要注意患者的情志疏导，避免其情绪波动，使其保持心境平和，指导患者树立信心。创造安静、舒适的环境，指导患者多看书，让其用听音乐的方式来调节自己的心理状态。

3. 咸味黏液质型：患者易恼怒，少寐，要多与患者交流，注意患者的情志疏导，避免其情绪波动。保证患者有足够的睡眠。

4. 异常脾液质型：患者易出现少寐、空想，要多与患者沟通，采用倾听、言语开导的方式，体贴关心患者。鼓励家属多陪伴患者，给予患者良好的家庭支持。

水疮（湿疹）维吾尔医护理效果评价表

科室： 入院时间： 出院时间： 住院天数： 纳入临床路径：是☐ 否☐

患者姓名： 性别： 年龄： 住院号：

证候诊断：血液质腐浊型☐ 蓝色胆液质型☐ 咸性黏液质型☐ 异常脾液质型☐ 其他☐

一、护理效果、依从性及满意度评价

主要症状	主要辩证施护方法	护理技术	患者对护理的依从性			患者对护理的满意度			护理效果
			依从	部分	不依从	满意	一般	不满意	
红斑、丘疹☐	1. 观察皮肤情况☐ 2. 皮肤护理☐ 3. 其他护理措施：	1. 皮肤病特地民☐ 应用次数： 次，应用时间： 天							好☐ 较好☐ 一般☐ 差☐
		2. 皮肤病孜马地☐ 应用次数： 次，应用时间： 天							
		3. 苏库普☐ 应用次数： 次，应用时间： 天							
		4. 其他☐ 应用次数： 次，应用时间： 天							
瘙痒☐	1. 评估瘙痒情况☐ 2. 皮损护理☐ 3. 生活起居☐ 4. 其他护理措施：	1. 皮肤病特地民☐ 应用次数： 次，应用时间： 天							好☐ 较好☐ 一般☐ 差☐
		2. 皮肤病孜马地☐ 应用次数： 次，应用时间： 天							
		3. 苏库普☐ 应用次数： 次，应用时间： 天							
		4. 其他☐ 应用次数： 次，应用时间： 天							
水疱、糜烂、渗出☐	1. 观察皮损情况☐ 2. 皮损护理☐ 3. 其他护理措施：	1. 苏库普☐ 应用次数： 次，应用时间： 天							好☐ 较好☐ 一般☐ 差☐
		2. 皮肤病特地民☐ 应用次数： 次，应用时间： 天							
		3. 其他☐ 应用次数： 次，应用时间： 天							

续表

主要症状	主要辩证施护方法	护理技术	患者对护理的依从性			患者对护理的满意度			护理效果
			依从	部分	不依从	满意	一般	不满意	
其他：（请注明）									好□ 较好□ 一般□ 差□
健康指导：									好□ 较好□ 一般□ 差□

二、对本病护理方案的评价：

实用性强□　　实用性较强□　　实用性一般□　　不实用□　　改进意见：

三、评价人（责任护士）姓名：________　技术职称：________　完成日期：________　护士长签名：________

蚁咬疮（带状疱疹）维吾尔医护理方案

一、常见证候要点

（一）血液质腐浊型

主症：红斑、丘疹、水疱，疼痛为灼胀痛。

次症：疱疹周围发红，疱壁光滑，疱液淡红清亮，底面坚硬。疲倦嗜睡，皮肤潮湿，自感内热，咽部充血，口感甜味，尿量增多，舌质宽厚，舌尖显红，苔黄稍腻；脉硬、波浪形。

（二）蓝色胆液质型

主症：红斑、丘疹、水疱，疼痛为刺灼痛。

次症：疱壁光滑，疱液淡黄，底面坚硬。面色潮黄，急躁易怒，自感微热，喜冷饮食，口苦舌干，小便赤黄，皮肤粗燥、瘙痒，肤色黯淡无华。舌质偏红、苔红显黄；脉细、快、不齐。

（三）异常脾液质型

主症：红斑、丘疹、水疱，疼痛为电击样疼痛，夜间加重。

次症：疱疹周围暗红，疱壁光滑，疱液淡灰，底面坚硬，易留后遗症。发病缓慢，皮损边界清楚，暗红色，巩膜偏银色，尿色偏蓝，大便硬，老年人多见，舌苔蓝、偏白；脉细缓。

二、常见症状 / 证候施护

（一）红斑

1. 评估红斑部位、大小、形状、疼痛程度等情况。
2. 遵医嘱给予皮肤病孜马地（敷贴疗法）护理技术操作。
3. 遵医嘱给予皮肤病特地民（涂油疗法）护理技术操作。

（二）丘疹

1. 评估丘疹部位、大小、颜色、形状、疼痛程度等情况。
2. 遵医嘱给予皮肤病孜马地（敷贴疗法）护理技术操作。
3. 遵医嘱给予皮肤病特地民（涂油疗法）护理技术操作。

（三）水疱

1. 评估水疱部位、大小、颜色、形状、有无脓疱、疼痛程度等情况。
2. 宜选用柔软、宽松衣物，注意个人卫生，保持皮肤干燥，避免交叉感染。
3. 遵医嘱进行水疱清理，若出现继发感染，遵医嘱治疗。
4. 遵医嘱给予皮肤病孜马地（敷贴疗法）护理技术操作。
5. 遵医嘱给予皮肤病特地民（涂油疗法）护理技术操作。

（四）疼痛

1. 评估疼痛部位、类型、规律、程度等。
2. 遵医嘱给予皮肤病孜马地（敷贴疗法）护理技术操作。
3. 遵医嘱给予皮肤病特地民（涂油疗法）护理技术操作。

三、维吾尔医特色治疗护理

（一）皮肤病特地民（涂油疗法）护理技术操作

遵医嘱取适量油剂涂于患处，用手掌或手指反复擦抹 5～10min，使油剂被充分吸收，加热 20min。

（二）皮肤病孜马地（敷贴疗法）护理技术操作

遵医嘱调制孜玛地药，温度以 38～40℃为宜，均匀涂于患处（厚度为 0.3～0.5cm），敷贴 30min。

四、健康指导

（一）生活护理

1. 重症患者需卧床休息，多饮温开水，保持大便通畅。
2. 保持患处干燥、清洁，勤换衣服，避免受凉。
3. 保护皮肤，避免摩擦，水疱不宜挑破。大疱者遵医嘱用无菌注射器抽取疱液，疱壁不宜除去，防止继发感染。

（二）安全护理

1. 入院时向患者介绍病房安全守则及入院须知，正确指导患者使用呼叫器、病房设施，告知患者及陪护自备所需生活用品。
2. 提高用药安全，建立与完善特殊情况下医务人员之间的有效沟通，做到准确执行医嘱，指导高龄患者及患有基础疾病患者按时按量服用慢性病药及专科用药。
3. 安排高危的患者临近护士站，以便观察。保持夜间足够的照明。
4. 向患者讲解使用诊疗仪器过程中不要随意更换及调动仪器，避免造成皮肤烫伤、红肿。

（三）饮食护理

1. 患者在内服成熟剂时给予清淡、低蛋白、易消化食物，如馕、稀饭、汤饭、农民饭。

2. 气质调理后宜食汤饭、拉面、纳仁饭、稀饭，少量食羊肉汤、菠菜饺子等营养成分丰富、易消化的食物，多食用新鲜蔬菜水果。

3. 忌食高热量、高蛋白、热性以及刺激性强的食物，如抓饭、烤肉、羊肉汤、熏马肉、咸菜、泡菜、辣子、白胡椒、黑胡椒、臭豆腐、海鲜以及奶制品等。避免饮酒、浓茶、咖啡等可能加重病情的饮料。

（四）情志护理

1. 血液质腐浊型：患者易紧张，易怒，睡眠紊乱。要关心体贴患者，取得患者的信任。多与患者交流，消除其紧张心理，使其保持心境平和。

2. 蓝色胆液质型：患者易怒。要注意患者的情志疏导，避免其情绪波动，使其保持心境平和。

3. 异常脾液质型：患者易少寐，空想。要多与患者沟通，体贴关心患者。鼓励家属多陪伴患者，给予患者良好的家庭支持。保证患者有足够的睡眠。

蚁咬疮（带状疱疹）维吾尔医护理效果评价表

科室：　　　　入院时间：　　　　出院时间：　　　　住院天数：　　　　纳入临床路径：是□　否□

患者姓名：　　　　性别：　　　　年龄：　　　　住院号：

证候诊断：血液质腐浊型□　　蓝色胆液质型□　　异常脾液质型□　　其他□

一、护理效果、依从性及满意度评价

主要症状	主要辩证施护方法	护理技术	患者对护理的依从性：依从	部分	不依从	患者对护理的满意度：满意	一般	不满意	护理效果
红斑□	1. 观察皮肤情况□ 2. 皮肤护理□ 3. 其他护理措施：	1. 皮肤病特地民□　应用次数：　次，应用时间：　天							好□　较好□ 一般□　差□
		2. 皮肤病孜马地□　应用次数：　次，应用时间：　天							
		3. 其他□　应用次数：　次，应用时间：　天							
丘疹□	1. 观察皮肤情况□ 2. 皮肤护理□ 3. 其他护理措施：	1. 皮肤病孜马地□　应用次数：　次，应用时间：　天							好□　较好□ 一般□　差□
		2. 皮肤病特地民□　应用次数：　次，应用时间：　天							
		3. 其他□　应用次数：　次，应用时间：　天							
水疱□	1. 观察水疱情况□ 2. 皮损护理□ 3. 其他护理措施：	1. 皮肤病特地民□　应用次数：　次，应用时间：　天							好□　较好□ 一般□　差□
		2. 皮肤病孜马地□　应用次数：　次，应用时间：　天							
		3. 其他□　应用次数：　次，应用时间：　天							
疼痛□	1. 评估疼痛等级□ 2. 皮损护理□ 3. 生活起居□ 4. 其他护理措施：	1. 皮肤病特地民□　应用次数：　次，应用时间：　天							好□　较好□ 一般□　差□
		2. 皮肤病孜马地□　应用次数：　次，应用时间：　天							
		3. 其他□　应用次数：　次，应用时间：　天							

续表

主要症状	主要辩证施护方法	护理技术	患者对护理的依从性			患者对护理的满意度			护理效果
			依从	部分	不依从	满意	一般	不满意	
其他：（请注明）									好□　较好□ 一般□　差□
健康指导：									好□　较好□ 一般□　差□

二、对本病护理方案的评价：

实用性强□　实用性较强□　实用性一般□　不实用□　改进意见：

三、评价人（责任护士）姓名：________　技术职称：________　完成日期：________　护士长签名：________

肠溃疮（溃疡性结肠炎）维吾尔医护理方案

一、常见证候要点

（一）异常胆液质型

1. 数量过多的胆液质型

主症：腹泻，脓血便，腹痛灼热，发热。

次症：肛门灼热，脉细、较快，舌苔黄，舌干、易裂，晨起时口苦，皮肤粗糙、干热，面部发黄。

2. 蓝色胆液质型

主症：腹泻，脓血便，腹痛，腹胀与发热。

次症：嗳气，脉细、快，舌苔黄，舌干，晨起时口味苦涩，皮肤干热，面部发黄。

（二）血液质腐浊型

主症：腹泻，脓血便，腹痛，腹胀，腰酸，食少。

次症：头晕眼花，脉粗、缓、波浪状，无舌苔，晨起时口甘，面部发红，乏力，皮肤热湿。

（三）异常脾液质型

主症：腹泻，轻度腹痛，脓血便较少或无脓血便，无发热。

次症：头晕眼花，脉细较慢、弱，舌干，舌苔黑色或灰色，晨起时口味苦涩，消瘦。

（四）异常黏液质型

主症：腹泻，腹痛，脓血便较少，无发热。

次症：头晕眼花，脉粗、较慢、弱，舌苔白，晨起时口黏，舌相对较大，面部暗淡无光，皮肤寒湿。

二、常见症状 / 证候施护

（一）腹痛

1. 密切观察并进行评估：疼痛的部位、性质、疼痛时间、持续时间、疼痛程度。做好疼痛评分，可应用“数字评分法”评分，记录具体分值。

2. 发作时指导患者卧床休息，给予精神安慰，避免过度活动，减轻心里压力，伴有呕吐或便血时立即报告医师。

3. 给患者解释腹痛的原因，教给患者缓解腹痛的方法，如全身放松、转移注意力。

4. 遵医嘱给予欧克乃衣（灌肠疗法）护理技术操作。

（二）腹泻

1. 观察排便次数、量、性质及有无里急后重感，有无诱发因素。
2. 鼓励患者多饮温开水，以防脱水。如出现严重腹泻，要卧床休息。
3. 保持肛门周围皮肤干燥，防止失禁性皮肤损伤。
4. 遵医嘱给予欧克乃衣（灌肠疗法）护理技术操作。

（三）黏液脓血便

1. 观察大便性质、出血程度、排便时间。
2. 遵医嘱给予欧克乃衣（灌肠疗法）护理技术操作。

三、维吾尔医特色治疗护理

欧克乃衣（灌肠疗法）护理技术操作

将导管前端润滑后插入肛门10～15cm，温度以37℃为宜，灌肠后取膝胸卧位20min，药液保留时间为60min，若患者30min内排出灌肠液，需重新灌肠。

四、健康指导

（一）生活护理

1. 重症者应卧床休息，轻者可适当活动。病室安静、整洁，空气清新无异味。
2. 指导患者养成良好的生活习惯，注意劳逸结合，避免熬夜，保证充足的睡眠。
3. 注意个人卫生，养成饭前便后洗手的习惯，大便次数多者便后要清洁干净，做好肛门周围皮肤护理，保持皮肤和内衣清洁、干燥，宜穿纯棉内裤。
4. 加强锻炼，增强体质，提高自身抵抗力。注意保暖，避免腹部受凉。
5. 口渴、烦躁不安者多饮温开水，以防脱水，严重腹泻者要卧床休息。
6. 长期卧床患者应注意防止褥疮的发生，要适时进行翻身，床上全身擦浴，头发护理，修指甲，清洁口腔，做好基础护理。

（二）安全护理

1. 入院时向患者介绍病房安全守则及入院须知，正确指导患者使用呼叫器、病房设施，告知患者及陪护自备所需生活用品。
2. 提高用药安全，建立与完善特殊情况下医务人员之间的有效沟通，做到准确执行医嘱，指导高龄患者及患有基础疾病患者按时按量服用慢性病药及专科用药。
3. 安排高危的患者临近护士站，以便观察。保持夜间足够的照明。
4. 向患者讲解使用诊疗仪器过程中不要随意更换及调动仪器，避免造成皮肤烫伤、红肿。

（三）饮食护理

溃疡性结肠是一种长期的慢性的过程，根据患者的体液质和气质、病情变化适当调整饮食结构，一般以清淡饮食为主，同时要兼顾蛋白质的摄入。

1. 饮食计划

（1）以易消化饮食和含有高维生素的流质或半流质饮食为主，其中少渣饮食最重要，如馕、汤饭、粥、鱼头汤、扁豆、大枣、菠菜、白菜等。

（2）注重水的摄入，多喝水，及时补充丢失的水分；适当摄入蜂蜜水。

（3）要吃高蛋白食物，如鸡蛋、三文鱼。

（4）增加含有高维生素饮食和新鲜蔬菜的摄入，如牛油果、南瓜、香蕉。

（5）有便秘症状时，可以适当地吃新鲜水果，吃瓜果前要烫洗或吃一些蒸熟的苹果、石榴、木瓜；急性发作期不建议吃水果。

（6）服用清除剂期间，饮食宜清淡、易消化、营养丰富，如馕、淡茶、鸽子汤、羊肉汤、那仁面、菠菜面等。多饮水、多吃新鲜水果及蔬菜。

2. 忌口饮食

（1）不宜食用富含肉和脂肪的食物，如油炸食物、花生米、抓饭、肉饼、肉馕、熏马肉、肥肉、烤肉、烤串肉、馕坑肉、牛肉、肉鸡、馕包肉等。

（2）不宜食用粗纤维素、高纤维的食物，如豆类、坚果、糖醇类、果糖、小麦等。

（3）避免碳水化合物及碳水饮料，不吃腐败变质的食物，不喝生水，忌寒性、生冷、冰冻饮食。

（4）不宜食用辛辣、刺激性食物，如辣椒、姜、土豆、韭菜、白薯、大葱、大蒜、凉菜、泡菜、碱菜、凉面、凉粉。

（5）忌牛奶、酸奶及各种乳制品。

（6）避免各种调料剂，如白胡椒、黑胡椒、孜然、花椒、味精、辣椒粉、醋、酱油。

（7）严禁咖啡、浓茶、烟、酒水等。

（8）养成良好的饮食习惯，加强饮食卫生，避免暴饮暴食，饮食不可过热过冷，不可过于饥饿，要少量多餐，充分咀嚼食物，及时进餐。制定合适的进餐时间，早餐时间 8：30-9：30；午餐时间 13：30-14：30；晚餐时间 20：30 之前。

（四）情志调理

1. 异常胆液质型：患者易怒、急躁，情绪不稳定，睡眠不足，对人际关系敏感，对各种刺激反映强烈。要多与患者接触交流，体贴关心患者，选择患者情绪最佳时间耐心、细致地讲解，注意沟通方式和语气，指导患者消除心理紧张和顾虑，如放松、转移注意力、深呼吸等。

2. 血液质腐浊型：要与病人多交流，讲解有关该疾病的知识，语言亲切、态度和蔼，使患者树立战胜疾病的信心。

3. 异常脾液质型：患者多悲观、空想、怨怒、抑郁、离群、少寐，要多与患者接触交流，语言亲切，安慰、体贴、关心患者，给患者创造安静、舒适的环境，对其进行情志疏导，避免其情绪波动，取得病人的信任。患者要保证足够的睡眠，减少心理压力，保持愉快的心情，树立战胜疾病的信心。

4. 异常黏液质型：患者睡眠过多，对外界的反应较慢，依赖性强，要多给患者关怀，用通俗易懂的语言耐心地向患者详细讲解该病的诱发因素、对机体的影响、治疗目的、现状、目前治疗中存在的问题及注意事项、预后、饮食、生活习惯等情况，注意患者的情志疏导，使其树立战胜疾病的信心。

肠溃疮（溃疡性结肠炎）维吾尔医护理效果评价表

科室：　　　　入院时间：　　　　出院时间：　　　　住院天数：　　　　纳入临床路径：是□　否□

患者姓名：　　　　性别：　　　　年龄：　　　　住院号：　　　　文化程度：　　　　地址：

证候诊断：数量过多的胆液质型□　　蓝色胆液质型□　　血液质腐浊型□　　异常脾液质型□　　异常黏液质型□　　其他□

一、护理效果、依从性及满意度评价

主要症状	主要辩证施护方法	护理技术	患者对护理的依从性			患者对护理的满意度			护理效果
			依从	部分	不依从	满意	一般	不满意	
腹痛□	1. 评估疼痛□　评分： 2. 指导患者适当休息 3. 指导患者饮食调护□ 4. 其他护理措施：	1. 欧克乃衣□　应用次数：　次，应用时间：　天							好□　较好□ 一般□　差□ 疼痛评分：
		2. 其他□　应用次数：　次，应用时间：　天							
腹泻□	1. 观察□ 2 避免过饥过饱□ 3. 解说相关知识□ 4. 其他护理措施：	1. 欧克乃衣□　应用次数：　次，应用时间：　天							好□　较好□ 一般□　差□
		2. 其他□　应用次数：　次，应用时间：　天							
粘液脓血便□	1. 观察□ 2. 忌生冷饮食，少食甜，酸之品，戒烟酒□ 3. 解说相关知识□ 4. 其他护理措施：	1. 欧克乃衣□　应用次数：　次，应用时间：　天							好□　较好□ 一般□　差□
		2. 其他□　应用次数：　次，应用时间：　天							

续表

主要症状	主要辩证施护方法	护理技术	患者对护理的依从性			患者对护理的满意度			护理效果
			依从	部分	不依从	满意	一般	不满意	
其他：（请注明）									好□　较好□ 一般□　差□
健康指导									好□　较好□ 一般□　差□

二、对本病护理方案的评价：

实用性强□　　实用性较强□　　实用性一般□　　不实用□　　改进意见：

三、评价人（责任护士）姓名：________　技术职称：________　完成日期：________　护士长签名：________

胃肿（慢性胃炎）维吾尔医护理方案

一、常见证候要点

（一）异常胆液质型

1. 蛋黄色胆液质型

主症：胃区烧痛，反酸或烧心，恶心，泛吐清水。

次症：食欲减退，消瘦，口干味苦，皮肤湿热，眼白发黄，尿少色淡黄，舌细尖红，舌苔淡黄薄，脉粗、快、浅。

2. 过多胆液质型

主症：胃区刺痛，反酸或烧心，恶心，干呕。

次症：食少纳差，消瘦，心烦易怒，睡眠欠佳，口干味苦，皮肤干热，眼白发黄，尿少色淡黄，大便干燥，舌细尖红，舌苔淡黄薄，脉细、快、浅。

（二）异常黏液质型

1. 咸味黏液质型

主症：胃区胀满或胀痛，反酸，恶心，泛吐清水。

次症：食欲减退，嗳气频作，精神疲倦，四肢倦怠，口苦、口臭，皮肤湿寒，眼白发黄，尿较多色白，睡眠尚可，舌淡胖，边有齿痕，舌苔白厚、黄腻，脉粗、慢、浅。

2. 涩味黏液质型

主症：胃区胀满或胀痛，反酸，恶心，干呕。

次症：食少纳差，精神乏倦，身体困重，睡眠欠佳，口干味涩，面部暗淡，皮肤湿寒，眼白发青，大便干结，舌淡胖，边有齿痕，舌苔淡蓝，脉粗、慢、沉。

（三）异常脾液质型

1. 烧焦脾液质型

主症：胃痛隐隐，日久不愈，恶心，干呕。

次症：食少纳差，消瘦，焦虑，抑郁，失眠多梦、肢体发冷，口味苦涩，面部暗淡，眼白发青，尿较少色白，大便干结，舌质细，舌苔灰色或有青，脉细、缓、沉。

2. 腐浊型

主症：胀，腹痛，嗳气。

次症：食欲不振，口臭，易紧张，嗜睡，疲倦，面部发红，眼球红，偏胖，皮肤湿热，尿较少色红，舌质红、较尖，淡薄白苔，脉粗、快、有力。

二、常见症状 / 证候施护

（一）疼痛

1. 观察并进行评估：疼痛的部位、性质、时间、持续时间、疼痛程度。做好疼痛评分，可应用“数字评分法”评分，记录具体分值。

2. 急性发作时宜卧床休息，给予精神安慰，伴有呕吐或便血时立即报告医师，指导患者暂禁饮食，避免活动及精神紧张。

3. 遵医嘱给予买衣代孜马地（敷贴疗法）护理技术操作。

（二）腹胀

1. 密切观察胀满的部位、性质、程度、时间、诱发因素及伴随症状。

2. 鼓励患者饭后适当运动，保持大便通畅。

3. 遵医嘱给予买衣代孜马地（敷贴疗法）护理技术操作。

（三）嗳气、反酸、恶心

1. 观察嗳气、反酸、恶心的频率、程度、伴随症状及饮食的关系。

2. 指导患者饭后不宜立即平卧，发作时立即取坐位，可饮用温开水，若空腹时出现，应立即进食以缓解不适。

3. 遵医嘱给予买衣代孜马地（敷贴疗法）护理技术操作。

三、维吾尔医特色治疗护理

买衣代孜马地（贴敷疗法）护理技术操作

遵医嘱调制孜玛地药，温度以38～40℃为宜，均匀涂于左上腹部（范围15cm×25cm，敷药的厚度为0.3～0.5cm），覆盖保鲜膜后加热30min。餐前、餐后30min不宜做此项操作。

四、健康指导

（一）生活护理

1. 病室安静、整洁，空气清新，温湿度适宜。

2. 生活规律，劳逸结合，适当运动，保证睡眠。急性发作时宜卧床休息。

3. 指导患者养成良好的饮食卫生习惯，制定推荐食谱，改变以往不合理的饮食结构。

4. 指导患者注意保暖，避免腹部受凉，根据气候变化及时增减衣服。

（二）安全护理

1. 入院时向患者介绍病房安全守则及入院须知，正确指导患者使用呼叫器、病房设施，告知患者及陪护自备所需生活用品。

2. 提高用药安全，建立与完善特殊情况下医务人员之间的有效沟通，做到准确执行医

嘱，指导高龄患者及患有基础疾病患者按时按量服用慢性病药及专科用药。

3. 安排高危的患者临近护士站，以便观察。保持夜间足够的照明。

4. 向患者讲解使用诊疗仪器过程中不要随意更换及调动仪器，避免造成皮肤烫伤、红肿。

（三）饮食护理

1. 根据患者的体液与气质、病情变化适当调整饮食结构，制定合理饮食计划。

2. 伴急性大出血或呕吐频繁时，遵医嘱禁食、禁水。

3. 病情好转后，给予易消化、无刺激的少渣半流饮食，恢复期改为少渣软饭，给予高优质蛋白、高热量、富含维生素的食物。

4. 应少食多餐，进食时应细嚼慢咽以使食物充分和胃液相混合，减轻胃的负担。

5. 忌生冷、辛辣等刺激饮食，禁饮含酒精、产气的饮料，避免胃肠道胀气。

6. 养成有规律的饮食习惯。早餐 8：30-9：00，午餐 13：30-15：30，晚餐 20：30 之前，避免饭后入睡。

（四）情志调理

1. 异常胆液质型：患者易躁动，暴躁，情绪不稳定，睡眠少，应多与患者交流，多关心、安慰患者，注意情志疏导，避免其情绪波动，使其保持心情平静。消除不良刺激及情绪波动，可采取分散注意力方式，教会患者自我克制，创造安静、舒适的环境，也可采用音乐疗法来保证患者有足够的睡眠。

2. 异常脾液质型：患者睡眠较少，腼腆，爱幻想，较偏爱独处，在进行心理护理时多关心患者，创造安静、舒适的环境，也可采用音乐疗法来保证足够的睡眠。多与患者交流，保持心境平和，鼓励患者多与周围的人交往。

3. 咸味黏液质型：患者易性情急躁，易怒，少寐，要多关心、体贴、安慰患者，多与患者交流，注意对患者的情志疏导，避免其情绪波动，使其保持心境平和，可采取分散注意力方式，如创造安静、舒适的环境，也可采用音乐疗法来保证患者有足够的睡眠。

胃肿（慢性胃炎）维吾尔医护理效果评价表

科室：　　入院时间：　　出院时间：　　住院天数：　　纳入临床路径：是□　否□

患者姓名：　　性别：　　年龄：　　住院号：　　文化程度：　　地址：

证候诊断：蛋黄色胆液质型□　过多胆液质型□　咸味黏液质型□　涩味黏液质型□　烧焦脾液质型□　腐浊型□　其他□

一、护理效果、依从性及满意度评价

主要症状	主要辩证施护方法	护理技术	患者对护理的依从性			患者对护理的满意度			护理效果
			依从	部分	不依从	满意	一般	不满意	
疼痛□	1. 评估疼痛□　评分： 2. 生活起居□ 3. 其他护理措施：	1. 买衣代孜马地□　应用次数：　次，应用时间：　天							好□　较好□ 一般□　差□
		2. 其他□　应用次数：　次，应用时间：　天							
腹胀□	1. 观察□ 2. 鼓励患者饭后适当运动□ 3. 解说相关知识□ 4. 其他护理措施：	1. 买衣代孜马地□　应用次数：　次，应用时间：　天							好□　较好□ 一般□　差□
		2. 其他□　应用次数：　次，应用时间：　天							
嗳气、反酸、恶心□	1. 观察□ 2. 忌生、冷、油腻饮食，少食甜，酸之品，戒烟酒□ 3. 其他护理措施：	1. 买衣代孜马地□　应用次数：　次，应用时间：　天							好□　较好□ 一般□　差□
		2. 其他□　应用次数：　次，应用时间：　天							

续表

主要症状	主要辩证施护方法	护理技术	患者对护理的依从性			患者对护理的满意度			护理效果
			依从	部分	不依从	满意	一般	不满意	
其他：（请注明）									好□ 较好□ 一般□ 差□
健康指导：									好□ 较好□ 一般□ 差□

二、对本病护理方案的评价：

实用性强□　　实用性较强□　　实用性一般□　　不实用□　　改进意见：

三、评价人（责任护士）姓名：________　　技术职称：________　　完成日期：________　　护士长签名：________

食管肿（胃食管反流病）维吾尔医护理方案

一、常见证候要点

（一）异常胆液质型

1. 浅黄色胆液质型

主症：反酸，烧心，纳差，恶心。

次症：眼薄黄，少眠多梦，皮温略高，尿赤黄，大便黄软便，舌红，舌质细长，舌苔薄黄，脉细、快、浅。

2. 过多的胆液质型

主症：反酸，烧心，纳差，恶心。

次症：面部发黄，眼白发黄，口干苦，皮肤干热，尿少色黄，睡眠差，乏累，容易发气，舌细尖红，舌苔黄厚，脉细、快、浅。

（二）异常黏液质型

1. 咸味黏液质型

主症：反酸，烧心，嗳气，干呕。

次症：面部淡，眼黯淡无光，晨起口较黏，皮肤湿寒，尿多色白，睡眠多，乏累，情绪差，舌象较大，舌苔白厚，脉粗、慢、浅。

2. 涩味黏液质型

主症：反酸，烧心，上腹不适，食少，嗳气。

次症：面部暗淡，眼白淡蓝，晨起口干涩，皮肤湿寒，尿较多色白，睡眠较差，乏累，忧郁，舌象较大，舌苔淡蓝，脉粗、慢、沉。

（三）异常脾液质型

烧焦脾液质

主症：反酸，烧心，上腹不适，纳差，嗳气。

次症：眼淡蓝色，皮温较低，尿黄色，大便黄干结，少眠多梦，舌质细厚，舌苔暗紫，脉细、慢、浅。

二、常见症状 / 证候施护

（一）烧心、反酸、嘈杂

1. 观察烧心、反酸的频率、程度、伴随症状及与饮食的关系。

2. 指导患者饭后 30min 内不宜平卧，就寝时宜抬高床头 30°。反酸明显者，用温淡盐水漱口。口苦、口臭、牙龈肿痛做好口腔护理，可遵医嘱给予维药含漱。

3. 遵医嘱给予买衣代孜马地（贴敷疗法）护理技术操作。

（二）胸骨后灼痛

1. 观察疼痛的部位、性质、程度、持续时间、诱发因素。
2. 注意休息，少量饮温开水，可自上而下按摩胃脘部，使气顺而痛缓。

（三）嗳气、胃脘胀满

1. 观察暖气的时间、次数及伴随症状。
2. 指导患者饭后不宜立即平卧，发作时立即取坐位，可饮用少量温开水，若空腹时出现，应立即进食以缓解不适。
3. 遵医嘱给予买衣代孜马地（贴敷疗法）护理技术操作。

三、维吾尔医特色治疗护理

买衣代孜马地（敷贴疗法）护理技术操作

遵医嘱调制孜玛地药，温度以 38～40℃为宜，均匀涂于左上腹部（范围 15cm × 25cm，敷药的厚度为 0.3～0.5cm），覆盖保鲜膜后加热 30min。餐前、餐后 30min 不宜做此项操作。

四、健康指导

（一）生活护理

1. 病室安静、整洁，空气清新，温湿度适宜。
2. 生活规律，劳逸结合，适当运动，保证睡眠。急性发作时宜卧床休息。
3. 指导患者注意保暖，避免腹部受凉，根据气候变化及时增减衣服。
4. 由于食物反流易发生在夜间，睡前 3h 不宜进食，睡眠时应抬高床头 30°。
5. 餐后宜取直立位或 0.5～1.5h 后进行散步，运动时间 30～40min，以身体发热、微汗、不感到疲劳为宜。
6. 腹部按摩，仰卧位双腿屈曲，用右手的掌心在腹部按顺时针方向做绕圈按摩，也可从上腹往下腹缓缓按摩，每天进行 3～4 次，每次 5～10min。

（二）安全护理

1. 入院时向患者介绍病房安全守则及入院须知，正确指导患者使用呼叫器、病房设施，告知患者及陪护自备须所需生活用品。
2. 提高用药安全，建立与完善特殊情况下医务人员之间的有效沟通，做到准确执行医嘱，指导高龄患者及患有基础疾病患者按时按量服用慢性病药及专科用药。
3. 安排高危的患者临近护士站，以便观察。保持夜间足够的照明。
4. 向患者讲解使用诊疗仪器过程中不要随意更换及调动仪器，避免造成皮肤烫伤、红肿。

（三）饮食护理

1. 根据患者的体液与气质、病情变化适当调整饮食结构，制定合理饮食计划。

（1）异常胆液质型：宜食疏肝利胆、养胃、助食和胃清热的食品，如萝卜、大枣、无花果干、生姜等。

（2）异常黏液质型：宜食行气止痛、通便、燥湿收敛、健胃的食品，如猕猴桃、莲藕、丝瓜、白菜、蚌肉、扁豆、生姜等。少食甜、酸之品，戒烟酒、浓茶、浓咖啡、韭菜、茴香等。

（3）异常脾液质型烧焦脾液质：宜食健脾温胃、开胃消食、增强支配器官功能的食品，如粳米、莲藕、香菇、山药、莲子等。

2. 应少食多餐，进食时应细嚼慢咽以使食物充分和胃液相混合，减轻胃的负担。

3. 忌生冷、辛辣等刺激饮食，禁饮含酒精、产气的饮料，避免胃肠道胀气。

（四）情志调理

1. 异常胆液质型：患者易暴躁，情绪不稳定，睡眠少，应多与患者交流，多关心、安慰患者，注意情志疏导，避免其情绪波动，使其保持心情平静。消除不良刺激及情绪波动，可采取分散注意力方式。教会患者自我克制，创造安静、舒适的环境，也可采用音乐疗法来保证患者有足够的睡眠。

2. 异常黏液质型：患者沉稳，不易激动，对外界反映较慢，要对患者采取温和的态度，经常与患者进行交谈，引导患者与同病房的病人尽量多交流，一起看电视、听音乐、散步等，鼓励患者保持愉快的心情，用积极乐观的态度对待疾病。

3. 异常脾液质型：患者睡眠较少，腼腆，爱幻想，较偏爱独处，要多关心患者，创造安静、舒适的环境，也可采用音乐疗法来保证患者有足够的睡眠。多与患者交流，使其保持心境平和，鼓励患者多与周围的人交往。

食管肿（胃食管反流病）维吾尔医护理效果评价表

科室：　　入院时间：　　出院时间：　　住院天数：　　纳入临床路径：是□　否□

患者姓名：　　性别：　　年龄：　　文化程度：　　地址：

证候诊断：浅黄色胆液质型□　过多的胆液质型□　咸味黏液质型□　涩味黏液质型□　烧焦脾液质□　其他□

一、护理效果、依从性及满意度评价

主要症状	主要辩证施护方法	护理技术	患者对护理的依从性			患者对护理的满意度			护理效果
			依从	部分	不依从	满意	一般	不满意	
烧心、反酸、嘈杂□	1. 观察□ 2. 指导患者饭后30min内不宜平卧，就寝时宜抬高床头30°。反酸明显者，用温淡盐水漱口。口苦、口臭、牙龈肿痛做好口腔护理，可遵医嘱应用维药含漱□ 3. 其他护理措施：	1. 买衣代孜马地□　应用次数：　次，应用时间：　天							好□　较好□ 一般□　差□
		2. 其他□　应用次数：　次，应用时间：　天							
胸骨后灼痛□	1. 评估疼痛□　评分： 2. 注意休息，少量饮温开水，可自上而下按摩胃脘部，使气顺而痛缓□ 3. 其他护理措施：	其他□　应用次数：　次，应用时间：　天							好□　较好□ 一般□　差□ 疼痛评分：
嗳气、胃脘胀满□	1. 观察□ 2. 指导患者饭后不宜立即平卧，发作时立即取坐位，可饮用温开水，若空腹时出现，应立即进食以缓解不适□ 3. 忌生冷饮食，少食甜、酸之品，戒烟酒□ 4. 解说相关知识□ 5. 其他护理措施：	1. 买衣代孜马地□　应用次数：　次，应用时间：　天							好□　较好□ 一般□　差□
		2. 其他□　应用次数：　次，应用时间：　天							

续表

主要症状	主要辩证施护方法	护理技术	患者对护理的依从性			患者对护理的满意度			护理效果
			依从	部分	不依从	满意	一般	不满意	
其他：（请注明）									好□ 较好□ 一般□ 差□
健康指导									好□ 较好□ 一般□ 差□

二、对本病护理方案的评价：

实用性强□　　实用性较强□　　实用性一般□　　不实用□　　改进意见：

三、评价人（责任护士）姓名：________　技术职称：________　完成日期：________　护士长签名：________

喘病（支气管哮喘非急性发作期）维吾尔医护理方案

一、常见证候要点

（一）无味黏液质型

主症：遇冷咳嗽，喘息，胸闷，心悸。

次证：口苦，嗜睡，食欲不振，常表现为喉中哮鸣有声，胸膈满闷咳痰稀白，不易咯出，口不干。面色白泽或晦黄，唇色淡白，大便溏薄，色淡黄，有腥臭味，小便清长。

（二）石膏状黏液质型

主症：遇热咳嗽，喘息，胸闷，心悸。

次症：口干，面色发红，头重等。

（三）涩味黏液质型

主症：咳嗽，咳痰，黏痰多，气短白天较重，胸胀痛，胸闷，胃脘部不适。

次症：心悸，气短，倦怠懒言，嗜睡，多梦，面部苍白，眼球发白红，口唇发绀重，晨起口涩味，皮肤湿寒、无光泽，每次尿量少但次数多，颜色较透明，头晕目眩，肢体麻木，腹胀。

（四）异常脾液质型

主症：阵发性咳嗽，胸闷，气短。

次症：常表现为喉中哮鸣有声，经常发作，夜间尤甚，两唇、面颊、指甲青紫，脸部肿胀，肢体不温，口干涩不欲饮，大便干结，小便量多，有沉淀物。

（五）异常胆液质型

主症：偶有咳嗽，烦忧气促，对外界环境刺激敏感。痰黄黏稠或无痰或少痰或带血丝，痰不易咳出。

次症：面干、暗淡无光泽，眼球发黄，唇色红或紫而燥，咽干鼻燥，心悸，胸痛，睡眠差，夜间发作明显。心慌、易怒、反应快、失眠，晨起口酸干，皮肤干热，粗糙无光泽，尿量少，尿色呈黄色或橙色，便秘。

二、常见症状 / 证候施护

（一）喘息、哮鸣

1. 观察呼吸频率、节律、深浅、发作持续时间，发现异常应及时报告医师遵医嘱处理。
2. 取适宜体位，可高枕卧位、半卧位或端坐位。避免剧烈运动、集体活动。

3. 遵医嘱给予氧气吸入。

4. 指导患者进行呼吸功能锻炼，如缩唇呼吸、腹式呼吸等。

5. 遵医嘱给予背部孜马地（敷贴疗法）护理技术操作。

6. 遵医嘱给予医尼克巴布（蒸汽疗法）护理技术操作。

7. 遵医嘱给予拔罐疗法。

8. 遵医嘱给予刮痧疗法。

（二）咳嗽、咳痰

1. 观察咳嗽的性质、程度、持续时间、规律及咳痰的量、颜色、形状和有无肉眼可见的异常物质等。

2. 保持舒适体位，咳嗽剧烈、胸闷者取半卧位。持续性咳嗽时，可频饮温开水。

3. 有效排痰，及时清除呼吸道的痰液，防止呼吸道堵塞而突发窒息。

（1）做深呼吸训练和有效咳嗽。

（2）遵医嘱给予雾化吸入每日 3 次。痰多不易排出、咳嗽无力患者同时给予辅助排痰治疗，治疗后清水漱口。

（3）翻身拍背、胸背部叩击或使用设备促进排痰。

4. 保持口腔清洁，遵医嘱西帕依固龈液漱口每日 3 次，注意口腔卫生，有助于预防口腔感染增进食欲。

5. 遵医嘱给予背部孜马地（敷贴疗法）护理技术操作。

6. 遵医嘱给予医尼克巴布（蒸汽疗法）护理技术操作。

7. 遵医嘱给予通气肚脐孜马地（敷贴疗法）护理技术操作。

8. 遵医嘱给予波胡日（烟熏疗法）护理技术操作。

9. 遵医嘱给予拔罐疗法。

10. 遵医嘱给予刮痧疗法。

（三）胸闷

1. 观察胸闷的性质、保持持续时间、诱发因素及伴随症状等。

2. 让患者保持舒适体位，可采取半坐卧位，协助患者变换舒适体位。

3. 遵医嘱给予氧气吸入。

三、维吾尔医特色治疗护理

（一）背部孜马地（敷贴疗法）护理技术操作

遵医嘱调制孜玛地药，温度以 38～40℃为宜，均匀涂于背部（肩部往下至肋缘，两侧肺部位，范围：30cm × 15cm，敷药的厚度为 0.3～0.5cm），将保鲜膜覆盖于涂药部位，加热 30min。

（二）医尼克巴布（蒸汽疗法）护理技术操作

遵医嘱将维草药放入 300mL 水中煎煮，产生蒸汽后经口鼻吸入 20～30min，餐前、餐后 30min 及饥饿状态下不宜进行治疗。

（三）通气肚脐孜马地（敷贴疗法）护理技术操作

遵医嘱调制孜玛地药，填充于脐部后覆盖纱布，药物留置30min。

（四）波胡日（烟熏疗法）护理技术操作

遵医嘱将药放置水烟药缸内点燃，产生烟雾，教会患者吸入方法，吸入烟雾5～10min。

（五）物理治疗

1. 抹胸拍肺：两手交替在一侧肩部由上至下呈斜线抹至另侧肋下角部，各重复10次。两手自两侧肺尖部开始沿胸廓自上而下拍打各10次。

注意事项：拍肺力度适中。

2. 胸部叩击：患者侧卧位或在他人协助下取坐位，叩击者两手手指弯曲并拢，使掌侧呈杯状，以手腕力量，从肺底自下而上、由外向内、迅速而有节律地叩击胸壁。每一肺叶叩击1～3min，每分钟叩击120～180次，叩击时发出一种空而深的拍击音则表明叩击手法正确。

注意事项：①叩击前听诊评估；②用单层薄布覆盖叩击部位；③叩击时避开乳房、心脏、骨突部位及衣服拉链、纽扣等处；④叩击力量应适中，宜在餐后2h至餐前30min完成。

3. 有效咳嗽：指导患者尽可能采用坐位，先进行深而慢的腹式呼吸5～6次，然后深吸气至膈肌完全下降，屏气3～5s，继而缩唇，缓慢地经口将肺内气体呼出，再深吸一口气屏气3～5s，身体前倾，从胸腔进行2～3次短促有力的咳嗽，咳嗽同时收缩腹肌，或用手按压上腹部，帮助痰液咳出。有效咳嗽不宜在空腹、饱餐时进行，宜在饭后1～2h进行；有效咳嗽时，可让患者怀抱枕头。

4. 振动排痰：可采用振动排痰机每日治疗2～4次，每次15～20min。

注意事项：①不宜在饱餐时进行，宜在餐前或餐后1～2h进行；②叩击头应避开胃肠、心脏、脊柱等部位。③建议使用一次性纸制叩击头罩，避免交叉感染。

（六）呼吸功能锻炼

1. 腹式呼吸：患者取立位、坐位或平卧位，两膝半屈或膝下垫小枕，使腹肌放松。一手放于腹部，一手放于胸部，用鼻缓慢吸气使膈肌最大幅度下降，腹肌松弛，腹部手感向上抬起，胸部手在原位不动，抑制胸廓运动；呼气时腹肌收缩帮助膈肌松弛，膈肌随腹腔内压增加而上抬，增加呼气潮气量。同时可配合缩唇呼气法，每天进行锻炼，时间由短到长，逐渐习惯于平稳而缓慢的腹式呼吸。

2. 缩唇呼吸：患者闭嘴经鼻吸气，然后通过缩唇（吹口哨样）缓慢呼气，同时收缩腹部，吸气和呼气时间比为1∶2或1∶3，尽量深吸慢呼，每分钟呼吸7～8次，每次10～20min。每日锻炼两次。

3. 呼吸操（坐式呼吸操）：坐于椅上或床边，双手握拳，肘关节屈伸4～8次，屈膝深呼；平静深呼吸4～8次；展臂吸气、抱臂呼气4～8次；双膝交替屈伸4～8次，伸吸屈呼；双手抱单膝时吸气，压胸时呼气，左右交替4～8次；双手分别搭同侧肩，上身左右旋转4～8次，旋吸复呼。

注意事项：①呼吸功能锻炼时，全身肌肉要放松，节奏要自然轻松，动作由慢而快；②呼吸功能锻炼不可操之过急，要长期坚持锻炼；③呼吸功能锻炼不宜空腹及饱餐时进行，宜在饭后1～2h进行；④呼吸操每日练习2～3次，每次5～10min，根据个人病情进行，以患者不感到疲劳为宜。

四、健康指导

（一）生活护理

1. 提供整洁、舒适的环境，维持适宜的温度与湿度，减少不良刺激。

2. 指导患者养成良好的生活习惯，注意劳逸结合，消除生活和工作等精神压力，保持环境清洁，病房通风设施良好，保证充足的睡眠，不可熬夜，避免吸烟。

3. 重症者应卧床休息，轻症根据情况适当进行体育锻炼，提高免疫力，增强体质。如散步、跳舞等。

4. 患者避免摄入易致过敏的食物，避免接触宠物，避免接触刺激性气味，避免强烈的神经刺激和剧烈运动。外出时注意保暖，避免冷空气刺激，预防呼吸道感染。

5. 在寒冷季节或气候转变时，及时增减衣物，勿汗出当风，在呼吸道传染病流行期间，尽量避免去人群密集的公共场所，佩戴口罩，注意手卫生。

6. 注意用氧安全。控制氧气的流量，长期低流量给氧的患者，氧气流量1～2L/min，氧气浓度不要超过29%，避免氧气中毒，注意氧气的湿化。

（二）安全护理

1. 入院时向患者介绍病房安全守则及入院须知，正确指导患者使用呼叫器、病房设施，告知患者及陪护自备所需生活用品。

2. 提高用药安全，建立与完善特殊情况下医务人员之间的有效沟通，做到准确执行医嘱，指导高龄患者及患有基础疾病患者按时按量服用慢性病药及专科用药。

3. 安排高危的患者临近护士站，以便观察。保持夜间足够的照明。

4. 向患者讲解使用诊疗仪器过程中不要随意调动仪器，避免造成皮肤烫伤、红肿。

（三）饮食护理

1. 根据患者的体液质与气质、病情变化适当调整饮食结构，制定合理饮食计划，进食以清淡、易消化、高维生素、低脂少渣及营养丰富的流质或无刺激性饮食为主，适当减少高热量食物。

（1）无味黏液质型：宜食祛痰、湿热食品，如大蒜、枸杞子、绿豆、杏仁、核桃仁、巴旦木仁、萝卜、恰玛古、瘦肉、动物肝脏、豆腐、豆浆等。食疗方：羊肉汤、绿豆面条、糖面糊等。

（2）涩味黏液质型：宜食温肺、湿热的食物，如生姜、平纳、孜然、小茴香、杏仁、核桃仁、巴旦木仁、鸡肉、鱼肝油、胡萝卜、南瓜、西瓜等。食疗方：鸡肉汤、鸽子汤等。

（3）石膏样黏液质型：宜食湿热的食物，如香蕉、梨子、恰玛古、羊肉、鸡肉、巴旦木仁、西红柿、青菜、豆腐等。食疗方：羊肉汤、鸽子汤、纳仁、绿豆面条等。

（4）异常脾液质型：宜食湿热的食物，如新鲜蔬菜（白菜、萝卜、胡萝卜、恰玛古、西红柿、黄瓜、冬瓜、菠菜、油菜)、香蕉、梨子、火龙果、鸡肉、绿豆。食疗方：绿豆面条、糖面糊、农民饭、羊肉汤、鸽子汤等。

（5）异常胆液质：宜食凉性食物，如绿豆、杏仁、巴旦木仁、新鲜蔬菜（白菜、萝卜、胡萝卜、恰玛古、西红柿、黄瓜、冬瓜、菠菜、油菜）等。食疗方：绿豆面条、糖面糊、农民饭、羊肉汤等。

2. 多饮水，每日饮水一般在 1500mL 以上，保持呼吸道黏膜的湿润，利于痰液稀释和排出。

3. 内服成熟剂时给予易消化、清淡、低蛋白、低热量、易消化食物，如馕、稀饭、汤饭、农民饭、鱼头汤、糯米粥等。特别注意食物要煮熟，饭不能过热或过凉，要及时进餐，不可暴饮暴食，进食时充分咀嚼食物，适量增加蔬菜、水果及富含纤维的食物，不宜给予辛辣、刺激性、凉性、油腻、煎烤、不易消化的食物，如抓饭、烤包子、烤肉、牛肉、馕坑肉等。

4. 内服清除剂时饮食宜清淡、易消化、营养丰富，如馕茶、鸽子汤、羊肉汤、那仁面、菠菜面等。多饮水、多吃新鲜水果及蔬菜，不宜给予辛辣、刺激性、凉性、油腻、煎炸、不易消化的食物，如辣子、醋、凉皮子、各种饮料、牛肉等。

5. 养成有规律的饮食习惯，避免暴饮暴食、过饥过饱，按时定量进食，避免饭后入睡。早餐：8：30-10：00，午饭：13：30-14：30，晚饭：20：30 之前。

6. 忌生冷、辛辣等刺激性强的食物，包括凉皮、辣椒、酒、马肉、熏肉等食物。需注意的是，奶制品可使痰液变稠，不易排出，从而加重感染，所以要限制牛奶及其制品，避免进食鱼、虾、蟹等易致过敏的食物。

（四）情志调理

1. 无味黏液质型：患者嗜睡、懒惰，对外界反应较慢，不合群。要多与患者交流，嘱患者适当运动，给患者创造欢快、愉悦的环境，多与病人接触、谈心。

2. 涩味黏液质型：患者沉稳，不易激动，对外界反应较慢。对患者采取温和的态度，经常与患者进行交谈，引导患者与同病房的病人尽量多交流，一起看电视、听音乐、散步等。

3. 石膏样黏液质型：患者易出现空想。要多与患者交流，体贴、关心患者，给患者创造安静、舒适的环境，多与患者接触、交流、谈心，讲解相关疾病知识，语言亲切、态度和蔼，使患者树立战胜疾病的信心。

4. 异常脾液质型：患者睡眠较少，腼腆，爱幻想，较偏爱独处。多关心患者，创造安静、舒适的环境，保持足够的睡眠。多与患者交流，保持心境平和。

5. 异常胆液质型：患者易躁动，情绪不稳定，睡眠少，应该多与患者交流，多关心、安慰患者，注意情志疏导，避免其情绪波动，使其保持心情平静。可采取分散注意力方式消除不良刺激及情绪波动。教会患者自我克制，保证足够的睡眠。

喘病（支气管哮喘非急性发作期）维吾尔医护理效果评价表

科室：　　入院时间：　　出院时间：　　住院天数：　　纳入临床路径：是☐　否☐

患者姓名：　　性别：　　年龄：　　住院号：　　文化程度：　　地址：

证候诊断：无味黏液质型☐　石膏样黏液质型☐　涩味黏液质型☐　异脾液质质型☐　异常胆液质型☐　其他☐

一、护理效果、依从性及满意度评价

<table>
<tr><th rowspan="2">主要症状</th><th rowspan="2">主要辩证施护方法</th><th rowspan="2">护理技术</th><th colspan="3">患者对护理的依从性</th><th colspan="3">患者对护理的满意度</th><th rowspan="2">护理效果</th></tr>
<tr><th>依从</th><th>部分</th><th>不依从</th><th>满意</th><th>一般</th><th>不满意</th></tr>
<tr><td rowspan="3">喘息☐
哮鸣☐</td><td rowspan="3">1. 观察☐
2. 体位☐
3. 吸氧☐
4. 指导患者进行呼吸功能锻炼☐
5. 其他护理措施：</td><td>1. 背部孜马地☐　应用次数：　次，应用时间：　天</td><td></td><td></td><td></td><td></td><td></td><td></td><td rowspan="3">好☐　较好☐
一般☐　差☐</td></tr>
<tr><td>2. 医尼克巴布☐　应用次数：　次，应用时间：　天</td><td></td><td></td><td></td><td></td><td></td><td></td></tr>
<tr><td>3. 其他☐　应用次数：　次，应用时间：　天</td><td></td><td></td><td></td><td></td><td></td><td></td></tr>
<tr><td rowspan="5">咳嗽☐
咳痰☐</td><td rowspan="5">1. 观察☐
2. 体位☐
3. 排痰☐
1）深呼吸和有效咳嗽☐
2）雾化、湿化☐
3）翻身拍背、胸背部叩击☐
4）使用设备进行吸痰☐
4. 呼吸功能锻炼☐
5. 保持室内空气新鲜、避免过敏源☐
6. 口腔清洁☐
7. 其他护理措施：</td><td>1. 背部孜马地☐　应用次数：　次，应用时间：　天</td><td></td><td></td><td></td><td></td><td></td><td></td><td rowspan="5">好☐　较好☐
一般☐　差☐</td></tr>
<tr><td>2. 波胡日☐　应用次数：　次，应用时间：　天</td><td></td><td></td><td></td><td></td><td></td><td></td></tr>
<tr><td>3. 医尼克巴布☐　应用次数：　次，应用时间：　天</td><td></td><td></td><td></td><td></td><td></td><td></td></tr>
<tr><td>4. 通气肚脐孜马地☐　应用次数：　次，应用时间：　天</td><td></td><td></td><td></td><td></td><td></td><td></td></tr>
<tr><td>5. 其他☐　应用次数：　次，应用时间：　天</td><td></td><td></td><td></td><td></td><td></td><td></td></tr>
</table>

续表

主要症状	主要辩证施护方法	护理技术	患者对护理的依从性			患者对护理的满意度			护理效果
			依从	部分	不依从	满意	一般	不满意	
胸闷□	1. 观察□ 2. 体位□ 3. 其他护理措施：	其他□ 应用次数： 次，应用时间： 天							好□ 较好□ 一般□ 差□
其他：（请注明）									好□ 较好□ 一般□ 差□
健康指导									好□ 较好□ 一般□ 差□

二、对本病护理方案的评价：

实用性强□ 实用性较强□ 实用性一般□ 不实用□ 改进意见：

三、评价人（责任护士）姓名：________ 技术职称：________ 完成日期：________ 护士长签名：________

气道肿（慢性支气管炎）维吾尔医护理方案

一、常见证候要点

（一）无味黏液质型

主症：咳嗽，咳痰。

次症：咽痒，咳嗽剧烈，痰量多，色白稀薄，易咳出，偶有气短。舌苔薄白腻，舌相对较大，边有齿痕；脉粗、浮、缓、弱。

（二）咸味黏液质型

主症：咳嗽，咳痰。

次症：痰呈黄色，不易咳出，痰黏稠或黏黄，气短、口干。舌质略胖，舌淡红，舌苔白腻略黄，舌相对较大，边有齿痕；脉粗、略快、弱。

（三）石膏样黏液质型

主症：咳嗽，咳痰。

次症：咳嗽频繁，夜间为主，痰暗灰色，黏稠，不易咳出，气短，咽干。舌体胖，舌中间黄腻或干燥，周边发白；脉细、缓、弱。

（四）涩味黏液质型

主症：咳嗽，咳痰。

次症：白天、入睡前咳嗽较多，有时黄痰或白色泡面痰，黏稠，不易咳出，气短较明显，头痛，睡眠欠佳。舌苔灰白，舌相对较大，边有齿痕；脉粗、缓、弱。

（五）异常脾液质型

主症：咳嗽，咳痰。

次症：气短，干咳，痰量不多，胸闷，胸痛，面部暗灰，睡眠欠佳，多梦，脾气大，反复发作。舌苔发青，舌相对较小；脉细、缓、沉。

二、常见症状 / 证候施护

（一）咳嗽，咳痰

1. 观察咳嗽的性质、程度、持续时间、规律及咳痰的量、颜色、形状和有无肉眼可见的异常物质等。

2. 保持舒适体位，咳嗽剧烈、胸闷者取半卧位。持续性咳嗽时，可频饮温开水，以减轻咽喉的刺激。

3. 有效排痰，及时清除呼吸道的痰液，防止呼吸道堵塞而突发窒息。

（1）做深呼吸训练和有效咳嗽。

（2）必要时遵医嘱给予雾化吸入。

（3）翻身拍背、胸背部叩击，痰液黏稠无力咳出者可行机械吸痰。

4. 多饮水，保持呼吸道黏膜的湿润，利于痰液稀释和排出。在心肾功能正常情况下，每天饮水 1500mL 以上。

5. 保持口腔清洁，每日西帕依固龈液漱口 3 次，保持口腔卫生，有助于预防口腔感染增进食欲。

6. 遵医嘱给予背部孜马地（敷贴疗法）护理技术操作。

7. 遵医嘱给予医尼克巴布（蒸汽疗法）护理技术操作。

8. 遵医嘱给予拔罐疗法。

（二）气短

1. 观察气短的程度和有无紫绀。

2. 遵医嘱给予氧气吸入，观察吸氧效果。

3. 取适宜体位，如高枕卧位、半卧位或端坐位。

4. 指导患者采用放松术，如缓慢呼吸、全身肌肉放松、听音乐等。

5. 指导患者进行呼吸功能锻炼，如缩唇呼吸、腹式呼吸等。

6. 遵医嘱给予背部孜马地（敷贴疗法）护理技术操作。

7. 遵医嘱给予医尼克巴布（蒸汽疗法）护理技术操作。

三、维吾尔医特色治疗护理

（一）背部孜马地（敷贴疗法）护理技术操作

遵医嘱调制孜玛地药，药的温度以 38～40℃为宜，均匀涂于背部（肩部往下至肋缘，两侧肺部位，范围：30cm×15cm，敷药的厚度为 0.3～0.5cm），将保鲜膜覆盖在涂药部位，加热 30min。

（二）医尼克巴布（蒸汽疗法）护理技术操作

将维草药放入熏蒸治疗器中，并加适量水，经过加热，产生药蒸汽熏蒸 20～30min，餐前、餐后 30min 及饥饿状态下不宜进行治疗。

（三）波胡日（烟熏疗法）护理技术操作

遵医嘱将药放置水烟药缸内，产生烟雾，教会患者吸入药物方法，吸入烟雾 5～10min。

（四）物理治疗

1. 抹胸拍肺：两手交替在一侧肩部由上至下呈斜线抹至另侧肋下角部，各重复 10 次。两手自两侧肺尖部开始沿胸廓自上而下拍打各 10 次。

注意事项：拍肺力度适中。

2. 胸部叩击：患者侧卧位或在他人协助下取坐位，叩击者两手手指弯曲并拢，使掌侧呈杯状，以手腕力量，从肺底自下而上、由外向内、迅速而有节律地叩击胸壁。每一肺叶叩击 1～3min，每分钟叩击 120～180 次，叩击时发出一种空而深的拍击音则表明叩击手法正确。

注意事项：①叩击前听诊评估；②用单层薄布覆盖叩击部位；③叩击时避开乳房、心脏、骨突部位及衣服拉链、纽扣等处；④叩击力量应适中，宜在餐后 2h 至餐前 30min 完成。

3. 有效咳嗽：指导患者尽可能采用坐位，先进行深而慢的腹式呼吸 5～6 次，然后深吸气至膈肌完全下降，屏气 3～5s，继而缩唇，缓慢地经口将肺内气体呼出，再深吸一口气，屏气 3～5s，身体前倾，从胸腔进行 2～3 次短促有力的咳嗽，咳嗽同时收缩腹肌，或用手按压上腹部，帮助痰液咳出。

注意事项：①不宜在空腹、饱餐时进行，宜在饭后 1～2h 进行；②有效咳嗽时，可让患者怀抱枕头。

4. 振动排痰：可采用振动排痰机每日治疗 2～4 次，每次 15～20min。

注意事项：①不宜在饱餐时进行，宜在餐前或餐后 1～2h 进行；②叩击头应避开胃肠、心脏、脊柱等部位；③建议使用一次性叩击头罩，避免交叉感染。

（五）呼吸功能锻炼

1. 腹式呼吸：患者取立位、坐位或平卧位，两膝半屈或膝下垫小枕，使腹肌放松。一手放于腹部，一手放于胸部，用鼻缓慢吸气使膈肌最大幅度下降，腹肌松弛，腹部手感向上抬起，胸部手在原位不动，抑制胸廓运动；呼气时腹肌收缩帮助膈肌松弛，膈肌随腹腔内压增加而上抬，增加呼气潮气量。同时可配合缩唇呼气法，每天进行锻炼，时间由短到长，逐渐习惯于平稳而缓慢的腹式呼吸。

2. 缩唇呼吸：患者闭嘴经鼻吸气，然后通过缩唇（吹口哨样）缓慢呼气，同时收缩腹部，吸气和呼气时间比为 1∶2 或 1∶3，尽量深吸慢呼，每分钟呼吸 7～8 次，每次 10～20min。每日锻炼两次。

3. 呼吸操（坐式呼吸操）：坐于椅上或床边，双手握拳，肘关节屈伸 4～8 次，屈膝深呼；平静深呼吸 4～8 次；展臂吸气、抱臂呼气 4～8 次；双膝交替屈伸 4～8 次，伸吸屈呼；双手抱单膝时吸气，压胸时呼气，左右交替 4～8 次；双手分别搭同侧肩，上身左右旋转 4～8 次，旋吸复呼。

注意事项：①呼吸功能锻炼时，全身肌肉要放松，节奏要自然轻松，动作由慢而快；②呼吸功能锻炼不可操之过急，要长期坚持锻炼；③呼吸功能锻炼不宜空腹及饱餐时进行，宜在饭后 1～2h 进行；④呼吸操一般每日练习 2～3 次，每次 5～10min，根据个人病情进行，以患者不感到疲劳为宜。

四、健康指导

（一）生活护理

1. 提供整洁、舒适的环境，维持适宜的温度与湿度，减少不良刺激。

2. 指导患者养成良好的生活习惯，注意劳逸结合，消除生活和工作等精神压力，保持环境清洁，病房通风设施良好，限制探视，保证充足的睡眠，不可熬夜，避免吸烟。

3. 应根据情况适当进行体育锻炼，提高免疫力，增强体质。

4. 在寒冷季节或气候转变时，及时增减衣物，勿汗出当风，在呼吸道传染病流行期间，尽量避免去人群密集的公共场所，佩戴口罩，注意手卫生。

5. 经常做深呼吸，腹式呼吸和缩唇呼吸联合应用，提高肺活量，改善呼吸功能。

6. 注意用氧安全。控制氧气的流量，长期低流量给氧的患者，氧气流量 1～2L/min，氧气浓度不要超过 29%，避免氧气中毒的发生，注意氧气的湿化。

（二）安全护理

1. 入院时向患者介绍病房安全守则及入院须知，正确指导患者使用呼叫器、病房设施，告知患者及陪护自备须使用的生活用品。

2. 提高用药安全，建立与完善特殊情况下医务人员之间的有效沟通，做到准确执行医嘱，指导高龄患者及患有基础疾病患者按时按量服用慢性病药及专科用药。

3. 安排高危的患者临近护士站，以便观察。保持夜间足够的照明。

4. 向患者讲解使用诊疗仪器过程中不要随意更换及调动仪器，避免造成皮肤烫伤、红肿。

（三）饮食护理

1. 根据患者的体液质与气质、病情变化适当调整饮食结构，制定合理饮食计划，进食以清淡、易消化、高热量、高优质蛋白和高维生素为主，多吃含有维生素 A、维生素 C 及钙质的食物。补充适量无机盐，同时避免摄入过多碳水化合物及易产气食物。多吃绿叶蔬菜及水果，食物烹饪以蒸、煮为宜，食物宜软烂，以利于消化吸收，同时忌辛辣、肥腻、过甜、过咸及煎炸之品。供给充足的蛋白质和铁。

（1）无味黏液质型：宜食祛痰、湿热食品，如大蒜、枸杞子、绿豆、杏仁、核桃仁、巴旦木仁、萝卜、恰玛古、瘦肉、动物肝脏、豆腐、豆浆等。食疗方：羊肉汤、绿豆面条、糖面糊等。

（2）涩味黏液质型：宜食温肺、湿热的食物，如生姜、平纳、孜然、小茴香、杏仁、核桃仁、巴旦木仁、鸡肉、鱼肝油、胡萝卜、南瓜、西瓜等。食疗方：鸡肉汤、鸽子汤。

（3）石膏样黏液质型：宜食湿热的食物、如香蕉、梨、恰玛古、羊肉、鸡肉、巴旦木仁、西红柿、青菜、豆腐等。食疗方：羊肉汤、鸽子汤、纳仁、绿豆面条等。

（4）咸味黏液质：宜食温肺、湿热的食物，如大蒜、枸杞子、绿豆、杏仁、核桃仁、巴旦木仁、蛋黄、新鲜蔬菜（白菜、萝卜、胡萝卜、恰玛古、西红柿、黄瓜、冬瓜、菠菜、油菜）等。食疗方：绿豆面条、糖面糊、农民饭、羊肉汤、鸽子汤等，多喝蜂蜜水。

（5）异常脾液质型：宜食湿热的食物，如新鲜蔬菜（白菜、萝卜、胡萝卜、恰玛古、西红柿、黄瓜、冬瓜、菠菜、油菜）、香蕉、梨、火龙果、鸡肉、绿豆。食疗方：绿豆面条、糖面糊、农民饭、羊肉汤、鸽子汤等。

2. 多饮水，多喝蜂蜜水，每日饮水量在 1500mL 以上，保持呼吸道黏膜的湿润，利于痰液稀释和排出。

3. 内服成熟剂时给予易消化、清淡、低蛋白、低热量食物，如馕、稀饭、汤饭、农民饭、鱼头汤、糯米粥等。特别注意食物要煮熟，饭不能过热或过凉，要及时进餐，不可暴饮暴食，进食时充分咀嚼食物，适量增加蔬菜、水果及富含纤维的食物，不宜给予辛辣、刺激性、凉性、油腻、煎烤、不易消化的食物，如抓饭、烤包子、烤肉、牛肉、馕坑肉等。

4. 内服清除剂时饮食宜清淡、易消化、营养丰富，如馕茶、鸽子汤、羊肉汤、那仁面、菠菜面等。多饮水、多吃新鲜水果及蔬菜，不宜给予辛辣、刺激性、凉性、油腻、煎炸、不易消化的食物，如辣子、醋、凉皮子、各种饮料、牛肉等。

5. 养成有规律的饮食习惯，避免暴饮暴食、过饥过饱，按时定量进食，避免饭后入睡。早餐 8：30-10：00. 午餐 13：30-14：30，晚餐 20：30 之前。

应忌口饮食：避免食用凉性、刺激性食物，如辣椒、胡椒、韭菜、葱、蒜等辛辣之物。需注意的是，奶制品可使痰液变稠，不易排出，从而加重感染，所以要限制牛奶及其制品，避免进食鱼、虾、蟹、肥肉。

（四）情志调理

1. 无味黏液质型：患者嗜睡、懒惰，对外界反应较慢，不合群。要多与患者交流，嘱患者适当运动，给患者创造欢快、愉悦的环境，多与病人接触、谈心。

2. 涩味黏液质型：患者沉稳，不易激动，对外界反应较慢。对患者采取温和的态度，经常与患者进行交谈，引导患者与同病房的病人尽量多交流，一起看电视、听音乐、散步等。

3. 石膏样黏液质型：患者易出现空想。要多与患者交流，体贴、关心患者，给患者创造安静、舒适的环境，多与患者接触、交流、谈心，讲解有关该疾病的知识，语言亲切、态度和蔼，使患者树立战胜疾病的信心。

4. 咸味黏液质型：患者易性情急躁、易怒、少寐。多与患者交流，注意患者的情志疏导，避免其情绪波动，保证患者足够的睡眠。

5. 异常脾液质型：患者睡眠较少，腼腆，爱幻想，较偏爱独处。多关心患者，创造安静、舒适的环境，也可采用音乐疗法来保持足够的睡眠。多与患者交流，保持心境平和。

气道肿（慢性支气管炎）维吾尔医护理效果评价表

科室：　　入院时间：　　出院时间：　　住院天数：　　纳入临床路径：是□　否□

患者姓名：　　性别：　　年龄：　　住院号：　　文化程度：　　地址：

证候诊断：无味黏液质型□　咸味黏液质型□　石膏样黏液质型□　涩味黏液质型□　异常脾液质型□　其他□

一、护理效果、依从性及满意度评价

<table>
<tr><th rowspan="2">主要症状</th><th rowspan="2">主要辩证施护方法</th><th rowspan="2">护理技术</th><th colspan="3">患者对护理的依从性</th><th colspan="3">患者对护理的满意度</th><th rowspan="2">护理效果</th></tr>
<tr><th>依从</th><th>部分</th><th>不依从</th><th>满意</th><th>一般</th><th>不满意</th></tr>
<tr><td rowspan="3">咳嗽□
咳痰□</td><td rowspan="3">1. 观察□
2. 体位□
3. 排痰□
1）深呼吸和有效咳嗽□
2）雾化、湿化□
3）翻身拍背、胸背部叩击□
4）使用设备进行吸痰□
4. 呼吸功能锻炼□
5. 保持室内空气新鲜、避免过敏源□
6. 口腔清洁□
7. 多饮水□
8. 其他护理措施：</td><td>1. 背部孜马地□　应用次数：　次，应用时间：　天</td><td></td><td></td><td></td><td></td><td></td><td></td><td rowspan="3">好□　较好□
一般□　差□</td></tr>
<tr><td>2. 医尼克巴布□　应用次数：　次，应用时间：　天</td><td></td><td></td><td></td><td></td><td></td><td></td></tr>
<tr><td>3. 其他□　应用次数：　次，应用时间：　天</td><td></td><td></td><td></td><td></td><td></td><td></td></tr>
<tr><td rowspan="3">气短□</td><td rowspan="3">1. 观察□
2. 体位□
3. 吸氧□
4. 指导呼吸功能锻炼</td><td>1. 孜马地□　应用次数：　次，应用时间：　天</td><td></td><td></td><td></td><td></td><td></td><td></td><td rowspan="3">好□　较好□
一般□　差□</td></tr>
<tr><td>2. 医尼克巴布□　应用次数：　次，应用时间：　天</td><td></td><td></td><td></td><td></td><td></td><td></td></tr>
<tr><td>3. 其他□　应用次数：　次，应用时间：　天</td><td></td><td></td><td></td><td></td><td></td><td></td></tr>
</table>

续表

主要症状	主要辩证施护方法	护理技术	患者对护理的依从性			患者对护理的满意度			护理效果
			依从	部分	不依从	满意	一般	不满意	
其他：（请注明）									好□ 较好□ 一般□ 差□
健康指导									好□ 较好□ 一般□ 差□

二、对本病护理方案的评价：

实用性强□　　实用性较强□　　实用性一般□　　不实用□　　改进意见：

三、评价人（责任护士）姓名：________　技术职称：________　完成日期：________　护士长签名：________

祖卡木（急性上呼吸道感染）维吾尔医护理方案

一、常见证候要点

（一）热性祖卡木（热性感冒）

主症：身体发热，咽喉干燥，鼻塞，肢体关节酸痛，咽喉部发红，流黄浊涕，声音嘶哑，头痛，味嗅觉下降。

次症：皮温高，小便淡黄，大便硬结，咳嗽咳痰，口干，口渴，头痛，全身酸痛，眼结膜及巩膜潮红，出汗；舌边、舌尖红，上有厚黄苔；脉硬、快。

（二）寒性祖卡木（寒性感冒）

主症：寒战，流清浊涕，头昏，头痛，咽喉肿痛，全身乏力，味嗅觉下降，身体发热，肢体关节酸痛。

次症：皮肤寒，巩膜偏白发银色，舌苔白、发蓝，口干，手足发冷，小便色淡黄、清，咽痒，咳嗽，咳痰，白色稀痰，乏力。舌苔薄白或淡蓝；脉粗、细、缓。

二、常见症状／证候施护

（一）鼻塞、流涕、喷嚏

1. 观察鼻塞情况及涕液颜色、性质等。
2. 掌握正确的擤涕方法。
3. 戴口罩，避免冷热刺激。

（二）咳嗽

1. 观察咳嗽的性质、程度、持续时间、规律及咳痰的量、颜色、形状和有无肉眼可见的异常物质等。

2. 保持舒适体位，咳嗽剧烈、胸闷者取半卧位。持续性咳嗽时，可频饮温开水。

3. 指导患者有效咳嗽，及时清除呼吸道的痰液。

（1）做深呼吸训练和有效咳嗽。

（2）遵医嘱给予雾化吸入。痰多不易排出、咳嗽无力患者同时给予辅助排痰治疗，治疗后清水漱口。

4. 保持室内空气新鲜、温湿度适宜，避免灰尘及刺激性气味，避免接触过敏原。

5. 保持口腔清洁。

6. 遵医嘱给予医尼克巴布（蒸汽疗法）护理技术操作。

（三）恶寒、发热

1. 发热时应卧床休息，保持病室内空气新鲜和适宜的温、湿度。

2. 观察患者体温变化，注意有无并发症发生。如患者咳嗽加重、咳脓性痰、体温进一步升高，提示并发下呼吸道感染；若发热头痛加重伴脓性鼻涕，提示鼻窦炎；恢复期患者出现心慌、胸闷、胸痛，提示合并病毒性心肌炎；若出现水肿、血尿、高血压等现象，提示并发肾小球肾炎，应及时报告医师并协助处理。

3. 汗出较甚切忌当风，并及时更衣；风寒束表者注意保暖。

4. 保持口腔清洁，鼓励多饮温开水。

5. 遵医嘱物理降温。

6. 遵医嘱给予刮痧疗法。

三、维吾尔医特色治疗护理

医尼克巴布（蒸汽疗法）护理技术操作

将维草药放入熏蒸治疗器中，并加适量水，经过加热，产生药蒸汽熏蒸 20～30min，餐前、餐后 30min 及饥饿状态下不宜进行治疗。

四、健康指导

（一）生活护理

1. 注意保暖，避免冷空气刺激。

2. 限制探视，保证充足的睡眠。

3. 服解热药后体温骤降、面色苍白、出冷汗时，立即报告医师，配合处理。

4. 密切观察体温、寒热、汗出、咳嗽、咳痰、痰色、服药后反应，遵医嘱用药后无汗、体温继续升高、身体发冷、咳嗽、胸痛时，立即报告医师，配合处理。

5. 重症感冒发热者宜卧床休息，热退后适当下床活动。

6. 汗出热退时，宜用温毛巾或干毛巾擦身，更换衣服，避免受凉。

（二）安全护理

1. 入院时向患者介绍病房安全守则及入院须知，正确指导患者使用呼叫器、病房设施，告知患者及陪护自备所需生活用品。

2. 提高用药安全，建立与完善特殊情况下医务人员之间的有效沟通，做到准确执行医嘱，指导高龄患者及患有基础疾病患者按时按量服用慢性病药及专科用药。

3. 安排高危患者临近护士站，以便观察。夜间保持足够的照明。

4. 向患者讲解使用诊疗仪器过程中不要随意更换及调动仪器，避免造成皮肤烫伤、红肿。

（三）饮食护理

根据患者的体液质与气质、病情变化适当调整饮食结构，制定合理饮食计划，进食以清淡、易消化、高维生素、低脂、少渣及营养丰富的饮食为主。多吃含有维生素 A、维生素 C 及钙质的食物。

1. 热性祖卡木（热性感冒）：宜食祛痰、清热、补水食品，如西瓜、胡萝卜、桃子、黄瓜、南瓜、恰玛古、绿豆。食疗方：稀饭、糊糊、萝卜汤、绿豆汤、葡萄醋，多喝开水。忌食油腻荤腥及甘甜食品，如大鱼、糯米甜食、油炸糕、抓饭、肉汤、油饼等。

2. 寒性祖卡木（寒性感冒）：宜热食、祛寒食物，如恰玛古、胡萝卜、蛋黄、鱼肝油。食疗方：汤饭、羊肉汤、糖面糊、胡萝卜汤等。忌食生冷食物，如酸奶、奶茶、各种饮料等。早餐 8：30-9：00，午餐 13：30-14：30，晚餐 20：30 之前，避免饭后入睡。

（四）情志调理

1. 热性祖卡木（热性感冒）：患者易怒，脾气急躁，夜间无法入眠。要注意患者情绪最佳时间，注意说话方式及语气，在护理过程中应多给患者安慰和关怀，用通畅的语言耐心向患者详细讲解疾病知识。

2. 寒性祖卡木（寒性感冒）：患者嗜睡、懒惰。要多与患者接触、交流，嘱患者多运动，给患者创造舒适的环境。

祖卡木（急性上呼吸道感染）维吾尔医护理效果评价表

科室：　　入院时间：　　出院时间：　　住院天数：　　纳入临床路径：是□　否□

患者姓名：　　性别：　　年龄：　　住院号：　　文化程度：　　地址：

证候诊断：热性祖卡木（热性感冒）□　　寒性祖卡木（寒性感冒）□　　其他□

一、护理效果、依从性及满意度评价

<table>
<tr><th rowspan="2">主要症状</th><th rowspan="2">主要辩证施护方法</th><th rowspan="2">护理技术</th><th colspan="3">患者对护理的依从性</th><th colspan="3">患者对护理的满意度</th><th rowspan="2">护理效果</th></tr>
<tr><th>依从</th><th>部分</th><th>不依从</th><th>满意</th><th>一般</th><th>不满意</th></tr>
<tr><td>鼻塞□
流涕□</td><td>1. 病情观察□
2. 有效鼻涕□
3. 其他护理措施：</td><td>其他□　应用次数：　次，应用时间：　天</td><td></td><td></td><td></td><td></td><td></td><td></td><td>好□　较好□
一般□　差□</td></tr>
<tr><td rowspan="2">咳嗽□</td><td rowspan="2">1. 病情观察□
2. 体位□
3. 排痰□
1）深呼吸和有效咳嗽□
2）雾化、湿化□
3）翻身拍背□
4. 保持室内空气新鲜、避免过敏源□
5. 口腔清洁□
6. 其他护理措施：</td><td>1. 医尼克巴布□　应用次数：　次，应用时间：　天</td><td></td><td></td><td></td><td></td><td></td><td></td><td rowspan="2">好□　较好□
一般□　差□</td></tr>
<tr><td>2. 其他□　应用次数：　次，应用时间：　天</td><td></td><td></td><td></td><td></td><td></td><td></td></tr>
<tr><td rowspan="2">恶寒□
发热□</td><td rowspan="2">1. 病情观察□
2. 有效擤涕□
3. 其他护理措施：</td><td>1. 刮痧□　应用次数：　次，应用时间：　天</td><td></td><td></td><td></td><td></td><td></td><td></td><td rowspan="2">好□　较好□
一般□　差□</td></tr>
<tr><td>2. 其他□　应用次数：　次，应用时间：　天</td><td></td><td></td><td></td><td></td><td></td><td></td></tr>
</table>

续表

主要症状	主要辩证施护方法	护理技术	患者对护理的依从性			患者对护理的满意度			护理效果
			依从	部分	不依从	满意	一般	不满意	
其他：（请注明）									好□ 较好□ 一般□ 差□
健康指导：									好□ 较好□ 一般□ 差□

二、对本病护理方案的评价：

实用性强□　　实用性较强□　　实用性一般□　　不实用□　　改进意见：

三、评价人（责任护士）姓名：________　技术职称：________　完成日期：________　护士长签名：________

心痛病（稳定性心绞痛）维吾尔医护理方案

一、常见证候要点

（一）血液质数量过盛而浓稠型

主症：胸痛，压迫感，疼痛放射至左上肢尺侧和手指。

次症：心悸，气促，情绪稳重，睡眠多，面部发红，眼球略红，皮肤较正常，偏湿热，晨起口正常或较甜味，尿色赤黄。舌相对正常，略红，舌尖有红色小点。脉粗，呈波浪状，搏动有力。

（二）涩味黏液质型

主症：胸胀痛，胸闷，疼痛可放射至胃脘部。

次症：心悸，气短，倦怠懒言，嗜睡，多梦，面部苍白，眼球发白红，晨起口涩味，皮肤湿寒、无光泽，每次尿量少但次数多，颜色较透明，头晕目眩，肢体麻木，腹胀。舌苔暗灰，边有齿痕，舌相对较大。脉搏空、慢、浮脉。

（三）韭菜色胆液质型

主症：心前区紧缩性胸痛，胸闷，胸痛放射左侧背部，左侧前臂和手指有剑突。

次症：心悸，心慌，易怒，反应快，失眠，面部暗淡无光泽，眼球发黄或略黄，晨起口酸干，皮肤干热、粗糙无光泽，尿量少，尿色呈黄色或橙色，便秘。舌黄色厚舌苔，舌发麻，舌干，易裂。脉细、快。

（四）烧焦脾液质型

主症：胸部闷痛，界限不很清楚。

次症：心悸，气短，举棋不定，小动作较多，失眠，多梦，严重失调者面色偏黑，眼球发青，头晕目眩，晨起口苦味，皮肤干寒、粗糙无光泽，每次尿量多而次数少，尿色发白，静置易形成沉淀，便秘。舌有青或灰色舌苔，舌干。脉细、慢、沉脉。

二、常见症状 / 证候施护

（一）胸闷、胸痛

1. 密切观察胸痛部位、性质、持续时间、诱发因素及伴随症状，遵医嘱监测心率、心律、脉搏、血压等变化。出现异常或胸痛加剧，汗出肢冷等不适时，立即汇报医师。

2. 发作时绝对卧床休息，必要时给予氧气。

3. 遵医嘱舌下含服硝酸甘油片或养心达瓦依米西克蜜膏，并观察疗效。

4. 遵医嘱给予开力比孜马地（敷贴疗法）护理技术操作。

（二）心悸、气短

1. 观察心率、心律、脉搏、血压、呼吸频率、节律、面唇色泽及有无头晕、黑蒙等伴随症状。

2. 遵医嘱给予吸氧。注意用氧安全，控制氧气的流量，长期低流量给氧的患者，氧气流量 1～2L/min，氧气浓度不要超过 29%，避免氧气中毒，注意氧气的湿化。

3. 遵医嘱给予开力比孜马地（敷贴疗法）护理技术操作。

4. 遵医嘱给予帕雪雅疗法（泡肢疗法）。

（三）便秘

1. 观察排便次数、量、大便性状。

2. 晨起饮温水 1 杯 200～300mL，15min 内分次频饮。

3. 教会患者腹部按摩方法。

三、维吾尔医特色治疗护理

开力比孜马地（敷贴疗法）护理技术操作

遵医嘱调制孜玛地药，均匀涂于纸棉上（厚度为 0.5～1cm），再将纸棉贴敷在心前区（范围为 15cm × 20cm，女性患者乳房下弧形贴敷），保留时间 30～60min，药物保留时间不能超过 1h。

四、健康指导

（一）生活护理

1. 病情发作时停止一切活动卧床休息；限制探视，症状缓解时指导患者在床上活动；指导患者在室内绕床行走，时间根据患者病情决定。

2. 向患者讲解适宜的运动可降低血脂、减轻体重、改善血压，从而减少心痛病进一步发展的危险因素，依病情选择适宜的运动，如步行、慢跑、保健操等，不要长期静卧不动。

3. 注意生活习惯，保持充足的睡眠。避免劳累、饱餐、情绪激动、寒冷、便秘、感染等诱发因素。

4. 指导患者养成定时大便的习惯，预防便秘发生。

5. 戒烟、限酒。

（二）安全护理

1. 入院时向患者介绍病房安全守则及入院须知，正确指导患者使用呼叫器、病房设施，告知患者及陪护自备所需生活用品。

2. 提高用药安全，建立与完善特殊情况下医务人员之间的有效沟通，做到准确执行医

嘱，指导高龄患者及患有基础疾病患者按时按量服用慢性病药及专科用药。

3. 安排高危患者临近护士站，以便观察。保持夜间足够的照明。

4. 向患者讲解使用诊疗仪器过程中不要随意更换及调动仪器，避免造成皮肤烫伤、红肿。

（三）饮食护理

根据病人的气质与体液质、病情变化适当调整饮食结构。

1. 进食以清淡、低脂、低热量、易消化饮食为主，如豆类、鱼类。忌高热量、高蛋白、高盐、油腻、煎炸、酸辣、生冷、浓茶、咖啡等刺激性强且不易消化的食物，禁烟酒。

2. 内服成熟剂时给予低盐、低脂、易消化的食物，如农民饭、稀饭、鱼头汤、糯米粥等。适量增加蔬菜、水果及富含纤维的食物，不使用塑料袋装食品，饭不能过热或过凉。

3. 内服清除剂时给予营养丰富的食物，如那仁面、菠菜面、哨子面、鸡肉汤、乌鸡汤等。

4. 养成有规律的饮食习惯，避免暴饮暴食、过饥过饱，按时定量进食。早餐 8：30-9：30，午餐 13：30-14：30，晚餐 20：30 之前，避免饭后入睡。

（四）情志调理

1. 血液质数量过盛而浓稠型：患者易怒、易激动，要多关心体贴患者，多与患者接触、谈心，语言亲切，态度和蔼，取得病人的信任，多与患者交流，讲解有关该疾病的知识，使患者树立战胜疾病的信心。

2. 涩味粘黏液质型：患者依赖性强，要指导患者树立信心，建立独立的观点。

3. 韭菜色胆液质型：患者易心情急躁、易怒、少寐，注意患者的情志疏导，避免其情绪波动，使其保持心情稳定，避免不良刺激。

4. 烧焦脾液质型：患者易出现少寐、空想，要多与患者交流，体贴关心患者，给患者创造安静、舒适的环境，使其保持足够的睡眠。

心痛病（稳定性心绞痛）维吾尔医护理效果评价表

科室：　　入院时间：　　出院时间：　　住院天数：　　纳入临床路径：是□　否□

患者姓名：　　性别：　　年龄：　　住院号：　　文化程度：　　地址：

证候诊断：血液质数量过盛而浓稠型□　涩味黏液质型□　韭菜色胆液质型□　烧焦脾液质型□　其他□

一、护理效果、依从性及满意度评价

主要症状	主要辩证施护方法	护理技术	患者对护理的依从性			患者对护理的满意度			护理效果
			依从	部分	不依从	满意	一般	不满意	
胸闷、胸痛□	1. 评估疼痛□　评分：□ 2. 发作时绝对卧床休息□ 3. 必要时给予氧气□ 4. 遵医嘱舌下含服硝酸甘油片，养心达瓦依米西克蜜膏，并观察疗效□ 5. 其他护理措施：	1. 开力比孜马地□　应用次数：　次，应用时间：　天							好□　较好□ 一般□　差□
		2. 其他□　应用次数：　次，应用时间：　天							
心悸、气短□	1. 观察心率、心律、脉搏、血压及等伴随症状□ 2. 遵医嘱给氧□ 3. 解说相关知识□ 4. 其他护理措施：	1. 开力比孜马地□　应用次数：　次，应用时间：　天							好□　较好□ 一般□　差□
		2. 其他□　应用次数：　次，应用时间：　天							
便秘□	1. 排便指导□ 2. 饮水指导，晨起饮温水一杯200～300mL □ 3. 解说相关知识□ 4. 教会患者腹部按摩□ 5. 其他护理措施：	其他□　应用次数：　次，应用时间：　天							好□　较好□ 一般□　差□

续表

主要症状	主要辩证施护方法	护理技术	患者对护理的依从性			患者对护理的满意度			护理效果
			依从	部分	不依从	满意	一般	不满意	
其他：（请注明）									好□ 较好□ 一般□ 差□
健康指导									好□ 较好□ 一般□ 差□

二、对本病护理方案的评价：

实用性强□　　实用性较强□　　实用性一般□　　不实用□　　改进意见：

三、评价人（责任护士）姓名：________　技术职称：________　完成日期：________　护士长签名：________

血稠（高脂血症）维吾尔医护理方案

一、常见证候要点

（一）血液质数量过盛而浓稠型

主症：头痛，头晕，肢体麻木。

次症：黄色瘤，角膜环，眼花，乏力，哈气，心悸，偏胖，情绪较乐观，睡眠多，面部潮红，眼球红，皮肤湿热，口有甜味感，舌麻，肢体发热感，尿色较深。舌体较正常，薄黄舌苔；脉搏强、波浪状、粗。

（二）涩味黏液质型

主症：头痛，头晕，肢体麻木。

次症：黄色瘤，角膜环，眼花，乏力，哈气，虚汗，偏胖，情绪较稳重，反应较慢，嗜睡多梦，面部白皙，眼球白，皮肤湿寒，口有涩味感，流口水，舌麻，肢体发冷感，尿色较淡。舌体较大，边有齿痕，白色或灰色舌苔；脉慢、粗、沉。

（三）石膏样黏液质型

主症：头痛，头晕，肢体麻木。

次症：黄色瘤，角膜环，眼花，乏力，哈气，偏胖，情绪较稳重，反应较慢，嗜睡多梦，面部白皙，眼球白，皮肤干寒，口有碱味感，舌麻，尿色较淡。舌体较大，边有齿痕，白腻舌苔；脉搏慢、粗、沉。

（四）脾液质数量过盛型

主症：头痛，头晕，肢体麻木。

次症：黄色瘤，角膜环，眼花，乏力，失眠，偏瘦，情绪不稳定，易怒，面部暗淡无光泽，偏黑，眼球青，皮肤干寒，口有苦味感，干燥，肢体发冷感，尿色较淡。舌体较小，紫黑色舌苔；脉搏慢、细、沉。

二、常见症状／证候施护

（一）头痛

1. 密切观察头痛性质、持续时间、发作次数及伴随症状、疼痛程度。做好疼痛评分，可应用“数字评分法”评分，记录具体分值。

2. 头痛时嘱患者卧床休息，必要时给予氧气、抬高床头，改变体位如起、坐、下床时动作要缓慢，必要时有人扶持。

3. 避免劳累、情绪激动等不良因素。

4. 解说相关知识。

5. 遵医嘱给予谢克卡孜马地（敷贴疗法）护理技术操作。
6. 遵医嘱给予欧克乃衣（灌肠疗法）护理技术操作。

（二）头晕

1. 观察并评估头晕发作的次数、持续时间及伴随症状。
2. 头晕发作时应卧床休息，避免诱发头晕加重的姿势或体位，改变体位时应动作缓慢，防止跌倒，避免深低头、旋转等动作。环境宜清静，避免声光刺激。
3. 进行血压监测并做好记录。若出现血压持续上升或伴有头晕加重、疼痛剧烈、呕吐、视物模糊、肢体麻木或行动不便，要立即报告医师，并做好抢救准备。
4. 采取安全防护措施，避免意外发生。防跌倒起床三步如下：第一步，平卧 3min。在起床之前，首先让自己完全清醒，平卧睁眼，凝视天花板或窗外几分钟，完全适应从睡觉到清醒的状态，缓缓坐起来；第二步，半卧 3min。坐起后，应呈半卧状，双眼正视前方，或头颈稍作转动，持续 2～3min，在将双脚移至床沿；第三步，床边静坐 3min 后完全清醒，身体各部分也都反应正常，缓缓起身下床。
5. 遵医嘱给予谢克卡孜马地（敷贴疗法）护理技术操作。
6. 遵医嘱给予欧克乃衣（灌肠疗法）护理技术操作。

（三）肢体麻木

1. 观察并评估肢体麻木范围、性质、程度及与体位的关系。
2. 指导患者主动活动麻木肢体。
3. 注意保暖，保持病房安静、整洁。
4. 遵医嘱给予肢体气压。
5. 遵医嘱给予欧克乃衣（灌肠疗法）护理技术操作。

三、维吾尔医特色治疗护理

（一）谢克卡孜马地（半头痛敷贴疗法）护理技术操作

遵医嘱调制孜玛地药，温度以 38～40℃为宜，均匀涂在纸棉上（厚度为 0.3～0.5cm），再敷于额头至两侧太阳穴，包扎固定，敷贴 2～4h。

（二）欧克乃衣（灌肠疗法）护理技术操作

将导管前端润滑后插入肛门 10～15cm，温度以 37℃为宜，药液保留时间为 60min，若患者 30min 内排出灌肠液，需重新灌肠。

四、健康指导

（一）生活护理

1. 病室保持安静、舒适，空气新鲜，光线不宜过强。
2. 根据患者具体情况选择运动方式，以不感到疲劳为宜。可采用长时间、慢速度、长距离的有氧训练。

3. 注意饮食均衡，保持理想体重，过重及肥胖者必须控制饮食及做适当的运动。

4. 避免饮酒过量，少应酬，少抽烟，适时排泄压力。

（二）安全护理

1. 入院时向患者介绍病房安全守则及入院须知，正确指导患者使用呼叫器、病房设施，告知患者及陪护自备所需生活用品。

2. 提高用药安全，建立与完善特殊情况下医务人员之间的有效沟通，做到准确执行医嘱，指导高龄患者及患有基础疾病患者按时按量服用慢性病药及专科用药。

3. 安排高危的患者临近护士站，以便观察。保持夜间足够的照明。

4. 向患者讲解使用诊疗仪器过程中不要随意更换及调动仪器，避免造成皮肤烫伤、红肿。

（三）饮食护理

1. 根据患者的气质与体液质、病情变化适当调整饮食结构。

2. 少吃含胆固醇高的食物如内脏类（心、肝、肾）、蛋黄等。补充优质蛋白，多吃新鲜蔬菜并进食适当的水果，可多吃洋葱、山楂、茄子、豆制品、大豆、玉米等。

3. 烹调宜采用清蒸、水煮、凉拌等方式。

4. 食用油宜选用不饱和脂肪酸的油脂（大豆油、葵花籽油、橄榄油），少用饱和脂肪酸含量高的油脂（奶油、牛油）。

5. 多摄取高纤维食物，少摄取甜点、糕饼、汽水、可乐等甜食。

6. 内服成熟剂期间，饮食宜清淡、易消化，如农民饭、稀饭等。适量增加蔬菜、水果及富含纤维的食物。不宜给予辛辣、刺激性、凉性、油腻、煎烤、不易消化的食物，如抓饭、烤包子、烤肉、牛肉、馕坑肉等。

7. 服用清除剂期间，饮食宜清淡、易消化、营养丰富，如馕茶、鸽子汤、羊肉汤、那仁面、菠菜面等。多饮水、多吃新鲜水果及蔬菜。不宜给予辛辣、刺激性、凉性、油腻、煎炸、不易消化的食物，如辣子、醋、凉皮子、各种饮料、牛肉等。

8. 避免饮酒过量。

9. 养成有规律的饮食习惯，避免暴饮暴食、过饥过饱，按时定量进食。避免饭后入睡。

（四）情志调理

1. 血液质数量过盛而浓稠型：应多关心患者，多与患者接触、交流，态度和蔼。讲解相关疾病知识，让病人减少活动量，卧床休息。

2. 涩味黏液质型：患者沉稳，不易激动，对外界反映较慢，要对患者采取温和的态度，经常与患者进行交谈，引导患者对待疾病，保持乐观的心态，并树立战胜疾病的信心。引导患者与同病房的病人尽量多交流，督促病员户外活动等。

3. 咸味黏液质型：患者易心情急躁、易怒、少寐，要多关心、体贴、安慰患者，多与患者交流，注意患者的情志疏导，避免其情绪波动，使其保持心境平和。

4. 异常脾液质型：患者睡眠较少，腼腆，爱幻想，较偏爱独处，要多关心患者，创造安静、舒适的环境，也可采用音乐疗法来使患者保持足够的睡眠。多与患者交流，使其保持心境平和，鼓励患者多与周围的人交往。

血稠（高脂血症）维吾尔医护理效果评价表

科室：　　入院时间：　　出院时间：　　住院天数：　　纳入临床路径：是□　否□

患者姓名：　　性别：　　年龄：　　住院号：　　文化程度：　　地址：

证候诊断：血液质数量过盛而浓稠型□　　涩味黏液质型□　　咸味黏液质型□　　脾液质数量过剩型□　　其他□

一、护理效果、依从性及满意度评价

<table>
<tr><th rowspan="2">主要症状</th><th rowspan="2">主要辩证施护方法</th><th rowspan="2">护理技术</th><th colspan="3">患者对护理的依从性</th><th colspan="3">患者对护理的满意度</th><th rowspan="2">护理效果</th></tr>
<tr><th>依从</th><th>部分</th><th>不依从</th><th>满意</th><th>一般</th><th>不满意</th></tr>
<tr><td rowspan="3">头痛□</td><td rowspan="3">1. 评估疼痛□ 评分：□
2. 发作时卧床休息必要时给予氧气□
3. 解说相关知识□
4. 其他护理措施：</td><td>1. 谢克卡孜马地□　应用次数：　次，应用时间：　天</td><td></td><td></td><td></td><td></td><td></td><td></td><td rowspan="3">好□　较好□
一般□　差□</td></tr>
<tr><td>2. 欧克乃衣□　应用次数：　次，应用时间：　天</td><td></td><td></td><td></td><td></td><td></td><td></td></tr>
<tr><td>3. 其他□　应用次数：　次，应用时间：　天</td><td></td><td></td><td></td><td></td><td></td><td></td></tr>
<tr><td rowspan="3">头晕□</td><td rowspan="3">1. 观察□
2. 发作时应卧床休息□
3. 避免诱发眩晕加重的姿势或体位□
4. 进行血压监测并做好记录□
5. 采取安全防护措施□
6. 解说相关知识□
7. 其他护理措施：</td><td>1. 谢克卡孜马地□　应用次数：　次，应用时间：　天</td><td></td><td></td><td></td><td></td><td></td><td></td><td rowspan="3">好□　较好□
一般□　差□</td></tr>
<tr><td>2. 欧克乃衣□　应用次数：　次，应用时间：　天</td><td></td><td></td><td></td><td></td><td></td><td></td></tr>
<tr><td>3. 其他□　应用次数：　次，应用时间：　天</td><td></td><td></td><td></td><td></td><td></td><td></td></tr>
<tr><td rowspan="2">肢体麻木□</td><td rowspan="2">1. 观察□
2. 指导患者主动活动麻木肢体□
3. 注意肢体保暖□
4. 解说相关知识□
5. 其他护理措施：</td><td>1. 欧克乃衣□　应用次数：　次，应用时间：　天</td><td></td><td></td><td></td><td></td><td></td><td></td><td rowspan="2">好□　较好□
一般□　差□</td></tr>
<tr><td>2. 其他□　应用次数：　次，应用时间：　天</td><td></td><td></td><td></td><td></td><td></td><td></td></tr>
</table>

续表

<table>
<tr><th rowspan="2">主要症状</th><th rowspan="2">主要辩证施护方法</th><th rowspan="2">护理技术</th><th colspan="3">患者对护理的依从性</th><th colspan="3">患者对护理的满意度</th><th rowspan="2">护理效果</th></tr>
<tr><th>依从</th><th>部分</th><th>不依从</th><th>满意</th><th>一般</th><th>不满意</th></tr>
<tr><td colspan="2">其他：（请注明）</td><td></td><td></td><td></td><td></td><td></td><td></td><td></td><td>好□ 较好□
一般□ 差□</td></tr>
<tr><td colspan="6">健康指导</td><td></td><td></td><td></td><td>好□ 较好□
一般□ 差□</td></tr>
</table>

二、对本病护理方案的评价：

实用性强□ 实用性较强□ 实用性一般□ 不实用□ 改进意见：

三、评价人（责任护士）姓名：________ 技术职称：________ 完成日期：________ 护士长签名：________

血浪症（高血压）维吾尔医护理方案

一、常见证候要点

（一）异常血液质型

主症：头颞部胀痛。

次症：面色发红，舌尖红，舌苔光滑，脉粗宏，口干，便秘等。

（二）异常脾液质型

主症：脑干胀痛，眩晕，耳鸣。

次症：易怒，失睡忧郁，面色发青，口干，舌边发红，脉硬细快。

（三）异常胆液质型

主症：头部阵痛。

次症：情绪较紧张，面色发黄，口干苦，尿色较黄，便秘，舌边发红，舌苔黄腻，脉细较快。

（四）异常黏液质型

主症：头痛，头晕，肢体麻木，乏力。

次症：情绪低落，四肢凉感，夜尿次数多，遗尿，舌苔白厚腻，脉缓慢弱。

二、常见症状 / 证候施护

（一）头痛

1. 密切观察头痛性质、持续时间、发作次数及伴随症状、疼痛程度。做好疼痛评分，可应用“数字评分法”评分，记录具体分值。

2. 进行血压监测并做好记录，血压异常及时报告医师并遵医嘱给予处理。

3. 患者头痛时卧床休息，必要时给予氧气、抬高床头，改变体位如起、坐、下床时动作要缓慢，必要时要有人扶持。

4. 避免劳累、情绪激动、精神紧张、环境嘈杂等不良因素。

5. 遵医嘱给予谢克卡孜马地（半头痛敷贴疗法）护理技术操作。

（二）眩晕

1. 观察并评估眩晕的性质、发作次数、持续时间及伴随症状。

2. 眩晕发作时应卧床休息，避免诱发眩晕加重的姿势或体位，改变体位时应动作缓慢，防止跌倒，避免深低头、旋转等动作。环境宜清静，避免声光刺激。

3. 进行血压监测并做好记录。若出现血压持续上升或伴有眩晕加重、疼痛剧烈、呕吐、视物模糊、肢体麻木或行动不便，要立即报告医师，并做好抢救准备。

4. 采取安全防护措施，避免意外发生。防跌倒起床三步如下：第一步，平卧 3min。在起床之前，首先要让自己完全清醒，平卧睁眼，凝视天花板或窗外几分钟，完全适应了从睡觉到清醒的状态，缓缓坐起来；第二步，半卧 3min。坐起后，应呈半卧状，双眼正视前方，或头颈稍作转动，持续 2～3min，在将双脚移至床沿；第三步，床边静坐 3min 后完全清醒，身体各部分也都反应正常，缓缓起身下床。

5. 遵医嘱给予谢克卡孜马地（半头痛敷贴疗法）护理技术操作。

（三）失眠心悸

1. 观察心悸发作是否与情志、进食、体力活动等变化有关。

2. 心悸发作时卧床休息，观察心率、心律、脉搏、血压、呼吸频率、节律、神色、汗出等变化。

3. 心悸发作有恐惧感者，应有专人陪伴，并给予心理安慰。必要时遵医嘱给予舒心安神类药物。

4. 遵医嘱利尿，清凉血液，降血压，改善血液循环，遵医嘱进行内外同时治疗。

5. 遵医嘱给予中频脉冲治疗。

6. 遵医嘱给予谢克卡孜马地（半头痛敷贴疗法）护理技术操作。

7. 遵医嘱给予开力比孜马地（敷贴疗法）护理技术操作。

8. 遵医嘱给予帕雪雅疗法（泡肢疗法）。

（四）呕吐

1. 急性发作呕吐剧烈者暂禁食，呕吐停止后可给予流质或半流质易消化饮食。

2. 出现呕吐时及时清理呕吐物，指导患者采取正确的体位，防止发生窒息。

3. 呕吐停止后协助患者用温开水或淡盐水漱口以保持口腔清洁。

三、维吾尔医特色治疗护理

（一）谢克卡孜马地（半头痛敷贴疗法）护理技术操作

遵医嘱调制孜玛地药，温度以 38～40℃为宜，均匀涂在纸棉上（厚度为 0.3～0.5cm），再敷于额头至两侧太阳穴，包扎固定，敷贴 2～4h。

（二）开力比孜马地（敷贴疗法）护理技术操作

遵医嘱调制孜玛地药，均匀涂于纸棉上（厚度为 0.5～1cm），再将纸棉贴敷于心前区（范围为 15cm × 20cm，女性患者乳房下弧形贴敷），保留时间 30～60min，药物保留时间不能超过 1h。

四、健康指导

（一）生活护理

1. 病室保持安静、舒适，空气新鲜，光线不宜过强。

2. 当血压大于或等于 180/110mmHg 时，绝对卧床休息或半卧位，禁止探视，保持稳定情绪。减少搬动病人，教会病人缓慢地改变体位。当血压在 160/100mmHg 时，限制在室内轻度活动，不宜过度疲劳。当血压 140/90mmHg 时，应根据情况适当进行体育锻炼，提高免疫力，增强体质。

3. 指导患者自我监测血压，一般上午、下午各测量 2 次即可，并如实做好记录。

在几个特殊的关键点测血压：

（1）清晨醒来尚未起床，此时的血压反映一天血压的峰值。

（2）上午 10：00 左右，这时反映服药后的血压变化。

（3）下午 14：00-15：00，这时反映血压的反跳。

（4）晚饭前后，这时反映服用降压药后血压的控制情况。

（5）睡前，这个时间点可以反映血压在夜间的变化。

4. 保持心情舒畅，不宜过于高兴或生气，调整睡眠和休息，劳逸结合，要适当进行体育锻炼和体力劳动。

5. 肥胖者要采取适当的减肥措施，不饮酒、不吸烟等。

（二）安全护理

1. 入院时向患者介绍病房安全守则及入院须知，正确指导患者使用呼叫器、病房设施，告知患者及陪护自备所需生活用品。

2. 提高用药安全，建立与完善特殊情况下医务人员之间的有效沟通，做到准确执行医嘱，指导高龄患者及患有基础疾病患者按时按量服用慢性病药及专科用药。

3. 安排高危患者临近护士站，以便观察。保持夜间足够的照明。

4. 向患者讲解使用诊疗仪器过程中不要随意更换及调动仪器，避免造成皮肤烫伤、红肿。

（三）饮食护理

1. 根据病人的气质与体液质、病情变化适当调整饮食结构。

2. 清淡饮食是高血压病人的主要饮食，以低热量、低胆固醇、低动物脂肪为宜。多食大麦、玉米、绿豆等粗粮；多食红枣、桑葚、葡萄、桃子、西瓜、乌梅、酸梅等水果，冬季可食干果和果酱，如木热巴衣艾那鲁果浆、木热巴衣欧加斯果浆、木热巴衣艾非力森果浆、木热巴衣布力地尔干果浆等；多食白菜、芹菜、菠菜、萝卜、蔓菁、绿豆芽、黄豆芽等各类蔬菜。少食肥肉、食盐及各种增高血液浓度的食物，如炒烤肉、炒鸡蛋、牛羊四肢及内脏等。

3. 忌高热量、高蛋白、高脂、高盐、辛辣等食物，如炒烤肉、炒鸡蛋、牛羊四肢及内脏等。

4. 鼓励多食用可以通过开通阻滞、增强血管弹性、加强血液循环而改善高血压症状的食物，如鱼肉 50g、萝卜 20g、醋 20mL、柠檬汁 10mL 加 500mL 水熬煮，每日或隔日一次食用。

5. 服成熟剂期间，饮食宜清淡、易消化，如农民饭、稀饭等。适量增加蔬菜、水果及富含纤维的食物。不宜给予辛辣、刺激性、凉性、油腻、煎烤、不易消化的食物，如抓饭、烤包子、烤肉、牛肉、馕坑肉等。

6. 服用清除剂期间，饮食宜清淡、易消化、营养丰富，如馕茶、鸽子汤、羊肉汤、那仁面、菠菜面等。多饮水、多吃新鲜水果及蔬菜。不宜给予辛辣、刺激性、凉性、油腻、煎炸、不易消化的食物，如辣子、醋、凉皮子、各种饮料、牛肉等。

7. 养成有规律的饮食习惯，避免暴饮暴食、过饥过饱，按时定量进食。避免饭后入睡。

（四）情志调理

1. 异常血液质型：应多关心患者，多与病人接触、交流，态度和蔼。讲解有关该疾病的知识，让病人减少活动量，卧床休息，保持轻松愉悦的心情，保持心态稳定，减少较强的喜、怒、哀、乐等精神刺激。

2. 异常脾液质型：患者睡眠较少，腼腆，爱幻想，较偏爱独处。多关心患者，创造安静、舒适的环境，也可采用音乐疗法来保证患者有足够的睡眠。多与患者交流，使其保持心境平和，鼓励患者多与周围的人交往。

3. 异常胆液质型：患者易躁动，情绪不稳定，睡眠少。应多与患者交流，多关心、安慰患者，注意情志疏导，避免其情绪波动，使其保持心情平静。可采取分散注意力方式消除患者不良刺激及情绪波动。教会患者自我克制，保证足够的睡眠。

4. 异常黏液质型：患者较沉重，对外界反应较慢，不合群。对患者采取温和的态度，多与患者交流、谈心，引导患者多与外界接触，给予其关心和鼓励，使患者克服悲观情绪。

血浪症（高血压）维吾尔医护理效果评价表

科室：　　　　入院时间：　　　　出院时间：　　　　住院天数：　　　　纳入临床路径：是□　否□

患者姓名：　　　　性别：　　　　年龄：　　　　住院号：　　　　文化程度：　　　　地址：

证候诊断：异常血液质型□　异常脾液质型□　异常胆液质型□　异常黏液质型□　其他□

一、护理效果、依从性及满意度评价

<table>
<tr><th rowspan="2">主要症状</th><th rowspan="2">主要辩证施护方法</th><th rowspan="2">护理技术</th><th colspan="3">患者对护理的依从性</th><th colspan="3">患者对护理的满意度</th><th rowspan="2">护理效果</th></tr>
<tr><th>依从</th><th>部分</th><th>不依从</th><th>满意</th><th>一般</th><th>不满意</th></tr>
<tr><td rowspan="2">头痛□</td><td rowspan="2">1. 评估疼痛 □　评分：□
2. 进行血压监测并做好记录□
3. 发作时卧床休息必要时给予氧气□
4. 解说相关知识□
5. 其他护理措施：</td><td>1. 谢克卡孜马地□　应用次数：　次，应用时间：　天</td><td></td><td></td><td></td><td></td><td></td><td></td><td rowspan="2">好□　较好□
一般□　差□</td></tr>
<tr><td>2. 其他□　应用次数：　次，应用时间：　天</td><td></td><td></td><td></td><td></td><td></td><td></td></tr>
<tr><td rowspan="2">眩晕□</td><td rowspan="2">1. 观察□
2. 发作时应卧床休息□
3. 避免诱发眩晕加重的姿势或体位□
4. 进行血压监测并做好记录□
5. 采取安全防护措施□
6. 解说相关知识□
7. 其他护理措施：</td><td>1. 谢克卡孜马地□　应用次数：　次，应用时间：　天</td><td></td><td></td><td></td><td></td><td></td><td></td><td rowspan="2">好□　较好□
一般□　差□</td></tr>
<tr><td>2. 其他□　应用次数：　次，应用时间：　天</td><td></td><td></td><td></td><td></td><td></td><td></td></tr>
<tr><td rowspan="3">失眠
心悸□</td><td rowspan="3">1. 观察心率、心律、脉搏、血压及伴随症状□
2. 心悸发作时卧床休息□
3. 必要时遵医嘱给予镇静安神类药物□
4. 解说相关知识□
5. 其他护理措施：</td><td>1. 谢克卡孜马地□　应用次数：　次，应用时间：　天</td><td></td><td></td><td></td><td></td><td></td><td></td><td rowspan="3">好□　较好□
一般□　差□</td></tr>
<tr><td>2. 开力比孜马地□　应用次数：　次，应用时间：　天</td><td></td><td></td><td></td><td></td><td></td><td></td></tr>
<tr><td>3. 其他□　应用次数：　次，应用时间：　天</td><td></td><td></td><td></td><td></td><td></td><td></td></tr>
</table>

续表

<table>
<tr><th rowspan="2">主要症状</th><th rowspan="2">主要辩证施护方法</th><th rowspan="2">护理技术</th><th colspan="3">患者对护理的依从性</th><th colspan="3">患者对护理的满意度</th><th rowspan="2">护理效果</th></tr>
<tr><th>依从</th><th>部分</th><th>不依从</th><th>满意</th><th>一般</th><th>不满意</th></tr>
<tr><td>呕吐□</td><td>1. 观察□
2. 急性发作呕吐剧烈者暂禁食□
3. 出现恶心呕吐者及时清理呕吐物□
4. 保持口腔清洁□
5. 其他护理措施：</td><td>其他□ 应用次数： 次，应用时间： 天</td><td></td><td></td><td></td><td></td><td></td><td></td><td>好□ 较好□
一般□ 差□</td></tr>
<tr><td colspan="2">其他：（请注明）</td><td></td><td></td><td></td><td></td><td></td><td></td><td></td><td>好□ 较好□
一般□ 差□</td></tr>
<tr><td colspan="6">健康指导</td><td></td><td></td><td></td><td>好□ 较好□
一般□ 差□</td></tr>
</table>

二、对本病护理方案的评价：

实用性强□ 实用性较强□ 实用性一般□ 不实用□ 改进意见：

三、评价人（责任护士）姓名：________ 技术职称：________ 完成日期：________ 护士长签名：________

心衰病（慢性心力衰竭）维吾尔医护理方案

一、常见证候要点

（一）非体液质气质失调型

1. 热性心衰病

主症：心悸气短，压迫感胸，前烧热。

次症：动则心悸，气粗气短，脉数沉宽，多渴心烦，多愁善感，日见消瘦，喜饮冷食，喜待冷处，小便赤黄，多有便秘。

2. 湿性心衰病

主症：胸闷。

次症：动则心跳，脉迟软，四肢发软无力，口流涎水，因觉嗜睡，食欲不振，小便清长。

3. 寒性心衰病

主症：胸闷。

次症：动则心慌，脉退沉宽，四肢发冷，身乏无力，憔悴恐畏，其人少神，面色苍白，四肢微肿，喜饮热食，喜待热处，小便清长。

4. 干性心衰病

主症：胸闷气喘。

次症：压迫感，动则心跳，口干失眠，干咳痰少，双目凹陷，身体消瘦，肤表干枯，善惊易恐，小事欲哭，脉象紧数，小便量少。

（二）体液质气质失调型

1. 异常血液质型

主症：胸闷气喘，心悸。

次症：咳嗽，气促气短，吐粉红色泡沫样痰，乏力，尿少浮肿，睡眠多，面部发红，眼球略红。脉粗、呈波浪状，搏动有力。

2. 异常胆液质型

主症：胸闷气喘，心悸，心慌，活动后加重。

次症：咳嗽，乏力，咳淡黄色痰，失眠，面部暗淡无光泽，眼球发黄或略黄，晨起口酸干，皮肤干热、粗糙无光泽，尿量少，尿色呈黄色或橙色，便秘。舌干，易裂，脉细、快，搏动无规律。

3. 异常黏液质型

主症：胸闷气喘，心悸，运动气喘。

次症：咳嗽，咳稀白痰，肢冷，尿少浮肿，倦怠懒言，嗜睡，多梦，面部苍白，眼球发白红，晨起口涩味，皮肤湿寒、无光泽，每次尿量少但次数多，颜色较透明。舌苔暗灰，周围牙印，舌相对较大，脉空、慢，浮脉。

4. 异常脾液质型

主症：胸闷气喘，心悸，气短。

次症：举棋不定，每次尿量少而次数多浮肿，颜色深，小动作较多，失眠，严重失调者面色偏黑眼球发青，头晕目眩，晨起口苦味，皮肤干寒、粗糙无光泽，静置易形成沉淀，便秘。舌体小，有青或灰色舌苔，舌干，脉细、慢、沉。

（三）器官失调型

1. 支配器官失调型

主症：胸闷气喘，心悸。

次症：咳嗽痰多，气促气短，不得平卧，活动后加重，吐粉红色泡沫样痰，乏力，尿少浮肿，睡眠多，面部发红，眼球略红。脉粗，呈波浪状，搏动有力。

2. 被支配器官失调型

主症：胸闷气喘，心悸，气短。

次症：咳嗽痰多，乏力，活动后加重，每次尿量少而次数多，浮肿，尿色深，失眠，腹胀，头晕目眩，晨起口苦味，皮肤干寒、粗糙无光泽，静置易形成沉淀，便秘。舌体小，有青或灰色舌苔，舌干，脉细、慢，沉脉。

二、常见症状／证候施护

（一）喘促

1. 观察患者面色、血压、心率、心律、脉象及心电示波变化，慎防喘脱危象。张口抬肩、稍动则咳喘欲绝，烦躁不安，面色灰白或面青唇紫，汗出肢冷，咳吐粉红色泡沫样痰。

2. 遵医嘱控制输液速度及总量。

3. 使用强心药物后，注意观察患者有无出现纳差、恶心、呕吐、头痛、乏力、黄视、绿视及各型心律失常等洋地黄中毒的症状。

4. 遵医嘱给予开力比孜马地（敷贴疗法）护理技术操作。

5. 喘脱的护理

（1）立即通知医师，配合抢救，安慰患者，稳定患者恐惧情绪。

（2）给予端坐位或双下肢下垂坐位，遵医嘱给予20%～30%乙醇湿化、中高流量面罩吸氧。

（3）遵医嘱准确给予镇静、强心药，如吗啡、洋地黄类药物等。

（二）胸闷、心悸

1. 协助患者取舒适卧位，加强生活护理，限制探视，减少气血耗损，保证充足的睡眠。

2. 给予间断低流量吸氧，观察吸氧后的效果。

3. 遵医嘱给予开力比孜马地（敷贴疗法）护理技术操作。

（三）神疲乏力

1. 卧床休息，限制活动量；减少交谈，限制探视，减少气血耗损。

2. 加强生活护理，勤巡视，将常用物品放置患者随手可及的地方。注意患者安全，如加设床挡，外出检查时有人陪同，防跌倒、坠床等。

3. 大便秘结时，可鼓励患者多食蜂蜜、水果、粗纤维蔬菜。教会患者腹部按摩方法，促进肠蠕动，帮助排便。必要时遵医嘱使用缓泻药。

4. 根据病情遵医嘱给予茶剂、代茶饮，每日 3 次。

（四）尿少肢肿

1. 准确记录 24h 出入量，限制摄入量（入量比出量少 200～300mL），正确测量每日晨起体重（晨起排空大小便，穿轻薄衣服，空腹状态）。

2. 做好皮肤护理，保持床单位整洁干燥，定时翻身，协助患者正确变换体位，避免推、拉、扯等动作，预防压疮。可使用减压垫、气垫床、翻身枕等预防压疮的辅助工具。温水清洁皮肤，勤换内衣裤，勤剪指甲。会阴部水肿患者做好会阴清洗，防止尿路感染，男性患者可给予吊带托起阴囊防止摩擦，减轻水肿。下肢水肿者，可抬高双下肢，利于血液回流。

3. 应用利尿剂后观察用药后效果，定期复查电解质，观察有无水、电解质紊乱。

4. 根据病情遵医嘱给予茶剂、代茶饮，每日 3 次。

5. 遵医嘱给予帕雪雅疗法（泡肢疗法）。

三、维吾尔医特色治疗护理

（一）药物治疗的护理

1. 遵医嘱给予注射给药。

2. 根据医嘱选择适宜的静脉。用药前询问患者过敏史。

3. 输液过程加强巡视，严格遵医嘱控制液体的入量及输入速度。

（二）特色护理技术

开力比孜马地（敷贴疗法）护理技术操作

遵医嘱调制孜玛地药，均匀涂于纸棉上（厚度为 0.5～1cm），再将纸棉贴敷于心前区（范围为 15cm×20cm，女性患者乳房下弧形贴敷），保留时间 30～60min，药物保留时间不能超过 1h。

四、健康指导

（一）生活护理

1. 指导患者制定适宜的作息时间表，在保证夜间睡眠时间的基础上，尽量安排有规律的起床和入睡时间，最好在上午、下午各有一次卧床休息或短暂睡眠的时间，以 30min 为宜，不宜超过 1h。

2. 强调动静结合，根据心功能情况，进行适当活动和锻炼。活动中若出现明显胸闷、气促、眩晕、面色苍白、紫绀、汗出、极度疲乏时，应停止活动，就地休息。

（1）心功能Ⅳ级者：绝对卧床休息。1～2d 病情稳定后从被动运动方式活动各关节到床上主动活动，再到协助下床坐直背扶手椅，逐步增加时间。在日常生活活动方面，帮助床上进食、洗漱、翻身、坐盆大小便等。

（2）心功能Ⅲ级：卧床休息，严格限制一般的体力活动。从床边站立、移步、扶持步行练习到反复床边步行、室内步行。在日常生活活动方面，帮助床边进餐、坐椅、上厕所、坐式沐浴到患者自行顺利完成。

（3）心功能Ⅱ级：多卧床休息，中度限制一般的体力活动，避免比较重的活动。从室外步行、自行上一层楼梯，逐步过渡到通过步行测验，制定步行处方。在日常生活中自行站位沐浴，蹲厕大小便，轻松文娱活动，如广播操、健身操等。

（4）心功能Ⅰ级：不限制一般的体力活动，但必须避免重体力活动。增加午睡和晚上睡眠时间，全天控制在10h内为宜。

3. 恢复期可采用静坐调息法。有助降低基础代谢率，减少心脏耗氧量的功能。方法：患者取坐位，双手伸开，平放于大腿上，双脚分开与肩等宽，膝关节、髋关节匀成90°沉肩坠肘，含胸收腹，双眼微闭，全身放松。病重者可盘坐于床上。有意识地调整呼吸，采用自然腹式呼吸，要求呼吸做到深、长、细、匀、稳、悠。呼气时轻轻用力，使腹肌收缩，膈肌上抬。呼气完毕后不要憋气，立即吸气，使胸廓膨胀，膈肌下移，腹壁鼓起，要求做到自然柔和，缓慢松弛，避免紧张。呼气和吸气时间之比为3∶2，每分钟呼气5～10次，疗程视病情而定。

（二）安全护理

1. 入院时向患者介绍病房安全守则及入院须知，正确指导患者使用呼叫器、病房设施，告知患者及陪护自备所需生活用品。

2. 提高用药安全，建立与完善特殊情况下医务人员之间的有效沟通，做到准确执行医嘱，指导高龄患者及患有基础疾病患者按时按量服用慢性病药及专科用药。

3. 安排高危的患者临近护士站，以便观察。保持夜间足够的照明。

4. 向患者讲解使用诊疗仪器过程中不要随意更换及调动仪器，避免造成皮肤烫伤、红肿。

（三）饮食护理

1. 根据病人的气质与体液质、病情变化适当调整饮食结构。

2. 饮食调节原则：低盐、低脂、清淡、易消化、富含维生素和微量元素的食物（全麦面包、鱼类、虾类、牛奶、豆类、西兰花、芹菜、菠菜、油麦菜、苹果、香蕉、山楂、葡萄、柚子、草莓、西红柿、干蘑菇、红枣、麦片等食物及新鲜蔬菜、水果）。

3. 异常血液质型或异常胆液质型患者忌口过热的、刺激性强的、难以消化的、油腻的食物；异常脾液质型或异常黏液质型患者忌口过寒的、难以消化的、油腻的食物（面包、饼干、香肠、咸鱼咸菜、肥肉、蟹黄、奶油、浓茶、浓咖啡、产气的饮料等）。

4. 控制液体摄入量：减轻心脏负荷，24h入量比出量少200～300mL为宜。

5. 控制钠盐摄入量：限制量视心衰的程度而定。遵医嘱轻度者每日供给食盐不超过5g，中度者每日不超过3g，重度者每日不超过1g。

6. 进食的次数：宜少量多餐，每日进餐4～6次，每晚进食宜少，避免饱餐。

（四）情志护理

1. 异常血液质型：应多关心患者，多与患者接触、交流，态度和蔼。讲解有关该疾病的知识，让病人减少活动量，卧床休息。

2. 异常胆液质型：患者易躁动，情绪不稳定，睡眠少，应多与患者交流，多关心、安慰患者，注意情志疏导，避免其情绪波动，使其保持心情静。可采取分散注意力方式消除不良刺激及情绪波动。教会患者自我克制，创造安静、舒适的环境，也可采用音乐疗法来保证患者有足够的睡眠。

3. 异常黏液质型：患者较沉重，对外界反应较慢，不合群，要对患者采取温和的态度，多与患者交流、谈心，引导患者多与外界接触，给予关心和鼓励，使患者克服悲观情绪。

4. 异常脾液质型：患者睡眠较少，腼腆，爱幻想，较偏爱独处，要多关心患者，创造安静、舒适的环境，也可采用音乐疗法来保证其有足够的睡眠。多与患者交流，使其保持心境平和，鼓励患者多与周围的人交往。

心衰病（慢性心力衰竭）维吾尔医护理效果评价表

科室： 入院时间： 出院时间： 住院天数： 纳入临床路径：是□ 否□

患者姓名： 性别： 年龄： 住院号： 文化程度： 地址：

证候诊断：（一）非体液质气质失调型□ 热性□ 湿性□ 寒性□ 干性□

（二）体液质气质失调型□ 异常血液质型□ 异常胆液质型□ 异常黏液质型□ 异常脾液质型□

（三）器官失调型□ 支配器官失调型□ 被支配器官失调型□ 其他□

一、护理效果、依从性及满意度评价

主要症状	主要辩证施护方法	护理技术	患者对护理的依从性			患者对护理的满意度			护理效果
			依从	部分	不依从	满意	一般	不满意	
喘促□	1. 观察□ 2. 遵医嘱控制输液速度及总量□ 3. 遵医嘱准确使用解痉平喘药物□ 4. 喘脱的护理□ 5. 其他护理措施：	1. 开力比孜马地□ 应用次数： 次，应用时间： 天							好□ 较好□ 一般□ 差□
		2. 其他□ 应用次数： 次，应用时间： 天							
胸闷□ 心悸□	1. 观察□ 2. 给予间断低流量吸氧□ 3. 必要时给予氧气□ 4. 保持情绪稳定□ 5. 遵医嘱给予茶剂□ 6. 解说相关知识□ 7. 其他护理措施：	1. 开力比孜马地□ 应用次数： 次，应用时间： 天							好□ 较好□ 一般□ 差□
		2. 其他□ 应用次数： 次，应用时间： 天							
神疲乏力□	1. 卧床休息，限制活动量□ 2. 加强生活护理，勤巡视□ 3. 遵医嘱给予茶剂□ 4. 解说相关知识□ 5. 其他护理措施：	其他□ 应用次数： 次，应用时间： 天							好□ 较好□ 一般□ 差□

续表

主要症状	主要辩证施护方法	护理技术	患者对护理的依从性			患者对护理的满意度			护理效果
			依从	部分	不依从	满意	一般	不满意	
尿少肢肿☐	1. 记录24h出入量，限制摄入量☐ 2. 做好皮肤护理，保持床单位整洁干燥，定时翻身☐ 3. 遵医嘱给予茶剂☐ 4. 解说相关知识☐ 5. 其他护理措施：	其他☐ 应用次数： 次，应用时间： 天							好☐ 较好☐ 一般☐ 差☐
其他：（请注明）									好☐ 较好☐ 一般☐ 差☐
健康指导									好☐ 较好☐ 一般☐ 差☐

二、对本病护理方案的评价：

实用性强☐ 实用性较强☐ 实用性一般☐ 不实用☐ 改进意见：

三、评价人（责任护士）姓名：________ 技术职称：________ 完成日期：________ 护士长签名：________

前列腺肿（慢性前列腺炎）维吾尔医护理方案

一、常见证候要点

（一）蓝色胆液质型

主症：下腹部、会阴部烧热痛。

次症：尿道烧灼感，多汗，乏力。脉细快浅，舌象尖，舌苔薄黄。晨起口苦，皮肤干热，面部发红，面部发黄，眼白发黄，尿色发黄，尿量较少，睡眠少，精神疲乏，饮食减少。

（二）咸味黏液质型

主证：尿频，尿痛，腰痛，会阴部坠胀或疼痛。

次症：遗精，早泻，尿道滴白。脉细快浅，舌象较大，舌苔低白上黄。晨起苦，皮肤热，皮肤干，面部发白，眼白发黄，尿色白，尿量较少，饮食稍有减少，睡眠较差，气力较差，精神不振。

二、常见症状／证候施护

（一）排尿异常

1. 评估排尿尿频、尿急、尿痛，尿道灼热，尿余沥，或晨起、尿末或大便时，自尿道溢出白色的分泌物等。
2. 了解饮水习惯、饮水量，评估排尿次数、量、伴随症状，观察尿液的形状、颜色透明度等。
3. 评估膀胱充盈度、有无疼痛、腹胀及会阴部皮肤情况。
4. 遵医嘱给予阿必赞（外阴熏蒸疗法）护理操作技术操作。
5. 遵医嘱给予下腹部特地民（涂油疗法）护理技术操作。
6. 遵医嘱给予多苏尼孜马地（小腹敷贴疗法）护理技术操作。
7. 遵医嘱给予欧克乃衣（灌肠疗法）护理技术操作。

（二）疼痛

1. 评估疼痛程度、疼痛部位（常见部位有阴囊、睾丸、小腹、会阴、腰骶、股内侧）坠胀或不适感。
2. 评估疼痛的程度，指导缓解疼痛的方法。
3. 必要时用镇痛或解痉药物。
4. 遵医嘱给予多苏尼孜马地（小腹敷贴疗法）护理技术操作。
5. 遵医嘱给予下腹部特地民（涂油疗法）护理技术操作。

6. 遵医嘱给予阿必赞（外阴熏蒸疗法）护理操作技术操作。

（三）精神状况

1. 评估头晕耳鸣、失眠多梦、焦虑抑郁等，甚或出现阳痿、早泄、遗精等。
2. 建立良好的护患关系，耐心向患者讲解该疾病病因、治疗方式、病情转归、愈后情况，减少患者心理压力及精神困扰。
3. 减少护理操作给患者带来的不适感。
4. 遵医嘱给予阿必赞（外阴熏蒸疗法）护理操作技术操作。
5. 遵医嘱给予谢克卡孜马地（半头痛敷贴疗法）护理技术操作。
6. 遵医嘱给予帕雪雅疗法（泡肢疗法）。

三、中医（维吾尔医方向）特色治疗护理

（一）多苏尼孜马地（小腹敷贴疗法）护理技术操作

遵医嘱调制孜玛地药，均匀涂于下腹部（脐下三横指，范围 15cm × 25cm，敷药的厚度为 0.3～0.5cm），加热 30min。

（二）欧克乃衣（灌肠疗法）护理技术操作

将导管前端润滑后插入肛门 10～15cm，温度以 37℃为宜，药液保留时间为 60min，若患者 30min 内排出灌肠液，需重新灌肠。

（三）下腹部特地民（涂油疗法）护理技术操作

遵医嘱取适量油剂两手搓热后放在下腹部旋转按摩 5～10min，使油剂被充分吸收，加热 20min。

（四）阿必赞（外阴湿蒸）护理技术操作

遵医嘱将药液倒入熏蒸治疗仪中加热，利用蒸汽熏蒸患处 20min。

（五）谢克卡孜马地（敷贴疗法）护理技术操作

遵医嘱调制孜玛地药，温度以 38～40℃为宜，均匀涂在纸棉上（厚度为 0.3～0.5cm），再敷于额头至两侧太阳穴，包扎固定，敷贴 2～4h。

四、健康指导

（一）生活护理

1. 多饮水，勤排尿，通过尿液冲洗尿道，帮助前列腺分泌物排除，以利预防感染。
2. 嘱患者生活要规律，不要过多疲劳、长期久坐，要适当活动，多喝水，勤排尿，保持大便通畅，加强免疫力。指导患者根据自己的年龄和病情养成良好的生活习惯。
3. 尽量减少对会阴局部的压迫，不穿紧身裤，避免长时间骑车、骑马或做骑跨动作。
4. 指导患者注意保暖，避免腹部受凉。

5. 注意性卫生，克服不良的性习惯，切忌手淫。

（二）安全护理

1. 入院时向患者介绍病房安全守则及入院须知，正确指导患者使用呼叫器、病房设施，告知患者及陪护自备所需生活用品。

2. 提高用药安全，建立与完善特殊情况下医务人员之间的有效沟通，做到准确执行医嘱，指导高龄患者及患有基础疾病患者按时按量服用慢性病药及专科用药。

3. 安排高危的患者临近护士站，以便观察。保持夜间足够的照明。

4. 向患者讲解使用诊疗仪器过程中不要随意更换及调动仪器，避免造成皮肤红肿、烫伤。

（三）饮食护理

1. 偏热性高热量饮食，如羊肉、羊肝、鸡肉、马肉、兔子肉、鸽子肉等飞禽肉。

2. 瓜果类：苹果、甜瓜、无花果、香蕉、红葡萄、甜石榴、芒果等。

3. 干果：核桃仁、开心果、腰果、巴达木、杏仁、葵花瓜子、南瓜子、芝麻、花生等。

4. 忌食各种凉菜、咸菜、泡菜、啤酒、白酒、红酒、冷藏冰冻饮食；蔬菜类：大蒜、生蒜、辣椒、胡椒；瓜果类：橘子、芦柑、榴莲、荔枝、龙眼等；各种海鲜制品及鱼、虾、螃蟹。

5. 服用成熟剂时给予易消化、清淡的食物，如农民饭、稀饭等。适量增加蔬菜、水果及富含纤维的食物。忌油腻、煎烤饮食，如抓饭、烤包子、烤肉、牛肉、馕坑肉等。

6. 服用清除剂时给予营养丰富的食物，如鸽子汤、羊肉汤、那仁面等。忌寒性、刺激性饮食，如辣子、醋、凉皮子、各种饮料、牛肉等。

（四）情志调理

指导患者正确对待疾病，保持心情稳定，并树立战胜疾病的信心。给患者及家属做好防治前列腺肿（慢性前列腺炎）知识缺乏或对治疗不信任的担忧，给予相应的心理安抚和心理疏导，调整患者的情绪。

前列腺肿（慢性前列腺炎）维吾尔医护理效果评价表

科室：　　入院时间：　　出院时间：　　住院天数：　　纳入临床路径：是□　否□

患者姓名：　　性别：　　年龄：　　住院号：　　文化程度：　　地址：

证候诊断：蓝色胆液质型□　　咸味黏液质型□　　其他□

一、护理效果、依从性及满意度评价

主要症状	主要辩证施护方法	护理技术	患者对护理的依从性			患者对护理的满意度			护理效果
			依从	部分	不依从	满意	一般	不满意	
排尿异常□	1. 评估尿尿频、尿急、尿痛、尿道灼热，尿余沥□ 2. 观察□ 3. 其他护理措施：	1. 阿必赞疗法□　应用次数：　次，应用时间：　天							好□　较好□ 一般□　差□
		2. 下腹部特地民□　应用次数：　次，应用时间：　天							
		3. 多苏尼孜马地□　应用次数：　次，应用时间：　天							
		4. 欧克乃衣□　应用次数：　次，应用时间：　天							
		5. 其他□　应用次数：　次，应用时间：　天							
疼痛□	1. 评估痛程度□ 2. 疼痛部位□ 3. 其他护理措施：	1. 多苏尼孜马地□　应用次数：　次，应用时间：　天							好□　较好□ 一般□　差□
		2. 下腹部特地民□　应用次数：　次，应用时间：　天							
		3. 阿必赞□　应用次数：　次，应用时间：　天							
		4. 其他□　应用次数：　次，应用时间：　天							
精神状况□	1. 评估头晕耳鸣、失眠多梦、焦虑抑郁□ 2. 生活起居□ 3. 其他护理措施：	1. 阿必赞□　应用次数：　次，应用时间：　天							好□　较好□ 一般□　差□
		2. 谢克卡孜马地□　应用次数：　次，应用时间：　天							
		3. 其他□　应用次数：　次，应用时间：　天							

续表

主要症状	主要辩证施护方法	护理技术	患者对护理的依从性			患者对护理的满意度			护理效果
			依从	部分	不依从	满意	一般	不满意	
其他：（请注明）									好□ 较好□ 一般□ 差□
健康指导									好□ 较好□ 一般□ 差□

二、对本病护理方案的评价：

实用性强□　实用性较强□　实用性一般□　不实用□　改进意见：

三、评价人（责任护士）姓名：________　技术职称：________　完成日期：________　护士长签名：________

傣医

前　言

本文件参照 GB/T 1.1—2020《标准化工作导则　第 1 部分：标准化文件的结构和起草规则》的规定起草。

请注意本文件的某些内容可能涉及专利。本文件的发布机构不承担识别专利的责任。

本文件由中国民族医药学会提出并发布。

本文件由中国民族医药学会标准化技术委员会归口管理。

本文件主要起草单位：西双版纳傣族自治州傣医医院。

本文件参与起草单位：西双版纳州勐腊县中傣医医院、西双版纳州景洪市中傣医医院、西双版纳州勐海县中傣医医院。

本文件主要起草人：张江山、阮丽赛、刀静、周青梅、沈光英、黄琼、玉罕嫩。

本文件审定人员：中国民族医药学会标准化技术委员会（傣医药委员）专家郑进、林艳芳、张超、陈清华、王肖飞、玉腊波、岩罕单，中国民族医药学会标准化工作组成员许志仁、梁峻、刘颂阳、侯玉杰，中国民族医药学会标准化相关专家张素秋等。

引　言

傣医药是中华民族传统医药学和优秀传统文化的重要组成部分，是我国传统医药学宝库中的瑰宝，具有悠久的历史和完整的科学体系。傣医有独立的完整的理论体系，其以傣医“四塔五蕴”理论为基础，以傣医“治未病”理论为特色，开展以传统疗法和现代技术相结合的医疗服务。

随着我国傣医医疗事业的迅猛发展，傣医护理工作的重要性日益凸显，广大傣医护理工作者也在多年的实践工作中摸索出许多傣医护理方面的宝贵经验，亟须将这些经验进行系统归纳总结，以便更好地指导傣医医院的临床护理工作。为了满足当前傣医护理在临床、教学、科研等方面的需求，制定《傣医护理方案》。

本系列标准在起草过程中，傣医药分会组织相关人员多方搜集、整理相关文献和资料，多次组织召开专家会议，征集了西双版纳州内各家傣医医疗机构护理专家意见，在专家意见的基础上完成了《傣医护理方案》。本方案将为广大傣医临床护理工作者起到积极的指导作用，使傣医护理工作更加规范。

《傣医护理方案》通过对疾病的发生发展、康复规律进行观察和总结，从饮食起居、健康教育及傣医特色护理操作规程分别针对不同病种对常见症候要点、常见症状、傣医特色护理治疗、健康指导等内容进行了规范。本方案凝练了傣医药对常见病的护理治疗原则和操作技术，简明实用、可操作性强，符合医疗法操作规程要求，具有一定的指导性、普遍性和可参照性，适用于傣医护理、教学、科研和相关管理，可作为傣医护理人员临床实践、诊疗规范和质量控制的主要参考依据。

本系列标准的制定工作得到中国民族医药学会的高度重视。中国民族医药学会傣医药分会、中国民族医药学会标准化技术委员会、标准化技术工作指导组为本系列标准的审定、出版等工作付出了辛勤劳动，标准化审定专家以及许多同行专家提出了宝贵意见和建议。对此，谨致以诚挚敬意和衷心感谢。

因为时间有限，《傣医护理方案》还存在不足之处，望各位同道在应用中提出反馈意见，以便今后修订完善。

接短囡（盆腔炎）傣医护理方案

一、常见证候要点

（一）塔拢塔菲如乃（湿热蕴结证）

主症：下腹胀痛，或伴腰骶胀痛，带下量多，色黄味臭，口腻纳呆，小便黄，大便溏或燥结。

次症：舌质红，苔黄厚，脉滑数。

（二）塔菲想（热毒炽盛证）

主症：下腹胀痛或灼热剧痛，高热或壮热不退，恶寒或寒战，带下量多，色黄，味臭秽，口苦烦渴，大便秘结，小便短赤。

次症：舌质红，苔黄燥或黄厚，脉滑数或洪数。

二、常见症状/证候施护

（一）下腹疼痛

1. 观察疼痛性质、部位、程度、持续时间及伴随症状，指导患者呼吸调节、听舒缓的音乐、转移注意力，缓解疼痛。
2. 急性期卧床休息，采取半卧位，恢复期可适当下床活动。
3. 遵医嘱给予傣药封包护理技术，外敷下腹部及腰骶部，清热解毒、消肿止痛。
4. 遵医嘱给予傣医皇雅（隔物灸）护理技术，灸关元、气海穴，温经通络、调经止痛。
5. 遵医嘱给予傣医迪筛么（穴位贴敷）护理技术，贴于神阙、关元、气海穴，温补元气，温经止痛。
6. 遵医嘱给予傣医烘雅（熏蒸）护理技术，全身治疗，祛风散寒、清热解毒、活血止痛。
7. 遵医嘱给予傣医暖雅（睡药）护理技术全身治疗，祛风除湿、发汗透毒、祛风止痛。
8. 遵医嘱给予傣医朗筛（傣药保留灌肠）护理技术，以达到清热利湿、活血化瘀、理气止痛。

（二）发热

1. 严密监测患者体温，超过38.5℃时给予温水擦浴，并根据医嘱进行退热处理。
2. 注意保暖，保持身体干燥，汗出多者更换衣裤，同时注意补充液体，多喝温水。
3. 遵医嘱给予傣医达雅（搽药）护理技术。

（三）白带异常

1. 观察白带的量、色、质、味。

2. 保持会阴部清洁，每日温水清洗 1～2 次，穿棉质内裤，勤换内裤。

3. 外阴瘙痒者指导患者使用按压的方式止痒，勿搔抓。

4. 遵医嘱给予傣医达雅（搽药疗法）护理技术，达到疏风止痒、清热解毒、燥湿杀虫的作用。

三、傣医特色治疗护理

（一）用药护理

1. 内服傣药护理

（1）内服傣药胶囊：雅解沙巴（百解胶囊）、雅解哈吨（五宝胶囊）、雅扑英利（妇安胶囊）。饭后服用，每日 3 次，每次各 4～8 粒。

（2）内服傣药汤剂：傣中药汤剂（二黄解毒汤）。

①服药时间汤剂宜饭后 0.5～1h 服用。

②服药温度：温服（30～40℃）。

③服药剂量：成人一般遵医嘱每次服用 200mL，每日 3 次，7d 1 个疗程。

④服药期间禁食辛辣刺激及冰冷的食物。

⑤用药禁忌：严重胃肠疾病、孕妇等患者不宜服用。

2. 外用傣药护理

（1）傣医朗筛（傣药保留灌肠）

①灌肠液温度 39～41℃。

②药液滴注时间 15～20min，药量不宜超过 200mL。

③禁忌证：大便失禁患者，直肠、结肠术后患者，孕妇，急腹症和下消化道出血的患者禁用。

（2）外敷傣药

①应该注意有无过敏史，用药期间如果出现异常，立即停药，报告医生并协助处理。

②注意防烫伤，严格按照傣医护理技术操作规程进行操作。

③妊娠期不适用，月经期、哺乳期、不明原因的出血倾向、不明肿块慎用。

（二）特色护理技术

1. 傣药封包护理技术。

2. 傣医皇雅（隔物灸）护理技术。

3. 傣医迪筛么（穴位贴敷）护理技术。

4. 傣医烘雅（熏蒸）护理技术。

5. 傣医暖雅（睡药）护理技术。

6. 傣医朗筛（傣药保留灌肠）护理技术。

7. 傣医达雅（搽药疗法）护理技术。

四、健康指导

（一）生活护理

1. 居室环境宜通风良好，温湿度适宜。

2. 生活起居有规律，保证充足的休息与睡眠，注意保暖，慎避风寒；劳逸适度，避免劳累。

3. 保持外阴清洁，穿纯棉内裤，月经期禁止同房。

4. 提倡淋浴，尤其经期、产褥期及流产后要倍加谨慎，以防外邪内侵。

5. 适当参加体育锻炼，可练骨盆操、八段锦、太极拳等，增强机体抵抗力。

（二）饮食护理

1. 塔拢塔菲如乃（湿热蕴结证）：宜食清热解毒、易消化，含纤维素丰富的食物，进食新鲜蔬菜水果，如苦瓜、芹菜、香蕉等，忌香燥性热之品，小便热痛者，用淡竹叶、车前草泡水饮用。食疗方：萆薢 30g、金银花 10g、绿豆 90g、适量冰糖，每日 2 次，食用 15d。

2. 塔菲想（热毒炽盛证）：宜食清火解毒的食物，如梨汁、金橘等，鼓励患者多饮水，忌香燥性热、肥腻之品。食疗方：槐花 10g、薏苡仁 30g、冬瓜仁 20g、粳米适量，每天 2 次，食用 15d。

（三）情志护理

1. 塔拢塔菲如乃（湿热蕴结证）：患者易恐惧，焦虑，疑心重，情绪不稳定，病情反复，易造成孤独抑郁情绪，失眠多梦。护士应与患者建立良好的关系，取得患者信任，为患者讲解治疗过程，普及健康知识，帮助患者建立信心，从而积极配合治疗；帮助患者建立情绪自我调节方法；为患者建立良好的治疗和康复环境；对于失眠患者可通过音乐疗法改善睡眠。

2. 塔菲想（热毒炽盛证）：患者易焦虑、紧张，可为其开展系统的护理干预，耐心地向患者及其家属介绍疾病发生的原因、预防措施和治疗方法，定期安排患者及其家属参加健康知识讲座，提高其对疾病的认知程度，使其积极地配合治疗护理工作。同时将患者的病情详细地告知患者及其家属，与患者及其家属一起探讨病情。热情主动地与患者进行沟通，正确、客观地评估其心理状态，缓解其焦虑、紧张等情绪，帮助其树立治愈疾病的信心，建立和谐的护患关系。告知患者不良的心理状态会影响其治疗的效果，不能急躁，要用平和、乐观的心态面对治疗。定期为患者更换床单被褥，让患者听一些温柔、舒缓的音乐，以缓解其心理压力和负面情绪。

拢蒙沙喉（类风湿性关节炎）傣医护理方案

一、常见证候要点

（一）塔拎软（肝肾气血两亏证）

主症：关节疼痛伴活动不利，晨僵明显。畏寒喜暖，肢体冷痛。

次症：舌质淡，苔白，脉细弱。

（二）塔喃瓦内（瘀血阻络证）

主症：肢体关节肿胀、疼痛，关节滑膜积液。
次症：舌质淡胖，舌色发青，苔厚，脉沉弱。

（三）塔拎瓦内（痰浊痹阻证）

主症：肢体关节疼痛、肿胀，畸形或萎缩，疲乏无力。
次症：舌质紫或青，苔厚，脉细而缓。

二、常见症状 / 证候施护

（一）关节肿痛

1. 观察疼痛的性质、部位、程度、持续时间及伴随症状。
2. 疼痛剧烈的患者以卧床休息为主，指导患者将受损关节保持功能位。
3. 指导患者避免持重物，减轻对受损关节的负重。
4. 患肢关节可戴手套或加护套等进行保暖。
5. 遵医嘱给予傣医暖雅（睡药）护理技术。
6. 遵医嘱给予傣医果雅（包药）护理技术。
7. 遵医嘱给予傣医么雅（傣药湿热敷）护理技术。

（二）晨僵

1. 观察晨僵持续时间、程度及受损关节。
2. 指导患者注意防寒保暖，必要时戴手套、护膝、袜套、护腕等。
3. 晨起时用力握拳再松开，交替进行 50～100 次；床上行膝关节屈伸练习 30 次。
4. 遵医嘱给予傣医暖雅（睡药）护理技术。
5. 遵医嘱给予傣医烘雅（熏蒸）护理技术。
6. 遵医嘱给予傣医咱雅（拖擦）护理技术。
7. 遵医嘱给予傣医么雅（傣药湿热敷）护理技术。

（三）关节畸形

1. 做好生活能力及安全评估。
2. 避免畸形关节受压及负重。
3. 遵医嘱给予傣医果雅（包药）技术。
4. 遵医嘱给予傣医咱雅（拖擦）技术。
5. 遵医嘱给予么雅（傣药湿热敷）技术。

（四）疲乏无力

1. 急性期卧床休息，防止劳累，保证睡眠充足。
2. 恢复期适量活动。
3. 遵医嘱给予傣医包药（果雅）技术。

三、傣医特色治疗护理

（一）用药护理

1. 内服傣药护理

（1）汤剂如皇旧补风活水汤（肝肾气血两亏证），罕满龙补土行气止痛汤（痰浊痹阻证），嘿扁补水疏风止痛汤（瘀血阻络证）；口服傣成药：雅解沙把、雅拢玫兰申、雅解哈吨，饭后服用，每日 3 次，每次 4～8 粒。

（2）服药时间：汤剂宜饭后 0.5～1h 服用。

（3）服药温度：温服（30～40℃）。

（4）服药剂量：成人一般每次服用 200mL，每日 400～600mL。

（5）用药禁忌证：严重胃肠疾病、腹水、孕妇不宜服用，湿热郁结者慎用。

2. 外用傣药护理

（1）外用傣药劳雅打拢玫兰申（傣药酒），每次取 5～10mL 药液反复揉搽。

（2）用药期间如果出现皮肤过敏，立即停药，报告医生并遵医嘱给予处理。

（3）用药禁忌证：开放性伤口禁用，过敏体质者慎用。

（二）特色护理技术

1. 傣医睡药（暖雅）护理技术。
2. 傣医熏蒸（烘雅）护理技术。
3. 傣医包药（果雅）护理技术。
4. 傣医拖擦（咱雅）护理技术。
5. 傣药湿热敷（么雅）护理技术。

四、健康指导

（一）生活护理

1. 注意生活有节、起居有常的生活规律。
2. 居室环境宜温暖向阳、干燥，避免潮湿。
3. 每日适当晒太阳，用温水洗漱，坚持热水泡受损关节。
4. 避免小关节长时间负重及不良姿势，减少弯腰、爬高、蹲起等动作。
5. 卧床时保持关节功能位，活动时可采取关节屈伸运动。

（二）饮食护理

1. 塔拎软（肝肾气血两亏证）：进食补风调火、活水补土食物，宜食大枣、黄芪、山药、牛肉、黑芝麻等。食疗方：黄芪炖鸡、大枣粥，忌食生冷食物。

2. 塔喃瓦内（瘀血阻络证）：进食利水蔬风、补土调火的食物，如鲫鱼、冬瓜、萝卜、赤小豆、橘子、西瓜等。食疗方：冬瓜排骨、赤小豆粥。忌肥甘厚味、甜黏油腻之品。

3. 塔拎瓦内（痰浊痹阻证）：进食补土蔬风、利水调火的食物，如百合、洋芋、胡萝卜、苹果、香蕉、橙子等。食疗方：小米粥、排骨玉米汤。少食吃葱、姜、蒜、辣椒等辛辣之品。

（三）情志护理

1. 塔拎软（肝肾气血两亏证）：患者多性格内向，情绪不稳定，胆小不喜欢冒险。在进行心理护理时多鼓励患者，给予肯定，适当参加病友活动，建立信心，但不可过度劳神，避免过度紧张，保持稳定平和的心态。

2. 塔喃瓦内（瘀血阻络证）：患者性格多偏温和，稳重恭谦、和达，多善于忍耐。在进行心理护理时多与患者交流沟通，了解患者心理状态，发现患者特长，培养兴趣爱好，增加知识，开阔眼界，以舒畅情志，调畅气机，改善体质，增进健康。

3. 塔拎瓦内（痰浊痹阻证）：患者性格不同程度的内向、敏感、多疑、焦虑、抑郁。在进行心理护理时关心、体贴患者，态度友好温和，注意患者情志疏导，创造安静、舒适的环境。

朝　医

前　言

本文件参照 GB/T 1.1—2020《标准化工作导则　第 1 部分：标准化文件的结构和起草规则》的规定起草。

请注意本文件的某些内容可能涉及专利。本文件的发布机构不承担识别专利的责任。

本文件由中国民族医药学会提出并发布。

本文件由中国民族医药学会标准化技术委员会归口管理。

本文件主要起草单位：中国民族医药学会朝医药分会、延边朝鲜族自治州朝医医院。

本文件参与起草单位：延边大学护理学院、龙井市中医医院。

本文件主要起草人：朴银花、韩吉淑、安凤英、玄银河、朴昭衍、李圣爱、许楚英、李春玉、权海善、金贤华。

本文件审定人员：中国民族医药学会标准化技术委员会（朝医药委员）专家朴昭衍、李福子、全基浩、张艳平、林长青、朴宪，中国民族医药学会标准化工作组成员许志仁、梁峻、刘颂阳、侯玉杰，中国民族医药学会标准化相关专家张素秋等。

引　言

朝医学是我国朝鲜族人民长期与疾病斗争的经验总结，是我国传统医学和优秀民族文化的重要组成部分，具有鲜明的民族特色和独立的理论体系。为充分发挥朝医护理特色优势，提高临床护理疗效，规范常见病的朝医护理行为，制定标准。本方案对于促进朝医药的传承和发展具有重要的意义。

《朝医护理方案》制定的目的是充分发挥朝医护理特色优势，提高临床护理疗效，规范常见病的朝医护理行为，从而提高护理效果和科研水平。本系列标准在制定过程中，广泛征求了朝医药分会相关单位专家的意见，并组织论证会议，经过多次讨论和修订，最终形成本系列标准草案。

《朝医护理方案》包括中风及消渴病的常见证候要点、常见症状 / 证候施护、朝医特色治疗护理、健康指导 4 个方面。附录部分主要载录了朝药应用注意事项、四象人饮食宜忌、四象人情志护理内容。本方案体现了朝医辨证辨象分型及其证候的施护，简明实用、可操作性强，符合医疗法律和法规要求，具有一定的指导性、普遍性和可参照性，适用于朝医护理、教学、科研和相关管理，可作为朝医护理人员临床实践、护理规范和质量控制的主要参考依据。

本系列标准的制定工作得到吉林省中医药管理局、延边朝鲜族自治州卫生健康委员会、中国民族医药学会的高度重视。中国民族医药学会朝医药分会、标准化技术委员会、标准化技术工作指导组付出了辛勤劳动，特邀审定专家以及许多同行专家对《朝医护理方案》提出了宝贵意见和建议。对此，谨致以诚挚敬意和衷心感谢。

因为时间有限，《朝医护理方案》还存在不足之处，望各位同道在应用中提出反馈意见，以便今后修订完善。

中风（脑梗死恢复期）朝医护理方案

本方案适用于中风病（脑梗死）发病2周至6个月处于恢复期患者的护理。

一、常见证候要点

（一）痰热内闭证

主症：意识障碍，半身不遂，口舌歪斜，言语謇涩或不语，感觉减退或消失。

次症：鼻鼾痰鸣，或肢体拘急，或躁扰不宁，或身热，或口臭，或抽搐，或呕血，舌质红，舌苔黄腻，脉弦滑数。

（二）风痰瘀阻证

主症：半身不遂，口舌歪斜，言语謇涩或不语，感觉减退或消失。

次症：头晕目眩，痰多而黏，舌质暗淡，舌苔薄白或白腻，脉弦滑。

（三）风火上扰证

主症：半身不遂，口舌歪斜，言语謇涩或不语，感觉减退或消失。

次症：偏身麻木，头晕头痛，面红目赤，口苦咽干，心烦易怒，尿赤便干，舌质红或红绛，舌苔薄黄，脉弦有力。

（四）气虚血瘀证

主症：半身不遂，口舌歪斜，言语謇涩或不语，感觉减退或消失。

次症：面色晄白，气短乏力，口角流涎，自汗出，心悸便溏，手足肿胀，舌质暗淡，舌苔白腻，有齿痕，脉沉细。

二、常见症状/证候施护

（一）半身不遂

1. 观察四肢肌力、肌张力、关节活动度和肢体活动的变化。
2. 根据疾病不同阶段，指导协助患者良肢位摆放、肌肉收缩及关节运动，减少或减轻肌肉挛缩及关节畸形。
3. 指导患者进行床上的主动性活动训练，包括翻身、床上移动、床边坐起等。如患者不能主动活动，则应进行各关节被动活动训练。
4. 遵医嘱给予朝医药浴（局部）。
5. 遵医嘱给予灸法治疗。
6. 遵医嘱给予朝药塌渍疗法。

（二）言语謇涩

1. 观察患者语言功能情况，建立护患交流板，与患者良好沟通。对家属进行健康宣教，共同参与语言康复训练。

2. 在言语康复师指导下训练，先做简单的张口、伸舌、露齿、鼓腮动作，进行软腭抬高训练，再做舌部训练和唇部训练，指导患者反复进行抿嘴、撅嘴、叩齿等动作。

3. 教会患者先做好口形与发音示范，然后指导患者通过镜子观察自己发音的口形，来纠正发音错误。

（三）便秘

1. 病情稳定后，适当运动，睡前进行腹部按摩，每日 2 次，每次 15～20min 促使肠蠕动而排便。

2. 鼓励患者多饮水，每天在 1500mL 以上；养成每日清晨定时排便的习惯，克服长时间入厕，忌努挣。

3. 遵医嘱给予灸法治疗。

（四）肢体麻木

1. 评估麻木部位、程度以及伴随症状，并做好记录。

2. 注意肢体保暖。

3. 遵医嘱给予朝药塌渍疗法。

4. 遵医嘱给予穴位贴敷。

（五）失眠、多梦

1. 保持病室安静、整洁，通风良好。

2. 遵医嘱给予灸法治疗。

3. 遵医嘱给予朝医药枕疗法。

三、朝医特色治疗护理

（一）药物治疗的护理

1. 内服朝药汤剂护理要点

（1）服药时间：一般宜在饭前 1h 服用。

（2）服药方法：每日 1 剂，分 2～3 次服。四象人服药：太阳人体质过偏于阳，指导服用朝药应常温服；少阳人体质少偏于阳，指导服用朝药应凉后服；太阴人体质过偏于阴，指导服用朝药时应温服；少阴人体质少偏于阴，指导服用朝药应温热服。

（3）服药剂量：一般每次服用 200mL，心衰及限制入量的患者每次宜服 100mL。

2. 外用朝药护理要点

（1）使用前注意皮肤评估。

（2）注意观察用药后的反应，如出现异常时，应及时报告医师，协助处理；过敏体质者慎用。

3. 朝药应用注意事项参见附录 1。

（二）特色技术

1. 灸法

（1）取穴要点

半身不遂：取足三里、阳陵泉、内关、曲池等。

便秘：取天枢、中脘、足三里等。

失眠多梦：取神门、内关、足三里等。

（2）操作要点：施灸部位宜先上后下，先灸头顶、胸背，后灸腹部、四肢。

（3）观察要点：操作过程中观察有无灼痛感，调整距离，及时将艾灰弹入弯盘，防止灼伤皮肤。

（4）注意事项：根据四象人体质施灸。注意体质特点，施个性化治疗。对热性体质，如少阳人施灸不易多灸或壮数少，减少刺激为好。

2. 朝药塌渍

（1）操作要点：塌渍贴置于相应治疗部位上，透气塑料膜盖雨塌渍贴上，范围超过塌渍贴。治疗时间每次 20～30min，每日 1 次。

（2）观察要点：操作中注意塌渍部位皮肤情况，询问病人感受，如有不适，及时报告医生，采取相应措施。

（3）注意事项：根据病情，遵医嘱酌情增加热疗，对老年人、神经末梢感觉迟钝的患者注意热疗时温度不宜过高，以免烫伤。

3. 朝医药枕

（1）操作要点：操作时头部放在药枕的中央靠上位置，这是可以稳定睡眠的姿势，药枕每天应使用 6h 以上。

（2）注意事项：药枕保持干燥，防止药物发霉，每隔 2～3 周晒 1h，放置阴凉干燥处。

4. 朝医局部药浴

（1）操作要点：注意药液温度，维持在 35～38℃，时间不宜过长，以 20～30min 为宜。

（2）观察要点：观察局部及全身的情况，如出现红疹、瘙痒、心悸、汗出、头晕目眩等症状，立即报告医师，遵医嘱配合处理。

（3）注意事项：空腹及餐后 1h 内不宜药浴。对汗出较多者，可嘱其饮温盐水，以防虚脱。感知觉差的病人，药液温度不宜超过 37℃，时间以 20min 为宜。

5. 穴位贴敷

（1）取穴要点：取足三里、阳陵泉、内关、曲池等。

（2）操作要点：刺激性小的药物每次贴 4～8h，每隔 1～3d 贴治 1 次。刺激性大的药物，应观察患者的反应和发泡响度确定贴敷时间，数分钟至数小时不等。

（3）观察要点：操作过程中观察有无渗漏、滑脱、局部皮肤皮疹等现象，如有异常及时报告处理。

四、健康指导

（一）生活起居

1. 调摄情志，建立信心，起居有常，不妄作劳，戒烟酒，慎避外邪。

2. 注意安全，防呛咳窒息、跌倒坠床、压疮、烫伤、走失等意外。

（二）饮食指导

1. 吞咽困难或饮水呛咳者，根据病情予鼻饲喂服，以补充足够的水分及富有营养的流质，如果汁、米汤、肉汤、菜汤、匀浆膳等，忌肥甘厚味等生湿助火之品。

2. 注意饮食宜忌

（1）糖尿病患者注意控制葡萄糖及碳水化合物的摄入。

（2）高血脂患者注意控制总热量、脂肪、胆固醇的摄入等。

（3）便秘者，饮食以粗纤维为主，多吃增加胃肠蠕动的食物，如黑芝麻、蔬菜、瓜果等；多饮水，戒烟酒，禁食产气多刺激性的食物，如甜食、豆制品、圆葱等。食疗方：松子粥。

（4）失眠、多梦者，以健脾安神益智为主，如薏米粥、拌小根蒜、五味子茶、拌刺五加等。

3. 四象人辩证施食

（1）痰热内闭证：进食清热化痰、醒神开窍的食品。食疗方：拌桔梗、桔梗煎饼、烤松茸等。

（2）风痰瘀阻证：以祛风化痰、通络为主，饮食宜温热，少食多餐，忌食肥甘厚腻等助湿之品。食疗方：酱黑豆、山楂薏米粥等。

（3）风火上扰证：饮食宜清淡，避免助火之食品。食疗方：莲子粥等。

（4）气虚血瘀证：进食健脾益气、活血通络的食品。食疗方：炒蕨菜、煎黄花鱼、拌小根蒜、土豆饼、豆芽汤等。

4. 四象人饮食宜忌参见附录 2。

（三）情志调理

1. 中风患者多为心火暴盛，应耐心按象做好情志护理，解除患者的恐惧、急躁等心理，避免不良刺激。

2. 对神志清醒患者及家属进行精神安慰，使其消除紧张、恐惧焦虑等不良情绪，积极配合治疗。

3. 根据四象人性情特点，按象做好情志护理（参见附录 3）。

消渴（2 型糖尿病）朝医护理方案

一、常见证候要点

（一）痰（湿）热互结证

主症：形体肥胖，腹部胀大，口干口渴，喜冷饮，饮水量多，易饥多食。

次证：脘腹胀满，心烦口苦，大便干结，小便色黄，舌质淡红，苔黄腻，脉弦滑。

（二）热盛伤津证

主症：口干咽燥，渴喜冷饮，尿频量多，心烦易怒。
次证：易饥多食，口苦，溲赤便秘，舌干红，苔黄燥，脉细数。

（三）气阴两虚证

主症：咽干口燥，气短懒言，腰膝酸软，自汗盗汗。
次证：口渴多饮，神疲乏力，形体消瘦，五心烦热，心悸失眠，舌红少津，苔薄白干或少苔，脉弦细数。

（四）肝肾阴虚证（肾阴亏虚）

主症：小便频数，浑浊如膏，腰膝酸软，眩晕耳鸣，口干咽燥。
次症：视物模糊，五心烦热，低热颧红，多梦遗精，皮肤干燥，雀目，或蚊蝇飞舞，或失明，皮肤瘙痒，舌红少苔，脉细数。

（五）阴阳两虚证

主症：小便频数，夜尿增多，浑浊如脂如膏，甚至饮一溲一，口干咽燥。
次症：五心烦热，疲，耳轮干枯，面色黧黑，腰膝酸软无力，畏寒肢凉，四肢欠温，阳痿，下肢浮肿，甚则全身皆肿，舌质淡，苔白而干，脉沉细无力。

二、常见症状／证候施护

（一）尿频量多

1. 观察排尿次数、尿量及尿色。
2. 嘱患者睡前少饮水。
3. 遵医嘱给予灸法治疗。

（二）口干多饮

观察口干、口渴，记录每日饮水量。

（三）倦怠乏力

1. 起居有时，避免劳累。
2. 病情稳定者适量运动，循序渐进。
3. 遵医嘱给予灸法治疗。
4. 遵医嘱给予穴位贴敷。

（四）肢体麻木、疼痛、肢冷

1. 遵医嘱给予朝药泡洗以祛风通络，活血通脉。

2. 遵医嘱给予双下肢穴位按摩，取足三里、阳陵泉、三阴交、涌泉穴等。
3. 遵医嘱给予穴位贴敷。
4. 遵医嘱给予朝药熏洗。

（五）视物模糊

1. 注意视力变化，定期检查眼底，减少阅读、看电视及使用电脑及手机，宜闭目养神，饮用枸杞茶等。
2. 按摩睛明、四白、丝竹空等穴位以辅助通络明目。
3. 评估跌倒 / 坠床高危因素，落实防跌倒 / 坠床措施。
4. 遵医嘱给予朝药冷敷。

（六）皮肤瘙痒

1. 指导患者洗澡忌用刺激性强的皂液，洗后皮肤涂抹润肤露，穿棉质内衣，避免搔抓、热水烫洗；修剪指（趾）甲；瘙痒甚者，遵医嘱予以清热燥湿洗剂，如苦参、苍术、黄柏、白花蛇草、连翘等煎汤外洗，亦可涂尿素乳膏防止皮肤干燥。
2. 遵医嘱给予朝药熏洗。

（七）腰膝酸软

1. 指导患者按摩腰背部及气海、关元穴、涌泉穴。
2. 遵医嘱给予灸法治疗。

三、朝医特色治疗护理

（一）药物治疗的护理

1. 内服朝药汤剂护理要点

（1）服药时间：一般宜在饭前 1h 服用。

（2）服药方法：每日 1 剂，分 2～3 次服。四象人服药：太阳人体质过偏于阳，指导服用朝药应常温服；少阳人体质少偏于阳，指导服用朝药应凉后服；太阴人体质过偏于阴，指导服用朝药时应温服；少阴人体质少偏于阴，指导服用朝药应温热服。

（3）服药剂量：一般每次服用 200mL，心衰及限制入量的患者每次宜服 100mL。

2. 外用朝药护理要点

（1）使用前注意皮肤评估。

（2）注意观察用药后的反应，如出现异常时，应及时报告医师，协助处理；过敏体质者慎用。

（二）特色技术

1. 灸法

（1）取穴要点

尿频量多：取关元、命门、肾俞、腰阳关等。

倦怠乏力：取中脘、神阙、关元等。

腰膝酸软：腰阳关、命门、足三里、阳陵泉等。

（2）操作要点：施灸部位宜先上后下，先灸头顶、胸背，后灸腹部、四肢。

（3）观察要点：操作过程中观察有无灼痛感，调整距离，及时将艾灰弹入弯盘，防止灼伤皮肤。

（4）注意事项：根据四象人体质施灸。注意体质特点，施个性化治疗。对热性体质，如少阳人施灸不易多灸或壮数少，减少刺激为好。

2. 穴位贴敷

（1）取穴要点

倦怠乏力：取中脘、关元、足三里、涌泉、脾俞、肾俞、膏肓等。

肢体麻木、疼痛、肢冷：上肢取风驰、风府、曲池、外关、合谷、内关等；下肢取三阴交、足三里、阳陵泉、地机、太溪、涌泉等，取患侧穴位为主。

（2）操作要点：刺激性小的药物每次贴4～8h，每隔1～3d贴治1次。刺激性大的药物，应观察患者的反应和发泡程度确定贴敷时间，数分钟至数小时不等。

（3）观察要点：操作过程中观察有无渗漏、滑脱、局部皮肤皮疹等现象，如有异常及时报告处理。

3. 朝医局部药浴

（1）操作要点：注意药液温度，维持在35～38℃，时间不宜过长，以20～30min为宜。

（2）观察要点：观察局部及全身的情况，如出现红疹、瘙痒、心悸、汗出、头晕目眩等症状，立即报告医师，遵医嘱配合处理。

（3）注意事项：空腹及餐后1h内不宜药浴。对汗出较多者，可嘱其饮温盐水，以防虚脱。

4. 朝药熏洗

（1）操作要点：熏洗温度以50～70℃为宜，当药液温度降至37～40℃时（糖尿病足部熏洗时37℃左右，盆内水位能漫过脚面3～5cm即可），方可冲洗，以防烫伤。熏洗时间以20～30min为宜。

（2）观察要点：操作过程中询问患者的感受，及时调节药液温度。

（3）注意事项：熏洗后要用干毛巾擦干患部，并注意避风和保暖。

5. 朝药冷敷

（1）操作要点：冷敷药液温度8～15℃，用敷料浸取药液，外敷患处，每隔5min更换敷料，持续20～30min。

（2）观察要点：观察皮肤情况，如有不适，应停止治疗，报告并配合处理。

四、健康指导

（一）饮食指导

1. 饮食原则：每日控制总热量的摄入（相对固定），分餐均匀（至少3餐），定时定量规律进餐，合理均衡各种营养素。

（1）尿频量多者，适当进食芡实、枸杞等补肾之品。食疗方：拌蒲公英、红豆米饭、芡实瘦肉汤。

（2）口干多饮者，多食生津润燥类食物，如百合、西葫芦等，可饮用玉竹茶、玉米须茶以缓解口干口渴。食疗方：清炒山药、拌马蹄叶。

（3）倦怠乏力者，进食补中益气类食物，如山药、鱼肉、香菇等。食疗方：乌鸡汤、香菇木耳汤、山药炖排骨。

（4）肢体麻木、疼痛、肢冷者，进食活血化瘀食物，如黄鳝、木耳等。食疗方：洋葱烧黄鳝。

（5）皮肤瘙痒者，饮食宜清淡，少食辛辣油腻及海鲜之品。食疗方：拌水芹菜。

（6）腰膝酸软者，适当食用枸杞、黑豆等固肾之品。食疗方：泥鳅汤。

2. 四象人各自的饮食护理特点共性部分参见附录2，摄入具体饮食时，注意饮食宜忌。

（1）太少阴人食疗方：糙米饭、高粱米饭、薏米饭、拌道拉基（桔梗）、拌茼蒿、拌小根蒜、拌黄豆芽、酱牛肉、牛肉汤、豆芽汤、海带汤、明太鱼汤、泥鳅汤、煎黄鱼、蒸山药等。

（2）太少阳人食疗方：大麦杂粮饭、小米杂粮饭、虾仁炒饭、荞麦面凉粉、绿豆面凉粉、烤紫菜、烤松茸、白菜汤、臭酱汤、煎青鱼等。

3. 消渴饮食标准推荐方案参见附录4。

（二）运动指导

根据病情选择合适的有氧运动方式，如太阳人做散步、登山、跳绳等运动；少阳人可做慢跑、登山等运动；太阴人可做游泳、健身操、骑车等运动；少阴人可做散步、体操等相对轻快运动。运动项目的选择要与患者的年龄、病情、经济、文化背景及体质相适应。

（三）生活起居

1. 环境温、湿度适宜，顺应四时及时增减衣物。太少阳人宜居住在阴凉干燥处室温不宜过高的环境，太少阴人居住在安静、光线柔和、室温偏高的环境。

2. 起居有常，戒烟限酒。

（四）情志调理

1. 多与患者沟通，了解其心理状态，增强其与慢性疾病作斗争的信心，保持乐观心态。

2. 鼓励家属理解支持患者，避免不良情绪的影响。

3. 组织形式多样、寓教于乐的病友活动，开展同伴支持教育，介绍成功的病例，鼓励参与社会活动。

4. 根据四象人性情特点，按象做好情志护理（参见附录3）。

附录 1

朝药应用注意事项

一、内服汤剂的服法

方剂的服法包括服药时间和服药方法。朝医方剂的药量比中医方剂药量轻，一般每日服 2 剂。

（一）服药时间

一般宜在饭前 1h 服药，以利于药物尽快吸收。但对胃肠有刺激的方药，宜饭后服用，以防产生副作用；滋补方药，宜空腹服用；治疟方药，宜在发作的 2h 服用；安神方药，宜在睡前服用；急证重病可不拘时间服用；慢性病应定时服用，使之能持续发挥药效。根据病情的需要，有的可一天数服，有的可煎泡代茶时饮用。

（二）服药方法

朝医运用汤剂，通常是每日 2 剂，将头煎、二煎兑合，分 2 次或 3 次温服：但特殊情况下，亦可每日连服 3～4 剂，以增强药力。

针对不同情况，应采取不同服法。如服发汗解表药，宜趁热服，药后还须温覆避风，使遍身絷絷微似有汗。热证用寒药可冷服以助其清，寒证用热药可热服以助其温，但有时寒热偏盛、阴阳离诀、相互格拒，出现服药后呕吐的情况，如系真寒假热证候则宜热药冷服，系真热假寒证候则宜寒药热服，此谓反佐服药法，若见服药呕吐者，宜先服少许姜汁，或用鲜生姜擦舌，或嚼少许陈皮，然后再服汤药；或采用冷服、少量频饮的方法。对于昏迷病人及吞咽困难者，现多用鼻饲法给药。

在治疗过程中，应根据病情和药物的性能来决定不同的服法。

1. 太阳人体质过偏于阳，指导服用朝药应常温服之。
2. 少阳人体质少偏于阳，指导服用朝药应凉后服之。
3. 太阴人体质过偏于阴，指导服用朝药时应温服之。
4. 少阴人体质少偏于阴，指导服用朝药应温热服之。

（三）服药剂量

成人一般每次服用 200mL，心衰及限制入量的患者每次宜服 100mL，老年人、儿童应遵医嘱服用。

二、内服中（朝）成药

1. 内服中（朝）成药一般用温开水（或药引）送服，散剂用水或汤药冲服。
2. 用药前仔细询问过敏史，对过敏体质者，提醒医生关注。
3. 密切观察用药反应，对婴幼儿、老年人、孕妇等特殊人群尤应注意，发现异常，及时报告医生并协助处理。

4. 服用胶囊不能锉碎或咬破；合剂、混悬剂、糖浆剂、口服液等不能稀释，应摇匀后直接服用；如番泻叶、胖大海等应用沸水浸泡后代茶饮。

5. 散剂和丸剂是根据病情和具体药物定量，日服 2 次或 3 次。散剂中有些可直接用水送服，如七厘散等；有些粗末散剂，可加水煮沸取汁，如香苏散等；还有些散剂是用于外敷或掺洒疮面，如生肌散等；亦有作为点眼或吹喉用的，如八宝眼药、冰硼散等。各种丸剂都可以直接用水送服，至于其他不同剂型，可参考制剂情况及方药功用酌情而定。

三、中药注射剂

1. 用药前认真询问患者药物过敏史。

2. 按照药品说明书推荐的调配要求、给药速度予以配制及给药。

3. 中药注射剂应单独使用，现配现用，严禁混合配伍。

4. 中西注射剂联用时，应将中西药分开使用，前后使用间隔液。

5. 除有特殊说明，不宜 2 个或 2 个以上品种同时共用一条静脉通路。

6. 密切观察用药反应，尤其对老人、儿童、肝肾功能异常等特殊人群和初次使用中药注射剂的患者应加强巡视和监测，出现异常，立即停药，报告医生并协助处理。

7. 发生过敏反应的护理

（1）立即停药，更换输液管路，通知医生。

（2）封存发生不良反应的药液及管路，按要求送检。

（3）做好过敏标识，明确告知患者及家属，避免再次用药。

（4）过敏反应治疗期间，指导患者清淡饮食，禁食鱼腥发物。

四、外用朝药的使用

使用前注意皮肤干燥、清洁，必要时局部清创。应注意观察用药后的反应，如出现灼热、发红、瘙痒、刺痛等局部症状时，应及时报告医师，协助处理；如出现头晕、恶心、心慌、气促等症状，应立即停止用药，同时采取必要的处理措施，并报告医师。过敏体质者慎用。

附录 2

四象人饮食宜忌

一、太阳人饮食宜忌

太阳人肺大肝小，为过偏于阳之人，宜食清淡生冷及补肝生阴的饮食，禁忌比较辛热及肥甘厚腻食物。

宜：

（1）谷物类：荞麦等。

（2）水产类：虾、贝壳类（鲍鱼、海螺）、螃蟹、海参、鲫鱼等。

（3）肉类：鸭肉等。

（4）蔬菜类：松叶、各种山菜、五加皮须等。

（5）果品类：葡萄、猕猴桃、柿子、樱桃、木瓜等。

忌：

较辛热及肥甘厚腻食物。

二、太阴人饮食宜忌

太阴人形体肥大，食性良好，适于食用高蛋白及含钙量较多的食物。太阴人肺大肝小，素体肝实肺虚之象，易患高血压和心血管疾病及中风、肺炎或咳嗽等证。故宜禁食刺激性强、高脂肪以及辛热食物。

宜：

（1）谷物类：小麦、糙米、黄豆、薏苡仁、玉米、高粱等。

（2）水产类：明太鱼、鳗鱼、鲤鱼、田螺、昆布、海带、紫菜等。

（3）肉类：牛肉等。

（4）蔬菜类：地瓜、萝卜、桔梗、沙参、蕨菜、蒲公英、山药、南瓜、蘑菇、黑木耳、豆芽、芋头、莲藕、冬瓜、马蹄叶、松茸等。

（5）果品类：栗子、松仁、核桃仁、白果、莲子、五味子、花生、梨、杏、李子等。

（6）其他：牛乳、豆腐。

忌：

脂肪丰富的饮食和辛辣食物。

三、少阳人饮食宜忌

少阳人脾大肾小，为热盛之人。所以，少阳人宜食蔬菜、海鲜类及清凉食物，忌温性食物及刺激性强的食物。

宜：

（1）谷物类：大麦、小米、赤小豆、绿豆、黑豆、芝麻等。

（2）水产类：鲍鱼、海参、虾、螃蟹、鳖、牡蛎等。

（3）肉类：猪肉、鸭肉等。

（4）蔬菜类：白菜、黄瓜、茄子、苦瓜、牛蒡根、西葫芦、莴笋、水芹、车前草等。

（5）果品类：香瓜、西瓜、香蕉、菠萝、覆盆子、山梅、草莓、枸杞子、桑葚、蓝莓等。

（6）其他：香油、鸡蛋等。

忌：

温热食物及刺激性较强的食物。

四、少阴人饮食宜忌

少阴人脾小肾大，因其脾胃功能虚弱、寒过胜，宜食用温热及清淡易消化之物。少阴人易患消化道疾病，禁食重厚油腻、不易消化之物及生冷食物。

宜：

（1）谷物类：糯米、粳米等。

（2）水产类：泥鳅、鳀鱼、明太鱼、黄花鱼等。

（3）肉类：鸡肉、狗肉、羊肉等。

（4）蔬菜类：西红柿、芹菜、葱、蒜、生姜、菠菜、卷心菜、芥菜、苏叶、茼蒿、洋葱、韭菜、土豆等。

（5）果品类：苹果、橘子、山楂、桃、大枣等。

忌：

厚重油腻不易消化之物及生冷食物。

附录3

四象人情志护理

一、太阳人情志护理

太阳人的性情特点为哀性远散而怒情促急，因此，太阳人应恒戒哀心和怒心。太阳人有择交心不广，有人身攻击心、窃取心、夸张心，恒有急迫之心，自尊心强，过于放纵，果断性及疏通性大的心理特点，护理时应采取耐心听取患者述说方法，与患者真诚交流，使患者保持心理平衡，才能取得患者的积极配合及护理上的良好效果。

二、太阴人情志护理

太阴人的性情特点为喜性广张而乐情促急，因此，太阴人应恒戒乐心和喜心。太阴人有骄心、侈心，贪欲心大，恒有怯心，追求安逸，忍耐心大，喜怒不表露的心理特点，护理时应采取劝说开导的方法，正确运用语言对患者进行启发诱导，让患者了解不良情绪对疾病的危害性，尽量减轻其心理压力，使其保持乐观情绪，促进康复。

三、少阳人情志护理

少阳人的性情特点为怒性宏抱而哀情促急，因此，少阳人应恒戒怒心和哀心。少阳人有偏私心，虚荣心大，恒有惧心，善于外交，重视外界，轻忽家庭的心理特点，护理时应采取顺情从欲的方法，即顺从患者的意志、情绪，满足患者身心需要，建立信任感。

四、少阴人情志护理

少阴人的性情特点为乐性深确喜情促急，因此，少阴人应恒戒喜心和乐心。少阴人有偷逸心、虚荣心，掠夺心大，恒有不安定心的心理特点，护理时应采取移情易性的方法，使其焦虑转移于他处，或改变患者内心虑恶的指向性，这样才可以达到对少阴人患者的最终护理目的。

附录 4

消渴饮食标准推荐方案

一、原则：每日控制总热量的摄入（相对固定），分餐均匀（至少 3 餐），定时定量规律进餐，合理均衡各种营养素。

1. 多吃蔬菜，适合食用含糖量低、升糖指数低的绿色、白色蔬菜。

2. 每餐必须摄入优质蛋白，可以选择猪肉、牛肉、羊肉的瘦肉部分，或虾肉、鱼肉等鱼类蛋白。

3. 少油脂，烹调油每日 25～30g 为宜，而且必须选用植物油（每月约 750g 为宜）。

4. 每日摄入定量的碳水化合物，每餐米饭应进行粗细粮搭配（大米 50%、小米 30%、糙米 20%）。

5. 烹调以蒸、煮、拌、炒为宜。

6. 限制盐的摄入，盐＜6g/d。

注：全日总热量女性患者为 1900kcal，男性患者为 2100kcal，肥胖患者可适当调整为 2300kcal。

二、具体配比方案如下：

热量 kcal	早餐			午餐			晚餐		
	谷类	肉类	蔬菜类	谷类	肉类	蔬菜类	谷类	肉类	蔬菜类
1900	米饭 75g	瘦肉 75g	蔬菜 250g	米饭 100g	瘦肉 75g	蔬菜 250g	米饭 100g	瘦肉 75g	蔬菜 250g
2100	米饭 100g	瘦肉 75g	蔬菜 250g	米饭 125g	瘦肉 75g	蔬菜 250g	米饭 125g	瘦肉 100g	蔬菜 250g
2300	米饭 125g	瘦肉 100g	蔬菜 250g	米饭 150g	瘦肉 100g	蔬菜 250g	米饭 150g	瘦肉 100g	蔬菜 250g

糖尿病患者 1 周食谱

【星期一】

早餐：米饭，木耳炒白菜，黄瓜炒肉片，凉拌菠菜

中餐：米饭，油菜炒香菇，芹菜炒牛肉丝，凉拌豆芽

晚餐：米饭，素炒圆白菜，韭菜炒肉丝，凉拌莴笋

【星期二】

早餐：米饭，香菇菜心，芹菜炒虾仁，凉拌黄瓜

中餐：米饭，山药炒木耳，空心菜炒羊肉，凉拌白菜

晚餐：米饭，素炒油菜，青椒炒牛肉，凉拌芹菜

【星期三】

早餐：米饭，清炒莴笋，西芹炒猪肉，凉拌茄子

中餐：米饭 ，蘑菇炒生菜，白菜炒肉，凉拌大头菜

晚餐：米饭，蒜蓉炒西蓝花，圆葱炒羊肉，凉拌莴笋

【星期四】

早餐：米饭，口蘑冬瓜，韭菜炒牛肉，凉拌小白菜

中餐：米饭，素炒西葫芦，芹菜炒猪肉，凉拌菠菜

晚餐：米饭，香菇炒生菜，空心菜炒牛肉，凉拌黄瓜

【星期五】

早餐：米饭，木耳炒白菜，黄瓜炒肉片，凉拌菠菜

中餐：米饭，素炒油菜，青椒炒牛肉，凉拌芹菜

晚餐：米饭，素炒圆白菜，韭菜炒肉丝，凉拌莴笋

【星期六】

早餐：米饭，油菜炒香菇，芹菜炒牛肉丝，凉拌豆芽

中餐：米饭，蘑菇炒生菜，白菜炒肉，凉拌大头菜

晚餐：米饭，蒜蓉炒西蓝花，圆葱炒羊肉，凉拌莴笋

【星期日】

早餐：米饭，蘑菇菜心，芹菜炒虾仁，凉拌黄瓜

中餐：米饭，清炒莴笋，韭菜炒牛肉，凉拌小白菜

晚餐：米饭，素炒西葫芦，木耳炒肉，凉拌茄子

【备注】

早餐主食米饭可以更换成土豆、南瓜、玉米。

换算比例为米饭 100g= 土豆 250g= 南瓜 200g= 玉米 200g

壮 医

前　言

本文件参照 GB/T 1.1—2020《标准化工作导则　第 1 部分：标准化文件的结构和起草规则》的规定起草。

请注意本文件的某些内容可能涉及专利。本文件的发布机构不承担识别专利的责任。

本文件由中国民族医药学会提出并发布。

本文件由中国民族医药学会标准化技术委员会归口管理。

本文件主要起草单位：广西国际壮医医院。

本文件参与起草单位：柳州市中医医院（柳州市壮医医院）、百色市中医医院、河池市中医医院、崇左市中医壮医医院、南宁市武鸣区中医医院（武鸣区壮医医院）、武宣县中医医院（武宣县壮医医院）、靖西市中医医院（靖西市壮医医院）

本文件主要起草人：林琴、胡晓玥、黄美芳、陆莹、陈碧、杨爽、韦晓春、黄秋霞、石梦锦、曾韵颖、冯文慧、邓辉、周艳娜、郑好芳、唐宁波、龚珊鸿、王美全、贺应军、赵爱红、黄丽荣、廖立瑶、潘淑敏、何珍秀、黄丽菊。

本文件审定人员：中国民族医药学会标准化技术委员会（壮医药委员）专家庞宇舟、秦祖杰、韦英才、滕红丽、王强，中国民族医药学会标准化工作组成员许志仁、梁峻、刘颂阳、侯玉杰，中国民族医药学会标准化相关专家张素秋等。

引　言

壮族是我国人口最多的少数民族。壮医药是我国传统医学和民族医药的重要组成部分，是壮族先民生产生活经验的总结和智慧的结晶，具有鲜明的民族性、地域性和传承性。

壮医药始于先秦时期，经过汉魏六朝的发展，于唐宋形成了包含草药内服、外洗、熏蒸、敷贴、佩药、骨刮、角疗、灸法、挑针、金针等10多种内涵的壮医多层次结构，构建了壮医药的体系雏形。

壮医护理作为日常医疗环节的重要组成部分，为保障人民健康、促进经济社会发展发挥着重要作用。为进一步传承壮医药精华，强化民族特色优势，提高壮医护理服务能力和水平，让护理人员在临床实践中有章可循，编制壮医护理方案十分必要。《壮医护理方案》是依据常见疾病的壮医诊疗方案、壮医技法及护理常规而制定，把方案形成规范化的标准，包括《唠呗唧（带状疱疹）壮医护理方案》《滚克（类风湿性关节炎）壮医护理方案》《夺核拖（腰椎间盘突出症）壮医护理方案》。

在前期标准化研究不断深化的基础上，研究团队通过民间走访挖掘、临床实践及相关专家多次论证，最终形成《壮医护理方案》。本方案可操作性强，符合医疗法律和法规要求，具有一定的指导性、普遍性和可参照性，可作为临床护理人员临床实践和护理质量控制的主要参考依据。

本系列标准的制定工作得到中国民族医药学会的高度重视。中国民族医药学会壮医药分会、标准化技术委员会、标准化技术工作指导组付出了辛勤劳动，特邀审定专家以及许多同行专家对壮医护理规范提出了宝贵意见。对此，谨致以诚挚敬意和衷心感谢。

因为时间有限，《壮医护理方案》还存在不足之处，望大家在应用中及时提出反馈意见，以便今后修订完善。

嗪呗啷（带状疱疹）壮医护理方案

一、常见证候要点

（一）阴证

水疱基底较淡，疱液较少，水疱呈带状分布，有胀痛、刺痛、隐痛等，伴口干口渴、虚烦不眠、神疲气短等。壮医目诊，“勒答白睛”（眼睛巩膜）上脉络散乱弯曲，颜色较浅，或有瘀斑。甲诊，甲色淡白，按压甲尖放开后恢复原色慢。舌淡红，苔白或白腻，脉细数无力。

（二）阳证

水疱基底较红或深红，水疱较大，密集成簇，有胀痛、灼痛等，伴发热、烦渴、红肿热痛、口腔糜烂、尿少便干等。壮医目诊，“勒答白睛”（眼睛巩膜）上脉络弯曲多而集中，颜色较深，靠近瞳仁。甲诊，甲色鲜红，按压甲尖放开后恢复原色快。舌红或红绛，苔黄或干，脉滑数或弦数。

二、常见症状/证候施护

（一）疼痛

1. 评估患者疼痛的部位、性质、强度、持续时间及伴随症状。
2. 遵医嘱给予壮医药线点灸。
3. 阳证胀痛、灼痛者遵医嘱给予壮医水蛭疗法（T/GXAS 239-2021），3～5d 治疗 1 次。
4. 疼痛剧烈时遵医嘱给予口服止痛药，观察用药效果。

（二）疱疹

1. 评估患者疱疹的部位、性质、大小。
2. 疱疹初起时，遵医嘱给予壮医鲜药外敷治疗。
3. 小疱疹处遵医嘱给予壮医药线点灸疗法。
4. 如疱疹较大，遵医嘱给予壮医水蛭疗法（T/GXAS 239-2021）。
5. 遵医嘱给予中药涂药。
6. 遵医嘱给予中药熏洗。

三、壮医特色治疗护理

（一）药物治疗的护理

1. 内服壮药护理要点

（1）服药时间：口服壮药宜在餐后 30～60min 服用，与西药间隔至少 30min。

（2）服药温度：阳证者服药温度以 30～35℃为宜，阴证者服药温度以 37～40℃为宜。

（3）注意事项：服药期间观察药物疗效及不良反应，发现异常应立即停止服用并报告医生。

2. 外用壮药护理要点

（1）皮肤破损感染部位局部外用药不宜用油膏类壮药。

（2）观察外用壮药后的皮肤情况及用药效果，发现异常应立即停用并报告医生。

（二）壮医特色护理技术

1. 壮医药线点灸疗法

（1）评估要点

评估患者对疼痛的耐受程度及皮肤情况，水肿部位禁用。

（2）选穴要点

①疼痛者，依照“以痛为穴”的取穴原则，选取阿是穴、手三里、关元、血海、足三里、气海、三阴交、太冲等。

②点灸疱疹依照“以灶为穴”的取穴原则，先点灸长子穴（最先长出的疱疹），再点灸其他疱疹。在每个疱疹中心点取 1 穴，再沿其边缘对称取 4 穴，由 5 穴组成 1 组穴位，点灸 1 组为 1 壮。

（3）操作要点

①如点灸部位无疱疹，阴证者每穴点 3 壮，点灸后，操作者迅速用拇指指腹顺时针揉按该穴数秒；阳证者每穴点 1 壮，不施以按揉。

②如点灸疱疹处，点灸时操作者戴手套，持线垂直点灸疱疹，点灸后不需按揉。

（4）观察要点

点灸过程中随时询问患者感受，并观察患者治疗部位皮肤的情况，如有异常应立即停止治疗，报告医生并处理。

2. 壮医水蛭疗法

（1）评估要点

评估患者既往史、过敏史、心理状况、治疗部位皮肤情况，糖尿病、感染性病灶、恐惧水蛭、对水蛭素过敏者、凝血功能障碍者或长期服用抗凝药物者等禁用。

（2）选穴要点

①治疗疼痛时，依照“以痛为穴”的取穴原则，取医用水蛭在疼痛感最强的部位吸治（用水蛭吸出瘀毒血）。

②治疗疱疹时，依照“以灶为穴”的取穴原则，取医用水蛭在大疱疹边缘吸治（用水蛭吸出疱液和瘀毒血）。

（3）操作要点

①吸治前用皮肤消毒剂常规消毒局部皮肤，待干，再用无菌生理盐水去除消毒剂异味。

②水蛭吸血饱食后会自动脱落，如超 60min 水蛭未脱落，可使用棉签沾 75% 或 95% 酒精涂抹距水蛭吸盘 0.3～0.5cm 处，使水蛭脱落。使用过的水蛭不能重复使用，用酒精浸泡使其死亡后按医疗废物处理。

（4）观察要点

操作过程中随时询问患者感受，如有不适，立即停止治疗并报告医生；观察水蛭变化，如发现水蛭吸治部位改变应及时调整水蛭位置，或更换水蛭继续治疗。

3. 壮医鲜药外敷疗法

（1）评估要点

了解患者药物过敏及皮肤情况，药物过敏者、开放性伤口或感染性病灶处禁用。

（2）操作要点

将新鲜壮草药捣碎成泥糊状倒在纱布上，铺平，敷于疱疹处 4h。

（3）观察要点

敷药过程中随时询问患者的感受，如患者皮肤出现瘙痒、刺痛等不适症状应立即停止治疗，清洗皮肤表面残留药物，报告医生并处理。

四、健康指导

（一）生活起居

1. 注意个人卫生，保持床单及衣物的整洁，穿宽松、棉质衣物。
2. 定期修剪指甲，避免搔抓皮肤，忌用热水肥皂烫洗局部皮肤。
3. 指导患者宜健侧卧位，防止挤压引起疱疹破裂。

（二）饮食指导

饮食宜清淡、易消化。

1. 阳证者宜食清热解毒除湿之品，如新鲜蔬菜、苦瓜、绿豆、薏米等。食疗方：功劳木生地红枣茶、茯苓二仁绿豆粥、菊花山楂粥等。
2. 阴证者宜食理气活血、调气补虚之品，如陈皮、萝卜、柑橘等。食疗方：黄芪川芎粥、竹沥水莲粥、五指毛桃土鸡汤等。
3. 忌食生葱、竹笋、韭菜、南瓜苗、牛肉、马肉、母猪肉、公鸡、鲤鱼、海味等发物。

（三）情志调理

1. 保持情绪开朗、心气调和，忌恼怒，可通过聊天、看电视等放松心情，转移注意力，以减轻疼痛。
2. 给予五行音乐疗法，每次 30～60min。阴证者宜听徵调式的音乐，以补益心阳、养心安神，如《喜洋洋》《紫竹调》等；阳证者宜听羽调式音乐，以清心降火、滋肾定志，如《梁祝》《二泉映月》《汉宫秋月》等。

（四）康复指导

1. 疱疹累及眼部时，鼓励患者多做眨眼运动，防止粘连。
2. 指导患者加强锻炼，提高机体免疫力，如壮医三气养生操、五禽戏、八段锦等。

五、效果评价

运用疼痛强度评估量表评价方案实施效果，可选用数字评估量表（NRS）或面部表情疼痛量表。

1. 数字评估量表（NRS）

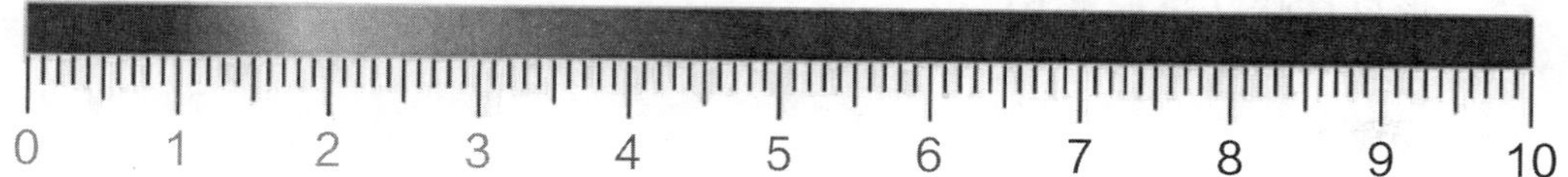

1～3：轻度疼痛（不影响睡眠）；
4～6：中度疼痛（轻度影响睡眠）；
7～10：重度疼痛（重度影响睡眠）。

2. 面部表情疼痛量表

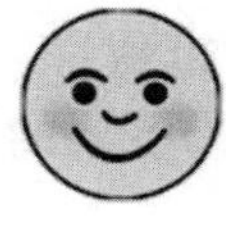
无痛

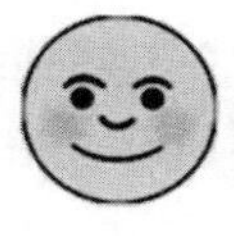
轻微疼痛

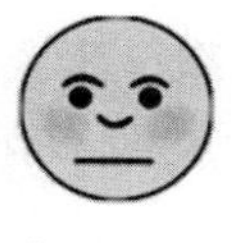
轻度疼痛

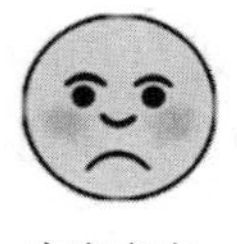
中度疼痛

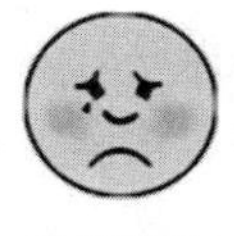
重度疼痛

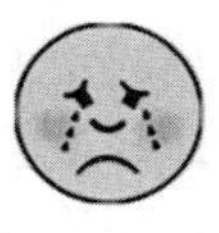
剧烈疼痛

无痛：感觉良好，不痛；
轻微疼痛：感觉有一点点疼痛，但还可以忍受；
轻度疼痛：明显感觉疼痛，有点受不住了；
中度疼痛：感觉很痛，影响食欲，晚上睡不好；
重度疼痛：实在太痛，晚上根本不能入睡；
剧烈疼痛：痛得不得了，完全不能承受。

滚克（类风湿关节炎）壮医护理方案

一、常见证候要点

（一）阴证

小关节呈对称性疼痛肿胀，多发于手指关节，关节肢体冷痛、肿痛久不愈，痛处游走不定，晨僵，沉重，关节屈伸不利，关节周围或皮下结节，甚则畸形，严重伴肌肉筋骨酸痛、麻木乏力，血类风湿因子阳性或增高。面色青，兼怕风，畏寒喜暖。目诊，“勒答白睛”（眼睛巩膜）上龙脉脉络散乱、弯曲、暗红、末端有瘀点。甲诊，指甲淡白，月牙暴露少，按压指甲放开久未恢复红润。舌淡暗，苔白腻，脉沉紧细涩。

（二）阳证

小关节呈对称性疼痛肿胀，多发于手指关节，关节红肿热痛，屈伸不利，触之灼热或有热感，口渴不欲饮，烦闷，或伴发热，面色炽，兼怕热，喜凉拒按，血类风湿因子阳性或增高，活动期C-反应蛋白、血沉增快。目诊，“勒答白睛”（眼睛巩膜）上龙脉脉络曲张、红活。甲诊，指甲鲜红，月牙暴露多。舌红或红绛，苔黄腻，脉濡或滑数。

二、常见症状 / 证候施护

（一）晨僵

1. 评估患者晨僵持续的时间、程度及受累关节。

2. 遵医嘱给予壮医药熨疗法，对阳证患者手法宜轻，药熨包温度以 50～60℃为宜；对阴证患者手法宜重，药熨包温度宜高，以 60～70℃为宜。

3. 遵医嘱给予中药熏洗。

4. 遵医嘱给予艾灸阿是穴。

5. 晨起用力握拳再松开，交替进行 50～100 次；床上行膝关节屈伸练习 30 次。

6. 用轻柔的点揉、推拿、滚动、点压等手法放松关节周围肌肉，根据关节受限的方向摇动关节，使关节逐渐松动，减轻关节挛缩和僵硬。

7. 睡前给予热水浸泡手脚 20～30min，水温以 37～42℃为宜。

（二）关节肿痛

1. 评估患者疼痛的部位、性质、强度、持续时间及伴随症状。

2. 中度疼痛以上者，以卧床休息为主，受损关节保持功能位，局部加护套保暖，减少负重。

3. 阳证患者遵医嘱给予壮医水蛭疗法（T/GXAS 239-2021），每次操作一般不超过 5 个部位 / 穴位，3～5d 治疗 1 次。

4. 遵医嘱给予壮医鲜药外敷疗法。

（三）关节畸形、活动受限

1. 遵医嘱给予壮医药线点灸疗法。

2. 遵医嘱给予壮医药物竹罐疗法。

3. 遵医嘱给予壮医药浴疗法。

4. 遵医嘱给予艾条悬灸关节处，雀啄灸风市、膝眼、足三里、三阴交等穴。

三、壮医特色治疗护理

（一）药物治疗的护理

1. 服药时间

口服壮药宜在餐后 30～60min 服用，与西药间隔至少 30min。

2. 服药温度

阳证者服药温度以 30～35℃为宜，阴证者服药温度以 37～40℃为宜。

3. 注意事项

若出现食欲减退、腹痛便溏等不适症状，应立即停止服用并报告医生。

（二）壮医特色护理技术

1. 壮医药熨疗法

（1）评估要点：患者当前症状、皮肤情况、对热的耐受程度等，妊娠、局部皮肤红肿发热、破溃或皮疹、高热、急性炎症、急性出血性疾病、恶性肿瘤者禁用。

（2）选穴要点：取关节周围肌肉筋结点（颗粒状、条索状、硬结感，或疼痛感最强处）。

（3）操作要点：药熨前松解筋结 5～10min。取药熨包在筋结及周围皮肤点熨 20～30s，使患者适应药熨包温度，再用药熨包按揉筋结约 5min，最后将还有余温的药熨包敷在治疗部位，盖上防水垫巾及毛巾，使药力进一步渗透，保持 10～15min。对阳证患者手法宜轻，药熨包温度以 50～60℃为宜；对阴证患者手法宜重，药熨包温度以 60～70℃为宜。

（4）观察要点：药熨过程中随时听取患者主诉并观察局部皮肤情况，如有灼热、疼痛、皮肤红肿立即停止治疗，报告医生并遵医嘱处理。

2. 壮医水蛭疗法

（1）评估要点：患者既往史、过敏史、心理状况、治疗部位皮肤情况，糖尿病、感染性病灶、恐惧水蛭、对水蛭素过敏者、凝血功能障碍者或长期服用抗凝药物者等禁用。

（2）选穴要点：取疼痛关节的“关常穴”，即关节周围的特定穴位。

①椎关常穴：夹脊穴；

②肩关常穴：肩髃、肩贞、肩前；

③肘关常穴：曲池、肘髎、曲泽；

④腕关常穴：阳池、大棱、外关；

⑤掌指关常穴：少泽、少冲、关冲、中冲、商阳、少商；

⑥髋关常穴：环跳、髀关、居髎；

⑦膝关常穴：足三里、阴陵泉、阳陵泉；

⑧踝关常穴：解溪、冲阳、丘墟；

⑨跖趾关常穴：太冲、陷谷、内庭、足临泣。

（3）操作要点如下：

①常规消毒皮肤，待干，用生理盐水去除皮肤消毒剂异味；

②取医用水蛭，将其头部对准治疗部位，稍作停留，使其咬紧治疗部位。

③水蛭吸血饱食后会自动脱落，如超 60min 水蛭未脱落，可使用棉签沾 75% 或 95% 酒精涂抹距水蛭吸盘 0.3～0.5cm 处，使水蛭脱落；

④再次消毒伤口及周围皮肤，在伤口上洒止血粉，用无菌棉球正压按压，无菌方纱加压外固定；

⑤使用过的水蛭不能重复使用，应用酒精浸泡使其死亡后按医疗废物处理。

（4）观察要点：观察患者有无不适及水蛭的变化，发现异常及时调整水蛭位置或立即停止治疗，报告医生，配合处理；治疗后 24h 内密切观察伤口有无渗血，及时更换敷料。

3. 壮医鲜药外敷疗法

（1）评估要点：患者过敏史及皮肤情况，有皮肤破损、感染性病灶、对鲜药过敏者禁用。

（2）选穴要点：关节肿痛处。

（3）操作要点：将新鲜草药用研磨器捣碎成泥糊状，阳证者，在鲜药糊内加入青柠汁调和；阴证者，在鲜药糊内加入适量米酒调和，加热至40～45℃。将鲜药糊倒在纱布上，敷于患者关节肿痛处，用保鲜膜包裹固定，敷药2～4h。

（4）观察要点：如果患者出现皮肤瘙痒、刺痛等不适症状，应立即停止治疗，清洗皮肤表面残留药物，报告医生并遵医嘱处理。

4. 壮医药线点灸疗法

（1）评估要点：患者对疼痛的耐受程度及皮肤情况，水肿部位禁用。

（2）选穴要点：手部取阳溪、阳池、阳谷、手三里；足部取昆仑、太溪、中封、丘墟；肩部取肩前、肩髃、曲池；膝部取犊鼻、足三里、梁丘；踝部取申脉、照海、昆仑、丘墟。

（3）操作要点：阴证者每穴点3壮，点灸后，操作者迅速用拇指指腹顺时针揉按该穴数秒；阳证者每穴点1壮，不施以按揉，保留穴位上的药线炭灰。

（4）观察要点：点灸过程中随时询问患者感受并观察患者治疗部位皮肤的情况，点灸处有细小灼痕为正常现象，如有皮肤破溃、水疱应立即停止治疗，报告医生并处理。

5. 壮医药物竹罐疗法

（1）评估要点：评估患者对热的耐受度及治疗部位皮肤情况，极度消瘦，局部皮肤破溃或皮疹、疤痕、高度水肿者禁用。

（2）选穴要点：在每个关节疼痛或肿胀最严重的部位取一穴留罐，然后以此穴为中心在关节周围环形留罐。

（3）操作要点：留罐5～10min，起罐后滚罐封穴，并用浸泡过煮竹罐药液的毛巾趁温热（40～45℃）敷在罐印部位约5min。

（4）观察要点：观察竹罐吸附情况及患者皮肤情况，告知患者在留罐过程中不可随意变动体位，避免竹罐松脱，患者诉灼热、疼痛时应立即起罐。

6. 壮医药浴疗法

（1）评估要点：既往史、过敏史、进食情况、皮肤情况，有心血管疾病、心肺功能不全、开放性伤口、对药浴液过敏、妊娠、妇女月经期禁用。

（2）操作要点：药浴时长不超过20min，水温以37～42℃为宜。将煎煮洗浴液后剩余的药渣用纱布包裹成药熨包，阴证者在洗浴过程中用药熨包烫熨关节处；阳证者可用药熨包轻轻摩擦、按摩全身，泡浴5min后坐起2min，如此循环3～5次。洗浴结束后无须用清水冲洗。

（3）观察要点：随时询问患者的感受，观察皮肤情况，出现异常应立即停止药浴，报告医生并遵医嘱处理。

四、健康指导

（一）生活起居

1. 居住环境宜温暖向阳，避免寒冷、潮湿。
2. 避免过度劳累及精神刺激，注意关节保暖，如戴护膝、护肘、护腕。
3. 给予生活自理能力、跌倒/坠床、压力性损伤等风险评估，做好防范措施。

（二）饮食指导

宜多食富含胶质和钙的食物，如猪皮、猪蹄、鱼皮、牛筋、豆类、蛋类、奶制品、坚果等，忌食生冷、高胆固醇、高嘌呤、辛辣刺激性食物，如动物内脏、海鲜、咖啡等。

1. 阴证者宜食祛风、散寒、除湿、化瘀的血肉有情之品，如羊肉、土鸡、鳝鱼等。食疗方：鸡血藤猪排骨汤、鳝鱼薏苡粥、山药羊肉炖黑豆汤、姜黄土鸡汤、五指毛桃土鸡汤、田七陈皮瘦肉粥等。

2. 阳证者宜食清热毒、化湿毒之品，如薏苡仁、红豆等。食疗方：薏苡排骨冬瓜汤、鸡矢藤莲子鸭汤、葫芦茶等。

（三）情志调理

1. 给患者讲解疾病相关知识，使之正确认识病情，了解治疗方法、过程，配合治疗，并鼓励家属多陪伴，给予情感支持。

2. 给予佩戴香囊提扬情志。

3. 给予五行音乐疗法，每次 30～60min。阴证者宜在巳时（9：00–11：00）、午时（11：00–13：00）听徵调、羽调式音乐，如《步步高》《小河淌水》等；阳证者宜在辰时（7：00–9：00）、戌时（19：00–21：00）听角调、宫调式音乐，如《江南好》《光明行》等。

（四）康复指导

1. 急性期患者应卧床休息，卧硬板床，枕头宜低或不用枕头；仰卧时上肢取外旋位，手掌向上，大腿保持中立位；每日尽可能取俯卧位 1～2 次，每次 5～20min；髋关节、膝关节尽量伸直，膝下不宜垫枕头，以免屈曲挛缩，足下垫软枕，防止足下垂。必要时遵医嘱用各种类型夹板将腕、指等小关节做短期固定，保持良好的功能位，一般不超过 3 周。卧床期间每日在床上进行小运动量关节体操、肌收缩交叉训练和等长肌肉收缩练习。

2. 亚急性期维持关节活动度的训练，给予功能锻炼，包括手指的抓捏练习，如织毛衣、跳棋、玩球，腕、肘、膝关节的屈伸练习，配合肢体被动运动。

3. 慢性期通过体力锻炼，增加关节活动度和增强肌力、耐力等手段预防和矫正畸形，如慢步、游泳锻炼全身关节功能，空蹬自行车锻炼膝关节，滚圆木、踏空缝纫机锻炼踝关节等。

五、效果评价

运用类风湿性关节炎证候分级标准计算证候积分评价方案实施效果。

1. 类风湿性关节炎证候分级标准

关节疼痛	0 分：关节不疼或疼痛消失； 1 分：疼痛轻，尚能忍受，或仅劳累或天气变化时疼痛，基本不影响工作； 2 分：疼痛较重，工作和休息均受到影响； 3 分：疼痛严重，难以忍受，严重影响休息和工作，需配合使用止痛药物
关节肿胀	0 分：关节无肿胀或肿胀消失； 1 分：关节轻度肿胀，皮肤纹理变浅，关节的骨标志仍明显； 2 分：关节中度肿胀，关节肿胀明显，皮肤纹理基本消失，骨标志不明显； 3 分：关节重度肿胀，关节肿胀甚，皮肤紧，骨标志消失

续表

关节压痛	0 分：关节无压痛或压痛消失； 1 分：轻度压痛，患者诉有痛； 2 分：中度压痛，患者尚能忍受，皱眉不适等； 3 分：重度压痛，痛不可触，压挤关节时患者将肢体抽回
关节屈伸不利	0 分：关节活动正常； 1 分：关节活动轻度受限，关节活动范围减少＜1/3； 2 分：关节活动明显受限，关节活动范围减少≥1/3； 3 分：关节活动严重受限，关节活动范围减少≥1/2，甚至僵直
晨僵	0 分：无； 1 分：晨僵＜1h； 2 分：晨僵≥1h，＜2h； 3 分：晨僵≥2h
关节局部发热	0 分：关节局部无发热； 1 分：关节局部发热
疼痛夜甚	0 分：未出现夜间疼痛加重； 1 分：疼痛夜间加重
舌质暗红	0 分：正常； 1 分：舌质暗红

2. 疗效评价

（1）临床缓解：临床症状基本缓解，证候积分减少≥70%。

（2）显效：临床症状明显改善，证候积分减少≥50%。

（3）有效：临床症状好转，证候积分减少≥20%。

（4）无效：临床症状无改善，甚或加重，证候积分减少＜20%。

夺核拖（腰椎间盘突出症）壮医护理方案

一、常见证候要点

（一）阴证

腰腿痛如刺，痛有定处，日轻夜重，腰部板硬，俯仰旋转受限，痛处拒按。腰部或四肢麻木不仁，活动受限。目诊，“勒答白晴”（眼睛巩膜）上 12 点脊柱反射区脉络有瘀点或瘀斑；甲诊，甲色淡白，月牙暴露过少，按压指甲后放开久久未恢复红润。舌质暗紫，或有瘀斑，苔白或腻，脉弦紧或涩。

（二）阳证

腰部酸楚重着疼痛，痛处伴有热感，恶热口渴，小便短赤。遇热或雨天痛增，活动后痛减。目诊，“勒答白晴”（眼睛巩膜）上 12 点脊柱反射区脉络增粗、红活。甲诊，甲色红或青紫，月痕暴露过多。舌质红，苔黄腻，脉濡数或弦数。

二、常见症状 / 证候施护

（一）腰痛、下肢放射痛

1. 评估患者疼痛的部位、性质、强度、持续时间及伴随症状。
2. 遵医嘱给予壮医敷贴疗法。
3. 遵医嘱给予壮医药熨疗法。
4. 遵医嘱给予壮医药物竹罐疗法。
5. 遵医嘱给予中药涂药。涂药手法采用壮医按摩疗法中的擦疗手法，以鱼际部或掌心，着力均匀地缓慢移动，往返擦拭，用力持续，动作连贯，并施加暗力的内动力，重点在于筋结部位。阴证者手法较重，以患者耐受为度；阳证者手法较轻，以患者舒适为度。
6. 遵医嘱给予中药熏蒸。
7. 遵医嘱给予腰椎机械牵引治疗，患者取仰卧位，固定带松紧适宜。牵引力量不超患者 1/2 体重，不可耐受时力度调低。

（二）下肢麻木

1. 评估患者触觉、痛觉、温度觉等。
2. 遵医嘱给予壮医锤痧疗法。
3. 遵医嘱给予穴位敷贴，取气海、肾俞、承扶、委中、阳陵等穴。
4. 遵医嘱给予功能性电刺激，强度以患者耐受为度。

（三）马尾神经功能障碍

1. 评估患者控制大小便的自主能力、会阴及肛周的感觉情况。
2. 排尿困难及便秘者遵医嘱给予壮医药线点灸疗法。

三、壮医特色治疗护理

（一）药物治疗的护理

1. 服药时间

口服壮药宜在餐后 30～60min 服用，与西药间隔至少 30min。

2. 服药温度

阳证者服药温度以 30～35℃为宜，阴证者服药温度以 37～40℃为宜。

3. 注意事项

若出现食欲减退、腹痛便溏等不适症状，应立即停止服用并报告医生。

（二）壮医特色护理技术

1. 壮医敷贴疗法

（1）评估要点：患者的过敏史、皮肤情况，对壮药过敏、局部皮肤皮疹或破溃、开放性伤口、感染性病灶处禁用。

（2）选穴要点：取腰部疼痛处。

（3）操作要点：阴证药方用低度米酒或姜汁调制，加热至40～50℃；阳证药方用米醋调制，不需加热。敷贴前在治疗部位松解筋结5～10min，阴证者手法宜轻，以患者舒适为度；阳证者手法宜重，以患者耐受为度。

（4）观察要点：敷贴过程中出现皮肤感觉异常，立即停止敷贴，清洗残留药物，报告医生并遵医嘱处理。

2. 壮医药熨疗法

（1）评估要点：患者当前症状、皮肤情况、对热的耐受程度等，妊娠、局部皮肤红肿发热、破溃或皮疹、高热、急性炎症、急性出血性疾病、恶性肿瘤者禁用。

（2）操作要点：药熨前在患者疼痛部位松解筋结5～10min。取药熨包在疼痛处及周围皮肤点熨20～30s，使患者适应药熨包温度，再用药熨包按揉筋结约5min，最后将还有余温的药熨包敷在治疗部位，盖上防水垫巾及毛巾，使药力进一步渗透，保持10～15min。对阳证患者手法宜轻，药熨包温度以50～60℃为宜；对阴证患者手法宜重，药熨包温度以60～70℃为宜。

（3）观察要点：药熨过程中随时听取患者主诉并观察局部皮肤情况，如有灼热、疼痛、皮肤红肿立即停止治疗，报告医生并遵医嘱处理。

3. 壮医药物竹罐疗法

（1）评估要点：患者对热的耐受度及治疗部位皮肤情况，如患者极度消瘦，局部皮肤破溃或皮疹、疤痕、高度水肿，禁用。

（2）选穴要点：取命门、腰阳关、肾俞、大肠俞、志室、委中、环跳、阳陵泉、悬钟及阿是穴等。

（3）操作要点：留罐5～10min，起罐后，阳证者，取一微凉竹罐，在罐痕上由下至上推揉滚罐封穴；阴证者，另取一温热竹罐，趁罐体温热时在罐痕上由上至下推揉滚罐封穴。

（4）观察要点：观察竹罐吸附情况及患者皮肤情况，告知患者在留罐过程中不可随意变动体位，避免竹罐松脱，患者诉灼热、疼痛应立即起罐，观察皮肤出现异常应报告医生，并遵医嘱处理。

4. 壮医锤痧疗法

（1）评估要点：患者既往史、过敏史、皮肤情况，妊娠、妇女月经期、急症、凝血功能障碍、皮肤破损、对壮药或药酒过敏者禁用。

（2）选穴要点：取腰阳关、环跳、承山、昆仑、伏兔、承扶、殷门、足三里、委中、阳陵泉等穴。

（3）操作要点：松解筋结后，遵医嘱备活血化瘀的药粉及药酒，先用药酒涂擦穴位周围皮肤轻微发红，将适量药粉放入纱布内，并将其包裹固定在牛角锤或木锤前端，捶打穴位，力度由轻及重，每处锤击1～2min，每分钟60～100次，共捶打15～20min，至皮肤出现红色或紫红色痧斑，再将药酒轻轻涂擦于痧斑处。捶打阴证者力度较轻，阳证者力度较重，以患者耐受为宜。

（4）观察要点：随时询问患者感受，观察皮肤情况，如有异常立即停止治疗，报告医生并遵医嘱处理。

5. 壮医药线点灸疗法

（1）评估要点：患者对疼痛的耐受程度及皮肤情况，水肿部位禁用。

（2）选穴要点：取神阙、天枢、关元、气海、中极等穴。

（3）操作要点：阴证者每穴点 3 壮，点灸后，操作者迅速用拇指指腹顺时针揉按该穴数秒；阳证者每穴点 1 壮，不施以按揉，保留穴位上的药线炭灰。

（4）观察要点：点灸处有细小灼痕为正常现象，如有皮肤破溃、水疱应立即停止治疗，报告医生并处理。

四、健康指导

（一）生活起居

1. 急性期患者以卧床休息为主，宜卧硬板床或薄软垫床，仰卧时腰部加腰垫，下床活动时佩戴腰围。

2. 指导患者劳逸适当，保持正确坐、立、行姿势，避免久坐久站，尽量不弯腰提重物。需拾物的姿势应双腿下蹲，腰部挺直，防止腰部受到外伤。注意腰部保暖。

3. 非手术患者卧床 3 周或症状缓解后可戴腰围下床活动。

4. 下肢感觉障碍者注意保护骨突处，预防压力性损伤。

5. 保持大便通畅，避免腹压增大而加剧疼痛。

（二）饮食指导

饮食宜清淡，多食蔬菜、瘦肉、蛋类、瓜果等食物，忌辛辣刺激、肥腻之品。

1. 阴证者宜进食补肾阳之品，如羊肉、猪肾等。食疗方：苁蓉茴香羊肉汤、板栗猪肾粥、玉屏羊肉汤等。

2. 阳证者宜进食清热利湿之品。食疗方：薏苡仁粳米粥、大枣青果茶等。

（三）情志调理

指导患者通过聊天、听音乐等转移注意力，放松心情，减轻疼痛。

（四）康复指导

1. 腰椎间盘突出早期或术后 1 个月指导患者做腰背肌功能锻炼，次数和强度因人而异，循序渐进，如感到酸痛、不适、发僵等，应适当减少锻炼的强度和次数，或停止锻炼。

（1）腰背肌训练：患者俯卧位，双上肢置于躯干两侧，全身放松，双上肢后伸，头颈后仰，胸部离开床面，保持 5～10s，然后放下休息 5～10s。

（2）飞燕式训练：在上述动作基础上，患者双腿伸直，并拢向后方抬起，然后将上肢、头颈和下肢动作协调起来，仅腹部贴床面，保持 5～10s，放下休息 5～10s，10～15 个 / 次，逐渐增至 30～50 个 / 次。当患者不能完成飞燕式训练时，可将上半身和下半身的动作分解进行。

2. 术后当日可行踝泵运动，预防深静脉血栓；术后第 1 天开始进行股四头肌等长收缩练习，3～5 次 /min，每组 10～20min，每天运动 3～4 组；术后 1～2d，无禁忌证者，进行直腿抬高练习，预防神经根粘连；术后 3d 可佩戴支具下床活动，循序渐进。

3. 术后 3 个月内禁止弯腰、举重物，半年至 1 年内避免重体力活动。

五、效果评价

运用疼痛强度评估量表评价方案实施效果，可选用数字评估量表（NRS）或面部表情疼痛量表。

1. 数字评估量表（NRS）

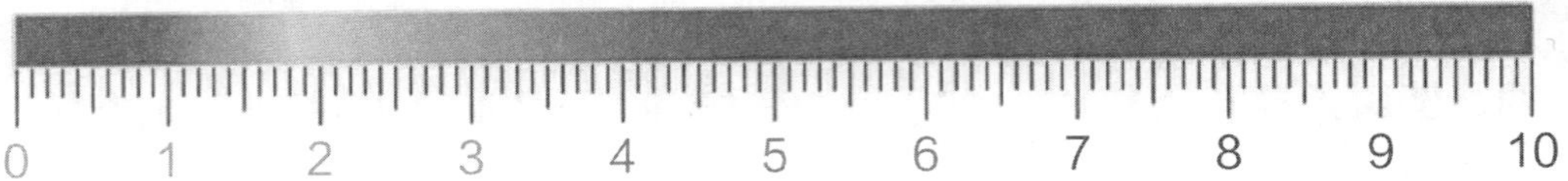

1～3：轻度疼痛（不影响睡眠）；

4～6：中度疼痛（轻度影响睡眠）；

7～10：重度疼痛（重度影响睡眠）。

2. 面部表情疼痛量表

无痛

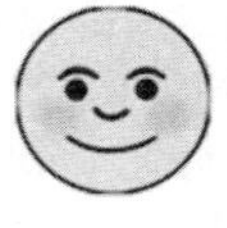
轻微疼痛

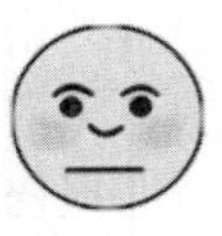
轻度疼痛

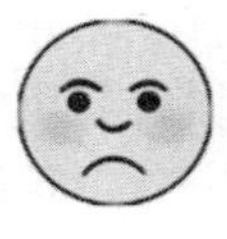
中度疼痛

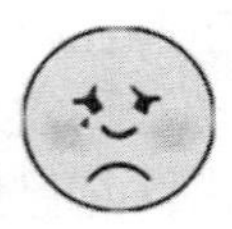
重度疼痛

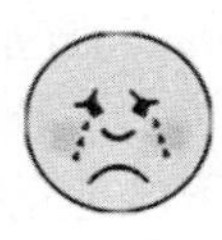
剧烈疼痛

无痛：感觉良好，不痛；

轻微疼痛：感觉有一点点疼痛，但还可以忍受；

轻度疼痛：明显感觉到疼痛有点受不住了；

中度疼痛：感觉到很痛，影响食欲，晚上睡不好；

重度疼痛：实在太痛，晚上根本不能入睡；

剧烈疼痛：痛得不得了，完全不能承受。

哈医

前　言

本文件参照 GB/T 1.1—2020《标准化工作导则　第 1 部分：标准化文件的结构和起草规则》的规定起草。

请注意本文件的某些内容可能涉及专利。本文件的发布机构不承担识别专利的责任。

本文件由中国民族医药学会提出并发布。

本文件由中国民族医药学会标准化技术委员会归口管理。

本文件主要起草单位：中国民族医药学会哈萨克医医药分会、新疆阿勒泰地区中医（阿勒泰地区哈萨克医医院）医院。

本文件参与起草单位：新疆塔城地区托里县哈萨克医医院、新疆阿勒泰阿勒泰地区哈巴河县哈萨克医医院。

本文件主要起草人：热斯古丽·热合木、霍孜汗·阿木耳别克、梅花·尼合买提、努尔古丽·卡克木、古丽娜孜·吾肯、沙依拉·哈汗、黄艳丽、沙吾列提汗·卡依扎提、古丽达·米拉提、那扎尔·解特拜、阿依努尔·波拉提、黄安什·阿力帕木什、恰尔巴提·托列根、沙依拉·克里肯拜、沙依拉·那孜木别克、沙力马·卡德尔别克、哈尼亚·卡木卡尔汗、胡安汗·巴哈提汗、张影、叶尔古丽·哈依罗拉、王玉宁、卡比拉·那比哈孜、阿勒特乃·阿斯勒别克、库丽登·巴合提、阿依努尔·居曼、鲁晓慧、阿依芝别克·胡马尔别克、阿娜尔·哈盘、加依娜尔·廷恩得别克、古丽加玛丽·阿布德克力木、古丽登·努尔多汗、赛尼娅·哈依沙、沙尔巴提·扎瓦提别克、李晶晶、库丽米拉·哈孜汗、胡娟娟、哈勒哈西·朱马什、古扎努尔·努尔买买提、加衣娜尔古丽·吐汗拜、古力曼·木拉提、加尼亚·卡克尔汗、叶尔古丽·巴依朱马、古丽努尔·阿哈提、马合萨提·乌木提、加尔恒·阿德力汗、库丽木汗·铁留汗、陈淑君、阿衣古丽·买买提、潘雪梅、王仁、萨比尔·马拉提别克、叶尔波力·朱马德、肯巴提·沙依让别克、阿依努尔·沙依拉吾、阿米娜·努尔达吾、阿勒哈别克·哈汗、古丽孜依汗·哈布开、拉扎提·马合力别克、古丽江·阿汗。

本文件审定人员：中国民族医药学会标准化技术委员会（哈医药委员）专家梅花·尼合买提、热斯古丽·热合木、霍孜汗·阿木耳别克、加尼亚·卡克尔汗、叶尔古丽·巴依朱马、古丽努尔·阿哈提、王仁、萨比尔·马拉提别克、马合萨提·乌木提、加尔恒·阿德力汗、库丽木汗·铁留汗、陈淑君、阿忍别克·哈布力汗，中国民族医药学会标准化工作组成员许志仁、梁峻、刘颂阳、侯玉杰，中国民族医药学会标准化相关专家张素秋等。

引 言

哈萨克医医学是我国传统医药和优秀民族文化的组成部分，具有鲜明民族特色和独立理论体系。促进少数民族医药事业发展，事关深化医药卫生体制改革、尊重民族情感、传承民族文化、增强民族团结的大局。促进少数民族护理事业发展，加强少数民族医医院特色专科建设，提高少数民族医医院护理方案，增进中西医、少数民族医交流和共同发展，既是满足各族群众日益增长的健康需求，也是维护少数民族人民群众基本健康权益，解决各族群众最关心、最直接、最现实的民生问题，更是推进健康中国建设、造福广大人民群众的有力手段。

本系列标准的制定工作得到新疆维吾尔自治区卫生健康委员会、中国民族医药学会的高度重视。《哈医护理方案》由新疆阿勒泰地区中医医院（阿勒泰地区哈萨克医医院）牵头，新疆塔城地区托里县哈萨克医医院、新疆阿勒泰阿勒泰地区哈巴河县哈萨克医医院配合梳理而成，是体现哈萨克医医药特色优势，能够学、学得会、用得起的临床护理方案。阿勒泰地区中医医院（阿勒泰地区哈萨克医医院）特邀同行专家对《哈医护理方案》进行研讨，提出宝贵意见。对此，谨致以诚挚敬意和衷心感谢。

因为时间有限，《哈医护理方案》还存在不足之处，望大家在应用中及时提出反馈意见，以便今后修订完善。

达斯胡吾斯哈布努（慢性盆腔炎）哈萨克医护理方案

一、常见证候要点

（一）胡孜那勒克型（热症）

主症：腰酸痛，表现为带下量多，色黄、质稠，有异味，月经量多伴有血块。

次症：低热起伏或无发热，口干口渴，尿量少，次数少，尿色黄，大便干结。面色潮红，眼球有血丝，舌质红，舌苔黄，脉象表现为孜尔合玛脉（滑脉）。

（二）俄孜合玛勒克型（寒症）

主症：表现为下腹坠胀或腰痛，带下量多，色白、质稀，月经量少或淋漓不尽。

次症：神疲乏力，食少，面色白，无光泽，小便少、急、频，大便稀。舌质白，舌苔白，脉象表现为沙斯哈拉克脉（数脉）、合勒达玛脉（细脉）。

二、常见症状/证候施护

（一）下腹坠胀痛、腰骶部痛，性交痛

1. 评估下腹部疼痛的部位、性质、程度、持续时间、诱发因素及面色神志的变化。
2. 疼痛明显者嘱患者避免久站、久走，禁止重体力活，采取半卧位休息。
3. 注意腹部或腰骶保暖，按摩或热敷缓解疼痛。热证者慎用热敷。
4. 指导患者慎起居，畅情志。
5. 遵医嘱给予胡萨克合孜得尔玛（腹部热敷）。
6. 遵医嘱给予吾特热玛布拉吾（坐浴）。
7. 遵医嘱给予俄什贴克森木热勒灭（灌肠）。
8. 遵医嘱给予塔斯俄斯合玛（石头腹部推拿）对症疗法。

（二）白带增多、色、味异常

1. 评估白带颜色、性质、量、味的变化，外阴部是否有瘙痒、表皮是否有红疹、水疱等症状。
2. 保持会阴清洁卫生，每日更换内裤，用温开水清洗外阴。
3. 遵医嘱给予哈药外洗。
4. 遵医嘱给予胡萨克合孜得尔玛 + 特定电磁波谱（TDP）疗法（腹部热敷 +TDP）。
5. 遵医嘱给予吾特热玛布拉吾（坐浴）。
6. 遵医嘱给予俄什贴克森木热勒灭（灌肠）结合离子导入对症疗法。

（三）月经失调：表现为周期不规则

1. 观察阿合塔热勒玛（月经）的量、色、质，了解有无阿合塔热勒玛（月经）周期改变，有无伴随症状如痛经或尿频、尿急、尿痛等。

2. 指导患者生活规律，避免受凉，保持心情舒畅，指导患者记录月经周期的方法。

3. 遵医嘱给予胡萨克合孜得尔玛 + 特定电磁波谱（TDP）疗法（腹部热敷 +TDP）。

4. 遵医嘱给予吾特热玛布拉吾（坐浴）。

5. 遵医嘱给予俄什贴克森木热勒灭（灌肠）结合离子导入。

6. 遵医嘱给予阿合塔热勒玛达热木达吾（药饼灸）。

三、哈萨克医特色治疗的护理

（一）哈萨克医药物治疗的护理

1. 口服哈药

哈药宜温服，温度 35～40℃，饭后 30min 服用，已经煎好的哈药需冷藏保存。

2. 外用哈药

水煎外用，每次 400mL，每日 1 次，温度 35～42℃，会阴部有破损禁止外洗。

（二）哈萨克医特色技术的护理

1. 胡萨克合孜得尔玛（腹部热敷）

（1）询问过敏史，评估下腹部皮肤情况。

（2）将哈药粉与精炼绵羊尾油调至糊状，微波炉加热至 40℃左右，以患者感受不烫为宜，均匀涂抹下腹部，每次 30min，每日 1 次，7～10d 为 1 个疗程。

（3）观察患者皮肤情况，出现红肿、瘙痒等过敏现象立即停止操作。

（4）治疗期间注意保暖，忌食生冷、油腻、海鲜等食物。

2. 吾特热玛布拉吾（坐浴）

（1）评估外阴及肛周皮肤完整性、过敏史、是否妊娠或月经期。

（2）治疗前饮温开水 200mL，在餐后 1～2h 进行治疗。

（3）将水煎哈药放入熏蒸机内，调节温度至 50℃左右，以患者耐受为宜，预热 5min 至出蒸汽，让患者坐在熏蒸木桶上，每日 1 次，每次 30min，治疗单及熏蒸桶一人一用已消毒。

（4）治疗后注意保暖，30min 内禁止外出，待汗退去后方可外出。

3. 俄什贴克森木热勒灭（灌肠）

（1）评估患者肛门周围皮肤及过敏情况。

（2）哈药约 100mL，温度 39～41℃，让患者左侧卧位，暴露臀部，臀部抬高 10cm，肛管插入 13cm。每日 1 次，15d 为 1 个疗程。

（3）药物保留 2h 以上，若在临睡前灌入，保留至次晨疗效更佳。

（4）急腹症、消化道出血、妊娠期、排便失禁者禁用。

4. 塔斯俄斯合玛（石头推拿）

（1）询问过敏史，评估下腹部皮肤，是否妊娠或月经期。

（2）石头和精炼绵羊尾油微波炉加热，下腹部涂精炼绵羊尾油用石头顺时针推拿按摩，询问患者温度及力度耐受程度，在饭后 1～2h 进行，每天 1 次，每次 30min。

（3）操作过程中观察患者局部皮肤情况，注意保暖，操作完毕多喝温开水，2h 内禁洗澡。

（4）月经期遵医嘱治疗，妊娠期禁用。

5. 热勒玛达热木达吾（药饼灸）

（1）评估患者脐周、双足内踝皮肤完整性，是否有哮喘及艾绒过敏史。

（2）将哈药粉、面粉、精炼绵羊尾油制成药饼，放在肚脐及三阴交处，药饼上方放艾灸盒施灸，隔日 1 次，每次 30min。

（3）施灸过程中观察局部皮肤情况，询问患者对温度的耐受。

（4）皮肤有破溃、瘢痕、外伤、出血倾向者禁用。

四、健康指导

（一）生活起居

1. 病室安静、整洁，空气清新，温湿度适宜。
2. 生活规律，劳逸结合，治疗期间避免剧烈运动。
3. 指导患者注意保暖，避免腹部受凉，根据气候变化及时增减衣服。
4. 保持外阴清洁，每天用温开水清洗外阴，每日更换内裤。
5. 治疗期间避免性生活，经期及月经干净 3d 禁房事、盆浴、游泳。
6. 避免不洁性交，性伴侣有性病者需一同治疗。
7. 指导患者观察白带及月经的颜色、性质、量、味等，有异常及时就诊。
8. 白带检测有衣原体、支原体阳性者，夫妇同治，衣原体、支原体转阴前禁房事，2 周后复查白带。
9. 做好计划生育措施，尽量避免行人流、上环等手术。
10. 消除致病因素，注重养生保健，提高机体免疫力。

（二）饮食指导

饮食以易消化而富有营养的食物为主，如瘦肉、鸡蛋及各种新鲜蔬菜。忌辛辣、煎炸、燥热、刺激之品，忌食虾、蟹等海腥食物。

1. 胡孜那勒克型（热症）

宜：清淡易消化、清热之品，多吃新鲜蔬菜、水果，如瘦肉、鸡蛋、土茯苓、煮塔尔米、疙瘩汤、苹果、香蕉等食物。

忌：油腻、辛辣、湿毒之品，如辣椒、芒果、菠萝、荔枝、榴莲、烟、酒。

2. 俄孜合玛勒克型（寒症）

宜：去寒除湿、化瘀止痛之品，如桃仁、荔枝、黄芪党参煲瘦肉、酥油、羊肉汤、驼奶等食物。

忌：冷寒凉食物，如西瓜、冰淇淋、螃蟹、柿子、苦瓜等。

（三）情志调理

1. 盆腔炎性疾病反复发作的患者思想顾虑较重，护士多与患者沟通，消除其烦躁、焦虑、紧张等情绪，使其树立治疗信心，坚持治疗。

2. 初发患者，告知疾病相关知识，鼓励患者坚持治疗，治疗彻底，减少复发的概率。

3. 鼓励病友间多沟通交流疾病防治经验，提高认识，增强治疗信心。

（四）康复指导

1. 教患者做盆腔康复操

（1）第一节腹肌训练：采取平躺的姿势，双腿并拢，保持双腿伸直并缓慢向上抬起，当脚抬 20～30cm 高度时，再将双腿缓慢放下。以上动作，每次持续 5～10s，重复进行 3～5 次。

（2）第二节臂髋配合操：平躺在床或垫子上，先抬左臂，同时弯曲右侧髋部和膝关节，使右侧大腿尽量靠近腹部；做完后恢复原位。再换成右臂和左侧髋关节及膝关节，进行相同的动作。重复 3～5 次后恢复原位。

（3）第三节抬足跟收肛：采取平躺的姿势，双脚脚跟同时缓慢抬起，离开所躺平面的同时吸气做提肛运动，维持 5s 后，缓慢放下双腿同时呼气。重复 3～5 次。

（4）第四节屈腿压腹：平躺，双臂侧平举，手心向上，弯曲双膝，同时将双腿缓慢抬起 . 使大腿部位逐渐接近腹部，此时双臂抱膝压腹，借助腿部用力挤压小腹部，臀部下方离开床平面。然后将双手放开 . 双腿缓慢伸直，恢复到平躺的原位。重复 3～5 次。

（5）第五节抬身收肛：平躺，双手在身体两侧，手心朝下，慢慢吸气，收缩腹部，双手按压所躺的床面，借助按压的力量让上体缓慢坐起同时收缩肛门，然后再将上体缓慢地躺下恢复原位。重复 3～5 次。

（6）第六节分膝：平躺，膝部缓慢弯曲。让双膝缓慢地向外侧分开，并尽力使双膝分开到最大程度，然后再向内闭合，缓慢恢复至原位。重复 3～5 次。

2. 训练缩唇式呼吸

（1）患者取端坐位，双手扶膝，吸气时用鼻子。

（2）呼气时缩唇轻闭，慢慢轻轻呼出气体，同时收缩腹部。

（3）吸气与呼气的比例在 1∶2 或 1∶3 进行，每天练习 3～4 次，每次 15～20min，吸气时默数 1、2，呼气时默数 1、2、3、4，延长呼吸时间，降低呼吸频率。

别勒 - 特克铁吾勒克（腰椎间盘突出）哈萨克医护理方案

一、常见证候要点

（一）苏俄克得克证（寒证）

主症：腰腿痛。

次症：腰腿冷痛，转侧不依，遇寒痛增，舌质暗，苔薄白，斯勒布尔 - 索孜勒玛脉。

（二）俄斯特克得克证（热证）

主症：腰腿痛。

次症：腰筋疼痛系腿有热感，痛无定处，肢体无力，疼痛处有热感，遇热或者雨天疼痛加重，患者恶热口渴，舌质红，苔薄，赛克灭脉。

（三）吾孜叶克特克哈尔什力克胡阿特虚损证（肾阳虚）

主症：腰腿痛。

次症：腰腿疼痛久治不愈，症状反复发作，患者筋骨萎软，劳累后症状明显加重，腿部发麻，伴有耳鸣耳聋，舌质淡，奇热叶灭脉。

二、常见症状/证候施护

（一）腰腿疼痛

1. 评估疼痛的诱因、性质、腰部活动、下肢感觉、运动情况。
2. 体位护理：急性期严格卧床休息，采取舒适的体位，保持脊柱平直，不扭曲。恢复期，下床活动时佩戴腰围加以保护和支撑。
3. 腰部护理：做好腰部、腿部保暖，防止受凉。
4. 功能锻炼：腰腿痛缓解后指导患者做直腿抬高等锻炼。
5. 遵医嘱给予合孜德热麻加普斯热合（中药塌渍）疗法。
6. 遵医嘱给予合孜德热麻哈勒塔（贴敷）疗法。
7. 遵医嘱给予哈药离子导入治疗。

（二）肢体麻木

1. 评估麻木部位、程度以及伴随的症状，并做好记录。
2. 协助患者按摩拍打麻木肢体，力度适中，增进患者舒适度，并询问感受。
3. 麻木肢体做好保暖，指导患者进行双下肢关节屈伸运动，促进血液循环。
4. 遵医嘱给予哈医合孜德热麻加普斯热合疗法（中药塌渍）。
5. 遵医嘱给予哈医合孜德热麻哈勒塔疗法（贴敷）。

（三）下肢活动受限

1. 评估患者双下肢肌力及步态，对肌力下降及步态不稳者，做好安全防护措施，防止跌倒及其他意外事件发生。
2. 做好健康教育，提醒患者起床活动的注意事项，教会患者使用辅助工具行走。
3. 卧床期间或活动困难患者，指导患者进行四肢关节主动运动及腰背肌运动，提高肌肉强度和耐力。

三、哈萨克医特色治疗德护理

（一）哈萨克医药物治疗

哈药汤剂宜温服，饭后 30min 服用，一次 180mL，已经煎好的哈药需冷藏保存。

（二）哈萨克医特色技术

1. 哈医合孜德尔麻疗法（热敷、贴敷）

（1）评估患者皮肤的完整性及对疼痛耐受程度。

（2）协助患者取俯卧位，暴露治疗部位，清洁局部皮肤，将磨成粉的哈药与热羊油混合放入腰带中进行加热敷于患处，温度控制在 40～50℃为宜。

（3）用 TDP 进行局部照射，距离保持在 30cm。治疗时间每次 30min，每日 1 次，疗程 10d。

（4）将腰带留置 6h，观察患者皮肤情况，询问感觉，出现发痒、红肿、水疱等现象立即停止治疗，报告医师配合处理。

（5）孕妇及月经期妇女、皮肤疾病禁用。

（6）治疗结束后不宜立即洗澡，注意保暖。

2. 哈医合孜德热麻加普斯热合疗法（中药塌渍）

（1）评估患者皮肤的完整性及对疼痛耐受程度。

（2）协助患者取俯卧位，清洁局部皮肤，将羊油和哈药粉按一定的比例混合成膏状，均匀涂抹纱布上敷于患处，温度控制在 40～50℃为宜。

（3）治疗时间每次 30min，每日 1 次，疗程 7～10d。

（4）用 TDP 进行局部照射，距离保持在 30cm，防止烫伤。

（5）观察患者皮肤情况，出现发痒、红肿、水疱等现象立即停止治疗，报告医师配合处理。

（6）治疗结束后不宜洗澡，注意保暖，避免受寒。

3. 哈医合孜德热麻哈勒塔疗法（热奄包）

（1）操作前应正确评估患者，协助取舒适卧位，保护患者的隐私，清洁局部皮肤。

（2）将混合粗盐的哈药药包进行加热敷于患处，毛巾包裹时保持平整，使热力均匀渗透、温度控制在 40～50℃为宜。

（3）治疗时间每次 30min，每日 1 次，疗程 7～10d。

（4）孕妇及月经期妇女、皮肤疾病禁用。

（5）治疗结束后不宜立即洗澡，注意保暖，防止受凉感冒。

四、健康指导

（一）生活起居

1. 急性期以卧床休息为主，下床活动时戴腰托加以保护和支撑，不宜久坐。

2. 做好腰部保护，防止腰部受到外伤，尽量不弯腰提重物，减轻腰部负荷。告知患者取物品时宜双腿下蹲腰部挺直，动作要缓。

3. 指导患者在日常生活与工作中注意对腰部的保健，提倡坐硬板凳，宜卧硬板薄软垫床。工作时要做到腰部姿势正确，同时还要防止寒冷等不良因素的刺激。

4. 指导患者正确咳嗽、打喷嚏的方法，注意保护腰部，避免诱发和加重疼痛。

5. 腰椎间盘突出症病程长、恢复慢，鼓励患者应保持愉快的心情，用积极乐观的人生态度对待疾病。

6. 腰托使用注意事项：腰托规格要与自身腰的长度、周径相适应，其上缘应达肋下缘，下缘至臀裂，松紧以不产生不适感为宜。腰部症状较重时应随时佩戴，轻症患者可在外出或较长时间站立及固定姿势坐位时使用，睡眠及休息时取下。

（二）饮食指导

1. 苏俄克得克（寒证）

宜：饮食宜进温经散寒、祛湿通络之品，如那仁、羊肉、桃仁、荔枝、酥油、羊肉汤、驼奶等食物。

忌：冷寒凉食物，如西瓜、冰淇淋、螃蟹、柿子、苦瓜等。

2. 俄斯特克得克（热证）

宜：饮食宜清热利湿通络之品，如丝瓜、冬瓜、赤小豆、鸡蛋、土茯苓、煮塔尔米、疙瘩汤、苹果、香蕉等食物。

忌：辛辣燥热之品，如葱、蒜、胡椒等。

3. 胡阿特虚损（体虚证）

宜：那仁饭、奶面条、那吾肉孜粥、煮塔尔米、牛奶、羊奶、奶、疙瘩汤、酥油奶茶等清淡易消化的食物。

忌：肥甘、煎炸之品，如肥肉、动物肝脏等食物。

（三）情志调理

1. 了解患者的情绪，使用言语开导法做好安慰工作，使其保持情绪平和、神气清净。

2. 用移情疗法，转移或改变患者的情绪和意志，舒畅气机、怡养心神，有益患者的身心健康。

3. 疼痛时出现情绪烦躁，使用安神静志法，要患者闭目静心，全身放松，平静呼吸，以达到周身气血流通舒畅。

（四）康复指导

加强腰背肌功能锻炼，要注意持之以恒。主要锻炼方法有：卧位直腿抬高、交叉蹬腿及五点支撑、飞燕式的腰背肌功能锻炼，根据患者的具体情况进行指导。

1. 飞燕式锻炼：患者俯卧位，双下肢伸直，两手贴在身体两旁，下半身不动，抬头时上半身向后背伸，每日 3 组，每组做 10 次。

2. 五点支撑锻炼：患者取卧位，以双手叉腰作支撑点，两腿半屈膝 90°，脚掌置于床上，以头后部及双肘支撑上半身，双脚支撑下半身成半拱桥形，当挺起躯干架桥时，膝部稍向两旁分开，速度由慢而快，每日 3～5 组，每组 10～20 次。

索尔布恩（风湿性关节炎）哈萨克医护理方案

一、常见证候要点

（一）恰勒达玛哈热斯合勒（风极侵居）

主症：全身关节和肌肉酸痛、红肿，疼痛游走不定，以楚痛、刺痛、酸痛为主。

次症：肢体肌肉麻木、隐痛无力，恶风、脉象为克叶尔科什别脉或阔勒克灭脉（泛溢脉），舌质红，苔薄白但舌中无苔。

（二）恰申得俄孜合玛（寒极刺入）

主症：全身关节和肌肉酸痛、红肿，全身紧缩，畏寒颤栗，甚至肢体活动受限、手足冰冷疼痛。

次症：面色体肤发青、喜热饮或近暖等，舌质暗红苔滑润青褐，脉象胡玛特尔脉（鱼游脉）。

（三）血性禀性特征寒湿型

主症：全身关节和肌肉酸痛、红肿，肢体关节屈伸不利，活动不便，形体消瘦，腰膝酸软，畏寒肢冷。

次症：肌肤麻木不仁，纳差，便溏，神疲体倦，脉象多为胡玛特尔（鱼游脉）或齐依热合帕（紧脉）或克勒克灭（虚涩脉），舌质青苔白或青褐娇嫩。

二、常见症状 / 证候施护

（一）关节肿痛

1. 观察部位、性质、时间及气候变化的关系，症状加重及时报告医师。
2. 关节红肿疼痛、屈伸不利者，宜卧床休息，病情稳定后可适当下床活动。
3. 局部按摩，若关节疼痛稍有缓解后，可自行关节周围的按摩。
4. 遵医嘱进行恰普塔勒格（外敷）治疗。
5. 外用搽剂：风湿酊，每日 3 次局部涂擦。
6. 遵医嘱给予库木布拉吾（沙疗）治疗。

（二）关节僵直、功能活动障碍

1. 观察部位、性质、程度、时间、诱发因素及症状。
2. 生活不能自理的卧床患者，要经常帮助其活动肢体，适时更换卧位，受压部位用软垫保护，防止发生压疮。
3. 针对不同的关节做针对性关节练习。
4. 脊柱变形者宜睡硬板床，保持衣服清洁干燥，出汗多时及时擦汗，更换床单。
5. 遵医嘱给予布拉吾（药浴）治疗，每日 1 次。
6. 遵医嘱给予恰普塔勒格（外敷）疗法。
7. 遵医嘱给予杜孜布拉吾（热盐）治疗。
8. 遵医嘱给予库木布拉吾（沙疗）治疗。

三、哈医特色治疗的护理

（一）特色药物的护理

口服药宜温服，饭后 30min 服用，一次 200mL，已经煎好的方药应冷藏保存。

（二）特色护理技术

1. 恰普塔勒格（外敷）疗法

（1）评估患者皮肤的完整性及对疼痛耐受程度。

（2）协助患者取舒适体位，暴露贴药部位（腰、膝部），哈医药与提炼的羊尾巴油搅拌成糊状，贴敷于患处，每日 1 次，每次 30min，疗程 7～10d。

（3）配合 TDP 治疗仪照射，距离不低于 30cm。

（4）观察患者皮肤情况，询问感觉，出现红肿、发痒、疼痛时及时清洁皮肤。

2. 布拉吾（药浴）

（1）评估患者皮肤的完整性及对哈药的过敏史。

（2）将配方药物装入布袋中，放入水中浸泡 30min 后蒸汽加热煎煮 1h，取汁注入备好木制浴池，药水温度 42℃，患者在药液中浸浴 30min 左右，每日 1 次，疗程 7～21d。

（3）空腹及餐后 1h 内不宜药浴。

（4）老年体弱者进行药浴时，应专人全程陪伴。

（5）做完药浴后注意保暖，避免受凉。

3. 杜孜布拉吾（热盐）

（1）评估患者皮肤的完整性及对疼痛耐受程度。

（2）将已配制好的哈萨克医草药和 400g 土盐，在电磁炉上炒 15min，均匀放入药织带中，敷贴于患者所治疗部位。一般情况下可敷贴 30min。以 7～10d 为 1 个疗程。

（3）协助患者取舒适体位，暴露贴盐部位，铺中单，拉隔帘，注意保暖。

（4）观察患者情况，若有不适应立即停止，并通知医师配合处理。

4. 库木布拉吾（沙疗）

（1）评估患者耐热程度。

（2）患者穿好沙疗服，埋在沙子中。

（3）用热沙将剑突及肋弓以下身体全部掩埋起来，仅露出头和上胸部，盖沙的厚度，以四肢 12～20cm、胸部 6cm 为宜。

（4）沙子的温度在 38～42℃，患者埋在沙子中 30min 左右，每日 1 次，7～10d 为 1 个疗程。

（5）如出现头晕、心慌、大汗等反应立即停止沙疗，报告医生。

（6）库木布拉前饮用奶茶，以防止脱水，布拉吾过程中喝马奶、驼奶，多喝温水，可增加疗效。

四、健康指导

（一）生活起居

1. 注意防风寒、防潮湿，出汗时不可受风，被褥常洗晒，保持干燥清洁。

2. 防止过度疲劳，根据病情和体质，适当活动。

（二）饮食护理

保证合理饮食，摄取足量均衡的营养，多食用骆驼奶、牛奶、酸奶、塔尔米、奶疙瘩、酥油、纳仁饭、羊肉汤、麦子粥、新鲜蔬菜和水果等饮食，提高免疫力。

（三）情志调理

1. 帮助患者消除紧张、恐惧等不良情绪的影响，使其保持乐观态度。
2. 调畅情志，合理用药，鼓励患者树立战胜疾病的信心，使其积极配合治疗与护理。
3. 给予患者足够的心理支持。

（四）康复指导

1. 保持关节的功能位，并在医护人员指导下做康复运动，活动量应循序渐进地增加，避免突然剧烈活动。
2. 病情稳定后，鼓励患者坚持锻炼。
3. 病情稳定后指导患者做保健操，跳黑走马舞，注意劳逸结合。

哈木巧（带状疱疹）哈萨克医护理方案

一、常见证候要点

（一）俄孜合玛恰勒达玛（风寒症）

主症：局部皮肤红色丘疹、丘疱疹，疱壁紧张、发亮、刺痛，伴恶寒怕冷，刺痛遇冷加重，遇暖略缓解。

次症：口不渴，食欲差，小便清，舌质索勒恒合孜勒（淡红），舌苔朱哈阿合（薄白），脉齐依热合帕（紧脉）。

（二）斯孜那胡孜那（湿热症）

主症：表现为簇状密集水疱，色淡，疼痛不明显，疱壁松弛，易破裂。

次症：口干口苦，大便干，小便黄，舌质库热恩和孜勒（暗红），苔哈冷萨热（黄腻），脉克叶热格西别（鼓脉）。

（三）阿依哈斯克恰勒达玛（淤滞症）

主症：局部皮肤出现麻木，刺痛明显，疼痛难忍，坐立不安，伴有烦躁、困倦、乏力等不适。

次症：舌质合孜格勒特（鲜红），舌苔朱哈阿合（薄白），脉俄热克勒灭（淤滞脉）。

二、常见症状/证候施护

（一）疼痛

1. 评估患者疼痛的部位、性质、强度、持续时间及伴随症状。

2. 遵医嘱给予苏拉玛（中药湿敷）或合孜德尔麻（中药贴敷）疗法。
3. 遵医嘱给予隆恩哈（拔罐）或罕达玛托恩科尔蔑（刺络放血）疗法。

（二）红斑丘疹及水疱

1. 评估皮损部位、水疱大小、疱液性状、疱壁紧张度等。
2. 指导患者修剪指甲，避免摩擦、搔抓。保持皮损处清洁干燥，忌用热水肥皂烫洗局部皮肤，忌用化学洗涤剂洗涤衣物，避免对皮肤造成刺激。
3. 指导患者采取健侧卧位，防止挤压引起疱疹破裂。
4. 皮损累及眼部时，鼓励患者多做眨眼运动，防止粘连。
5. 皮损发生于头皮、腋下、外阴等毛发部位时，应剪去局部毛发，保持创面清洁。
6. 遵医嘱给予吾亚西和加普斯尔玛（穴位贴敷）疗法、脐灸疗法。
7. 遵医嘱给予苏拉玛（湿敷）治疗。
8. 遵医嘱给予斯拉玛（软膏剂）或加合帕疗法（外用药）。

三、哈萨克医特色治疗的护理

（一）口服药的护理

哈药宜温服，温度在35～40℃，饭后30min服用，每日2次（已经煎好的哈药需冷藏保存）。

（二）外用药的护理

1. 斯拉玛（黄连斯拉玛）擦剂，每次3～5g，搅匀外涂，每日3次。
2. 加合帕（苦参加合帕）酊剂，每次2～4mL，外擦于皮损处，每日3次。

（三）特色技术的护理

1. 罕达玛托恩科尔蔑（刺络拔罐）

（1）先在人体特定部位或治疗部位拔罐10min，使其局部充分淤血后再起罐，局部常规消毒后，用针具浅刺出血后再行拔罐，留置10min后起罐，放血量为10mL左右。

（2）禁忌证：有凝血功能障碍者、出血性疾病者，重度心脏病、呼吸衰竭、活动性肺结核、皮肤失去弹性、高度浮肿及恶性肿瘤患者一般禁用。

（3）注意事项：在操作过程中患者一旦出现晕针、晕血的现象，应立即扶病人平卧，喝热水，并注意观察生命体征。

2. 苏拉玛（中药湿敷）

（1）将配制好的草药水煎去渣取汁，用厚层纱布或棉絮蘸药汤湿敷患处。每次30～40min，每日2次，7d为1个疗程。

（2）注意事项：药液若冷，可加热后浸泡。热塌、罨敷的温度宜在45～60℃，如局部皮肤出现红疹、瘙痒、泛红或水疱时，应停止治疗，报告医师并配合处理。

3. 合孜德尔麻（中药贴敷）

（1）将药研粉后与适量羊油混匀，放置药袋加热后贴敷患处，每次40min，每日1次，7～14d为1个疗程。

（2）注意事项：观察患者局部及全身情况，若出现红疹、瘙痒、水疱等现象，立即报告医师，遵医嘱配合处理。

4. 隆恩哈（拔罐）

（1）拔罐时根据穴位，选用大小适宜的火罐，拔罐动作要稳、准、快。

（2）每次留罐 10min，隔日 1 次，3～5 次为 1 个疗程。

（3）注意事项：起罐时切忌强拉或旋转，火罐需消毒后方可使用，老年体弱、孕妇腹部及腰骶部慎用。

5. 吾亚西和加普斯尔玛（穴位贴敷）

（1）在一定的穴位上贴敷某种药物，取穴：大椎、双曲池、双血海、双足三里、双三阴交，每日 1 次，10～14d 为 1 个疗程。

（2）注意事项：观察局部及全身情况，若出现红疹、瘙痒、水疱等过敏现象，停止使用，立即报告医师，遵医嘱予以处理。

6. 俄什贴克森木热灭（中药直肠滴入）

（1）将配方煎剂经肛门灌入直肠，结肠内保留，置管深度为 15～20cm，药液温度以 37～39℃为宜，注意药液总量，不能超过 200mL，动作轻柔，每日 1 次，7d 为 1 个疗程。

（2）治疗过程观察患者生命体征、面色及感受，治疗结束后观察排便、肠功能情况。

7. 脐灸疗法

（1）将适量艾绒放置在艾灸仪穴位电极片上，借助点热力刺激机体穴位（可选穴：神阙穴、关元、气海、天柱穴），10d 为 1 个疗程。

（2）注意事项：敷贴时间不宜过长，如出现皮肤发红，及时取下。

四、健康指导

（一）生活起居

1. 注意休息，规律生活起居，保持局部皮肤清洁、干燥，勤换衣裤，防止感染。病室应避免直接当风，防止感受风邪。

2. 注意手卫生，勤修剪指甲，避免搔抓皮损。

3. 加强体育锻炼，增强机体抗病能力。

（二）饮食指导

宜：饮食宜清淡、易消化，食入塔勒汗（小麦粉）、奶面条、吉尼特、牛奶、塔尔米粥、酥油、奶疙瘩，多吃水果蔬菜等。宜食行气、活血化瘀的食品，如白萝卜、柑橘、木耳、油菜、黑豆。

忌：辛辣刺激、腥发之品，少食煎烤、油炸食物，禁烟酒、甜食及易胀气食品。

（三）情志调理

1. 保持良好的精神状态，心情舒畅、情绪开朗、心气调和，忌恼怒。

2. 向患者讲解引起本病疼痛的原因、疾病的病程及缓解疼痛的方法，消除患者对疼痛的恐惧心理。

3. 指导患者通过聊天、听音乐等方式，转移注意力，以减轻疼痛。

（四）康复指导

1. 指导患者了解疾病特点、诱发因素。
2. 指导患者生活起居规律，饮食合理，戒烟戒酒。
3. 指导患者适当运动、劳逸结合。
4. 鼓励患者加强健身和文体活动，可进行八段锦、太极拳等养生操锻炼。

苏勒铁木热特克（湿疹）哈萨克医护理方案

一、常见证候要点

（一）斯孜那胡孜那（湿热症）

主症：急性发病，皮损由红斑、丘疹、水疱组成，集簇成片状，因搔抓常引起糜烂、渗出、结痂和化脓等改变，边缘不清，常呈对称分布。

次症：口干不渴，小便黄，大便黏稠或干，舌质纳尔特合孜勒（鲜红），舌苔萨热（黄），斯叶勒跌克特克（宽实脉）。

（二）克叶普肯恰勒达玛胡孜那（燥湿症）

主症：可从急性湿疹反复发作而致或开始即呈慢性，皮损较局限，出现干燥、皲裂及鳞屑等病理性苏勒，出现绿豆致蚕豆大小坚实性丘疹等，伴瘙痒。

次症：小便赤，大便干，舌质库勒性合孜勒（暗红），舌苔齐热恩斯孜（无苔），脉和勒达玛（细脉）。

二、常见症状／证候施护

（一）瘙痒

1. 评估患者瘙痒部位及程度，观察皮肤有无抓痕、血痂、感染，是否影响睡眠。
2. 宜选用干净柔软的纯棉衣服，可用手轻轻拍打痒处。
3. 保持皮肤清洁，水温适宜。
4. 遵医嘱给予斯拉玛（外用涂药）疗法。
5. 遵医嘱给予萨合塔勒格布拉吾（药水浴）疗法。
6. 遵医嘱给予吾亚西和加普斯尔玛（穴位贴敷）疗法。
7. 遵医嘱给予脐灸疗法。

（二）水疱丛疹、斑丘疹、斑片渗出

1. 观察皮疹部位，皮肤红肿、渗出、糜烂等程度、颜色。
2. 遵医嘱给予苏拉玛（湿敷）。

（三）干燥、皲裂及鳞屑

1. 观察皮疹部位、皲裂程度，颜色、鳞屑情况。
2. 遵医嘱给予罕达玛托恩科尔蔑（刺络拔罐）疗法。
3. 遵医嘱给予隆恩哈（拔罐）、俄什贴克森木热灭（中药直肠滴入）疗法。

三、哈萨克医特色治疗的护理

（一）内服药的护理

水煎口服，温度在 35～40℃，每日 2 次，饭后 30min 服用。

（二）外用药的护理

1. 齐勒跌斯拉玛：每次 3～5g，搅匀外涂，每日 3 次。
2. 黑嘎克斯拉玛：每次 3～5g，搅匀外涂，每日 3 次。

（三）哈萨克医特色技术的护理

1. 萨合塔勒格布拉吾（药水浴）

（1）将草药装入纱布袋中，用大锅加水加热煎煮后，将药液倒入沐浴桶中，待药液温度为 37℃后，浸洗全身，每次 20～30min，每日 1 次，10～14d 为 1 个疗程。

（2）禁忌证：急性传染病、严重心肺脑疾患、严重贫血、妇女妊娠及月经期、软组织损伤、急性出血等疾患的患者禁用。

（3）注意事项：药物、皮肤过敏者慎用；治疗中出现红疹、瘙痒、心悸、汗出、头晕目眩等症状，立即报告医师，遵医嘱配合处理。治疗后注意保暖。

2. 罕达玛托恩科尔蔑（刺络拔罐）

（1）先在人体特定部位或治疗部位拔罐 10min，使其局部充分淤血后再起罐，局部常规消毒后，用针具浅刺出血后再行拔罐，留置 10min 后起罐，放血量为 10mL 左右。

（2）禁忌证：贫血、低血压、过饥、醉酒、情绪失常、过度疲劳者禁用；孕期和月经期间、有习惯性流产史、患有血小板减少症、传染病者禁用刺血。

（3）注意事项：时间不宜过长，刺血时深度与力度要适宜。操作后 24h 不沾水，以免感染。

3. 苏拉玛（中药湿敷）

（1）用厚层纱布或棉絮蘸药汤湿敷患处，每次 30～40min，每日 2 次，7d 为 1 个疗程。

（2）注意事项：药液温度以皮肤耐受为度，热塌、罨敷的温度宜在 45～60℃；治疗中注意巡视和观察，如局部皮肤出现红疹、瘙痒、泛红或水疱时，应停止治疗，报告医师并配合处理。

4. 隆恩哈（拔罐）

（1）操作方法：迅速将隆恩哈（罐）扣在选定部位，往返推移，留置时间一般为 10min。

（2）禁忌证：精神过于紧张、醉酒、过饥、过饱、不合作者，高热、抽搐、痉挛等患者。

5. 吾亚西和加普斯尔玛（穴位贴敷）

（1）在一定的穴位上贴敷某种药物，取穴为大椎、双曲池、双血海、双足三里、双三阴交等，每日 1 次，10～14d 为 1 个疗程。

（2）注意事项：评估贴敷部位的皮肤情况及药物过敏史。观察局部及全身情况，若出现红疹、瘙痒、水疱等过敏现象，停止使用，立即报告医师，遵医嘱予以处理。

6. 俄什贴克森木热灭（中药直肠滴入）疗法

（1）将配方煎剂经肛门灌入直肠，结肠内保留，置管深度为 15～20cm，药液温度以 37～39℃为宜，注意药液总量，不能超过 200mL，动作轻柔，每日 1 次，7d 为 1 个疗程。

（2）注意事项：治疗过程观察患者生命体征、面色及感受，观察排便、肠功能情况，指导患者加强肛周卫生。

7. 脐灸疗法

（1）将适量艾绒放置在艾灸仪穴位电极片上，借助点热力刺激机体穴位（可选穴：神阙穴、关元、气海、天柱穴），10d 为 1 个疗程。

（2）注意事项：评估贴敷部位的皮肤情况及过敏史。

8. 居日格孜别（马油游走罐）

（1）选膀胱经常规涂适量马油润滑皮肤。迅速将罐扣在选定部位，一手按住罐旁近端皮肤，另一手握住罐，用力向远端推移，并折返重复移动数次。

（2）禁忌证：精神过于紧张、醉酒、过饥、过饱、抽搐不合作者禁用，妊娠期、有出血性疾病者、传染病等均禁用，皮肤有急性渗出性皮损、溃烂或高度过敏患者禁用，高度浮肿患者、皮肤有肿物（包块）骨折术后等均禁用。

四、健康指导

（一）生活起居

1. 注意休息，规律生活起居，保持局部皮肤清洁、干燥，勤换衣裤，防止感染。病室应避免直接当风，防止感受风邪。

2. 保持床单清洁，选用柔软、纯棉制品，减少摩擦。

3. 保护皮肤，勤修剪指甲，防止搔抓及强力刺激；禁用热水烫洗，避免外伤及滥用药物。

4. 保证充足睡眠，避免过度疲劳。

（二）饮食指导

宜：清淡、易消化之品。宜食塔勒汗（小麦粉）、奶面条、吉尼特、牛奶、塔尔米粥、酥油、奶疙瘩，多吃水果蔬菜。

忌：辛辣刺激、膏粱厚味及发物之品，少食煎烤、油炸食物，禁烟酒。

（三）情志护理

1. 由于病情反复发作，患者易产生急躁、忧虑心情，多劝慰使之情绪稳定，增强治愈疾病的信心。

2. 保持良好的精神状态，心情舒畅、情绪开朗、心气调和，忌恼怒。

（四）康复指导

1. 指导患者了解疾病特点、诱发因素及用药知识。
2. 指导患者生活起居规律，饮食合理，戒烟戒酒。
3. 指导患者适当运动、劳逸结合，避免外伤。
4. 指导患者避免过激、过喜、过悲等情绪，保持情绪稳定。
5. 鼓励患者加强健身和文体活动，可进行八段锦、太极拳等养生操锻炼。

铁恩格铁木热特克（寻常型银屑病）哈萨克医护理方案

一、常见证候要点

（一）罕苏勒俄斯特克（血热症）

主症：红色丘疹或斑丘疹、斑块，上覆厚层银白色鳞屑，见蜡滴、薄膜现象，点状出血。

次症：口干，喜冷饮，小便黄，大便干，舌质为库热恩合孜勒（绛红），舌苔为萨热（黄），脉象为沙斯哈拉克（疾速）。

（二）罕苏勒克叶普肯（血燥症）

主症：肥厚干燥性斑块，颜色暗红，经久不退。

次症：伴瘙痒，大便干，小便赤，舌质为索勒恒合孜勒（淡红），舌苔为齐热恩斯孜（无苔），脉象为合勒达玛（紧脉）。

二、常见症状/证候施护

（一）皮损潮红、鳞屑

1. 观察皮疹部位、颜色、形状、鳞屑、有无出血点及同形反应。如突然出现全身弥漫性潮红、大量脱屑，并伴有高热等症状或皮肤痛痒剧烈时，立即报告医生。

2. 禁用热水烫洗皮肤，避免外伤等。

3. 遵医嘱给予居日格孜别（游走罐）疗法。

4. 鳞屑较多的患者宜在擦药前温水洗浴，轻轻去除鳞屑，皮损处留有其他药物时宜用棉球蘸植物油将其拭去，当患处结痂较厚时，用植物油或清热解毒软膏，如黄连膏待皮软化去除后再行涂药。

5. 头皮部位的皮损，擦药前宜把头发剪短，女性患者不愿剪发时，可用梳子将头发分开再涂药。

（二）皮损淡红、干燥脱屑

1 观察皮疹部位、颜色、形状、鳞屑情况。
2. 遵医嘱给予萨合塔勒格布拉吾（药水浴）、巴普塔勒格布拉吾（熏蒸浴）疗法。
3. 遵医嘱给予哈日玛（火疗）疗法、隆恩哈（拔罐）疗法。

（三）皮损肥厚浸润、经久不退

1. 观察皮疹部位、颜色、形状、鳞屑情况。
2 遵医嘱给予斯拉玛（中药涂药）疗法。
3. 遵医嘱给予居日格孜别（马油游走罐）疗法。

（四）痛痒

1. 评估痛痒程度，观察皮肤有无抓痕、血痂、感染，是否影响睡眠等。
2. 宜选用干净柔软的纯棉衣服，可用手轻轻拍打痒处。
3. 保持皮肤清洁，选用温和、刺激性小的洗涤用品，水温适宜。
4. 遵医嘱给予池勒合玛居日格孜别（马油游走罐）疗法。
5. 遵医嘱给予药水浴（萨合塔勒格布拉吾）、巴普塔勒格布拉吾（熏蒸浴）疗法。
6. 遵医嘱给予罕达玛托恩科尔蔑（刺络拔罐）疗法。

（五）便干

1. 评估排便的次数、量、性质。
2. 告知患者养成定时排便的习惯。
3. 腹部按摩：取平卧位，以肚脐为中心，顺时针方向按摩腹部，以腹内有热感为宜，每日 2～3 次。

三、哈医特色治疗的护理

（一）口服药物的护理

水煎口服，温度在 35～40℃，每日 2 次，饭后 30min 服用。

（二）哈医特色技术治疗的护理

1. 巴普塔勒格布拉吾（熏蒸浴）

（1）取 50g 草药粉剂装入特制的小布袋，扎紧布带口后用水浸湿，打开蒸汽炉盖放入其中，关好炉盖，通电煎沸 20～30min，待蒸汽舱内温度达 37℃，患者进入舱内，草药蒸汽熏蒸全身各处（除头外），每次 20～30min，每日 1～2 次，10～14d 为 1 个疗程。

（2）禁忌证：空腹、过饱不宜进行熏蒸治疗，有过敏史、不耐受高温的患者禁用，妊娠妇女、月经期、皮肤有伤口者禁用。

（3）注意熏蒸时间不可过长。临睡前不宜进行熏蒸，熏蒸时或熏蒸后，应多饮水，补充体内水分。

（4）熏蒸治疗后，穿着要暖和，避免受凉。

2. 萨合塔勒格布拉吾（药水浴）

（1）将草药装入纱布袋中，用大锅加水加热煎煮后，将药液倒入沐浴桶中，待药液温度为 37℃后，浸洗全身，每次 20～30min，每日 1 次，10～14d 为 1 个疗程。

（2）禁忌证：饱食、饥饿及过度疲劳时不宜进行药浴，贫血、低血压、醉酒、情绪失常患者忌用，患有传染病、重症心脏病、高血压病者忌用，妊娠妇女、月经期、儿童禁用。

（3）药物温度以患者的耐受为宜，洗浴后注意保暖，避免受凉。

（4）注意防滑、防跌倒。

（5）注意观察，患者在洗浴过程中若出现心悸、胸闷等情况，及时终止治疗，并对症处理。若出现烫伤，应及时对症处理。

3. 罕达玛（刺血）

（1）罕达玛切特别（点刺）：点刺前，在被刺部位或其周围用推、揉、挤、捋的方法，使局部充血。点刺时，用一手固定被刺部位，另一手持针，露出针尖 3～5mm，对准所刺部位快速刺入并迅速出针。

（2）罕达玛颤池玛（叩刺）：可分为深刺和浅刺。浅刺即在不伤及皮肤的前提下，刺激皮肤达到疏通络脉的作用，从而达到抽出淤血、消除瘀滞和病痛的目的。

（3）禁忌证：对于贫血、低血压、孕妇、月经期、饥饿、过度疲劳者禁用，有血小板减少、血友病等疾病的患者禁用，重大疾病、传染病、血管瘤患者禁用。

（4）注意事项：放血使用器具严格消毒、治疗后 3d 内不得洗浴，注意保暖，局部保持清洁干燥；禁止在同一个部位反复放血，防止出现小硬结；患者出现晕针晕血的现象时，应卧床休息，饮温开水，注意观察生命体征。

4. 居日格孜别（马油游走罐）

（1）操作中暴露局部皮肤，选膀胱经常规涂适量马油润滑皮肤，迅速将罐扣在选定部位，一手按住罐旁近端皮肤，另一手握住罐，用力向远端推移，并折返重复移动数次。

（2）禁忌证：对于醉酒、过饥、过饱、抽搐不合作者禁用，妊娠期、有出血性疾病、传染病者等禁用，皮肤有急性渗出性皮损、溃烂或高度过敏患者、高度浮肿患者、皮肤有肿物（包块）、骨折术后等均禁用。

5. 哈日玛（火疗）

（1）操作中喷酒精要均匀，按顺时针行走，切记不能逆时针行走。点火后注意观察患者热感，热感明显时及时用湿毛巾覆盖灭火。总操作时间为 20min。

（2）操作完成后把准备好的塑料薄膜铺在患者火疗后的部位，嘱患者盖好被子平躺 45min，多饮温水，2h 后方可取下塑料薄膜。

（3）注意事项：空腹、心脏部位不适宜。温度以 39～41℃为宜，灭火温度控制在 43～46.5℃为宜。治疗后 2h 内禁止沐浴。

（4）禁忌证：患严重心脏病、糖尿病、高血压、尿毒症、癌症、精神疾病、认知障碍等疾病禁用。

6. 罕达玛托恩科尔蔑（刺络拔罐）

（1）在人体特定部位或治疗部位拔罐 10min，使其局部充分瘀血后再起罐，局部常规消毒后，用针具浅刺出血后再行拔罐，放血量为 10mL 左右，留置 2～3min 后起罐，1 周放血不超过 2 次，1～3 次为 1 个疗程。

（2）禁忌证：贫血、低血压、过饥、醉酒、情绪失常、过度疲劳者禁用；孕期和月经期、有习惯性流产史、患有血小板减少症、传染病者禁用；动脉血管和较大的静脉血管周围禁用；在临近重要内脏部位，切忌深刺血。

（3）注意事项：放血针具必须严格消毒，防止感染。针刺放血时应注意进针不宜过深，创口不宜过大，如出血不易停止，要采取压迫止血；局部保持清洁干燥，3d 内不得洗浴。

7. 隆恩哈（拔罐）

（1）选择适当型号隆恩哈（罐），将隆恩哈（罐）扣在选定部位，往返推移，留置时间一般为 10min。

（2）禁忌证：精神过于紧张、醉酒、过饥、过饱、不合作者；高热、抽搐、痉挛等患者；有出血性疾病、重度心脏病、呼吸衰竭、高度浮肿及恶性肿瘤患者；皮肤溃烂或高度过敏、皮肤失去弹性者；性传播疾病和活动性肺结核患者；月经期、妊娠妇女、儿童禁用。

（3）注意事项：骨骼凹凸不清及毛发较多的部位均不适宜；留罐期间要观察患者的反应和皮肤情况；拔罐后 3h 内不能洗澡、淋浴。

8. 俄什贴克森木热勒灭（中药直肠滴入）

（1）将药浓煎 100mL 灌肠，温度 39～41℃，嘱患者尽量保留 2h 以上。若在临睡前注入，保留至次晨疗效更佳。每日 1 次、7d 为 1 个疗程。

（2）禁忌证：急性传染病、严重心脑、肝肾功能损害及性病均禁用；严重化脓性疾病，有痔疮、肛裂、肛瘘，有肠道疾病的患者禁用；妊娠期、月经期禁用。

（3）注意事项：药温要适中，不能太凉或太烫，动作轻柔。

9. 斯拉玛（药物涂擦）

（1）当归加合帕：外擦于皮损处，每日 3 次。

（2）斯拉玛（软膏剂）：金银花斯拉玛每次 3～5g，摇匀外涂，每日 2 次。

（3）当归苏拉玛：每次 3～5g，摇匀外涂，每日 2 次。

四、健康指导

1. 心理治疗：包括健康宣教干预、护理服务干预、特定心理干预、系统性心理干预等。

2. 运动治疗：患者在医师的指导下按三线放松法进行（人体分为前、后和两侧 3 个面，每个面为一条线，从每条线的上部，依次向下进行放松）。可采取平坐式或靠坐式，自然呼吸。在稳定期可选择自己喜欢的运动项目，如散步、慢跑、骑车、游泳等，每周 3～4 次，每次 30～60min，以不感到疲劳为度。

3. 音乐疗法：选择舒缓的轻音乐，在处于休息状态或临睡前聆听 30～60min，每日 1～2 次。聆听时，患者静坐或静卧，周围环境安静，音乐控制在 60dB 左右。

4. 饮食护理：鼓励食物多样化，患者应多进食低脂肪、高热量、高蛋白、高维生素、易消化的食物，多吃新鲜蔬菜、水果、豆制品。

5. 避免感染、外伤。

得孜叶巧尔布恩（膝关节骨性关节炎）哈萨克医护理方案

一、常见证候要点

（一）恰勒达玛哈热斯合型（风寒刺入）

得孜叶（膝关节）风极侵居使哈尔斯勒克胡阿特（免疫力）虚弱，常局限玛依达－撇尔叠（滑膜）外软组织引起膝关节常感寒、酸麻、疼痛、遇寒则刺。舌质暗，苔薄白、托勒合玛－合斯哈热玛脉（浮脉）。

（二）恰申得俄孜合玛（风寒侵居）症

俄孜合玛侵入得孜叶（膝关节）使巴尔施勒克胡阿特（自身免疫力）虚弱、常累及玛依达－撇尔叠（滑膜）引起膝关节库普（肿胀）显现，明显发红，常感刺痛。舌质暗，苔白腻、饿孜合玛勒－贴敷撇脉（缓脉）。

（三）血性禀性特征（寒湿）症

寒湿侵袭得孜叶（膝关节），使加尔施勒克胡阿特（获得性免疫力）虚弱，常累及布恩－切格尔切格（关节软骨）引起膝关节僵硬疼痛，持续酸麻难忍，行走困难。舌质紫暗、苔少、哈尔拉玛脉（涩脉）。

二、常见症状／证候施护

（一）关节疼痛及压痛

1. 评估疼痛的诱因、性质、部位、程度及持续时间、伴随症状。
2. 体位护理：急性期严格卧床休息，膝关节下可垫软枕，采取舒适的体位。
3. 做好生活能力及安全评估。
4. 膝关节护理：做好膝关节的保暖，避免苏吾克得克（寒湿邪）侵入。
5. 遵医嘱给予合孜得尔麻疗法（哈药贴敷）。
6. 遵医嘱给予那合塔勒格疗法（哈药熏洗）。
7. 遵医嘱给予萨合塔勒格布拉吾（全身药浴）。

（二）关节活动受限

1. 评估患者关节活动度，对肌力下降及步态不稳、屈伸不利者做好安全防护措施，防止跌倒及其他意外事件发生。

2. 卧床期间或活动困难患者，指导四肢关节主动运动及腰背肌运动，提高肌肉强度和耐力。

3. 卧床期间或活动困难患者，适时更换卧位，受压部位用塔尔米袋，防止褥疮发生。
4. 保持病室环境安全，物品放置有序，方便患者生活。
5. 遵医嘱给予合孜得尔麻疗法（贴敷）。
6. 遵医嘱给予那合塔勒格疗法（熏洗）。
7. 遵医嘱给予萨合塔勒格布拉吾（全身药浴）。

（三）关节畸形

1. 评估活动受限的范围、持续时间等，必要时采取安全防护措施，防止跌倒及其他意外发生。
2. 遵医嘱给予合孜得尔麻疗法（贴敷）。
3. 遵医嘱给予那合塔勒格疗法（熏洗）。
4. 遵医嘱给予萨合塔勒格布拉吾（全身药浴）。

（四）骨摩擦音（感）

1. 控制关节的使用频率，不能过度劳累。
2. 做好膝关节的保暖，避免苏吾克得克（风寒）侵入。
3. 注意保护关节。
4. 遵医嘱给予合孜得尔麻疗法（贴敷）。
5. 遵医嘱给予那合塔勒格疗法（熏洗）。
6. 遵医嘱给予萨合塔勒格布拉吾（全身药浴）。

（五）肌肉萎缩

1. 评估患者双下肢肌力及步态，测量肢体周径，对肌力下降及步态不稳、屈伸不利者做好安全防护措施，防止跌倒及其他意外事件发生。
2. 注意保护关节，减少对关节的压力。
3. 适当进行功能锻炼。

三、哈医特色治疗护理

（一）合孜得尔麻疗法（贴敷）

1. 评估患者体质、治疗部位皮肤情况及哈药过敏史。
2. 嘱患者敷药前排空二便。
3. 协助患者取适宜的体位，将药物敷贴于膝关节上，做好固定，松紧适宜。
4. 药敷温度一般控制在 40℃，治疗时间 1h，每日 1 次，2 周为 1 个疗程。
5. 红外线与合孜得尔麻的距离保持在 30cm，防止烫伤。
6. 治疗期间观察患者全身及局部皮肤，若患者感到疼痛或出现疱疹等现象时应立即停止治疗，报告医师配合处理。
7. 治疗结束后不宜洗澡，避免受风致病，嘱多饮温开水。
8. 孕妇及月经期妇女、严重高血压病、严重心脏病、关节结核、化脓性关节炎、松毛虫行关节炎、局部溃疡患者禁用。

（二）那合塔勒格疗法（熏洗）

1. 评估患者体质、治疗部位皮肤情况，了解中药过敏史。
2. 嘱患者熏洗前排空二便。
3. 饭前、饭后30min内不宜进行熏洗。
4. 根据医嘱将煎药倒入容器内，将下肢浸泡于药液中，一般水温37℃为宜。
5. 治疗期间观察患者病情变化及局部皮肤情况。
6. 治疗时间1h，每日1次，2周为1个疗程。
7. 治疗结束后不宜洗澡，注意保暖，嘱多饮温开水。
8. 孕妇及月经期妇女、严重高血压病、严重心脏病、肝功能衰竭、局部溃疡患者禁用。

（三）萨合塔勒格布拉吾（全身药浴）

1. 评估患者体质、治疗部位皮肤情况，了解中药过敏史。
2. 嘱患者泡洗前排空二便。
3. 饭前、饭后30min内不宜进行全身泡浴。
4. 遵医嘱将哈药煎煮成沐浴汤，其药液倒入木浴池中。药液温度保持在40℃左右，水位在患者膈肌以下，全身浸泡45min，每日1次，2周为1个疗程。
5. 泡洗过程中以微微汗出为宜，如出现心慌等不适症状，及时告知护士。
6. 泡洗过程中，应饮用温开水300～500mL，小儿及老年人酌减。有条件者，可适当饮马奶或驼奶，增加疗效。
7. 药浴时注意保暖，不得受凉。
8. 身体虚弱及有严重心脑、肝肾功能损害的，以及皮肤创伤、溃疡、疮疡患者，孕妇及月经期妇女禁用。

四、健康指导

（一）生活起居

1. 避免苏吾克得克（寒湿邪）入侵，局部注意保暖。加强对膝部保护，戴护膝保暖。
2. 患肢可垫软枕抬高，避免爬山、上下楼梯，以免关节过度负重。
3. 适当控制体重，增加户外活动，日光照射，防止骨质疏松。

（二）饮食指导

1. 建立正确、有规律的饮食，养成饮食淡味的习惯。
2. 宜食那仁饭、奶面条、那吾肉孜粥、煮塔尔米、牛奶、羊奶、奶疙瘩面条、酥油奶茶等清淡、富营养、易消化食物，忌食肥甘、煎炸之品。鼓励患者多饮水，多食富含纤维素的蔬菜、水果，以利大便通畅。

（三）情志调理

1. 耐心向患者讲疾病治疗及康复过程，介绍成功案例，消除紧张顾虑，积极配合治疗和护理。

2. 开展集体健康教育或患者交流会，创造患者之间沟通机会，让治疗效果好的患者分享经验，提高认识，相互鼓励，增强治疗信心。

3. 指导患者开展读报、听音乐、与人聊天等转移注意力的活动。对于有焦虑抑郁情绪的患者采用暗示疗法以缓解不良情绪。

4. 争取患者的家庭支持，鼓励家属多陪伴患者，给予亲情关怀。

（四）康复指导

1. 卧床期间或活动困难患者，指导患者进行关节主动或被动运动，提高肌肉强度和耐力；症状缓解后应逐步或适当进行锻炼。

2. 急性期关节肿痛应卧床休息，不要急于活动，减轻关节负荷；症状缓解后应逐步或适当进行关节非负重运动锻炼，增强肌力和耐力；缓解期可适当下床活动；恢复期可循序渐进增加活动量，注意减少关节负重。

3. 根据医嘱进行适当的功能锻炼方法，如股四头肌、腘绳肌等锻炼法。

彝 医

前　言

本文件参照 GB/T 1.1—2020《标准化工作导则　第 1 部分：标准化文件的结构和起草规则》的规定起草。

请注意本文件的某些内容可能涉及专利。本文件的发布机构不承担识别专利的责任。

本文件由中国民族医药学会提出并发布。

本文件由中国民族医药学会标准化技术委员会归口管理。

本文件主要起草单位：中国民族医药学会彝医药分会、云南省彝医医院（楚雄州中医医院）。

本文件参与起草单位：云南中医药大学、云南省中医医院、西南民族大学、四川省彝医医院。

本文件主要起草人：李晓倩、杨本燕、代必洪、杨国卉、马维莎、施彬、杨静静、许燕莉、倪艳、王家兰、杨菁、李云川。本文件彝文翻译：钱丽云。

本文件审定人员：中国民族医药学会标准化技术委员会（彝医药委员）专家许嘉鹏、张之道、余惠祥、郑进、张超、杨昕艳，中国民族医药学会标准化工作组成员许志仁、梁峻、刘颂阳、侯玉杰，中国民族医药学会标准化相关专家张素秋等。

引 言

彝医药历史悠久、内容丰富，是祖国传统医学的重要组成部分，是我国主要少数民族医药之一，是彝族人民在适应自然及长期与疾病作斗争的过程中产生并逐步积累发展起来的，具有鲜明的民族性、地域性和传承性，在彝族聚居地区有着深厚的群众基础，深受本民族人民信赖和好评，为保障彝族人民健康、促进经济社会发展发挥着重要作用。为进一步保护和传承彝医药精华，推进彝医护理的临床应用和同质化管理，制定《彝医护理方案》刻不容缓。

本系列标准的制定工作得到云南省中医药管理局、中国民族医药学会、楚雄州卫生健康委的高度重视。中国民族医药学会彝医药分会、标准化技术委员会、标准化技术工作指导组以及全国名老彝医张之道、云南省彝医药领军人才许嘉鹏、楚雄州彝族文化研究院钱丽云教授、云南省中医医院王家兰教授付出了辛勤劳动，特邀审定专家以及许多同行专家对彝医护理规范提出了宝贵意见。对此，谨致以诚挚敬意和衷心感谢。

因为时间有限，《彝医护理方案》还存在不足之处，望大家在应用中及时提出反馈意见，以便今后修订完善。

泄泻（小儿腹泻病）彝医护理方案

一、常见证候要点

（一）湿热泄泻证

下利垢浊，黏稠臭秽，便时不畅，似痢非痢，次多量少，肛门赤烁，发热或不发热，渴不思饮，腹胀，面黄唇红，舌红，苔黄腻，脉数，指纹紫滞。

（二）风寒泄泻证

大便色淡，带有泡沫，无明显臭气，腹痛肠鸣，或伴鼻塞，流涕，身热，舌苔白腻，脉滑有力。

（三）伤食泄泻证

大便酸臭，或如卵败，腹部胀满，口臭纳呆，泄前腹痛哭闹，多伴恶心呕吐，舌苔厚腻，脉滑有力。

（四）脾虚泄泻证

久泻不止，反复发作，大便稀薄或呈水样，带有奶瓣或不消化食物残渣，神疲纳呆，面色少华，舌质偏淡，苔白腻，脉弱无力。

（五）脾肾阳虚泄泻证

大便稀溏，完谷不化，形体消瘦，或面目虚浮，四肢欠温，舌淡苔白，脉细无力。

二、常见证候/证状施护

（一）腹痛、腹泻

1. 评估腹痛、腹泻的诱因、部位、程度、持续时间、大便性质、患儿精神、哭声、指纹、面部、腹部、四肢、皮肤情况。
2. 注意保持皮肤干燥，勤换尿布，每次大便后温水清洗臀部，防止发生红臀。
3. 适当控制饮食，减轻脾胃负担。
4. 遵医嘱给予彝医阿柯孔荷（彝医小儿捏脊）治疗。
5. 遵医嘱给予彝医亥景南景（彝医八根疗法）治疗。
6. 遵医嘱给予彝医阿柯荼苦（彝医小儿脐疗）治疗。
7. 遵医嘱给予彝医阿柯给麻墨题（彝医小儿保健按摩）治疗。
8. 遵医嘱给予彝医托莱（彝医蛋滚）治疗。

（二）发热

1. 评估发热时间、程度、热型、规律及有无伴随症状。
2. 遵医嘱给予彝医萨鲁美讷（彝医穴位贴敷）治疗。
3. 遵医嘱给予彝医阿柯孔荷（彝医小儿捏脊）治疗。
4. 遵医嘱给予彝医亥景南景（彝医八根疗法）治疗。

三、彝医特色治疗护理

（一）药物治疗

1. 口服给药

（1）口服中彝药与西药的服药时间间隔 30min 左右。

（2）用药前询问过敏史，用药期间观察药物疗效及不良反应，发现异常及时处理。

2. 注射给药

（1）用药前询问药物过敏史。

（2）中药和西药注射剂联合使用时，在两组药物之间加冲管液冲管。

（3）密切观察用药反应，尤其中西医联合用药的患儿应加强巡视和监测，发现异常及时处理。

3. 彝药外用

使用前注意清洁皮肤，观察用药后反应，若局部皮肤出现灼热、刺痛、瘙痒，或有头晕、心慌、恶心、气促等症状，应立即停止用药并及时处理。

（二）特色护理技术

1. 彝医阿柯孔荷（彝医小儿捏脊）技术

（1）环境：病室环境清洁、舒适、安静，空气流通，温湿度适宜。

（2）患儿评估：当前主要症状、临床表现、既往史及药物过敏史；患儿年龄、病情、体质及操作部位的皮肤情况；患儿及家属心理状态，对操作的认知及合作程度。

（3）方法特殊性：

①拇指后位捏脊法：操作者双手呈半握拳状，掌心向下，拳眼相对，用拇指桡侧缘吸定并顶住小儿龟尾穴两旁皮肤，食指、中指前按，拇指、食指、中指三指同时用力提拿，边捏边向前推进，自尾骶部开始，直捏到项枕部为止，重复 3～5 遍。再用手掌蘸取彝药制剂涂在治疗部位，手掌紧贴皮肤表面，稍用力下压，并做上下方向的直线往返摩擦运动。

②拇指前位捏脊法：操作者双手呈半握拳状，掌心相对，拳眼向前，两手拇指伸直前按，食指屈曲，用食指中节桡侧顶住小儿龟尾穴两旁皮肤，拇指、食指同时用力提捻皮肤，边捏边向前推进，自骶尾部开始，一直捏到项枕部为止，重复 3～5 遍。再用手掌蘸取彝药制剂涂在治疗部位，手掌紧贴皮肤表面，稍用力下压，并做上下方向的直线往返摩擦运动。每次捏脊时间为 5min。

（4）观察患儿反应及局部皮肤情况，如有不适及时处理。

（5）告知患儿及家属彝医阿柯孔荷治疗注意事项，如有不适，及时告知医护人员。操作结束后应注意保暖，清淡饮食。

（6）做好记录。

2. 彝医亥景南景（彝医八根疗法）技术

（1）环境：病室环境清洁、舒适、安静，空气流通，温湿度适宜。

（2）患儿评估：当前主要症状、临床表现、既往史及药物过敏史；治疗部位皮肤有无破损、疮疡、疖肿或其他皮肤病；患儿心理状况、合作程度。

（3）方法的特殊性：

①以八根论为指导，哪一根发生症候，就重点按摩哪一根，同时按摩前一根位点、后一根位点，结合清浊二气有余及不足进行它根按摩。每次治疗 6～10min。

②指象：术者以拇指或中指罗纹面着力，与食指形成力点，蘸取适量彝药按摩膏涂在八根对应的指象部位（心、肝、脾、肺、肾、大肠、小肠、胃、胆），先轻后重，先点后面，放射状用力按摸。

③掌象：术者蘸取适量彝药按摩膏涂在八根对应的掌象部位（心、肝、脾、肺、肾），手指拇指或中指指腹紧贴象位皮肤表面，稍用力下压，然后揉摸，激活根的生理活动。

（4）观察：操作过程中，注意观察患儿反应及局部皮肤情况，如出现治疗部位皮肤痒、痛不适反应，立即停止操作，及时处理。

（5）告知患儿及家属彝医亥景南景治疗注意事项，如有不适，及时告知医护人员。操作结束后应注意保暖，清淡饮食。

（6）做好记录。

3. 彝医阿柯茶苦（彝医小儿脐疗）技术

（1）环境：病室环境清洁、舒适、安静，空气流通，温湿度适宜。

（2）患儿评估：当前主要症状、临床表现、既往史及药物过敏史；治疗部位皮肤有无破损、疮疡、疖肿或其他皮肤病；患儿心理状况、合作程度。

（3）方法的特殊性：将选配好的彝药加工研细后，通过介质调和成糊状，直接或间接敷贴、热敷于患儿脐部，或用特定的手法作用于脐部，以激发清浊二气，调理脏腑机能。

（4）观察：操作过程中，注意观察患儿反应及局部皮肤情况，若出现治疗部位皮肤发红、起疹、抓痕等不适症状，立即停止操作，及时处理。

（5）告知患儿及家属彝医阿柯茶苦治疗注意事项，如有不适，及时告知医护人员。操作结束后应注意保暖，清淡饮食。

（6）做好记录。

4. 彝医阿柯给麻墨题（彝医小儿保健按摩）技术

（1）环境：病室环境清洁、舒适、安静，空气流通，温湿度适宜。

（2）患儿评估：当前主要症状、临床表现、既往史及药物过敏史；治疗部位皮肤有无破损、疮疡、疖肿或其他皮肤病；患儿心理状况、合作程度。

（3）方法的特殊性：

①操作者一手固定患儿拇指末节并使其屈曲，另一手以拇指罗纹面或桡侧面着力，在患儿屈曲的拇指桡侧面，蘸取适量彝药液，自指尖推至指间关节横纹处 500 次，以补脾经。

②操作者以拇指罗纹面或桡侧面着力，蘸取适量彝药液，自患儿拇指根向掌根方向推大鱼际桡侧缘 500 次，以补胃经。

③操作者以双手拇指指端着力，按揉小儿两侧足三里穴 500 次。

④操作者以拇指罗纹面着力，揉小儿肚脐 200 次。

（4）观察：操作过程中，注意观察患儿反应及局部皮肤情况，如出现施术部位皮肤痒、痛不适反应，应立即停止操作，及时处理。

（5）告知患儿及家属彝医阿柯给麻墨题治疗注意事项，如有不适，及时告知医护人员。操作结束后应注意保暖，清淡饮食。

（6）做好记录。

5. 彝医托莱（彝医蛋滚）技术

（1）环境：病室环境清洁、舒适、安静，空气流通，温湿度适宜。

（2）患儿评估：当前主要症状、临床表现、既往史及药物过敏史；治疗部位皮肤有无破损、疮疡、疖肿或其他皮肤病；患儿心理状况、合作程度。

（3）方法的特殊性：

①热滚法：根据证型用不同的彝药组方与蛋同煮，将煮好的蛋趁热在患儿头部、额部、颈部、胸部、背部、四肢和手足心依次反复滚动热熨。蛋凉后放入药液中加热，换取另一个煮熟的蛋继续滚动，直至患儿微汗出，然后让患儿盖被静卧即可。

②冷滚法：取用生蛋反复滚动，操作基本方法同热滚法。

（4）观察：操作过程中，注意观察患儿反应及局部皮肤情况，如出现施术部位皮肤痒、痛不适反应，应立即停止操作，及时处理。

（5）告知患儿及家属彝医托莱治疗注意事项，如有不适，及时告知医护人员。操作结束后应注意保暖，清淡饮食。

（6）做好记录。

6. 彝医萨鲁美讷（彝医穴位贴敷）技术

（1）环境：病室环境清洁、舒适、安静，空气流通，温湿度适宜。

（2）患儿评估：当前主要症状、临床表现、既往史及药物过敏史；患儿体质及贴药部位的皮肤情况；患儿心理状况、合作程度。

（3）方法的特殊性：用竹片将调好的彝药均匀地涂于敷贴中央，厚薄适中，贴敷于所选穴位上，做好固定。穴位贴敷时间一般为6～8h，贴敷穴位应交替进行，不宜单个穴位连续敷贴。

（4）观察：治疗过程中，注意观察患儿局部皮肤情况，若出现红斑、水疱、皮疹、瘙痒等现象，应立即停止治疗，及时处理。

（5）告知患儿及家属彝医萨鲁美讷治疗注意事项，如有不适，及时告知医护人员。治疗穴位出现轻度发红、发热，属正常治疗反应，无须处理。操作结束后应注意保暖，清淡饮食。

（6）做好记录。

四、健康指导

（一）生活起居指导

1. 保持室内空气流通、温湿度适宜。
2. 建立正确、有规律的生活习惯。
3. 注意患儿饮食及餐具卫生，适应四季气候变化，合理安排饮食。
4. 加强户外活动，多晒太阳，随气候变化增添衣服，避免腹部受凉。

（二）饮食指导

1. 饮食以素食、流质或半流质为宜，忌食荤腥、油腻、生冷瓜果等，哺乳患儿应减少乳量和次数。

2. 推荐适宜饮食，提倡母乳喂养，不要在夏季断奶。
3. 伤食泻患儿应控制饮食，必要时禁食。
4. 脾虚泻患儿可食山药粥及健脾利湿之品，忌食肥甘厚味之品。
5. 脾肾阳虚泻者饮食宜热而软，少量多餐。

（三）情志调理

1. 多与患儿及家长交流、接触，减轻患儿不安情绪，避免不良刺激。
2. 鼓励年长患儿表达内心感受，有针对性地给予心理支持。
3. 指导家长掌握排解不良情绪的方法，如音乐疗法、谈心释放法、转移法等。

泄泻（小儿腹泻病）中医症状效果评分表

症状	评分标准				入院时	出院时
	0 分	2 分	4 分	6 分		
大便次数	平日 1～2 次	超过平日 1～2 次	超过平日 3～5 次	超过平日 6 次以上		
大便性状	正常	软便或稍烂，不成形	稀溏	稀水便，泻下完谷不化		
次症	0 分	1 分	2 分	3 分		
食后作泻	无	有				
精神	精神良好	精神不振	哭闹不安	精神萎靡		
面色	红润	少华	萎黄	面白虚浮		
小便	正常	尿量减少 1/3～1/2	尿量减少 1/2～2/3	尿量减少＞2/3		
饮食	正常	饮食减 1/3～1/2	饮食减 1/2～2/3	饮食减＞2/3		
口渴	口不渴	口微渴	口渴喜饮	口渴，饮入即吐		
总计						
疗效评价：轻度为＜13 分；中度为 14～19 分；重度为＞20 分。						

注：本表出自 2018 年国家中医药管理局颁布的《中医病证诊断疗效标准》。

痔病（混合痔）彝医护理方案

一、常见证候要点

（一）风伤肠络证

大便带血，滴血或喷射状出血，血色鲜红，大便秘结或有肛门瘙痒。舌红，苔黄，脉浮数。

（二）湿热下注证

便血色鲜红，量较多，肛门肿物外脱、可自行回纳，肛门灼热，重坠不适，大便干或溏，小便短赤。舌质红，苔黄腻，脉濡数。

（三）气滞血瘀证

肛内肿物脱出，甚或嵌顿，肛管紧缩，坠胀疼痛，甚则内有血栓形成，肛缘水肿，触痛明显。大便秘结，小便不利。舌质红或紫暗，脉弦细涩。

（四）脾虚气陷证

肛门松弛，似有便意，肛内肿物脱出不能自行回纳，需用手法回纳。便血色鲜或淡，伴头晕、气短、面色少华、神疲乏力、纳少、便溏等。舌淡，苔薄白，脉细弱。

二、常见症状／证候施护

（一）便血

1. 评估出血的诱因、量、性质及伴随症状。
2. 指导患者卧床休息，改变体位时宜缓慢，避免剧烈运动。
3. 保持肛门及会阴部清洁。
4. 遵医嘱给予彝医萨固（彝医熏蒸）治疗。
5. 遵医嘱给予彝医尼七（彝医坐浴）治疗。

（二）疼痛

1. 评估疼痛部位、性质、强度、持续时间和伴随症状。
2. 协助患者取舒适体位。
3. 指导患者采用放松疗法，如缓慢呼吸、全身肌肉放松、听舒缓的音乐。
4. 遵医嘱给予彝医萨鲁美讷（彝医穴位贴敷）治疗。
5. 遵医嘱给予彝医萨固（彝医熏蒸）治疗。
6. 遵医嘱给予彝医尼七（彝医坐浴）治疗。

（三）肿物脱出

1. 评估脱出物的大小、颜色，表面有无糜烂、分泌物、坏死。
2. 急性发作期宜采取侧卧位休息。
3. 出现痔核轻微脱出时，指导患者手指涂抹润滑油，轻轻将其回纳，回纳后平卧休息20min；如发生嵌顿或突发血栓外痔，及时报告医生，协助处理。
4. 遵医嘱给予彝医萨固（彝医熏蒸）治疗。
5. 遵医嘱给予彝医尼七（彝医坐浴）治疗。

（四）便秘

1. 评估排便的次数、量、性质。

2. 指导患者规律饮食，晨起饮 200～300mL 温水 1 杯，15min 内分次频饮。
3. 遵医嘱给予哎哺邛觉墨题（清浊六路按摩）治疗。
4. 遵医嘱给予彝医内期午浩（彝医彝药灌肠）治疗。
5. 遵医嘱给予彝医萨鲁美讷（彝医穴位贴敷）治疗。

（五）肛周潮湿瘙痒

1. 评估瘙痒部位、程度、持续时间。
2. 指导患者穿宽松清洁内衣裤，如有污染及时更换。
3. 保持皮肤清洁，避免搔抓，防止感染。
4. 遵医嘱给予彝医萨固（彝医熏蒸）治疗。
5. 遵医嘱给予彝医尼七（彝医坐浴）治疗。

三、彝医特色治疗护理

（一）药物治疗

1. 口服给药

（1）口服中彝药与西药的服药时间间隔 30min 左右。

（2）用药前询问过敏史，用药期间观察药物疗效及不良反应，发现异常及时处理。

2. 注射给药

（1）用药前询问药物过敏史。

（2）中药和西药注射剂联合使用时，在两组药物之间加冲管液冲管。

（3）密切观察用药反应，尤其中西医联合用药的患者应加强巡视和监测，发现异常及时处理。

3. 彝药外用

使用前注意清洁皮肤，外用彝药适当用力摩擦局部皮肤，观察用药后反应，若局部皮肤出现灼热、刺痛、瘙痒，或有头晕、心慌、恶心、气促等症状，应立即停止用药，并及时处理。

（二）特色护理技术

1. 彝医萨固（彝医熏蒸）技术

（1）环境：病室环境清洁、舒适、安静，空气流通，温湿度适宜。

（2）患者评估：当前主要症状、临床表现、既往史及药物过敏史；患者体质及熏洗部位皮肤情况；患者心理状况、合作程度。女性患者评估胎、产、经、带情况。

（3）方法的特殊性：将彝药材或新鲜彝药煎好的药液趁热（50～70℃）倒入治疗盆，对准患部进行熏蒸，待温度适宜时（38～40℃），将患部浸泡于药液中泡洗。每次熏洗时间 15～30min。

（4）观察患者病情变化，若患者出现心慌、出冷汗、乏力、眩晕或有其他不适，应立即停止熏洗，及时处理。

（5）告知患者彝医萨固治疗注意事项，如有不适，及时告知医护人员。熏洗结束后饮温开水 200mL。

（6）做好记录。

2. 彝医尼七（彝医坐浴）技术

（1）环境：病室环境清洁、舒适、安静，空气流通，温湿度适宜。

（2）患者评估：评估患者全身情况（如意识状态、生命体征、精神状态等）及局部皮肤情况；患者心理状况、合作程度。女性患者是否处于妊娠期、月经期。

（3）方法的特殊性：根据医嘱将制备好的药物加入 100～200mL 开水中，趁热先熏后坐治，或用制备的坐治药液，温度以病人舒适为宜，一般为 38～40℃，每次 20～30min。

（4）观察患者病情变化，若出现面色潮红、苍白及脉搏异常、乏力、眩晕或有其他不适，应立即停止治疗，及时处理。

（5）告知患者彝医尼七治疗注意事项，如有不适，及时告知医护人员。

（6）做好记录。

3. 彝医萨鲁美讷（彝医穴位贴敷）技术

（1）环境：病室环境清洁、舒适、安静，空气流通，温湿度适宜。

（2）患者评估：当前主要症状、临床表现、既往史及药物过敏史；患者体质及贴药部位皮肤情况；患者心理状况、合作程度。

（3）方法的特殊性：用竹片将调制好的彝药均匀地涂于敷贴中央，厚薄适中，贴敷于穴位上，做好固定。贴敷时间一般为 6～8h，贴敷穴位应交替进行，不宜单个穴位连续敷贴。

（4）观察：治疗过程中，注意观察患者局部皮肤情况。若出现红斑、水疱、皮疹、瘙痒等现象，应立即停止治疗，及时处理。

（5）告知患者彝医萨鲁美讷治疗注意事项，如有不适，及时告知医护人员；治疗穴位出现轻度发红、发热，属正常治疗反应，无须处理。

（6）做好记录。

4. 哎哺邛觉墨题（清浊六路按摩）技术

（1）环境：病室环境清洁、舒适、安静，空气流通，温湿度适宜。

（2）患者评估：当前主要症状、临床表现、既往史及药物过敏史；患者体质及对疼痛的耐受程度、治疗部位皮肤情况；患者心理状况、合作程度。

（3）方法的特殊性：将彝药制剂苏格带泽者清（血竭外用擦剂）涂抹在体表穴位或治疗部位上，以按摩、导引手法为基础，循人体清浊二气六路，分别采用擦法、摩法、平推法和按揉法等手法配合治疗。治疗便秘时主要作用于人体清气第二条路，进行揉腹、振腹、点震、推揉治疗。每次治疗 20min。

（4）观察：治疗过程中，观察患者反应。若有不适，应立即停止操作，及时处理。

（5）告知患者哎哺邛觉墨题治疗注意事项，如有不适，及时告知医护人员。

（6）做好记录。

5. 彝医内期午浩（彝医彝药灌肠）技术

（1）环境：病室环境清洁、舒适、安静，空气流通，温湿度适宜。

（2）患者评估：当前主要症状、临床表现、既往史及药物过敏史；排便情况、有无大便失禁、肛周皮肤情况；患者心理状况、合作程度；女性患者是否妊娠。

（3）方法的特殊性：将准备好的彝药液（39～41℃）150～200mL，倒入一次性灌肠袋内，挂于输液架上，协助患者取侧卧位（根据病情选择左侧或右侧卧位），置垫枕以抬高臀部 10cm，将彝药液灌入直肠或结肠，可在晚间睡前灌入，灌入后不宜下床活动，以延长药液保留时间，提高疗效。

（4）观察：操作过程中，注意观察病情变化，观察灌肠液的温度及流速是否适宜，如出现腹胀或有便意，可嘱患者深呼吸放松腹肌，并放慢进液速度，或暂停片刻，如出现脉速、出冷汗、剧烈腹痛等，应立即停止操作，及时处理。

（5）告知患者彝医内期午浩治疗注意事项，如有不适，及时告知医护人员。

（6）做好记录。

四、健康指导

（一）生活起居

1. 保持肛周皮肤清洁，指导患者便后或每日临睡前温水清洗。
2. 避免肛门局部刺激，便纸宜柔软，不穿紧身裤和粗糙内裤。
3. 指导患者养成定时排便习惯，便秘时指导患者绕脐周顺时针按摩腹部，每日 3 次，每次 20～30 圈。
4. 指导患者避免增加腹压，避免用力排便、久蹲、久坐等。
5. 指导患者进行提肛运动：深吸气时收缩并提肛门，呼气时将肛门缓慢放松，一收一放为 1 次，每日晨起及睡前各做 1 遍，每遍做 20～30 次。

（二）饮食指导

1. 风伤肠络证：宜食清热凉血的食物，如绿豆、苦瓜、芹菜、菠菜、木耳等。
2. 湿热下注证：宜食清热利湿的食物，如菜花、赤小豆、绿豆、薏苡仁、小米等。
3. 气滞血瘀证：宜食理气活血的食物，如山楂、木耳、桃仁、番茄、黑米等。
4. 脾虚气陷证：宜食益气养血的食物，如茯苓、山药、薏苡仁、鸡肉等。
5. 便血者，进软食、多饮水，多食蔬菜水果及补血之品，忌粗糙、坚硬食物。
6. 忌食辛辣刺激肥甘的食物，术后初期避免进食产气食物，如牛奶、甜食、豆制品等。

（三）情志调理

1. 指导患者保持心情舒畅，避免烦躁、恐惧等不良情绪。
2. 多与患者沟通，了解其心理状态，及时予以心理疏导。

痔病（混合痔）中医症状效果评分表

<table>
<tr><th rowspan="2">症状</th><th colspan="4">评分标准</th><th rowspan="2">入院时</th><th rowspan="2">出院时</th></tr>
<tr><th>0 分</th><th>2 分</th><th>4 分</th><th>6 分</th></tr>
<tr><td>便血</td><td>无</td><td>便后手纸带血</td><td>排便后滴血</td><td>排便后射血</td><td></td><td></td></tr>
<tr><td>坠胀</td><td>肛门无明显下坠感</td><td>肛门下坠感偶有或较轻</td><td>肛门下坠感明显，持续时间较长</td><td>肛门下坠频发，影响工作、休息</td><td></td><td></td></tr>
<tr><td>疼痛</td><td>无疼痛</td><td>肛门疼痛轻微，不影响工作及生活，VAS≤3</td><td>肛门明显疼痛，尚可忍受，轻微影响工作及生活，4≤VAS≤7</td><td>肛门严重疼痛，难以忍受，严重影响工作及生活，VAS>7</td><td></td><td></td></tr>
</table>

续表

症状	评分标准				入院时	出院时
	0分	2分	4分	6分		
肛门不适感	无不适	肛门潮湿	可见明显分泌物，偶有瘙痒感	明显有瘙痒感		
痔黏膜表现	黏膜正常	黏膜充血	黏膜糜烂	黏膜糜烂并有出血点		
痔体颜色程度	痔核颜色正常	痔核颜色暗红色	痔核颜色青紫色	痔核颜色暗紫色		
总计						

一、疗效评价：
参照《中药新药临床指导原则》判定证候疗效：疗效计算指数 =［（治疗前积分 - 疗后积分）/ 治疗前积分］×100%。
痊愈：主要症状、体征消失或基本消失，积分减少≥95%；
显效：主要症状、体征明显改善，积分减少≥70%；
有效：主要症状、体征均有好转，积分减少≥30%；
无效：主要症状、体征均无明显改善，甚或加重，积分减少不足30%。
二、视觉模拟评分（visual analogue scale，VAS）评价疼痛
0表示无疼痛；10表示剧痛；轻度疼痛为1～3，中度疼痛为4～6，重度疼痛为7～10。

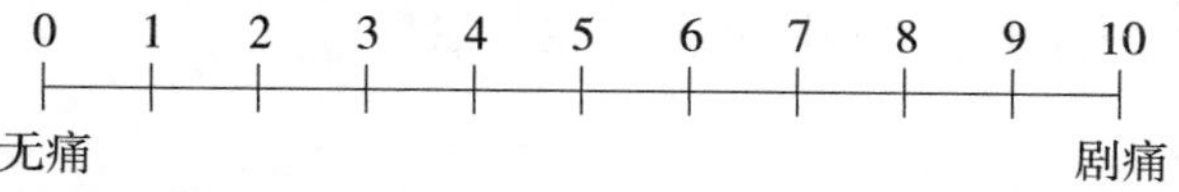

石淋（尿路结石）彝医护理方案

一、常见证候要点

（一）气滞血瘀证

腰部或小腹突然发生绞痛，阵发性加剧，疼痛向外阴部放射，尿频尿急，尿黄或赤，舌暗红或有瘀斑，脉弦或脉数。

（二）湿热蕴结证

腰部或小腹持续疼痛，或尿流突然中断，尿频、尿急、尿痛，小便黄赤，或血尿，口干欲饮，舌红，苔黄腻，脉弦数。

（三）肾气不足证

结石日久，留滞不去，腰部胀痛，时发时止，遇劳加重，疲乏无力，尿少或频数不爽，

或面部轻度浮肿，舌淡苔薄，脉细无力。

二、常见症状 / 证候施护

（一）疼痛

1. 评估疼痛的持续时间、部位、程度、性质及伴随症状。
2. 做好生活自理能力及安全评估。
3. 遵医嘱给予解痉和止痛药物。
4. 遵医嘱给予彝医丛腊（彝医热熨）治疗。
5. 遵医嘱给予彝医萨鲁美讷（彝医穴位贴敷）治疗。
6. 遵医嘱给予彝医内期午浩（彝医彝药灌肠）治疗。

（二）血尿

1. 评估血尿的程度、性质、量、持续时间及伴随症状。
2. 做好生活自理能力及安全评估。
3. 卧床休息，避免剧烈活动。
4. 做好心理指导，解除患者紧张情绪。
5. 遵医嘱给予彝药教萨鲁墨题（彝药棒穴位按摩）治疗。
6. 遵医嘱给予彝医萨鲁美讷（彝医穴位贴敷）治疗。

（三）恶心、呕吐

1. 评估呕吐的次数、量及呕吐物的性状，皮肤弹性，尿量，尿比重。
2. 做好饮食指导。
3. 遵医嘱给予彝药教萨鲁墨题（彝药棒穴位按摩）治疗。
4. 遵医嘱给予彝医萨鲁美讷（彝医穴位贴敷）治疗。

（四）膀胱刺激征

1. 评估排尿反应，有无尿频、尿急、尿痛，有无砂石排出，有无排尿突然中断现象。
2. 遵医嘱给予口服彝药治疗。
3. 遵医嘱给予彝医丛碧波（彝医热罨包）治疗。
4. 遵医嘱给予彝医窝苏（彝医成人脐疗）治疗。
5. 遵医嘱给予彝医萨鲁美讷（彝医穴位贴敷）治疗。

三、彝医特色治疗护理

（一）药物治疗

1. 口服给药

（1）口服中彝药与西药的服药时间间隔 30min 左右。

（2）用药前询问过敏史，用药期间观察药物疗效及不良反应，发现异常及时处理。

2. 注射给药

（1）用药前询问药物过敏史。

（2）中药和西药注射剂联合使用时，在两组药物之间加冲管液冲管。

（3）密切观察用药反应，尤其中西医联合用药的患者应加强巡视和监测，发现异常及时处理。

3. 彝药外用

使用前注意清洁皮肤，外用彝药适当用力摩擦局部皮肤，观察用药后反应，若局部皮肤出现灼热、刺痛、瘙痒，或有头晕、心慌、恶心、气促等症状，应立即停止用药，并及时处理。

（二）特色护理技术

1. 彝医丛腊（彝医热熨）技术

（1）环境：病室环境清洁、舒适、安静，空气流通，温湿度适宜。

（2）患者评估：当前主要症状、临床表现、既往史及药物过敏史；患者体质及对热的耐受程度、治疗部位皮肤情况；患者心理状况，合作程度。

（3）方法的特殊性：将加热好的彝药包放在治疗部位上，结合清浊二气六路的循行路径，来回移动药包 10～15 次，再按压药包在治疗部位上环形按揉 3～5min，然后留药包于固定部位。药包温度保持在 50～60℃，每次治疗 20～25min。

（4）观察：操作过程中注意防寒保暖，询问患者感受及观察患者局部皮肤情况。若出现发红、瘙痒、水疱、皮疹等不适症状，应立即停止操作，及时处理。

（5）告知患者彝医丛腊治疗注意事项，如有不适，及时告知医护人员。

（6）做好记录。

2. 彝医萨鲁美讷（彝医穴位贴敷）技术

（1）环境：病室环境清洁、舒适、安静，空气流通，温湿度适宜。

（2）患者评估：当前主要症状、临床表现、既往史及药物过敏史；患者体质及贴药部位的皮肤情况；患者心理状况、合作程度。

（3）方法的特殊性：用竹片将调好的彝药均匀地涂于敷贴中央，厚薄适中，贴敷于穴位上，做好固定。穴位贴敷时间一般为 6～8h，贴敷穴位应交替进行，不宜单个穴位连续敷贴。

（4）观察：治疗过程中，注意观察患者局部皮肤情况。若出现红斑、水疱、皮疹、瘙痒等现象，应立即停止治疗，及时处理。

（5）告知患者彝医萨鲁美讷治疗注意事项，如有不适，及时告知医护人员，治疗穴位出现轻度发红、发热，属正常治疗反应，无需处理。

（6）做好记录。

3. 彝医内期午浩（彝医彝药灌肠）技术

（1）环境：病室环境清洁、舒适、安静，空气流通，温湿度适宜。

（2）患者评估：当前主要症状、临床表现、既往史及药物过敏史；排便情况、有无大便失禁、肛周皮肤情况；患者心理状况、合作程度；女性患者是否妊娠。

（3）方法的特殊性：将准备好的彝药液（39～41℃）150～200mL，倒入一次性灌肠袋内，挂于输液架上，协助患者取左侧卧位，置垫枕以抬高臀部，将彝药液灌入直肠或结肠，可在晚间睡前灌入，灌入后不宜过早下床活动，以延长保留时间，提高疗效。

（4）观察：操作过程中，注意观察病情变化，观察灌肠液的温度及流速是否适宜，如出现腹胀或有便意，可嘱患者深呼吸放松腹肌，并放慢进液速度，或暂停片刻，如出现脉速、出冷汗、剧烈腹痛等，应立即停止操作，及时处理。

（5）告知患者彝医内期午浩治疗注意事项，如有不适，及时告知医护人员。

（6）做好记录。

4. 彝药教萨鲁墨题（彝药棒穴位按摩）技术

（1）环境：病室环境清洁、舒适、安静，空气流通，温湿度适宜。

（2）患者评估：当前主要症状、临床表现、既往史及药物过敏史；患者体质及局部皮肤情况；患者心理状况、合作程度。

（3）方法的特殊性：根据彝医清浊二气六路循经取穴，在所选穴位或治疗部位涂擦彝药液，用彝药材木棒叩击穴位或患部，反复涂药、叩击，可分别选用点、揉、拍、打击等手法。每次治疗 10～15min。

（4）观察：操作过程中，注意询问患者感受及观察局部皮肤情况。如有不适，应立即停止操作，及时处理。

（5）告知患者彝药教萨鲁墨题治疗注意事项，如有不适，及时告知医护人员；治疗部位出现酸胀感觉，属正常现象，无须处理。

（6）做好记录。

5. 彝医丛碧波（彝医热罨包）技术

（1）环境：病室环境清洁、舒适、安静，空气流通，温湿度适宜。

（2）患者评估：当前主要症状、临床表现、既往史及药物过敏史；患者体质及对热的耐受程度，治疗部位的皮肤情况；患者心理状况，合作程度。

（3）方法的特殊性：将加热好的彝药药包面向皮肤，置于身体患病部位或穴位上，可根据情况涂凡士林于局部皮肤，来回移动药包 10～15 次，或按压药袋在治疗部位上环形按揉几分钟，再留药于固定部位，以治疗部位有温热感为度，一般为 36～42℃。每次治疗 20～25min。

（4）观察：操作过程中，注意询问患者感受及观察局部皮肤情况。若出现红疹、水疱、瘙痒或过敏等现象，应立即停止操作，及时处理。

（5）告知患者彝医丛碧波治疗注意事项，如有不适，及时告知医护人员。

（6）做好记录。

6. 彝医窝苏（彝医成人脐疗）技术注意事项

（1）环境：病室环境清洁、舒适、安静，空气流通，温湿度适宜。

（2）患者评估：当前主要症状、临床表现、既往史及药物过敏史；脐周皮肤情况；患者心理状况，合作程度。

（3）方法的特殊性：在脐部或脐周用灸法在患者脐部进行治疗，以激发清浊二气。脐灸疗法每次 20～30min。

（4）观察：操作过程中，注意观察患者反应及局部皮肤情况，若出现治疗部位皮肤发红、起疹、抓痕等不适症状，应立即停止操作，及时处理。

（5）告知患者彝医窝苏治疗注意事项，如有不适，及时告知医护人员。

（6）做好记录。

四、健康指导

（一）生活起居指导

1. 注意个人卫生，勤换内裤，不喝生水。
2. 保持心情愉悦，每天进行适量体育锻炼，建立健康生活方式。
3. 鼓励患者多饮水，每天饮水量在 2000mL 以上，稀释尿液，防止结石再次形成。

（二）饮食指导

1. 气滞血瘀证：宜选用有行气功能的食物，如白萝卜、生姜、桂皮等；桃仁、油菜、黑大豆具有活血祛瘀的作用。忌食甘薯、栗子、豆类等易胀气的食物及肥肉、油炸等食物。
2. 湿热蕴结证：饮食宜清淡，选用清热利湿的食物，如苦瓜、冬瓜、空心菜等，鼓励患者多饮水，可选用金钱草、车前草、玉米须煮水代茶饮，以清热利湿。
3. 肾气不足证：宜选用温补的食物，如山药、桂圆、牛羊肉、瘦猪肉、动物肝脏等，忌食辛辣、刺激之物。
4. 指导患者给予低盐、低脂、低嘌呤饮食，少食肥肉、咸菜、火锅及腌制食物。

（三）情志调理

1. 多与患者沟通，了解其心理状态，指导其保持乐观情绪。
2. 鼓励病友之间多沟通交流疾病防治经验，提高认识，增强治疗信心。

石淋（尿路结石）中医症状效果评分表

症状	评分标准				入院时	出院时
	0 分	3 分	6 分	9 分		
血尿	无镜下及肉眼血尿	无肉眼血尿，镜下血尿（-）- +	尿色淡红，镜下血尿 + - 2+	尿色深红，镜下血尿＞3+		
尿频	无	小便次数 6～10 次 / 白天	小便次数 11～20 次 / 白天	小便次数 20 次以上 / 白天		
尿急	无	尿意急，尚可憋尿	排尿不能等待	尿意急，难以憋住		
尿痛	无	偶有尿痛	小便疼痛，尚可忍受	小便疼痛剧烈，难以忍受		
小便短黄	无	小便偏黄，尿量偏少	小便深黄，尿量较少	小便黄赤且尿量很少		
腰痛	无	轻微疼痛，不影响生活	中度疼痛，阵发性绞痛，影响生活	剧痛、绞痛，疼痛难忍，需用解痉止痛药		
腹痛	无	轻微疼痛，不影响生活	中度疼痛，阵发性绞痛，影响生活	剧痛、绞痛，疼痛难忍，需用解痉止痛药		

续表

症状	评分标准				入院时	出院时
	0分	3分	6分	9分		
排尿异常	无	排尿不畅感	尿流中断，尚可解除	尿闭，或点滴而出		
次症	0分	1分	2分	3分		
口苦	无	口微苦	口苦，食之无味	口苦艰涩		
乏力	无	口稍干	口干少津	口渴喜饮		
恶心呕吐	无	有恶心感，无呕吐	时有恶心，伴呕吐	频频恶心、呕吐		
腰膝酸软	无	稍感腰部不适，不影响生活	中度腰部不适，影响工作生活	腰部酸软感不可承受，严重影响工作生活		
乏力	无	稍感乏力，不影响生活	中度乏力，影响工作生活	乏力感强烈，严重影响工作生活		
总计						

疗效评价：
参照《中药新药临床指导原则》判定证候疗效：疗效计算指数 =［(治疗前积分 - 疗后积分) / 治疗前积分］×100%。
痊愈：主要症状、体征消失或基本消失，证候积分减少≥95%；
显效：主要症状、体征明显改善，证候积分减少≥70%；
有效：主要症状、体征均有好转，证候积分减少≥30%；
无效：主要症状、体征均无明显改善，甚或加重，证候积分减少不足30%。

腰腿痛（腰椎间盘突出症）彝医护理方案

一、常见证候要点

（一）血瘀气滞证

多有明显外伤，伤后即感腰部疼痛，痛有定处，以刺痛、胀痛为主，日轻夜重，腰部僵硬，俯仰旋转受限，痛处拒按。舌质暗紫或有瘀斑，苔薄白或薄黄，脉弦紧或沉涩。

（二）风寒湿阻证

多在受凉后发病，腰腿部冷痛重着，转侧不利，静卧痛不减，受寒及阴雨天加重，肢体发凉。舌质淡，苔白腻，脉沉紧或濡缓。

（三）湿热痹阻证

腰腿疼痛，痛处伴有热感，或见肢节红肿，口渴不欲饮，苔黄腻，脉濡数或滑数。

（四）肝肾亏虚证

腰腿痛缠绵不愈，以隐痛为主，劳则加重，卧则减轻，肢体麻木有冷感，沉重乏力，肌肉萎缩。包括肝肾阴虚及肝肾阳虚。阴虚证症见：心烦失眠，口苦咽干，舌红少苔，脉细数。阳虚证症见：四肢不温，形寒畏冷，筋脉拘挛，舌质淡，脉沉细无力。

二、常见症状 / 证候施护

（一）腰腿疼痛

1. 评估疼痛的诱因、性质、腰部活动度、下肢感觉、运动情况。
2. 做好生活能力及安全评估。
3. 体位护理：急性期应以卧床休息为主，减轻腰椎负担，避免久坐、弯腰等动作；缓解期及康复期指导患者掌握正确的下床方法，宜先行翻身侧卧，用胳膊支撑自己起床，忌腰部用力，动作要缓，减轻腰部负荷，避免过度劳累。
4. 做好腰部、腿部保暖，防止受凉。
5. 遵医嘱给予彝医矣能期（彝医水膏药）治疗。
6. 遵医嘱给予彝医丛腊（彝医热熨）治疗。
7. 遵医嘱给予彝医期采铺（彝医药物罐）治疗。
8. 遵医嘱给予彝医离子卡乌（彝医离子导入）治疗。

（二）肢体麻木

1. 评估麻木的部位、程度及伴随症状。
2. 做好生活能力及安全评估。
3. 遵医嘱给予口服彝药治疗。
4. 做好肢体保暖，指导患者进行双下肢关节屈伸运动，促进血液循环。
5. 遵医嘱给予彝医特土（彝医拍打）治疗。
6. 遵医嘱给予彝医萨固（彝医熏蒸）治疗。
7. 遵医嘱给予彝医池垛（彝医酒火）治疗。

（三）下肢活动受限

1. 评估双下肢肌力及步态。
2. 做好生活自理能力及安全评估。
3. 保持肢体功能位。
4. 遵医嘱给予彝医丛腊（彝医热熨）治疗。
5. 遵医嘱给予彝医萨固（彝医熏蒸）治疗。
6. 遵医嘱给予彝医萨鲁美讷（彝医穴位贴敷）治疗。

三、彝医特色治疗护理

（一）药物治疗

1. 口服给药

（1）口服中彝药与西药的服药时间间隔 30min 左右。

（2）用药前询问过敏史，用药期间观察药物疗效及不良反应，发现异常及时处理。

2. 注射给药

（1）用药前询问药物过敏史。

（2）中药和西药注射剂联合使用时，在两组药物之间加冲管液冲管。

（3）密切观察用药反应，尤其中西医联合用药的患者应加强巡视和监测，发现异常及时处理。

3. 彝药外用

使用前注意清洁皮肤，外用彝药适当用力摩擦局部皮肤，观察用药后反应，若局部皮肤出现灼热、刺痛、瘙痒，或有头晕、心慌、恶心、气促等症状，应立即停止用药并及时处理。

（二）特色护理技术

1. 彝医矣能期（彝医水膏药）技术

（1）环境：病室环境清洁、舒适、安静，空气流通，温湿度适宜。

（2）患者评估：当前主要症状、临床表现、既往史及药物过敏史；患者体质及敷药部位皮肤情况；患者心理状况、合作程度。

（3）方法的特殊性：以人体清浊二气循行路径为基础，辨证选择治疗部位；将相应彝药用适宜的溶剂（冰雪水、井中凉水、地表长流水、温水、烟筒水、彝药液等）调制成糊状，若为鲜药，直接洗净捣烂即可。将调制好的膏药均匀地平摊于棉纸或棉布上，敷于病患部位或相应穴位。时间 6～12h，最长不超过 24h。敷药过程中若出现膏药干结，可加适量黄酒、彝医液等进行湿润，保持一定的湿度。

（4）观察：治疗过程中，观察患者反应及局部皮肤情况。若局部皮肤出现丘疹、水疱、瘙痒等不适症状，应立即停止操作，及时处理。

（5）告知患者彝医矣能期治疗注意事项，如有不适，及时告知医护人员。

（6）做好记录。

2. 彝医丛腊（彝医热熨）技术

（1）环境：病室环境清洁、舒适、安静，空气流通，温湿度适宜。

（2）患者评估：当前主要症状、临床表现、既往史及药物过敏史；患者体质及对热的耐受程度、治疗部位的皮肤情况；患者心理状况，合作程度。

（3）方法的特殊性：将加热好的彝药包放在治疗部位上，结合清浊二气六路的循行路径，来回移动药包 10～15 次，再按压药包在治疗部位上环形按揉 3～5min，然后留药包于固定部位。药包温度保持在 50～60℃，每次治疗 20～25min。

（4）观察：操作过程中注意防寒保暖，观察患者局部皮肤情况，若出现发红、瘙痒、水疱、皮疹等不适症状，应立即停止操作，及时处理。

（5）告知患者彝医丛腊治疗注意事项，如有不适，及时告知医护人员。

（6）做好记录。

3. 彝医期采铺（彝医药物罐）技术

（1）环境：病室环境清洁、舒适、安静，空气流通，温湿度适宜。

（2）患者评估：当前主要症状、临床表现、既往史及药物过敏史；患者体质及对疼痛的耐受程度、治疗部位的皮肤情况；患者心理状况、合作程度。女性患者是否妊娠或月经期。

（3）方法的特殊性：根据彝医清浊二气理论，以彝药组方或单方煮沸浸泡过的竹罐或木罐为工具，借助热力排出罐内空气，形成负压，趁热固定在治疗部位上，使局部皮肤充血或瘀血。每次留罐 10min。

（4）观察：操作过程中，注意询问患者感受及观察局部皮肤情况，并检查药罐吸附情况，防止药罐脱落。

（5）告知患者彝医期采铺治疗注意事项，如有不适，及时告知医护人员。治疗结束后饮温开水 200mL，12h 内避免沐浴。局部皮肤会出现与罐口相应大小的紫红色瘀斑，为正常现象，数日即可消除。

（6）做好记录。

4. 彝医离子卡乌（彝医离子导入）技术

（1）环境：病室环境清洁、舒适、安静，空气流通，温湿度适宜。

（2）患者评估：当前主要症状、临床表现、既往史及药物过敏史；患者体质及治疗部位的皮肤情况；患者心理状况、合作程度。

（3）方法的特殊性：将彝药液浸湿的药物垫直接置于治疗部位皮肤上，利用直流电将彝药通过皮肤或病灶黏膜导入人体。每次治疗 20min。注意通电和拔电的顺序。

（4）观察：操作过程中，注意观察患者反应及局部皮肤情况。在治疗过程中，不得随意改变电极板上的极性，电极板的金属部分不能直接接触皮肤，以免灼伤皮肤。

（5）告知患者彝医离子卡乌治疗注意事项，如有不适，及时告知医护人员。

（6）做好记录。

5. 彝医特土（彝医拍打）技术

（1）环境：病室环境清洁、舒适、安静，空气流通，温湿度适宜。

（2）患者评估：当前主要症状、临床表现、既往史及药物过敏史；患者体质及治疗部位皮肤情况；患者心理状况、合作程度。

（3）方法的特殊性：在治疗部位涂擦彝药液，操作者腕关节放松，手掌着力，手臂用力，力量均匀适中地在治疗部位反复拍打，直至治疗部位皮肤发热、发红、发紫，每次治疗 10min。

（4）观察：操作过程中，注意询问患者感受及观察局部皮肤情况。如有不适，应立即停止操作，及时处理。

（5）告知患者彝医特土治疗注意事项，如有不适，及时告知医护人员。

（6）做好记录。

6. 彝医萨固（彝医熏蒸）技术

（1）环境：病室环境清洁、舒适、安静，空气流通，温湿度适宜。

（2）患者评估：当前主要症状、临床表现、既往史及药物过敏史；患者体质及熏洗部位皮肤情况；患者心理状况、合作程度。女性患者评估胎、产、经、带情况。

（3）方法的特殊性：将彝药材或新鲜彝药煎好的药液趁热（50～70℃）倒入治疗盆，对准患部进行熏蒸，待温度适宜时（38～40℃），将患部浸泡于药液中泡洗。每次熏洗时间15～30min。

（4）观察：操作过程中，注意观察患者反应，若患者出现面色潮红、苍白及脉搏异常、乏力、眩晕或其他症状，立即停止操作并及时处理。

（5）告知患者彝医萨固治疗注意事项，如有不适，及时告知医护人员。治疗结束后饮温开水 200mL，避免冷风直吹。

（6）做好记录。

7. 彝医池垛（彝医酒火）技术

（1）环境：病室环境清洁、舒适、安静，空气流通，温湿度适宜。操作应在光线稍暗及背风处进行，以便观察和掌握火焰情况。

（2）患者评估：当前主要症状、临床表现、既往史、药物及酒精过敏史；患者体质及对热的耐受程度、治疗部位的皮肤情况；患者心理状况、合作程度。

（3）方法的特殊性：操作者蘸取点燃的彝药酒，快速在所选部位不断的搓、擦。每次治疗 5～10min。

（4）观察：操作过程中，注意观察患者反应及局部皮肤情况，如患者感觉操作部位皮肤发烫疼痛，应立即停止操作，以防烫伤。

（5）告知患者彝医池垛治疗注意事项，如有不适，及时告知医护人员。

（6）做好记录。

8. 彝医萨鲁美讷（彝医穴位贴敷）技术

（1）环境：病室环境清洁、舒适、安静，空气流通，温湿度适宜。

（2）患者评估：当前主要症状、临床表现、既往史及药物过敏史；患者体质及贴药部位皮肤情况；患者心理状况、合作程度。

（3）方法的特殊性：用竹片将调好的彝药均匀地涂于敷贴中央，厚薄适中，贴敷于穴位上，做好固定。贴敷时间一般为 6～8h，贴敷穴位应交替进行，不宜单个穴位连续敷贴。

（4）观察：治疗过程中，注意观察患者局部皮肤情况。若出现红斑、水疱、皮疹、瘙痒等现象，应立即停止操治疗，及时处理。

（5）告知患者彝医萨鲁美讷治疗注意事项，如有不适，及时告知医护人员；治疗穴位出现轻度发红、发热，属正常治疗反应，无须处理。

（6）做好记录。

四、健康指导

（一）生活起居指导

1. 急性期患者以卧床休息为主，取舒适体位。下床活动时戴腰托加以保护和支撑，不宜久坐。

2. 做好腰部保护，不弯腰提重物，减轻腰部负荷。告知患者捡拾地上的物品时宜双腿下蹲腰部挺直，动作要缓慢。

3. 指导患者在日常生活与工作中，注意对腰部的保健，提倡坐硬板凳，卧硬板床。劳逸结合，防止过劳。避风寒，防外感。

4. 加强腰背肌功能锻炼，注意持之以恒。做好腰托使用的指导。

（二）饮食指导

1. 血瘀气滞证：宜进食行气活血化瘀之品，如黑木耳、金针菇、桃仁等。

2. 风寒湿阻证：宜进食祛风除湿、通络止痛之品，如鳝鱼、羊肉、薏苡仁、木瓜、樱桃等。食疗方：薏仁粥。

3. 湿热痹阻证：宜进食清热利湿、通络止痛之品，如丝瓜、冬瓜、赤小豆、玉米须等。忌辛辣、肥甘、醇酒之品。

4. 肝肾亏虚证：

（1）肝肾阴虚者进食滋阴填精、滋养肝肾之品，如枸杞子、黑芝麻、黑白木耳等。药膳方：莲子百合煲瘦肉汤。忌辛辣香燥之品。

（2）肝肾阳虚者宜进食温壮肾阳，补精髓之品，如黑豆、核桃、杏仁、腰果、黑芝麻等。食疗方：干姜煲羊肉。忌生冷瓜果及寒凉食物。

（三）情志调理

1. 多与患者沟通，了解其心理状态，使其保持情绪平和、神气清净。

2. 用移情疗法，转移或改变患者的情绪和意志，舒畅气机、怡养心神。

3. 疼痛时情绪烦躁，使用安神静志法，患者闭目静心、全身放松、平静呼吸，或听音乐，以达到周身气血流通舒畅。

腰腿病（腰椎间盘突出症）中医症状效果评分表

主症	评分标准				入院时	出院时
	0 分	2 分	4 分	6 分		
腰腿疼如刺，痛有定处	无	偶感腰腿轻度刺痛，时间短，能忍受，痛有定处，痛处拒按，不影响工作	时感腰腿刺痛，痛有定处，痛处拒按，多夜间发作，影响工作，一般治疗可缓解	持续腰腿刺痛，痛有定处，痛处拒按，夜间尤甚，影响工作，一般治疗难缓解		
腰部僵硬，俯仰旋转受限	无	偶感腰部轻度僵硬，可自行缓解，腰部俯仰旋转受限＜1/3	偶感腰部僵硬，需活动后才能缓解，腰部俯仰旋转受限≥1/3、＜2/3	持续腰部僵硬，活动后仍无缓解，腰部俯仰旋转受限≥2/3		
向下肢放射	无	平卧时无，向下肢放射，直腿抬高＞45° 时候产生放射	平卧时向下肢放射，直腿抬高＞30°、＜45° 时放射明显加重	平卧感腰膝酸软，行走时腰膝明显酸软，沉重无力，需借助拐杖		
次症	0 分	1 分	2 分	3 分		
胸胁脘腹胀闷不适	无	偶感胸胁脘腹胀闷不适	常感胸胁脘腹胀闷不适	胸胁脘腹胀闷不适持续不止		

续表

次症	评分标准				入院时	出院时
	0分	1分	2分	3分		
腰膝酸软	无	平卧时无腰膝酸软，行走是感腰膝酸软，沉重无力	平卧时感轻度腰膝酸软，行走时明显感觉腰膝酸软，沉重无力	平卧感腰膝酸软，行走是腰膝酸软明显酸软，沉重无力，需借助拐杖		
总计						

一、疗效评价
以日本骨科协会评估治疗分数（JOA）标准计量症状体征，计算临床有效率：
临床治愈：JOA 症状体征总积分改善≥75%；
临床显效：JOA 症状体征总积分改善≥50%，<75%；
临床有效：JOA 症状体征总积分改善≥25%，<50%；
临床无效：JOA 症状体征总积分改善<25%。
改善率 =［（治疗后评分 - 治疗前评分）/（满分 29 分 - 治疗前评分）］×100%
二、视觉模拟评分（visual analogue scale，VAS）评价疼痛
0 表示无疼痛，10 表示剧痛，轻度疼痛为 1～3，中度疼痛为 4～6，重度疼痛为 7～10。

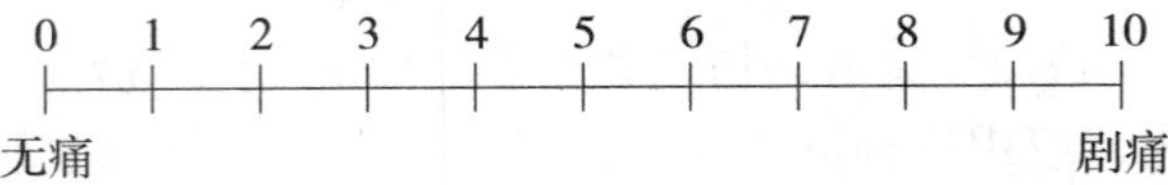

骨折病（锁骨骨折）彝医护理方案

一、常见证候要点

（一）血瘀气滞证

伤后 2 周内。外伤后经络受损，血溢脉外，瘀于皮下筋膜，阻塞气血、气滞血瘀，局部压痛。舌质淡，苔薄白，脉弦。

（二）瘀血凝滞证

伤后 3～4 周。仍有瘀凝气滞，肿痛尚未尽除，断骨已正，骨折未愈，伤处疼痛拒按，功能活动障碍。舌红或有瘀点，苔白，脉弦。

（三）肝肾不足证

伤后 4 周以上。断骨未坚，筋脉疲软，可出现头晕耳鸣，腰膝酸软，两目干涩，视物模糊，五心烦热，遗精盗汗。舌红，苔薄，脉细数。

二、常见症状 / 证候施护

（一）疼痛

1. 评估疼痛的程度、性质、肢端皮色、皮温、感觉、运动情况，做好疼痛评分。
2. 做好生活自理能力及安全评估。
3. 遵医嘱给予口服彝药治疗。
4. 遵医嘱给予彝医萨鲁美讷（彝医穴位贴敷）治疗。
5. 遵医嘱给予彝药教萨鲁墨题（彝药棒穴位按摩）治疗。
6. 遵医嘱给予彝医矣能期（彝医水膏药）治疗。

（二）肿胀

1. 评估肿胀部位、程度、持续时间及伴随症状。
2. 指导患者进行未固定关节（肘、腕、指）屈伸运动，促进血液循环。
3. 遵医嘱给予彝医曾期年美（彝医鲜药外敷）治疗。
4. 遵医嘱给予彝医萨鲁美讷（彝医穴位贴敷）治疗。
5. 遵医嘱给予彝医教萨鲁墨题（彝医穴位按摩）治疗。

三、彝医特色治疗护理

（一）药物治疗

1. 口服给药

（1）口服中彝药与西药的服药时间间隔 30min 左右。

（2）用药前询问过敏史，用药期间观察药物疗效及不良反应，发现异常及时处理。

（3）用药特点：按骨折的三期辨证用药。早期：活血化瘀、消肿止痛；中期：活血、止痛、接骨续筋的药物促进骨折愈合；后期：用调理脾胃、壮筋骨、补肝肾的药物。

2. 注射给药

（1）用药前询问药物过敏史。

（2）中药和西药注射剂联合使用时，在两组药物之间加冲管液冲管。

（3）密切观察用药反应，尤其中西医联合用药的患者应加强巡视和监测，发现异常及时处理。

3. 彝药外用

使用前注意清洁皮肤，外用彝药适当用力摩擦局部皮肤，观察用药后反应，若局部皮肤出现灼热、刺痛、瘙痒，或有头晕、心慌、恶心、气促等症状，应立即停止用药并及时处理。

（二）特色护理技术

1. 彝医萨鲁美讷（彝医穴位贴敷）技术

（1）环境：病室环境清洁、舒适、安静，空气流通，温湿度适宜。

（2）患者评估：当前主要症状、临床表现、既往史及药物过敏史；患者体质及贴药部位的皮肤情况；患者心理状况、合作程度。

（3）方法的特殊性：用竹片将调好的彝药均匀地涂于敷贴中央，厚薄适中，贴敷于穴位上，做好固定。穴位贴敷时间一般为6～8h，贴敷穴位应交替进行，不宜单个穴位连续敷贴。

（4）观察：治疗过程中，注意观察患者局部皮肤情况。若出现红斑、水疱、皮疹、瘙痒等现象，应立即停止治疗，及时处理。

（5）告知患者彝医萨鲁美讷治疗注意事项，如有不适，及时告知医护人员；治疗穴位出现轻度发红、发热，属正常治疗反应，无须处理。

（6）做好记录。

2. 彝药教萨鲁墨题（彝药棒穴位按摩）技术

（1）环境：病室环境清洁、舒适、安静，空气流通，温湿度适宜。

（2）患者评估：当前主要症状、临床表现、既往史及药物过敏史；患者体质及局部皮肤情况；患者心理状况、合作程度。

（3）方法的特殊性：根据彝医清浊二气六路循经取穴，在所选穴位或治疗部位涂擦彝药液，用彝药材木棒叩击穴位或患部，反复涂药、叩击，可分别选用点、揉、拍、打击等手法。每次治疗10～15min。

（4）观察：操作过程中，注意询问患者感受及观察局部皮肤情况，如有不适，应立即停止操作，及时处理。

（5）告知患者彝药教萨鲁墨题治疗注意事项，如有不适，及时告知医护人员，治疗部位出现酸胀感觉，属正常现象，无须处理。

（6）做好记录。

3. 彝医矣能期（彝医水膏药）技术

（1）环境：病室环境清洁、舒适、安静，空气流通，温湿度适宜。

（2）患者评估：当前主要症状、临床表现、既往史及药物过敏史；患者体质及敷药部位皮肤情况；患者心理状况、合作程度。

（3）方法的特殊性：以人体清浊二气循行路径为基础，辨证选择治疗部位；将相应彝药用适宜的溶剂（冰雪水、井中凉水、地表长流水、温水、烟筒水、彝药液等）调制成糊状，若为鲜药，直接洗净捣烂即可。将调制好的膏药均匀地平摊于棉纸或棉布上，敷于病患部位或相应的穴位。敷药时间6～12h，最长不超过24h。敷药过程中若出现膏药干结，可加适量黄酒、彝医液等进行湿润，保持一定的湿度。

（4）观察：治疗过程中，注意询问患者感受及观察局部皮肤情况。若局部皮肤出现丘疹、水疱、瘙痒等不适症状，应立即停止操作，及时处理。

（5）告知患者彝医矣能期治疗注意事项，如有不适，及时告知医护人员。

（6）做好记录。

4. 彝医曾期年美（彝医鲜药外敷）技术

（1）环境：病室环境清洁、舒适、安静，空气流通，温湿度适宜。

（2）患者评估：当前主要症状、临床表现、既往史及药物过敏史；患者体质及敷药部位皮肤情况；患者心理状况、合作程度。

（3）方法的特殊性：将新鲜彝药切碎、捣烂后敷于患处，固定。两天换药一次。

（4）观察：治疗过程中，注意观察局部皮肤情况，若局部皮肤出现红斑、瘙痒等不适症状，应立即停止治疗，及时处理。

（5）告知患者彝医曾期年美治疗注意事项，如有不适，及时告知医护人员。

（6）做好记录。

四、健康指导

（一）生活起居指导

1. 患者以卧床休息为主，头部不能垫枕，平卧时将肩胛区垫高，禁止患侧卧位。“8”字绷带外固定患者下床行走时要求患者双手叉腰，昂首挺胸；术后患者三角巾胸前悬吊患肢。

2. 指导患者多食含钙之品，防止跌倒。

3. 骨折复位固定后，鼓励患者早期开始进行指关节、腕关节、肘关节屈伸锻炼。

4. 不可过早负重，根据 X 线结果，再决定患肢提重物的时间，以免影响骨折愈合。

（二）饮食指导

1. 血瘀气滞证：宜进食行气止痛、活血化瘀之品，如黑木耳、金针菇、桃仁等。

2. 瘀血凝滞证：宜进食活血化瘀之品，满足骨痂生长的需要，加以骨头汤、鸽子汤等高蛋白食物。

3. 肝肾不足证：

（1）肝肾阴虚者宜进食滋阴填精、滋养肝肾之品，如枸杞子、黑芝麻、黑白木耳等。药膳方：莲子百合煲瘦肉汤。忌辛辣香燥之品。

（2）肝肾阳虚者宜进食温壮肾阳，补精髓之品，如黑豆、核桃、杏仁、腰果、黑芝麻等。食疗方：干姜煲羊肉。忌生冷瓜果及寒凉食物。

（三）情志调理

1. 向患者介绍本病的发生、发展及转归，取得患者理解和配合，消除不良情绪。

2. 多与患者沟通，了解其心理状态，及时予以心理疏导。

3. 疼痛时情绪烦躁，使用安神静志法，患者闭目静心、全身放松、平静呼吸，或听音乐，以达到周身气血流通舒畅。

（四）康复训练

1. 康复训练应遵循循序渐进、动静结合、主动与被动运动相结合的原则。

2. 功能锻炼分为 3 个阶段：

（1）初期：术后 1～2 周。此期病变部位由于疼痛、肿胀导致肢体活动受限，功能锻炼应以肌肉等长舒缩运动为主，身体其他部位应加强各关节的主动活动。

（2）中期：术后 2 周以后。根据病情需要，在医护人员指导和健肢帮助下，配合简单的器械或支架辅助锻炼，逐渐增加患侧肢体的运动范围和运动强度。

（3）后期：尽早消除肢体肿胀和关节僵硬的现象，加强关节活动范围和肌力的锻炼，并配合理疗、按摩、针灸等物理治疗和外用药物熏洗，促进恢复。

骨折病（锁骨骨折）中医症状效果评分表

症状、体征	评分标准				入院时	出院时
	1分	2分	3分	4分		
肿胀	未见异常	肿胀程度较轻，局部有皮纹	肿胀程度较重，局部皮肤光亮，无皮纹	肿胀程度严重，出现张力性水疱		
疼痛	未见异常	偶尔发生，30min内可自行缓解	每天疼痛时间少于3h，按之痛甚	持续疼痛，疼痛难禁，拒按		
活动不利	未见异常	关节活动时稍有疼痛	关节活动时疼痛明显，但能忍受	关节活动时疼痛明显，无法忍受		
性情急躁	未见异常	有时情绪不稳，烦躁发怒	易烦躁发怒，但多能控制	经常烦躁发怒，难以控制		
舌质	未见异常	舌淡紫，有瘀点	舌紫暗，有瘀斑、瘀点	舌青紫		
脉象	未见异常	涩	细涩	无脉，或细涩或结代		
总分						

一、疗效评价：满分为24分，最低分为6分，分数越低，治疗效果越好。

二、视觉模拟评分（visual analogue scale，VAS）评价疼痛

0表示无疼痛，10表示剧痛，轻度疼痛为1～3，中度疼痛为4～6，重度疼痛为7～10。

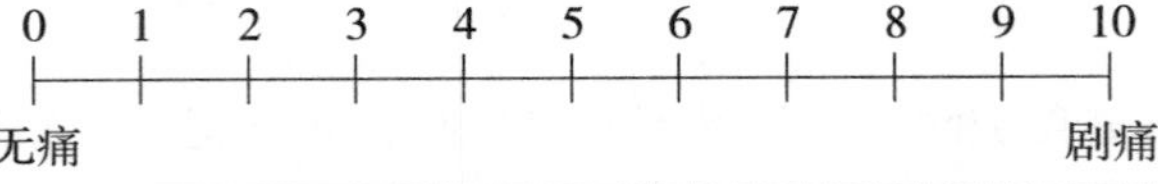

中风（脑梗死恢复期）彝医护理方案

一、常见证候要点

（一）风火上扰证

眩晕头痛，面红耳赤，口苦咽干，心烦易怒，尿赤便干。舌质红降，苔黄腻而干，脉弦数。

（二）痰瘀滞络证

头晕目眩，痰多而黏。舌质暗淡，苔薄白或白腻，脉弦滑。

（三）痰热腑实证

腹胀便干便秘，头晕目眩，咯痰或痰多。舌质暗红，苔黄腻，脉弦滑或偏瘫侧弦滑而大。

（四）气虚血瘀证

半身不遂，口舌歪斜，言语蹇涩或不语，气短乏力，口角流涎。舌质暗淡，苔白腻，脉

细沉。

二、常见症状 / 证候施护

（一）半身不遂

1. 评估四肢肌力、肌张力、关节活动度和肢体活动度。
2. 做好生活自理能力及安全评估。
3. 保持肢体功能位。
4. 遵医嘱给予哎哺邛觉墨题（清浊六路按摩）治疗。
5. 遵医嘱给予彝医能墨（彝医膏摩）治疗。
6. 遵医嘱给予彝医特土（彝医拍打）治疗。

（二）舌强语蹇

1. 评估语言障碍的程度，张口、伸舌、露齿、鼓腮动作。
2. 做好生活自理能力及安全评估。
3. 遵医嘱给予彝医套纳墨题（彝医面部按摩）治疗。
4. 遵医嘱给予彝医内期究高（彝医隔彝药灸）治疗。
5. 遵医嘱给予彝医萨鲁美讷（彝医穴位贴敷）治疗。

（三）吞咽困难

1. 评估吞咽困难程度、口面部肌群活动度。
2. 做好饮食指导，必要时遵医嘱给予鼻饲饮食。
3. 遵医嘱给予彝医套纳墨题（彝医面部按摩）治疗。
4. 遵医嘱给予彝医内期究高（彝医隔彝药灸）治疗。
5. 遵医嘱给予彝医萨鲁美讷（彝医穴位贴敷）治疗。

（四）便秘

1. 评估便秘的诱因、性质、部位、持续时间，躯体感觉。
2. 做好饮食指导。
3. 遵医嘱给予口服彝药治疗。
4. 遵医嘱给予哎哺邛觉墨题（清浊六路按摩）治疗。
5. 遵医嘱给予彝医窝苏（彝医成人脐疗）治疗。
6. 遵医嘱给予彝医萨鲁美讷（彝医穴位贴敷）治疗。

（五）二便失禁

1. 评估排便次数、量、性质及有无伴随症状。
2. 做好生活自理能力及安全评估。
3. 做好饮食指导。
4. 遵医嘱给予彝医内期究高（彝医隔彝药灸）治疗。
5. 遵医嘱给予彝医萨鲁美讷（彝医穴位贴敷）治疗。

三、彝医特色治疗护理

（一）药物治疗

1. 口服给药

（1）口服中彝药与西药的服药时间间隔 30min 左右。

（2）用药前询问过敏史，用药期间观察药物疗效及不良反应，发现异常及时处理。

2. 注射给药

（1）用药前询问药物过敏史。

（2）中药和西药注射剂联合使用时，在两组药物之间加冲管液冲管。

（3）密切观察用药反应，尤其中西医联合用药的患者应加强巡视和监测，发现异常及时处理。

3. 彝药外用

使用前注意清洁皮肤，外用彝药适当用力摩擦局部皮肤，观察用药后反应，若局部皮肤出现灼热、刺痛、瘙痒，或有头晕、心慌、恶心、气促等症状，应立即停止用药，报告医生，协助处理。

（二）特色护理技术

1. 哎哺邛觉墨题（清浊六路按摩）技术

（1）环境：病室环境清洁、舒适、安静，空气流通，温湿度适宜。

（2）患者评估：当前主要症状、临床表现及既往史、药物过敏史；患者体质及对疼痛的耐受程度、治疗部位皮肤情况；患者心理状况、合作程度。

（3）方法的特殊性：将彝药制剂苏格带泽者清（血竭外用擦剂）涂抹在体表穴位或治疗部位上，以按摩、导引手法为基础，循人体清浊二气六路，分别采用擦法、摩法、平推法和按揉法等手法配合治疗。腹部按摩时主要作用于人体清气第二条路，进行揉腹、振腹、点震、推揉治疗。每次治疗 20min。

（4）观察：操作过程中，注意观察患者反应。若有不适，应立即停止操作，及时处理。

（5）告知患者哎哺邛觉墨题治疗注意事项，如有不适，及时告知医护人员。

（6）做好记录。

2. 彝医能墨（彝医膏摩）技术

（1）环境：病室环境清洁、舒适、安静，空气流通，温湿度适宜。

（2）患者评估：当前主要症状、临床表现、既往史及药物过敏史；患者体质及治疗部位的皮肤情况；患者心理状况、合作程度。

（3）方法的特殊性：将彝药膏涂抹在体表穴位或治疗部位上，再施以推拿按摩手法进行治疗，每次治疗 10～15min。

（4）观察：操作过程中，注意观察患者反应及局部皮肤情况，若有不适，应立即停止操作，及时处理。

（5）告知患者彝医能墨治疗注意事项，如有不适，及时告知医护人员。

（6）做好记录。

3. 彝医特土（彝医拍打）技术

（1）环境：病室环境清洁、舒适、安静，空气流通，温湿度适宜。

（2）患者评估：当前主要症状、临床表现、既往史及药物过敏史；患者体质及治疗部位皮肤情况；患者心理状况、合作程度。

（3）方法的特殊性：在治疗部位涂擦彝药液，操作者腕关节放松，手掌着力，手臂用力，力量均匀适中地在治疗部位反复拍打，直至治疗部位皮肤发热、发红、发紫，每次治疗10min。

（4）观察：操作过程中，注意询问患者感受及观察局部皮肤情况，如有不适，应立即停止操作，及时处理。

（5）告知患者彝医特土治疗注意事项，如有不适，及时告知医护人员。

（6）做好记录。

4. 彝医套纳墨题（彝医面部按摩）技术

（1）环境：病室环境清洁、舒适、安静，空气流通，温湿度适宜。

（2）患者评估：当前主要症状、临床表现、既往史及药物过敏史；患者体质及治疗部位皮肤情况；患者心理状况、合作程度。

（3）方法的特殊性：用彝药混合煎煮好的毛巾在患侧耳后及面部敷疗5～10min，用敷脸毛巾擦浴面部，操作者用药液清洗双手后，以一指禅推法，配合按揉、点震、擦法、理筋、拿法，以患侧为主进行面部手法治疗。每次治疗30min。

（4）观察：操作过程中，注意观察患者反应及局部皮肤情况，若有不适，应立即停止操作，及时处理。患者眼睛闭合不全时要保护眼睛，谨防药液误入眼内。

（5）告知患者彝医套纳墨题治疗注意事项，如有不适，及时告知医护人员。治疗当日勿洗澡、劳累。

（6）做好记录。

5. 彝医内期究高（彝医隔彝药灸）技术

（1）环境：病室环境清洁、舒适、安静，空气流通，温湿度适宜。

（2）患者评估：当前主要症状、临床表现、既往史及药物过敏史；患者体质及治疗部位皮肤情况，对热的耐受程度；患者心理状况、合作程度。

（3）方法的特殊性：利用彝药将艾柱与穴位皮肤间隔开，借助彝药的药力和艾柱的热力发挥协同作用。每次治疗时间25～30min。

（4）观察：操作过程中注意观察患者反应及局部皮肤情况，防止烫伤。若出现头昏、眼花、恶心、面色苍白、心慌出汗等不适，应立即停止操作，及时处理。

（5）告知患者彝医内期究高治疗注意事项，如有不适，及时告知医护人员。

（6）做好记录。

6. 彝医萨鲁美讷（彝医穴位贴敷）治疗

（1）环境：病室环境清洁、舒适、安静，空气流通，温湿度适宜。

（2）患者评估：当前主要症状、临床表现、既往史及药物过敏史；患者体质及贴药部位的皮肤情况；患者心理状况、合作程度。

（3）方法的特殊性：用竹片将调好的彝药均匀地涂于敷贴中央，厚薄适中，贴敷于穴位上，做好固定。贴敷时间一般为6～8h，贴敷穴位应交替进行，不宜单个穴位连续敷贴。

（4）观察：治疗过程中，注意观察患者局部皮肤情况。若出现红斑、水疱、皮疹、瘙痒等现象，应立即停止治疗，及时处理。

（5）告知患者彝医萨鲁美讷治疗注意事项，如有不适，及时告知医护人员；治疗穴位出现轻度发红、发热，属正常治疗反应，无须处理。

（6）做好记录。

7. 彝医窝苏（彝医成人脐疗）技术

（1）环境：病室环境清洁、舒适、安静，空气流通，温湿度适宜。

（2）患者评估：当前主要症状、临床表现、既往史及药物过敏史；脐周皮肤情况；患者心理状况，合作程度。

（3）方法的特殊性：在脐部或脐周用灸法、毫针刺法等治疗方法在患者脐部进行治疗，以激发清浊二气。脐灸疗法每次 20～30min。

（4）观察：操作过程中，注意观察患者反应及局部皮肤情况，若出现治疗部位皮肤发红、起疹、抓痕等不适症状，应立即停止操作，及时处理。

（5）告知患者彝医窝苏治疗注意事项，如有不适，及时告知医护人员。

（6）做好记录。

四、健康指导

（一）生活起居指导

1. 调摄情志，起居有常，不妄作劳。戒烟酒，慎避外邪。

2. 注意安全，防呛咳窒息、跌倒坠床、压疮、烫伤、走失等意外。

3. 鼓励患者多饮水，每天在 1500mL 以上。养成每日清晨定时排便的习惯，克服长时间入厕，忌努挣。

4. 饮食以粗纤维为主，多吃增加胃肠蠕动的食物，如黑芝麻、蔬菜、瓜果等。

（二）饮食指导

1. 风火上扰证：饮食以清淡甘寒为主，如绿豆、芹菜、冬瓜、黄瓜、梨。忌羊肉、狗肉等辛辣走窜之品。

2. 痰瘀滞络证：饮食以祛痰通络为主，如黑大豆、香菇、桃、梨。忌羊肉、牛肉、狗肉等。

3. 痰热腑实证：饮食以清热化痰、润燥为主，如萝卜、绿豆、冬瓜、香蕉、芹菜。忌羊肉、鱼、辣椒、大蒜等。

4. 气虚血瘀证：饮食宜益气、健脾通络，如黄芪粥、山药苡仁粥、莲子粥、冬瓜、木耳等。

5. 神志障碍或吞咽困难者，根据病情给予禁食或鼻饲饮食。

6. 注意饮食宜忌，糖尿病患者注意控制葡萄糖及碳水化合物的摄入，高血脂患者注意控制总热量、脂肪、胆固醇的摄入量。

（三）情志调理

1. 鼓励病友间多沟通多交流。鼓励家属多陪伴患者，家庭温暖是疏导患者情志的重要方法。

2. 分散患者注意力，可采用移情易志法。
3. 避免刺激过度带来新的身心问题。

（四）功能锻炼

协助患者良肢位的摆放，指导患者尽早进行床上的主动性活动训练，包括翻身、床上移动、床边坐起、桥式运动等。如患者不能做主动活动，则应尽早进行各关节被动活动训练。

中风（脑梗死恢复期）中医症状效果评分表

主症	评分标准				入院时	出院时
	0分	2分	4分	6分		
上肢活动不遂	无	轻微力弱，可自行吃饭、写字	明显不遂，但抬臂可高于肩	不遂严重，甚至完全瘫痪		
下肢活动不遂	无	能站立并独立行走	能站立，但不能独立行走	站立困难，至完全瘫痪		
口舌歪斜	无	鼻唇沟变迁，伸舌稍斜	患侧口角低垂	口舌歪斜明显		
言语謇涩或不语	无	言语不清，能分辨词语或言语欠连贯	不能分辨词句或仅能说出词语，不成句	有发音，但不能说出语句		
感觉	正常	自觉麻木，但触之有感觉	触之感觉减退	触之感觉消失		
次症	0分	1分	2分	3分		
肢体痿软	无	偶感肢体痿软	常感肢体痿软	肢体痿软无力持续，不能缓解		
神疲乏力	无	偶有疲乏	常有神疲乏力	神疲乏力持续存在，不能缓解		
气短懒言	无	偶感气短，不主动言语	常有气短懒言	气短频繁发生，不与人言语		
面色㿠白	无	面唇无华	面唇色淡	面唇苍白		
气短自汗	无	偶有少量汗出	汗液较多	安静休息时仍有自发出汗		
肢体肿胀	无	肢体偶有肿胀	肢体常有肿胀	肢体肿胀持续，不能缓解		
舌苔脉象	0分		1分			
舌质淡嫩	无		有			
舌苔薄白	无		有			

续表

<table>
<tr><td rowspan="2">次症</td><td colspan="4">评分标准</td><td rowspan="2">入院时</td><td rowspan="2">出院时</td></tr>
<tr><td>0分</td><td>1分</td><td>2分</td><td>3分</td></tr>
<tr><td>脉象细弱</td><td colspan="2">无</td><td colspan="2">有</td><td></td><td></td></tr>
<tr><td colspan="5">总计</td><td></td><td></td></tr>
<tr><td colspan="7">疗效评价：
参照《中药新药临床指导原则》判定证候疗效：疗效计算指数 =［（治疗前积分 − 疗后积分）/ 治疗前积分］× 100%。
痊愈：主要症状、体征消失或基本消失，积分减少≥95%；
显效：主要症状、体征明显改善，积分减少≥70%；
有效：主要症状、体征均有好转，积分减少≥30%；
无效：主要症状、体征均无明显改善，甚或加重，积分减少不足 30%。
有效率 =［（痊愈 + 显效 + 有效）/ 各组总人数］× 100%。</td></tr>
</table>

哮病（支气管哮喘）彝医护理方案

一、常见证候要点

（一）发作期（病期诊断中属急性发作期和部分慢性持续期患者）

1. 风哮：时发时止，发时喉中哮鸣有声，反复发作，止时又如常人，发病前多有鼻痒、咽痒、喷嚏、咳嗽等症。舌淡苔白。

2. 寒哮：喉中哮鸣如水鸡声，呼吸急促，喘憋气逆，痰多，色白多泡沫，易咯，口不渴或渴喜热饮，恶寒，天冷或受寒易发。肢冷，面色青晦。舌苔白滑。

3. 热哮：喉中痰鸣如吼，咯痰黄稠，胸闷，气喘息粗，甚则鼻翼煽动，烦躁不安，发热口渴，或咳吐脓血腥臭痰，胸痛，大便秘结，小便短赤。舌红苔黄腻。

4. 虚哮：喉中哮鸣如鼾，声低，气短息促，动则喘甚，发作频繁，甚至持续喘哮，咳痰无力。舌质淡或偏红，或紫暗。

（二）缓解期（病期诊断中属缓解期和部分慢性持续期患者）

1. 肺脾气虚证：气短声低，喉中时有轻度哮鸣，痰多质稀，色白，自汗，怕风，常易感冒，倦怠乏力，食少便溏。舌质淡，苔白。

2. 肺肾两虚证：气短息促，动则为甚，吸气不利，咳痰质黏起沫，脑转耳鸣，腰膝酸软，心慌，不耐劳累，或五心烦热，额红，口干，舌质红，少苔，脉细数；或畏寒肢冷，面色苍白。舌苔淡白，质胖。

二、常见症状 / 证候施护

（一）喘息哮鸣

1. 评估呼吸频率、节律、深浅、持续时间及伴随症状。
2. 取适宜体位，可取高枕卧位、半卧位或端坐位。
3. 做好生活自理能力及安全评估。
4. 遵医嘱给予彝医萨鲁额克（彝医穴位注射）治疗。
5. 遵医嘱给予彝医萨鲁美讷（彝医穴位贴敷）治疗。
6. 遵医嘱给予彝药教萨鲁墨题（彝药棒穴位按摩）治疗。

（二）咳嗽咳痰

1. 评估咳嗽的性质、程度、持续时间、规律以及咳痰的量、颜色、性状。
2. 咳嗽胸闷者取半坐卧位。
3. 遵医嘱给予口服彝药治疗。
4. 遵医嘱给予彝医萨鲁额克（彝医穴位注射）治疗。
5. 遵医嘱给予彝医萨鲁美讷（彝医穴位贴敷）治疗。
6. 遵医嘱给予彝药教萨鲁墨题（彝药棒穴位按摩）治疗。

（三）胸闷

1. 评估胸闷的诱因、性质、持续时间及伴随症状。
2. 做好生活自理能力及安全评估。
3. 遵医嘱给予彝药教萨鲁墨题（彝药棒穴位按摩）治疗。
4. 遵医嘱给予彝医萨鲁美讷（彝医穴位贴敷）治疗。

三、彝医特色治疗护理

（一）药物治疗

1. 口服给药

（1）口服中彝药与西药的服药时间间隔 30min 左右。

（2）用药前询问过敏史，用药期间观察药物疗效及不良反应，发现异常及时处理。

2. 注射给药

（1）用药前询问药物过敏史。

（2）中药和西药注射剂联合使用时，在两组药物之间加冲管液冲管。

（3）密切观察用药反应，尤其中西医联合用药的患者应加强巡视和监测，发现异常及时处理。

3. 彝药外用

使用前注意清洁皮肤，外用彝药适当用力摩擦局部皮肤，观察用药后反应，若局部皮肤出现灼热、刺痛、瘙痒，或有头晕、心慌、恶心、气促等症状，应立即停止用药，报告医生，协助处理。

（二）特色护理技术

1. 彝医萨鲁额克（彝医穴位注射）技术

（1）环境：病室环境清洁、舒适、安静，空气流通，温湿度适宜。

（2）患者评估：当前主要症状、临床表现、既往史及药物过敏史；患者体质及治疗部位的皮肤情况；患者心理状况、合作程度。

（3）方法的特殊性：根据所选穴位或阳性反应点，探得“得气”感应，回抽无血后将彝药液注入，每日 1～2 次。

（4）观察：操作过程中，注意观察患者反应及局部感觉。如有过敏、脏器损伤、晕针等异常情况，应立即停止操作，及时处理。

（5）告知患者彝医萨鲁额克治疗注意事项，如有不适，及时告知医护人员。

（6）做好记录。

2. 彝医萨鲁美讷（彝医穴位贴敷）技术

（1）环境：病室环境清洁、舒适、安静，空气流通，温湿度适宜。

（2）患者评估：当前主要症状、临床表现、既往史及药物过敏史；患者体质及贴药部位的皮肤情况；患者心理状况、合作程度。

（3）方法的特殊性：用竹片将调好的彝药均匀地涂于敷贴中央，厚薄适中，贴敷于穴位上，做好固定。贴敷时间一般为 6～8h，贴敷穴位应交替进行，不宜单个穴位连续敷贴。

（4）观察：治疗过程中，注意观察患者局部皮肤情况。若出现红斑、水疱、皮疹、瘙痒等现象，应立即停止治疗，及时处理。

（5）告知患者彝医萨鲁美讷治疗注意事项，如有不适，及时告知医护人员。治疗穴位出现轻度发红、发热，属正常治疗反应，无须处理。

（6）做好记录。

3. 彝药教萨鲁墨题（彝药棒穴位按摩）技术注意事项

（1）环境：病室环境清洁、舒适、安静，空气流通，温湿度适宜。

（2）患者评估：当前主要症状、临床表现、既往史及药物过敏史；患者体质及局部皮肤情况；患者心理状况、合作程度。

（3）方法的特殊性：根据彝医清浊二气六路循经取穴，在所选穴位或治疗部位涂擦彝药液，用彝药材木棒叩击穴位或患部，反复涂药、叩击，可分别选用点、揉、拍、打击等手法。每次治疗 10～15min。

（4）观察：操作过程中，注意询问患者感受及观察局部皮肤情况。如有不适，应立即停止操作，及时处理。

（5）告知患者彝药教萨鲁墨题治疗注意事项，如有不适，及时告知医护人员，治疗部位出现酸胀感觉，属正常现象，无须处理。

（6）做好记录。

四、健康指导

（一）生活起居指导

1. 寒哮证患者病室宜阳光充足，温度宜偏暖，避风寒；热哮证患者病室应凉爽通风。

2. 随气温变化时及时增减衣物，避免出汗，尽量避免去人群密集的公共场所。

3. 注意加强过敏原识别与规避，及时检测过敏原的类别，在日常生活中规避防范。

4. 保持充足的休息和睡眠，劳逸结合，发作时宜卧床休息，以免加重病情。

5. 积极参加体育锻炼，尽可能改善肺功能，最大程度恢复劳动能力，并预防疾病发展为不可逆性气道阻塞，防止发生猝死。

6. 自我保健锻炼：教患者腹式呼吸、缩唇呼吸、呼吸吐纳功。

（二）饮食指导

1. 饮食以高热量、高蛋白、高维生素为宜，并补充适量的无机盐，多食水果蔬菜，避免摄入易过敏的食品，忌辛辣、肥腻、过甜、过咸及鱼腥、海鲜等刺激之品。

2. 风哮证：宜进食祛风涤痰、降气平喘的食品，如杏仁、萝卜等。

3. 寒哮证：宜进食温肺散寒、化痰定喘的食物，如姜、蒜等。

4. 热哮证：宜进食清热宣肺、化痰降逆的食物，如薄荷、杏仁等。

5. 虚哮证：宜进食补肺益肾、化痰活血的食物，如人参、山药等。

6. 肺脾气虚证：宜食健脾补肺的食物，如山药、百合、薏苡仁、核桃、胡萝卜、鸡肉等。

7. 肺肾两虚证：宜进食补益肺气、肾气的食物，如枸杞子、黑芝麻、核桃、木耳、山药、杏桂圆、牛肉、猪心、羊肉等。

（三）情志护理

1. 进行心理疏导，耐心倾听患者的倾诉，避免不良情绪刺激。

2. 鼓励家属多陪伴患者，给予患者心理支持。

3. 介绍疾病相关知识，使患者积极配合治疗。

哮病（支气管哮喘）中医症状效果评分表

症状	评分标准				入院时	出院时
	0分	1分	2分	3分		
咳嗽	无	间断咳嗽，程度轻微	频繁咳嗽，但不影响睡眠	咳嗽频繁或阵咳，影响休息和睡眠		
喘息	无	偶有发作，但不影响休息或活动	发作频繁，动则喘息，但不影响睡眠	休息或卧床时均有喘息		
咳痰	无	少量，昼夜咳痰5～10mL	中量，昼夜咳痰11～20mL	量多，昼夜咳痰在20mL以上		
胸闷	无	偶有感觉，程度轻，不影响休息和活动	有感觉，对休息和睡眠影响不大	感觉明显，影响活动和休息		
胃纳	无	没有食欲，但保持原饭量	无食欲，饭量比病前减少1/3	饭量减少2/3以上		
便溏	无	软便或稍烂，成堆不成形，2～3次/d	烂便，便溏，4～5次/d，或稀便，1～2次/d	稀便3次以上		

续表

<table>
<tr><td rowspan="2">症状</td><td colspan="4">评分标准</td><td rowspan="2">入院时</td><td rowspan="2">出院时</td></tr>
<tr><td>0 分</td><td>1 分</td><td>2 分</td><td>3 分</td></tr>
<tr><td>乏力</td><td>无</td><td>稍倦，不耐劳力，可坚持轻体力劳动</td><td>倦怠较甚，勉强支持日常活动</td><td>四肢无力，不能坚持日常活动</td><td></td><td></td></tr>
<tr><td colspan="5">总计</td><td></td><td></td></tr>
<tr><td colspan="7">疗效评价：
计算公式（尼莫地平法）：疗效指标 =［（治疗前积分 − 治疗后积分 / 治疗前积分］×100%。
有效率 =（临床控制 + 显效 + 有效）/ 总例数 ×100%。
临床控制：患者临床症状经治疗后消失或基本消失，积分减少≥95%；
显效：患者临床症状经治疗后明显改善，积分减少≥70%；
有效：患者临床症状经治疗后较前有所好转，积分减少≥30%；
无效：虽经治疗，但患者临床症状未得到明显改善，甚至较前加重，积分减少减少不足 30%。</td></tr>
</table>

项痹病（神经根型颈椎病）彝医护理方案

一、常见证候要点

（一）风寒证

颈、肩、上肢窜痛麻木，以痛为主，头有沉重感，颈部僵硬，活动不利，恶寒畏风。舌淡红，苔薄白，脉弦紧。

（二）风痰湿阻证

头晕目眩，头痛如裹，四肢麻木，纳呆。舌暗红，苔厚腻，脉弦滑。

（三）气血不足证

头晕目眩，面色苍白，心悸气短，四肢麻木，倦怠乏力。舌淡，苔少，脉细弱。

二、常见症状／证候施护

（一）颈肩疼痛

1. 评估疼痛诱因、性质、部位、持续时间、与体位的关系，做好疼痛评分。
2. 慎起居、避风寒，注意颈项部保暖。
3. 做好生活自理能力及安全评估。
4. 遵医嘱给予哎哺邛觉墨题（清浊六路按摩）治疗。
5. 遵医嘱给予彝医矣能期（彝医水膏药）治疗。
6. 遵医嘱给予彝医离子卡乌（彝医离子导入）治疗。

7. 遵医嘱给予彝医丛腊（彝医热熨）治疗。

8. 遵医嘱给予彝医期采铺（彝医药物罐）治疗。

（二）眩晕

1. 评估眩晕的性质、发作、持续时间及与体位改变的关系，避免诱发眩晕加重的姿势或体位。

2. 正确佩戴颈托。

3. 做好生活自理能力及安全评估。

4. 遵医嘱给予彝医萨鲁美讷（彝医穴位贴敷）治疗。

5. 遵医嘱给予彝医离子卡乌（彝医离子导入）治疗。

6. 遵医嘱给予哎哺邛觉墨题（清浊六路按摩）治疗。

（三）肢体麻木

1. 评估肢体麻木范围、性质、程度及与体位的关系。

2. 做好生活自理能力及安全评估。

3. 注意肢体保暖。

4. 遵医嘱给予彝医台苦（彝医敲治）治疗。

5. 遵医嘱给予彝医池垛（彝医酒火）治疗。

（四）颈肩及上肢活动受限

1. 评估活动受限的范围。

2. 做好生活自理能力及安全评估。

3. 注意防寒保暖，指导四肢关节功能锻炼，防肌肉萎缩。

4. 遵医嘱给予哎哺邛觉墨题（清浊六路按摩）治疗。

5. 遵医嘱给予彝医离子卡乌（彝医离子导入）治疗。

6. 遵医嘱给予彝医丛腊（彝医热熨）治疗。

（五）不寐

1. 评估睡眠时间、质量、深度、伴随症状。

2. 保持病房安静、整洁，通风良好，枕头高度适宜，避免颈部悬空。

3. 夜间疼痛影响睡眠时可给予颈椎小重量持续牵引。

4. 遵医嘱给予彝药口服治疗。

5. 遵医嘱给予彝医齐七（彝医足浴）治疗。

6. 遵医嘱给予彝医摁逆（彝医按压）治疗。

7. 遵医嘱给予彝医萨鲁美讷（彝医穴位贴敷）治疗。

三、彝医特色治疗护理

（一）药物治疗

1. 口服给药

（1）口服中彝药与西药的服药时间间隔 30min 左右。

（2）用药前询问过敏史，用药期间观察药物疗效及不良反应，发现异常及时处理。

2. 注射给药

（1）用药前询问药物过敏史。

（2）中药和西药注射剂联合使用时，在两组药物之间加冲管液冲管。

（3）密切观察用药反应，尤其中西医联合用药的患者应加强巡视和监测，发现异常及时处理。

3. 彝药外用

使用前注意清洁皮肤，外用彝药适当用力摩擦局部皮肤，观察用药后反应，若局部皮肤出现灼热、刺痛、瘙痒，或有头晕、心慌、恶心、气促等症状，应立即停止用药并及时处理。

（二）特色护理技术

1. 哎哺邛觉墨题（清浊六路按摩）技术

（1）环境：病室环境清洁、舒适、安静，空气流通，温湿度适宜。

（2）患者评估：当前主要症状、临床表现及既往史、药物过敏史；患者体质及对疼痛的耐受程度、治疗部位皮肤情况；患者心理状况、合作程度。

（3）方法的特殊性：将彝药制剂苏格带泽者清（血竭外用擦剂）涂抹在体表穴位或治疗部位上，以按摩、导引手法为基础，循人体清浊二气六路，分别采用擦法、摩法、平推法和按揉法等手法配合治疗。每次治疗 20min。

（4）观察：操作过程中，观察患者反应。若有不适，应立即停止操作，及时处理。

（5）告知患者哎哺邛觉墨题治疗注意事项，如有不适，及时告知医护人员。

（6）做好记录。

2. 彝医矣能期（彝医水膏药）技术

（1）环境：病室环境清洁、舒适、安静，空气流通，温湿度适宜。

（2）患者评估：当前主要症状、临床表现、既往史及药物过敏史；患者体质及敷药部位皮肤情况；患者心理状况、合作程度。

（3）方法的特殊性：以人体清浊二气循行路径为基础，辨证选择治疗部位；将相应彝药用适宜的溶剂（冰雪水、井中凉水、地表长流水、温水、烟筒水、彝药液等）调制成糊状，若为鲜药，直接洗净捣烂即可。将调制好的膏药均匀地平摊于棉纸或棉布上，敷于病患部位或相应的穴位。时间 6～12h，最长不超过 24h。敷药过程中若出现膏药干结，可加适量黄酒、彝医液等进行湿润，保持一定的湿度。

（4）观察：治疗过程中，注意观察患者反应及局部皮肤情况。若局部皮肤出现丘疹、水疱、瘙痒等不适症状，应立即停止治疗，及时处理。

（5）告知彝医矣能期治疗注意事项，如有不适，及时告知医护人员。

（6）做好记录。

3. 彝医离子卡乌（彝医离子导入）技术

（1）环境：病室环境清洁、舒适、安静，空气流通，温湿度适宜。

（2）患者评估：当前主要症状、临床表现、既往史及药物过敏史；患者体质及治疗部位皮肤情况；患者心理状况、合作程度。

（3）方法的特殊性：将彝药液浸湿的药物垫直接置于治疗部位皮肤上，利用直流电将彝药离子通过皮肤或病灶粘膜导入人体。每次治疗 20min。

（4）观察：操作过程中，注意观察患者反应及局部皮肤情况。在治疗过程中，不得随意改变电极板上的极性，电极板的金属部分不能直接接触皮肤，以免灼伤皮肤。

（5）告知患者彝医离子卡乌治疗注意事项，如有不适，及时告知医护人员。

（6）做好记录。

4. 彝医丛腊（彝医热熨）技术

（1）环境：病室环境清洁、舒适、安静，空气流通，温湿度适宜。

（2）患者评估：当前主要症状、临床表现、既往史及药物过敏史；患者体质及对热的耐受程度、治疗部位的皮肤情况；患者心理状况，合作程度。

（3）方法的特殊性：将加热好的彝药包放在治疗部位上，结合清浊二气六路循行路径，来回移动药包 10～15 次，或按压药包在治疗部位上环形按揉 3～5min，再留药包于固定部位。药包温度保持在 50～60℃，每次治疗 20～25min。

（4）观察：操作过程中注意防寒保暖，观察患者局部皮肤情况，若出现发红、瘙痒、水疱、皮疹等不适症状，应立即停止操作，及时处理。

（5）告知患者彝医丛腊治疗注意事项，如有不适，及时告知医护人员。

（6）做好记录。

5. 彝医期采铺（彝医药物罐）技术

（1）环境：病室环境清洁、舒适、安静，空气流通，温湿度适宜。

（2）患者评估：当前主要症状、临床表现、既往史及药物过敏史；患者体质及对疼痛的耐受程度、治疗部位的皮肤情况；患者心理状况、合作程度；女性患者是否妊娠或月经期。

（3）方法的特殊性：根据彝医清浊二气理论，以彝药组方或单方煮沸浸泡过的竹罐或木罐为工具，借助热力排出罐内空气，形成负压，趁热固定在治疗部位上，使局部皮肤充血或瘀血，每次治疗时间 10min。

（4）观察：操作过程中，注意观察患者反应及局部皮肤情况，并检查药罐吸附情况，防止药罐脱落。

（5）告知患者彝医期采铺治疗注意事项，如有不适，及时告知医护人员。治疗结束后饮温开水 200mL，12h 内避免沐浴。局部皮肤会出现与罐口相应大小的紫红色瘀斑，为正常现象，数日即可消除。

（6）做好记录。

6. 彝医萨鲁美讷（彝医穴位贴敷）技术

（1）环境：病室环境清洁、舒适、安静，空气新鲜，温湿度适宜。

（2）患者评估：当前主要症状、临床表现、既往史及药物过敏史；患者体质及贴药部位皮肤情况；患者心理状况、合作程度。

（3）方法的特殊性：用竹片将调好的彝药均匀地涂于敷贴中央，厚薄适中，贴敷于穴位上，做好固定。贴敷时间一般为 6～8h，贴敷穴位应交替进行，不宜单个穴位连续敷贴。

（4）观察：治疗过程中，注意观察患者局部皮肤情况。若出现红斑、水疱、皮疹、瘙痒等现象，应立即停止治疗，及时处理。

（5）告知患者彝医萨鲁美讷治疗注意事项，如有不适，及时告知医护人员；治疗穴位出现轻度发红、发热，属正常治疗反应，无须处理。

（6）做好记录。

7. 彝医台苦（彝医敲治）技术

（1）环境：病室环境清洁、舒适、安静，空气流通，温湿度适宜。

（2）患者评估：当前主要症状、临床表现、既往史及药物过敏史；患者体质及局部皮肤情况；患者心理状况、合作程度。

（3）方法的特殊性：用捆绑羊皮的桑木棍蘸取彝药液或彝药制剂苏格带泽者清（血竭外用擦剂），在所选穴位或治疗部位拍打、按揉、叩击皮肤，作用于人体浊气三条通路，至皮肤出现潮红或呈橘皮状，患者自感灼热、疼痛减轻或消失为度。可分别选用点、揉、推、叩击、敲等手法。每次治疗 10～15min。

（4）观察：操作过程中，注意观察患者反应及局部皮肤情况，若局部皮肤出现红斑、皮疹、瘙痒等现象，应立即停止操作，及时处理。

（5）告知患者彝医台苦治疗注意事项，如有不适，及时告知医护人员。

（6）做好记录。

8. 彝医池垛（彝医酒火）技术

（1）环境：病室环境清洁、舒适、安静，空气流通，温湿度适宜。操作应在光线稍暗及背风处进行，以便观察和掌握火焰情况。

（2）患者评估：当前主要症状、临床表现、既往史、药物及酒精过敏史；患者体质及对热的耐受程度、治疗部位的皮肤情况；患者心理状况、合作程度。

（3）方法的特殊性：操作者蘸取点燃的彝药酒，快速在患者治疗部位不断地搓、擦。每次治疗 5～10min。

（4）观察：操作过程中，注意观察患者反应及局部皮肤情况，如患者感觉操作部位皮肤发烫疼痛，应停止操作，以防烫伤。

（5）告知患者彝医池垛治疗注意事项，如有不适，及时告知医护人员。

（6）做好记录。

9. 彝医齐七（彝医足浴）技术

（1）环境：病室环境清洁、舒适、安静，空气流通，温湿度适宜。

（2）患者评估：当前主要症状、临床表现、既往史及药物过敏史；患者体质及对热的耐受程度、足部皮肤情况；患者心理状况、合作程度。

（3）方法的特殊性：将彝药煎汤泡足，将剩余药渣再次煎煮后保温，待药液温度降低时，缓慢加入保温的彝药液以保持足浴温度（42～50℃），注意防止烫伤。每次治疗 20～30min。

（4）观察：操作过程中，注意观察患者反应及足部皮肤情况，如有不适，应立即停止治疗，及时处理。

（5）告知患者彝医齐七治疗注意事项，如有不适，及时告知医护人员。

（6）做好记录。

10. 彝医摁逆（彝医按压）技术

（1）环境：病室环境清洁、舒适、安静，空气流通，温湿度适宜。

（2）患者评估：当前主要症状、临床表现、既往史及药物过敏史；患者体质及对疼痛的耐受程度、治疗部位皮肤情况；患者心理状况、合作程度。

（3）方法的特殊性：在治疗部位涂擦彝药液或介质，用手掌掌根、拇指或其他手指的指腹着力，反复按压治疗部位以调理清浊二气。每次治疗 10～20min。

（4）观察：操作过程中，注意观察患者反应，如有不适，应立即停止操作，及时处理。

（5）告知患者彝医摁逆治疗注意事项，如有不适，及时告知医护人员。

（6）做好记录。

四、健康指导

（一）体位指导

1. 急性期卧床制动，头部前屈，枕后部垫高，避免患侧卧位，上肢上举抱头体位，必要时在肩背部垫软垫，进行治疗或移动体位时动作要轻柔。

2. 缓解期可适当下床活动，避免快速转头、摇头等动作；卧位时保持头部中立位。

3. 康复期间可下床活动肩部、上肢，在不加重症状的情况下逐渐增大活动范围。

（二）生活起居指导

1. 避免长时间低头劳作，伏案工作时，每隔 1～2h，活动颈部，如仰头或将头枕靠在椅背上或转动头部。

2. 座椅高度要适中，以端坐时双脚刚能触及地面为宜。

3. 避免长时间半躺在床头，曲颈斜枕看电视、看书。

4. 睡眠时应保持头颈部在一条直线上，避免扭曲，枕头长要超过肩，不宜过高，为握拳高度（平枕后），枕头的颈部稍高于头部，可以起到良好放松作用。避免颈部悬空。

5. 注意颈部保暖，防风寒湿邪侵袭。

6. 乘车、体育锻炼时做好自我保护，避免头颈部受伤。开车、乘车注意系好安全带或扶好扶手，防止急刹车颈部受伤等。避免头部猛烈扭转。

（三）饮食指导

1. 风寒证：宜进食祛风散寒温性食物，如大豆、羊肉、狗肉、胡椒、花椒等。食疗方：鳝鱼汤、当归红枣煲羊肉等。忌食凉性食物及生冷瓜果、冷饮，多温热茶饮。

2. 风痰湿阻证：宜进食健脾除湿之品，如山药、薏苡仁、赤小豆等。食疗方：冬瓜排骨汤等。忌食辛辣、燥热、肥腻等生痰助湿之品。

3. 气血不足证：宜进食益气养阴的食品，如莲子、红枣、桂圆等。食疗方：桂圆莲子汤、大枣圆肉煲鸡汤等。

（四）情志调理

1. 鼓励患者保持心情愉悦。

2. 鼓励家属参与，帮助患者树立战胜疾病的信心。

3. 有情绪障碍者，必要时请心理咨询师治疗。

（五）康复指导

1. 指导按时、正确服药。

2. 不宜过度劳累。

3. 饮食以清淡、易消化为主，不宜食过冷、过热、过硬食物及碱性、腐蚀、辛辣变质食物。

4. 指导患者进行仰首观天、翘首望月、项臂争力等锻炼，长期坚持耸肩、扩胸、项臂争力、颈部保健“米字操”等锻炼，预防复发。

项痹病（神经根型颈椎病）中医症状效果评分表

症状	评分标准				入院时	出院时
	0分	2分	4分	6分		
颈项强痛，动则加重，痛处固定不移	无疼痛及压痛	偶尔发生，30min内可自行缓解	每天疼痛时间少于3h，按之痛甚	持续疼痛，疼痛难禁，拒按		
症状	0分	1分	2分	3分		
上肢放射性疼痛	无上肢放射痛	偶有上肢放射痛	上肢放射痛明显，但能忍受	上肢放射痛难以忍受，不能活动		
上肢麻木	无上肢麻木	偶有上肢麻木	上肢麻木稍重，大于1/3且小于2/3	上肢麻木大于2/3		
次症	0分	1分				
面色晦暗	无	有				
情志不遂	无	有				
总计						

一、疗效评价：
临床疗效评定参照《22个专业95个病种中医诊疗方案》，计算治疗前后的中医证候评分，临床症状改善率 =（治疗前得分 - 治疗后得分）/（治疗前的得分）×100%。
痊愈：颈部及患肢疼痛、患肢麻木症状完全消失，颈部及患肢功能完全恢复，日常生活和工作无影响，临床症状改善率≥90%；
显效：颈部及患肢疼痛、患肢麻木症状较前明显好转，颈部及患肢功能较前明显改善，日常生活和工作无影响或者轻微受影响，70%≤临床症状改善率＜90%；
有效：颈部及患肢疼痛、患肢麻木症状较前有所好转，颈部及患肢功能较前轻微改善，但仍有一些症状或体征明显影响日常生活和工作，30%≤临床症状改善率＜70%；
无效：治疗后患者临床不适症状无缓解甚至更加严重，临床症状改善率＜30%。
二、视觉模拟评分（visual analogue scale，VAS）评价疼痛
0表示无疼痛，10表示剧痛，轻度疼痛为1～3，中度疼痛为4～6，重度疼痛为7～10。

0 1 2 3 4 5 6 7 8 9 10

无痛 剧痛

头痛病（偏头痛）彝医护理方案

一、常见证候要点

（一）肝阳上亢证

头痛且胀或抽搐跳痛，面红耳赤，心烦易怒，口苦干，舌红，苔薄黄，脉沉弦有力。

（二）痰浊内阻证

头部跳痛伴有昏重感，胸胁满闷，呕吐痰涎，苔白腻，脉沉弦或沉滑。

（三）瘀血阻络证

头跳痛或如锥如刺，痛有定处，经久不愈，舌紫，苔薄白，脉弦。

（四）气血两虚证

头痛而晕，遇劳则重，畏风，气短，神疲乏力，舌淡红，苔薄白，脉沉细而弱。

（五）肝肾亏虚证

头痛，颧红，潮热，烦燥失眠，舌红而干，少苔或无苔，脉弦细。

二、常见症状／证候施护

（一）头痛

1. 评估疼痛的诱因、性质、部位、强度、持续时间及伴随症状，做好疼痛评分。
2. 做好生活自理能力及安全评估。
3. 头痛时卧床休息，抬高床头。
4. 遵医嘱给予彝医基荷（彝医刮痧）治疗。
5. 遵医嘱给予彝医考朵（彝医撮痧）治疗。
6. 遵医嘱给予彝医摁逆（彝医按压）治疗。
7. 遵医嘱给予彝医矣能期（彝医水膏药）治疗。

（二）心悸气短

1. 评估心悸的诱因、强度、持续时间及伴随症状。
2. 心悸发作时卧床休息。
3. 遵医嘱给予彝医基荷（彝医刮痧）治疗。
4. 遵医嘱给予彝药教萨鲁墨题（彝药棒穴位按摩）治疗。

5. 遵医嘱给予彝医萨鲁美讷（彝医穴位贴敷）治疗。

（三）恶心呕吐

1. 评估恶心呕吐的诱因、强度、持续时间及伴随症状，呕吐物的量、性质。
2. 做好饮食指导。
3. 做好生活能力及安全评估。
4. 遵医嘱给予彝医基荷（彝医刮痧）治疗。
5. 遵医嘱给予彝医考朵（彝医撮痧）治疗。

三、彝医特色治疗护理

（一）药物治疗

1. 口服给药

（1）口服中彝药与西药的服药时间间隔 30min 左右。

（2）用药前询问过敏史，用药期间观察药物疗效及不良反应，发现异常及时处理。

2. 注射给药

（1）用药前询问药物过敏史。

（2）中药和西药注射剂联合使用时，在两组药物之间加冲管液冲管。

（3）密切观察用药反应，尤其中西医联合用药的患者应加强巡视和监测，发现异常及时处理。

3. 彝药外用

使用前注意清洁皮肤，外用彝药适当用力摩擦局部皮肤，观察用药后反应，若局部皮肤出现灼热、刺痛、瘙痒，或有头晕、心慌、恶心、气促等症状，应立即停止用药，报告医生，协助处理。

（二）特色护理技术

1. 彝医基荷（彝医刮痧）技术

（1）环境：病室环境清洁、舒适、安静，空气流通，温湿度适宜。

（2）患者评估：当前主要症状、临床表现、既往史及药物过敏史；患者体质及治疗部位皮肤情况；患者心理状况、合作程度。

（3）方法的特殊性：手持刮具蘸取彝药液或其他润滑剂，在所选部位循人体清浊二气六路走向刮擦皮肤，至皮下呈现紫红色或潮红为度，一般每一部位刮擦不超过 20 次。每次治疗 10～20min。

（4）观察：操作过程中，注意观察患者反应及局部皮肤情况，若出现心慌、心悸、头晕目眩、出冷汗、面色苍白、四肢乏力等情况，应立即停止操作，及时处理。

（5）告知患者彝医基荷治疗注意事项，如有不适，及时告知医护人员。

（6）做好记录。

2. 彝医考朵（彝医撮痧）技术

（1）环境：病室环境清洁、舒适、安静，空气流通，温湿度适宜。

（2）患者评估：当前主要症状、临床表现、既往史及药物过敏史；患者体质及治疗部位皮肤情况；患者心理状况、合作程度。

（3）方法的特殊性：操作者用手指蘸取彝药液后，对准治疗部位皮肤稍用力下压、夹取皮肤进行治疗，可采用拧、扯、挤、抓、推等手法治疗，至局部皮下呈现紫红色或暗红色瘀斑为度。每次治疗 5～10min。

（4）观察：操作过程中，注意观察患者反应及局部皮肤情况，若出现心慌、心悸、头晕目眩、出冷汗、面色苍白、四肢乏力等情况，应立即停止治疗，及时处理。

（5）告知患者彝医考朵治疗注意事项，如有不适，及时告知医护人员。治疗后局部皮肤有轻微疼痛，属正常反应。

（6）做好记录。

3. 彝医摁逆（彝医按压）技术

（1）环境：病室环境清洁、舒适、安静，空气流通，温湿度适宜。

（2）患者评估：当前主要症状、临床表现、既往史及药物过敏史；患者体质及对疼痛的耐受程度、治疗部位皮肤情况；患者心理状况、合作程度。

（3）方法的特殊性：在治疗部位涂擦彝药液或介质，用手掌掌根、拇指或其他手指的指腹着力，反复按压治疗部位以调理清浊二气。每次治疗 10～20min。

（4）观察：操作过程中，注意观察患者反应，如有不适，应立即停止操作，及时处理。

（5）告知患者彝医摁逆治疗注意事项，如有不适，及时告知医护人员。

（6）做好记录。

4. 彝医矣能期（彝医水膏药）技术

（1）环境：病室环境清洁、舒适、安静，空气流通，温湿度适宜。

（2）患者评估：当前主要症状、临床表现、既往史及药物过敏史；患者体质及敷药部位皮肤情况；患者心理状况、合作程度。

（3）方法的特殊性：以人体清浊二气循行路径为基础，辨证选择治疗部位；将相应彝药用适宜的溶剂（冰雪水、井中凉水、地表长流水、温水、烟筒水、彝药液等）调制成糊状，若为鲜药，直接洗净捣烂即可。将调制好的膏药均匀地平摊于棉纸或棉布上，敷于病患部位或相应的穴位。敷药时间 6～12h，最长不超过 24h。敷药过程中若出现膏药干结，可加适量黄酒、彝医液等进行湿润，保持一定的湿度。

（4）观察：治疗过程中，注意询问患者感受及观察局部皮肤情况，若局部皮肤出现丘疹、水疱、瘙痒等不适症状，应立即停止操作，及时处理。

（5）告知患者彝医矣能期治疗注意事项，如有不适，及时告知医护人员。

（6）做好记录。

5. 彝药教萨鲁墨题（彝药棒穴位按摩）技术

（1）环境：病室环境清洁、舒适、安静，空气流通，温湿度适宜。

（2）患者评估：当前主要症状、临床表现、既往史及药物过敏史；患者体质及局部的皮肤情况；患者心理状况、合作程度。

（3）方法的特殊性：根据彝医清浊二气六路循经取穴，在所选穴位或治疗部位涂擦彝药液，用彝药材木棒叩击穴位或患部，反复涂药、叩击，可分别选用点、揉、拍、打击等手法。每次治疗 10～15min。

（4）观察：操作过程中，注意询问患者感受及观察局部皮肤情况，如有不适，应立即停止操作，及时处理。

（5）告知患者彝药教萨鲁墨题治疗注意事项，如有不适，及时告知医护人员；治疗部位出现酸胀感觉，属正常现象，无须处理。

（6）做好记录。

6. 彝医萨鲁美讷（彝医穴位贴敷）技术

（1）环境：病室环境清洁、舒适、安静，空气流通，温湿度适宜。

（2）患者评估：当前主要症状、临床表现、既往史及药物过敏史；患者体质及贴药部位皮肤情况；患者心理状况、合作程度。

（3）方法的特殊性：用竹片将调好的彝药均匀地涂于敷贴中央，厚薄适中，贴敷于穴位上，做好固定。贴敷时间一般为6～8h，贴敷穴位应交替进行，不宜单个穴位连续敷贴。

（4）观察：治疗过程中，注意观察患者局部皮肤情况，若出现红斑、水疱、皮疹、瘙痒等现象，应立即停止治疗，及时处理。

（5）告知患者彝医萨鲁美讷治疗注意事项，如有不适，及时告知医护人员；治疗穴位出现轻度发红、发热，属正常治疗反应，无须处理。

（6）做好记录。

四、健康指导

（一）生活起居指导

1. 头痛急性发作期宜卧床休息，避免劳累或过度用脑，保证充足睡眠。
2. 病室安静，避免噪声等不良刺激，空气新鲜，但应避免直接吹对流风。
3. 外感风寒所致头痛者，头部注意保暖，可带帽子，或扎围巾以减轻头痛。
4. 保持情绪平稳，避免忧思恼怒。

（二）饮食指导

1. 肝阳上亢证：宜食清热类食物，如荷叶粥。
2. 痰浊内阻证：宜食清淡、高营养饮食，如杂粮粥。
3. 瘀血阻络证：宜食祛瘀功效的食物，如木耳、芝麻。
4. 气血两虚证：宜食益气之品，如海参、木耳、山药。
5. 肝肾亏虚证：宜食高营养的食物，如甲鱼、芝麻、银耳等。

（三）情志调理

1. 多与患者沟通，了解其心理状态，以便进行针对指导；
2. 保持心情舒畅，消除患者焦虑心理，避免其情绪波动；
3. 注意劳逸结合，避免患者长时间处于紧张状态，多听轻音乐，自我放松。

头痛（偏头痛）中医症状效果评分表

<table>
<tr><td rowspan="2">主症</td><td colspan="4">评分标准</td><td rowspan="2">入院时</td><td rowspan="2">出院时</td></tr>
<tr><td>0分</td><td>2分</td><td>4分</td><td>6分</td></tr>
<tr><td>头部胀痛</td><td>无</td><td>轻微头痛，时做时止</td><td>头痛可忍，持续不止</td><td>头痛难忍，上冲巅顶</td><td></td><td></td></tr>
<tr><td>次症</td><td>0分</td><td>1分</td><td>2分</td><td>3分</td><td></td><td></td></tr>
<tr><td>情志抑郁</td><td>无</td><td>偶有</td><td>频发</td><td>持续，需服药缓解</td><td></td><td></td></tr>
<tr><td>喜太息</td><td>无</td><td>偶有</td><td>频发</td><td>持续</td><td></td><td></td></tr>
<tr><td>胸胁胀闷</td><td>无</td><td>偶有</td><td>频发</td><td>持续</td><td></td><td></td></tr>
<tr><td>心烦易怒</td><td>无</td><td>偶有</td><td>心烦急躁，遇事易怒</td><td>烦躁易怒，无法自止</td><td></td><td></td></tr>
<tr><td>失眠</td><td>无</td><td>自觉程度较轻</td><td>自觉程度中度</td><td>自觉程度较重</td><td></td><td></td></tr>
<tr><td>少腹胀痛</td><td>无</td><td>偶有</td><td>频发</td><td>持续</td><td></td><td></td></tr>
<tr><td>面红</td><td>无</td><td>偶有</td><td>频发</td><td>持续</td><td></td><td></td></tr>
<tr><td colspan="5">总计</td><td></td><td></td></tr>
<tr><td colspan="7">一、疗效评价
计算公式（尼莫地平法）：疗效指标 =［（治疗前积分 − 治疗后积分 / 治疗前积分］× 100%。
临床治愈：主、次症基本消失，积分下降≥95%；
显效：主、次症明显改善，积分下降≥70%；
有效：主、次症好转，积分下降≥30%；
无效：未见明显改善甚或加重，积分下降＜30%。
二、视觉模拟评分（visual analogue scale，VAS）评价头痛
0 表示无疼痛，10 表示剧痛，轻度疼痛为 1～3，中度疼痛为 4～6，重度疼痛为 7～10。</td></tr>
</table>

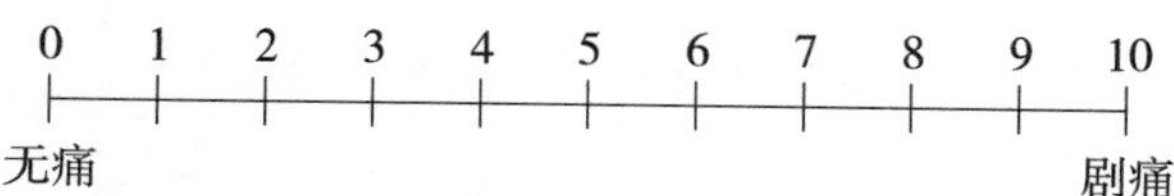

蛇串疮（带状疱疹）彝医护理方案

一、常见证候要点

（一）肝经郁热证

皮疹色红，疱壁紧张，灼热刺痛，伴口苦咽干，口渴，烦躁易怒，食欲不振，大便干，小便黄，舌质红，苔薄黄或黄厚，脉弦滑微数。

（二）脾虚湿蕴证

丘疱疹颜色较淡，疱壁松弛，疼痛略轻，口不渴或渴而不欲饮，不思饮食，食后腹胀，大便时溏，女性患者白带多，舌淡，苔白厚或白腻，脉沉缓或滑。

（三）气滞血瘀证

水疱消退后局部疼痛不止，皮色暗红，灰褐色或色素沉着，疼痛以夜晚或阴雨天加重，舌暗苔白，脉弦细。

二、常见症状/证候施护

（一）皮损鲜红，疱壁紧张

1. 评估疱疹部位、大小、疼痛程度、有无伴随症状。
2. 保护皮肤，避免摩擦，水疱不宜挑破，大疱者用无菌注射器抽取疱液，疱壁不宜除去。
3. 遵医嘱给予彝医斯透（彝医放血）治疗。
4. 遵医嘱给予彝医宋罗垛曲（彝医贴棉火烧）治疗。
5. 遵医嘱给予彝医托丛期络（彝医蛋油换药）治疗。

（二）皮损淡红，疱壁松弛

1. 观察疱疹部位、大小、疼痛程度。
2. 病室温湿度宜偏干燥，保持局部清洁干燥。
3. 遵医嘱给予彝医托丛期络（彝医蛋油换药）治疗。
4. 遵医嘱给予彝医宋罗垛曲（彝医贴棉火烧）治疗。

（三）疼痛

1. 评估疼痛的部位、性质、程度、伴随症状。
2. 遵医嘱给予彝药口服治疗。
3. 遵医嘱给予彝医期录（彝医封包）治疗。
4. 遵医嘱彝医萨鲁美讷（彝医穴位贴敷）治疗。
5. 遵医嘱给予彝药教萨鲁墨题（彝药棒穴位按摩）治疗。

三、彝医特色治疗护理

（一）药物治疗

1. 口服给药

（1）口服中彝药与西药的服药时间间隔 30min 左右。

（2）用药前询问过敏史，用药期间观察药物疗效及不良反应，发现异常及时处理。

2. 注射给药

（1）用药前询问药物过敏史。

（2）中药和西药注射剂联合使用时，在两组药物之间加冲管液冲管。

（3）密切观察用药反应，尤其中西医联合用药的患者应加强巡视和监测，发现异常及时处理。

3. 彝药外用

使用前注意清洁皮肤，外用彝药适当用力摩擦局部皮肤，观察用药后反应，若局部皮肤出现灼热、刺痛、瘙痒，或有头晕、心慌、恶心、气促等症状，应立即停止用药，报告医生，协助处理。

（二）特色护理技术

1. 彝医斯透（彝医放血）技术

（1）环境：病室环境清洁、舒适、安静，空气流通，温湿度适宜。

（2）患者评估：当前主要症状、临床表现、既往史及药物过敏史；患者体质及治疗部位皮肤情况；患者心理状况、合作程度。

（3）方法的特殊性：选好治疗部位，消毒，用刀片、缝衣针、三棱针等锐利器具刺破消好毒的皮肤浅表，使其自然渗出少许血液，用消毒棉签或纱布擦去所出血液。每次治疗3～5min。

（4）观察：操作过程中，注意观察患者反应及局部皮肤情况，若出现心慌、心悸、头晕、目眩、出冷汗、面色苍白、四肢乏力、心跳加快等情况，应立即停止操作，及时处理。

（5）告知患者彝医斯透治疗注意事项，如有不适，及时告知医护人员。

（6）做好记录。

2. 彝医宋罗垛曲（彝医贴棉火烧）技术

（1）环境：病室环境清洁、舒适、安静，空气流通，温湿度适宜。

（2）患者评估：当前主要症状、临床表现、既往史及药物过敏史；患者体质及治疗部位皮肤情况；患者心理状况、合作程度。

（3）方法的特殊性：将医用棉花撕成薄如蝉衣的片状，敷贴于治疗部位上，用火点燃，让棉花快速在治疗部位上一燃而尽。棉花要覆盖到全部疱疹。每次烧治时间在1s内，防止烧伤。

（4）观察：操作过程中，注意观察患者局部皮肤情况，若出现红疹、水疱、瘙痒等现象，应立即停止操作，及时处理。

（5）告知患者及家属彝医宋罗垛曲治疗注意事项，如有不适，及时告知医护人员。

（6）做好记录。

3. 彝医托丛期络（彝医蛋油换药）技术

（1）环境：病室环境清洁、舒适、安静，空气流通，温湿度适宜。

（2）患者评估：当前主要症状、临床表现、既往史及药物过敏史；患者体质及治疗部位皮肤情况；患者心理状况、合作程度。

（3）方法的特殊性：用彝医炼制方法将新鲜土鸡蛋炼制出蛋黄油，涂在清洁好的创面上，用无菌纱布覆盖，做好固定，再用特定电磁波在创面照射30min。

（4）观察：操作过程中，注意观察患者局部皮肤情况，若出现红肿、瘙痒等不适，应立即停止操作，及时处理。

（5）告知患者彝医托丛期络治疗注意事项，如有不适，及时告知医护人员。

（6）做好记录。

4. 彝医期录（彝医封包）技术

（1）环境：病室环境清洁、舒适、安静，空气流通，温湿度适宜。

（2）患者评估：当前主要症状、临床表现、既往史及药物过敏史；患者体质及治疗部位皮肤情况；患者心理状况、合作程度。

（3）方法的特殊性：将打磨好的彝药粉调成糊状并加热至 38～43℃，平摊于纱布上，放入药袋内封装好，趁热固定于治疗部位，再借助红外线的作用，将治疗包中的彝药活化物质转化为离子状态，透过皮肤，直接作用于患病部位或穴位上。每次治疗 30min。

（4）观察：操作过程中，注意观察患者局部皮肤情况。若出现红疹、水疱、瘙痒等现象，应立即停止操作，及时处理。

（5）告知患者彝医期录治疗注意事项，如有不适，及时告知医护人员。

（6）做好记录。

5. 彝医萨鲁美讷（彝医穴位贴敷）技术

（1）环境：病室环境清洁、舒适、安静，空气流通，温湿度适宜。

（2）患者评估：当前主要症状、临床表现、既往史及药物过敏史；患者体质及治疗部位皮肤情况；患者心理状况、合作程度。

（3）方法的特殊性：用竹片将调好的彝药均匀地涂于敷贴中央，厚薄适中，贴敷于穴位上，做好固定。贴敷时间一般为 6～8h，贴敷穴位应交替进行，不宜单个穴位连续敷贴。

（4）观察：治疗过程中，注意观察患者局部皮肤情况。若出现红斑、水疱、皮疹、瘙痒等现象，应立即停止治疗，及时处理。

（5）告知患者彝医萨鲁美讷治疗注意事项，如有不适，及时告知医护人员；治疗穴位出现轻度发红、发热，属正常治疗反应，无须处理。

（6）做好记录。

6. 彝药教萨鲁墨题（彝药棒穴位按摩）技术

（1）环境：病室环境清洁、舒适、安静，空气流通，温湿度适宜。

（2）患者评估：当前主要症状、临床表现、既往史及药物过敏史；患者体质及局部皮肤情况；患者心理状况、合作程度。

（3）方法的特殊性：根据彝医清浊二气六路循经取穴，在所选穴位或治疗部位涂擦彝药液，用彝药材木棒叩击穴位或患部，反复涂药、叩击，可分别选用点、揉、拍、打击等手法。每次治疗 10～15min。

（4）观察：操作过程中，注意询问患者感受及观察局部皮肤情况，如有不适，应立即停止操作，及时处理。

（5）告知患者彝药教萨鲁墨题治疗注意事项，如有不适，及时告知医护人员；治疗部位出现酸胀感觉，属正常现象，无须处理。

（6）做好记录。

四、健康指导

（一）生活起居指导

1. 保持床单清洁，及时更换，穿棉质衣物。
2. 避免抓挠患处及强力刺激。
3. 病室温度宜偏凉，保证睡眠充足，多饮水，保持大便通畅。

（二）饮食指导

1. 饮食宜清淡、易消化，多食新鲜蔬果，忌辛辣刺激、膏粱厚味之品，少食煎烤、油炸食物，禁烟酒。

2. 肝经郁热证：宜进食清热疏肝、解毒止痛之品，如冬瓜、苦瓜等。

3. 脾虚湿蕴证：宜进食健脾化湿、解毒止痛之品，如莲子粥、山药等。

4. 气滞血瘀证：宜进食行气化瘀止痛、佐以解毒之品，如萝卜、丝瓜汤等。

（三）情志调理

1. 安慰体贴患者，向患者讲解引起本病疼痛的原因、疾病的病程及缓解疼痛的方法，消除紧张和焦虑，积极配合治疗。

2. 对待疼痛紧张的患者，采用放松疗法，并指导患者练习各种养生保健操，如放松操、拍打操、太极拳等。

3. 组织形式多样、寓教于乐的病友活动，开展同伴支持教育，鼓励病友间多交流，介绍成功的病例，以鼓励患者配合治疗。

4. 鼓励家属多陪伴，给予情感支持。

蛇串疮（带状疱疹）中医症状效果评分表

症状	评分标准				入院时	出院时
	0 分	1 分	2 分	3 分		
疱疹簇数	无	1～2 簇	3～4 簇	＞5 簇		
疱疹数目	无	1～15 个	16～30 个	＞30 个		
疱疹性状	痂脱落	结痂	水疱	大泡或血泡		
糜烂	无	直径＜5mm，轻度渗出	直径 5～10mm，中度渗出	直径＞10mm，重度渗出		
红斑水肿	无	轻度肿胀	中度肿胀	严重肿胀		
局部瘙痒	无	轻度瘙痒	中度瘙痒	重度瘙痒		
局部疼痛	VAS 0 级	VAS 1 级	VAS 2 级	VAS 3 级		
皮损面积	基本消退	减少＞60%	减少＞30%	无明显变化		
总计						

一、疗效评价

根据尼莫地平法来计算疗效判定，疗效指标 =［（治疗前积分 − 治疗后积分）/ 治疗前积分］×100%。

有效率 =［（痊愈 + 显效 + 好转）/ 受试者总数］×100%。

痊愈：皮疹结痂消退＞95%；疼痛基本消失；

显效：皮疹结痂消退 70%～89%；疼痛明显减轻；

好转：皮疹结痂消退 30%～69%；疼痛部分减轻；

无效：皮疹结痂消退＜30%；疼痛减轻不明显或增加。

二、视觉模拟评分（visual analogue scale，VAS）评价疼痛

0 表示无疼痛，10 表示剧痛，轻度疼痛为 1～3，中度疼痛为 4～6，重度疼痛为 7～10。

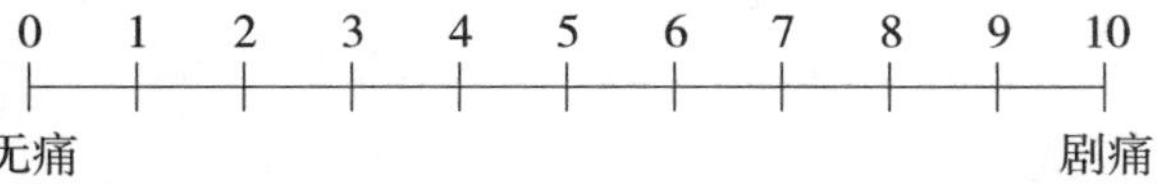

湿疮（湿疹）彝医护理方案

一、常见证候要点

（一）湿热浸淫证

皮肤可见红斑、肿胀、丘疹、水疱、脓疱、糜烂，渗液较多，浸淫成片，瘙痒较剧烈；可伴有发热，疲乏倦怠，或有腹痛，便秘或腹泻，小便短赤；舌质红，苔黄腻，脉滑数或弦滑数。

（二）脾虚湿蕴证

发病较缓，皮损潮红，瘙痒，抓后糜烂渗液，可见鳞屑；伴纳少，神疲，腹胀便溏；舌淡胖，苔白或腻，脉濡或滑。

（三）血虚风燥证

皮损色暗或色素沉着，剧痒，或皮损粗糙肥厚；伴口干不欲饮，纳差，腹胀；舌淡，苔白，脉细弦。

二、常见症状 / 证候施护

（一）红斑、丘疹

1. 评估皮疹部位、颜色、鳞屑、性状及有无伴随症状。
2. 保持皮肤清洁，定期修剪指甲，避免抓伤引起感染。
3. 遵医嘱给予彝医萨固（彝医熏蒸）治疗。
4. 遵医嘱给予彝医斯透（彝医放血）治疗。
5. 遵医嘱给予彝药教萨鲁墨题（彝药棒穴位按摩）治疗。

（二）糜烂、渗液

1. 评估糜烂范围、渗液程度。
2. 保持皮肤清洁，勿用手挠抓。
3. 遵医嘱给予彝医萨固（彝医熏蒸）治疗。
4. 遵医嘱给予彝医斯透（彝医放血）治疗。

（三）浸润肥厚，干燥、皲裂、脱屑

1. 评估皮疹部位、颜色、形状、鳞屑情况。
2. 遵医嘱给予彝医萨固（彝医熏蒸）治疗。
3. 遵医嘱给予彝医斯透（彝医放血）治疗。

4. 遵医嘱给予彝药教萨鲁墨题（彝药棒穴位按摩）治疗。

（四）瘙痒

1. 评估瘙痒程度，皮肤有无抓痕、血痂、感染及伴随症状等。
2. 选用干净柔软的纯棉衣服，可用手轻轻拍打痒处。
3. 保持皮肤清洁，选用温和、刺激性小的洗涤用品，水温不宜过热。
4. 遵医嘱给予彝医萨固（彝医熏蒸）治疗。
5. 遵医嘱给予彝药教萨鲁墨题（彝药棒穴位按摩）治疗。

三、彝医特色治疗护理

（一）药物治疗

1. 口服给药

（1）口服中彝药与西药的服药时间间隔 30min 左右。

（2）用药前询问过敏史，用药期间观察药物疗效及不良反应，发现异常及时处理。

2. 注射给药

（1）用药前询问药物过敏史。

（2）中药和西药注射剂联合使用时，在两组药物之间加冲管液冲管。

（3）密切观察用药反应，尤其中西医联合用药的患者应加强巡视和监测，发现异常及时处理。

3. 彝药外用

使用前注意清洁皮肤，外用彝药适当用力摩擦局部皮肤，观察用药后反应，若局部皮肤出现灼热、刺痛、瘙痒，或有头晕、心慌、恶心、气促等症状，应立即停止用药，报告医生，协助处理。

（二）特色护理技术

1. 彝医萨固（彝医熏蒸）技术

（1）环境：病室环境清洁、舒适、安静，空气流通，温湿度适宜。

（2）患者评估：当前主要症状、临床表现、既往史及药物过敏史。患者体质及熏洗部位皮肤情况。患者心理状况、合作程度。女性患者评估胎、产、经、带情况。

（3）方法的特殊性：将彝药材或新鲜彝药煎好的药液趁热（50～70℃）倒入治疗盆，对准患部进行熏蒸，待温度适宜时（38～40℃），将患部浸泡于药液中泡洗。每次熏洗时间 15～30min。

（4）观察：操作过程中，注意观察患者病情反应，若患者出现面色潮红、苍白、脉搏异常、乏力、眩晕或其他症状，立即停止操作，及时处理。

（5）告知患者彝医萨固治疗注意事项，如有不适，及时告知医护人员。治疗结束后饮温开水 200mL，避免冷风直吹。

（6）做好记录。

2. 彝医斯透（彝医放血）技术

（1）环境：病室环境清洁、舒适、安静，空气流通，温湿度适宜。

（2）患者评估：当前主要症状、临床表现、既往史及药物过敏史；患者体质及治疗部位的皮肤情况；患者心理状况、合作程度。

（3）方法的特殊性：选好治疗部位，消毒，用刀片、缝衣针、三棱针等锐利器具刺破消好毒的皮肤浅表，自然渗出少许血液，用消毒棉签或纱布擦去所出血液。每次治疗3～5min。

（4）观察：操作过程中，注意观察患者反应及局部皮肤情况，若出现心慌、心悸、头晕、目眩、出冷汗、面色苍白、四肢乏力、心跳加快等情况，应立即停止操作，及时处理。

（5）告知患者彝医斯透治疗注意事项，如有不适，及时告知医护人员。

（6）做好记录。

3. 彝药教萨鲁墨题（彝药棒穴位按摩）技术

（1）环境：病室环境清洁、舒适、安静，空气流通，温湿度适宜。

（2）患者评估：当前主要症状、临床表现、既往史及药物过敏史；患者体质及局部的皮肤情况；患者心理状况、合作程度。

（3）方法的特殊性：根据彝医清浊二气六路循经取穴，在所选穴位或治疗部位涂擦彝药液，用彝药材木棒叩击穴位或患部，反复涂药、叩击，可分别选用点、揉、拍、打击等手法。每次治疗 10～15min。

（4）观察：操作过程中，注意询问患者感受及观察局部皮肤情况，如有不适，应立即停止操作，及时处理。

（5）告知患者彝药教萨鲁墨题治疗注意事项，如有不适，及时告知医护人员；治疗部位出现酸胀感觉，属正常现象，无须处理。

（6）做好记录。

四、健康指导

（一）生活起居指导

1. 患病期间，应暂缓预防注射。

2. 穿棉质衣物，加强个人卫生，保持皮肤干燥，洗浴次数不宜过多，不宜使用香皂、沐浴露，可经常使用滋润剂，不可抓挠皮肤，忌用过烫的水清洗皮肤。

3. 湿疹最忌烫、抓、洗、馋。

（二）饮食指导

1. 饮食宜清淡易消化，多食蔬菜水果，忌食辛辣腥发动风之品。

2. 忌食诱发加重本病的食物，禁烟酒、浓茶、咖啡。

3. 湿热浸淫证：宜食清热利湿之品，如冬瓜、薏苡仁等。

4. 脾虚湿蕴证：宜食健脾利湿之品，如山药、扁豆等。

5. 血虚风燥证：宜食养血祛风之品，如黑芝麻、紫米等。

（三）情志调理

1. 关心尊重患者，多与患者沟通，了解其心理状态，及时给予心理疏导。

2. 鼓励家属多陪伴患者，亲朋好友多探视，多给予情感支持。

湿疮（湿疹）中医症状效果评分表

症状		评分标准							入院时	出院时
		0 分	1 分	2 分	3 分	4 分	5 分	6 分		
皮损面积		0%	＜10%	10%～29%	30%～49%	50%～69%	70%～89%	90%～100%	头颈： 上肢： 躯干： 下肢：	头颈： 上肢： 躯干： 下肢：
皮损严重程度	红斑	无或仅有色素改变	少许红斑，颜色较淡	片状红斑，颜色鲜红	红斑泛发，颜色鲜红或紫红，皮温升高				头颈： 上肢： 躯干： 下肢：	头颈： 上肢： 躯干： 下肢：
	丘疹 / 水肿	未见丘疹及水肿	少许丘疹或轻度水肿	较多数目丘疹或中度水肿	丘疹泛发或水肿显著				头颈： 上肢： 躯干： 下肢：	头颈： 上肢： 躯干： 下肢：
	表皮剥蚀	未见表皮剥蚀	表皮中度剥蚀	表皮中度剥蚀	表皮重度剥蚀				头颈： 上肢： 躯干： 下肢：	头颈： 上肢： 躯干： 下肢：
	渗出 / 结痂	未见渗出或结痂	轻度渗出或少许结痂	渗出较明显或有一定程度的结痂	渗出明显或可见大面积结痂				头颈： 上肢： 躯干： 下肢：	头颈： 上肢： 躯干： 下肢：
	苔藓化	未见苔藓化改变	皮损略肥厚	皮损肥厚较明显，皮嵴略隆起	皮损明显肥厚，皮纹明显增生，皮嵴隆起				头颈： 上肢： 躯干： 下肢：	头颈： 上肢： 躯干： 下肢：
总分									头颈： 上肢： 躯干： 下肢：	头颈： 上肢： 躯干： 下肢：

疗效评价：
参照 2002 年版《中药新药治疗湿疮的临床研究指导原则 · 疗效判定标准》。
疗效指数（%）=［（治疗前评分 - 治疗后评分）/ 治疗前评分］×100%。
临床痊愈：皮损全部消退，症状消失，积分值减少≥95%；
显效：皮损大部分消退，症状明显减轻，95%＞积分值减少≥70%；
有效：皮损部分消退，症状有所改善，70%＞积分值减少≥50%；
无效：皮损消退不明显，症状未见减轻或反见恶化，积分值减少不足 50%。
总有效率（%）=［（痊愈例数 + 显效例数 + 有效例数）/ 总病例数］×100%。

胃脘痛（慢性胃炎）彝医护理方案

一、常见证候要点

（一）肝胃气滞证

胃脘胀满或胀痛，胁肋胀痛，症状因情绪因素诱发而加重，嗳气频作，胸闷不舒。舌质淡，苔薄白，脉弦。

（二）肝胃郁热证

胃脘饥嘈不适或灼痛，心烦易怒，嘈杂反酸，口干口苦，大便干燥。舌质红，苔黄腻，脉弦或脉数。

（三）脾胃湿热证

脘腹痞满，食少纳呆，口干口苦，身重疲倦，恶心欲吐，小便短黄，大便干燥。舌质红，苔黄腻，脉滑或数。

（四）脾胃气虚证

胃脘胀满或胃痛隐作，餐后明显，饮食不慎后易加重或发作，纳呆，神疲乏力，少气懒言，四肢不温，大便溏薄。舌淡或有齿印，苔白，脉沉弱。

（五）脾胃虚寒证

胃痛隐隐发作，绵绵不休，喜温喜按，劳累或受凉后发作或加重，泛吐清水，神疲纳呆，四肢倦怠，手足不温，大便溏薄。舌淡苔白，脉虚弱。

（六）胃阴不足症

胃脘灼热疼痛，胃中嘈杂，似饥而不欲食，口干舌燥，大便干结。舌红少津或有裂纹，苔少或无，脉细或数。

（七）胃络瘀阻症

胃脘痞满或痛有定处，胃痛拒按，黑便，面黄暗滞。舌质暗红或有瘀点、瘀斑，脉弦涩。

二、常见症状 / 证候施护

（一）胃脘疼痛

1. 评估疼痛的部位、性质、程度、持续时间、诱发因素及伴随症状。

2. 做好饮食规律指导。
3. 做好生活自理能力及安全评估。
4. 遵医嘱给予口服彝药。
5. 遵医嘱给予彝医丛碧波（彝医热罨包）治疗。
6. 遵医嘱给予哎哺邛觉墨题（清浊六路按摩）治疗。
7. 遵医嘱给予彝医内期究高（彝医隔彝药灸）治疗。
8. 遵医嘱给予彝医萨鲁美讷（彝医穴位贴敷）治疗。

（二）胃脘胀满

1. 观察胀满部位、性质、程度、持续时间、诱发因素及伴随症状。
2. 做好饮食规律指导。
3. 遵医嘱给予哎哺邛觉墨题（清浊六路按摩）技术。
4. 遵医嘱给予彝医内期究高（彝医隔彝药灸）技术。

（三）嗳气、返酸

1. 评估嗳气、返酸的频率、程度、伴随症状及与饮食的关系。
2. 做好饮食规律指导。
3. 遵医嘱给予彝医丛碧波（彝医热罨包）治疗。
4. 遵医嘱给予哎哺邛觉墨题（清浊六路按摩）治疗。
5. 遵医嘱给予彝医内期究高（彝医隔彝药灸）治疗。

（四）纳呆

1. 评估患者饮食状况、口腔气味、口中感觉、伴随症状及舌质舌苔的变化。
2. 做好饮食规律指导。
3. 遵医嘱给予哎哺邛觉墨题（清浊六路按摩）技术。
4. 遵医嘱给予彝医萨鲁美讷（彝医穴位贴敷）技术。

三、彝医特色治疗护理

（一）药物治疗

1. 口服给药

（1）口服中彝药与西药的服药时间间隔30min左右。

（2）用药前询问过敏史，用药期间观察药物疗效及不良反应，发现异常及时处理。

（3）用药特点：根据症状选择对症处理的药物：胃粘膜保护药、促胃肠动力药、制酸或抑酸药物、助消化类药物。

2. 注射给药

（1）用药前询问药物过敏史。

（2）中药和西药注射剂联合使用时，在两组药物之间加冲管液冲管。

（3）密切观察用药反应，尤其中西医联合用药的患者应加强巡视和监测，发现异常及时处理。

3. 彝药外用

使用前注意清洁皮肤，外用彝药适当用力摩擦局部皮肤，观察用药后反应，若局部皮肤出现灼热、刺痛、瘙痒，或有头晕、心慌、恶心、气促等症状，应立即停止用药，及时处理。

（二）特色护理技术

1. 彝医丛碧波（彝医热罨包）技术

（1）环境：病室环境清洁、舒适、安静，空气流通，温湿度适宜。

（2）患者评估：当前主要症状、临床表现、既往史及药物过敏史；患者体质及对热的耐受程度，治疗部位皮肤情况；患者心理状况，合作程度。

（3）方法的特殊性：将加热好的彝药药包面向皮肤，置于身体患病部位或穴位上，可根据情况涂凡士林于局部皮肤，来回移动药包 10～15 次，或按压药袋在治疗部位上环形按揉几分钟，再留药包于固定部位，以治疗部位有温热感为度，一般为 36～42℃。每次治疗 20～25min。

（4）观察：操作过程中，注意观察患者局部皮肤情况，如出现红疹、水疱、瘙痒等不适症状，应立即停止操作，及时处理。

（5）告知患者彝医丛碧波治疗注意事项，如有不适，及时告知医护人员。

（6）做好记录。

2. 哎哺邛觉墨题（清浊六路按摩）技术

（1）环境：病室环境清洁、舒适、安静，空气流通，温湿度适宜。

（2）患者评估：当前主要症状、临床表现、既往史及药物过敏史；患者体质及对疼痛的耐受程度、治疗部位皮肤情况；患者心理状况、合作程度。

（3）方法的特殊性：将彝药制剂苏格带泽者清（血竭外用擦剂）涂抹在体表穴位或治疗部位上，以按摩、导引手法为基础，循人体清浊二气六路，分别采用擦法、摩法、平推法和按揉法等手法配合治疗。治疗便秘时主要作用于人体清气第二条路，进行揉腹、振腹、点震、推揉治疗。每次治疗 20min。

（4）观察：操作过程中，观察患者反应，若有不适，应立即停止操作，及时处理。

（5）告知患者哎哺邛觉墨题治疗注意事项，如有不适，及时告知医护人员。

（6）做好记录。

3. 彝医内期究高（彝医隔彝药灸）技术

（1）环境：病室环境清洁、舒适、安静，空气流通，温湿度适宜。

（2）患者评估：当前主要症状、临床表现、既往史及药物过敏史；患者体质及治疗部位皮肤情况，对热的耐受程度；患者心理状况、合作程度。

（3）方法的特殊性：利用彝药将艾柱与穴位皮肤间隔开，借助彝药的药力和艾柱的热力发挥协同作用。每次治疗时间 25～30min。

（4）观察：操作过程中注意观察患者反应及局部皮肤情况，防止烫伤。若出现头昏、眼花、恶心、面色苍白、心慌出汗等不适，应立即停止操作，及时处理。

（5）告知患者彝医内期究高治疗注意事项，如有不适，及时告知医护人员。

（6）做好记录。

4. 彝医萨鲁美讷（彝医穴位贴敷）技术

（1）环境：病室环境清洁、舒适、安静，空气流通，温湿度适宜。

（2）患者评估：当前主要症状、临床表现、既往史及药物过敏史；患者体质及贴药部位皮肤情况；患者心理状况、合作程度。

（3）方法的特殊性：用竹片将调好的彝药均匀地涂于敷贴中央，厚薄适中，贴敷于穴位上，做好固定。贴敷时间一般为6～8h，贴敷穴位应交替进行，不宜单个穴位连续敷贴。

（4）观察：治疗过程中，注意观察患者局部皮肤情况，若出现红斑、水疱、皮疹、瘙痒等现象，应立即停止治疗，及时处理。

（5）告知患者彝医萨鲁美讷治疗注意事项，如有不适，及时告知医护人员；治疗穴位出现轻度发红、发热，属正常治疗反应，无须处理。

（6）做好记录。

四、健康指导

（一）生活起居指导

1. 病室安静整洁、空气流通、温湿度适宜。
2. 生活规律，劳逸结合，适当运动，保证睡眠。急性发作时宜卧床休息。
3. 指导患者养成良好的饮食习惯，制定推荐食谱，改变以往不合理的饮食结构。
4. 指导患者注意保暖，避免腹部受凉，根据气候变化及时增减衣服。

（二）饮食指导

饮食以质软、少渣、易消化、定时进食、少量多餐为原则；宜细嚼、慢咽，减少对胃粘膜的刺激。忌食辛辣、肥甘、过咸、过酸、生冷之品，戒烟酒、浓茶、咖啡。

1. 肝胃气滞证：进食疏肝理气的食物，如山楂、山药、萝卜等。忌食壅阻气机的食物，如豆类、红薯等。食疗方：金橘山药粟米粥。

2. 肝胃郁热证：进食疏肝清热的食物，如杏仁、莲子、菊花等。食疗方：菊花饮等。

3. 脾胃湿热证：进食清热除湿的食物，如马齿苋、赤小豆等。食疗方：赤豆粥等。

4. 脾胃气虚证：进食补中健胃的食物，如羊肉、桂圆。食疗方：莲子山药粥。

5. 脾胃虚寒证：进食温中健脾的食物，如羊肉、桂圆、大枣等。食疗方：桂圆糯米粥等。

6. 胃阴不足症：进食健脾和胃的食物，如山楂、大枣、枸杞等。忌油炸食物、羊肉、狗肉、酒类等助火之品。食疗方：山药百合大枣粥、山药枸杞薏米粥等。

7. 胃络瘀阻证：进食活血祛瘀食物，如山楂、大枣等。忌粗糙、坚硬、油炸、厚味之品，忌食生冷性寒之物。食疗方：大枣赤豆莲藕粥等。

（三）情志护理

1. 多与患者沟通，了解其心理状态，指导其保持乐观情绪。

2. 针对患者忧思烦恼、恐惧紧张等不良情志，指导患者采用移情相制疗法，转移其注意力，淡化、消除不良情志；针对患者焦虑或抑郁的情绪变化，可采用暗示疗法或顺从情欲法。

3. 鼓励家属多陪伴患者，给予患者心理支持。

4. 鼓励病友间多沟通交流疾病防治经验，提高认识，增强信心。

5. 指导患者和家属了解本病的性质，掌握控制疼痛的方法，减轻身体痛苦和精神压力。

胃脘痛（慢性胃炎）中医症状效果评分表

症状	评分标准				入院时	出院时
	0 分	1 分	2 分	3 分		
胃脘胀满	几乎没有	轻微胀满，时作时止，不影响工作和休息	胀满明显，可忍受，时有发作，影响工作及休息	胀满难忍，持续不止，需服药才能缓解		
胃痛隐隐作痛	无明显疼痛	轻微疼痛，时作时止，不影响工作和休息	疼痛明显，可忍受，时有发作，影响工作	胃痛难忍，持续不止，需服药才能缓解		
纳呆	几乎没有	偶有纳呆	时有纳呆	纳呆频繁		
嗳气泛酸	无症状	偶有发作，每日不超过 4 次	经常发作，饮食不慎即吐酸，每日 4～10 次	频繁发作，每日多于 10 次，难以忍受		
疲倦乏力	无症状	稍倦，不耐劳力，可坚持体力劳动	倦怠较甚，勉强支持日常活动	四肢无力，不能坚持日常活动		
大便溏薄	正常	大便不成形	每日两次，大便溏薄	每日 4 次以上，大便溏薄		
食欲不振	无症状	偶有食欲不振	经常发作，偶有重度	持续重度		
食后脘闷	无症状	偶有食后脘闷	经常发作，偶有重度	持续重度		
总计						

一、疗效评价

采用尼莫地平法计算：疗效指标 =（治疗前积分 - 治疗后积分）/ 治疗前积分 ×100%。

治愈（好）：胃脘疼痛、胀满改善，疼痛胀满程度已无，嗳气反酸已无，食后胀闷感已无，食欲改善，大便正常，主要症状，体征消失或基本消失，疗效指数≥95%；

显效（较好）：胃脘疼痛、胀满改善，疼痛胀满程度偶有，嗳气反酸偶有，食后胀闷感偶有，食欲稍改善，大便较正常，主要症状，体征明显改善，70%≤疗效指数<95%；

有效（一般）：胃脘疼痛、胀满稍改善，疼痛胀满程度偶有，嗳气反酸偶有，食后胀闷感偶有，食欲稍改善，大便偶有溏薄，主要症状，体征明显好转，30%≤疗效指数<70%；

无效（差）：胃脘疼痛、胀满稍无改善，嗳气反酸、食后胀闷感、纳呆、食欲差食、大便溏薄等没有减轻，主要症状体征无明显好转或病情恶化，疗效指数<30%。

二、视觉模拟评分（visual analogue scale，VAS）评价疼痛

0 表示无疼痛，10 表示剧痛，轻度疼痛为 1～3，中度疼痛为 4～6，重度疼痛为 7～10。

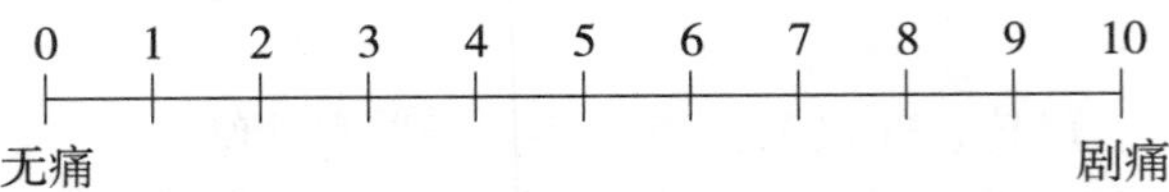

骨痹（骨关节病）彝医护理方案

一、常见证候要点

（一）气血两虚证

关节酸沉，隐隐作痛，屈伸不利，四肢乏力，或伴有形体虚弱，汗出畏寒，乏力，时感心悸，纳呆。舌淡，苔薄白，脉沉细。

（二）寒湿痹阻证

肢体关节、肌肉疼痛酸楚，活动不利，阴雨天加重，得温痛减，形寒肢冷。舌质淡红，苔薄白，脉迟沉。

（三）肝肾亏虚证

痹证日久不愈，关节疼痛、肿胀，时轻时重，关节屈伸不利，肌肉瘦削，腰膝酸软，形寒肢冷或心烦口干、五心烦热。舌质淡红，舌苔薄白，脉细无力。

（四）湿热阻络证

关节红肿、热痛、活动不利，拒按，局部触之灼热，伴发热、口渴、烦躁不安，大便干结。舌质红，苔黄腻。

（五）痰瘀互结证

曾有外伤史或痹痛日久，关节刺痛，痛有定处，入夜尤甚，或伴肢体麻木，不可屈伸，骨关节僵硬变形，关节及周围可见瘀斑。舌质紫黯或有瘀点、瘀斑，苔黄腻或白腻。

二、常见症状/证候施护

（一）关节疼痛

1. 评估疼痛的诱因、性质、部位、强度、持续时间，躯体感觉，运动情况。做好疼痛评分。
2. 做好生活自理能力及安全评估。
3. 遵医嘱给予彝医曾丛厄（彝医湿热敷）治疗。
4. 遵医嘱给予彝医矣能期（彝医水膏药）治疗。
5. 遵医嘱给予彝医特土（彝医拍打）治疗。
6. 遵医嘱给予彝医萨鲁美讷（彝医穴位贴敷）治疗。
7. 遵医嘱给予彝医期录（彝医封包）治疗。

（二）关节肿胀

1. 评估肿胀的诱因、性质、部位、持续时间，躯体感觉、运动情况，关节腔积液。
2. 遵医嘱给予彝医曾丛厄（彝医湿热敷）治疗。
3. 遵医嘱给予彝医矣能期（彝医水膏药）治疗。
4. 遵医嘱给予彝医萨鲁美讷（彝医穴位贴敷）治疗。

（三）肢体活动受限

1. 评估活动受限的范围、持续时间等。
2. 保持患肢功能位。
3. 做好生活自理能力及安全评估。
4. 遵医嘱给予彝医矣能期（彝医水膏药）治疗。
5. 遵医嘱给予彝医丛碧波（彝医热罨包）治疗。
6. 遵医嘱给予彝医萨鲁美讷（彝医穴位贴敷）治疗。

三、彝医特色治疗护理

（一）药物治疗

1. 口服给药

（1）口服中彝药与西药的服药时间间隔 30min 左右。

（2）用药前询问过敏史，用药期间观察药物疗效及不良反应，发现异常及时处理。

2. 注射给药

（1）用药前询问药物过敏史。

（2）中药和西药注射剂联合使用时，在两组药物之间加冲管液冲管。

（3）密切观察用药反应，尤其中西医联合用药的患者应加强巡视和监测，发现异常及时处理。

3. 彝药外用

使用前注意清洁皮肤，外用彝药适当用力摩擦局部皮肤，观察用药后反应，若局部皮肤出现灼热、刺痛、瘙痒，或有头晕、心慌、恶心、气促等症状，应立即停止用药，及时处理。

（二）特色护理技术

1. 彝医曾丛厄（彝医湿热敷）技术

（1）环境：病室环境清洁、舒适、安静，空气流通，温湿度适宜。

（2）患者评估：当前主要症状，临床表现，既往史及药物过敏史；患者体质及治疗部位皮肤情况、对热的耐受程度；患者心理状况，合作程度。

（3）方法的特殊性：将配制好的彝药放入布袋内与敷料一起放入蒸锅中，用清水浸泡 30min 后煮沸 10min，取出敷料放入上层蒸笼中备用。局部皮肤涂上彝药制剂苏格带泽者清（血竭外用擦剂），取出上层蒸笼中的敷料拧至半干后抖开，折叠后敷于治疗部位。敷料表面温度为 38～43℃，若患者感到烫热，可揭开敷布的一角散热，每 5～8min 更换 1 次敷料，每次治疗 20～30min。

（4）观察：操作过程中，注意观察局部皮肤情况，若出现红、肿、痛、痒、水疱、皮肤变色发硬、皮疹等烫伤、组织变性、过敏不适等情况，应立即停止操作，及时处理。

（5）告知患者彝医曾丛厄治疗注意事项，如有不适，及时告知医护人员。

（6）做好记录。

2. 彝医矣能期（彝医水膏药）技术

（1）环境：病室环境清洁、舒适、安静，空气流通，温湿度适宜。

（2）患者评估：当前主要症状、临床表现、既往史及药物过敏史；患者体质及敷药部位皮肤情况；患者心理状况、合作程度。

（3）方法的特殊性：以人体清浊二气循行路径为基础，辨证选择治疗部位；将相应彝药用适宜的溶剂（冰雪水、井中凉水、地表长流水、温水、烟筒水、彝药液等）调制成糊状，若为鲜药，直接洗净捣烂即可。将调制好的膏药均匀地平摊于棉纸或棉布上，敷于病患部位或相应穴位。敷药时间 6～12h，最长不超过 24h。敷药过程中若出现膏药干结，可加适量黄酒、彝医液等进行湿润，保持一定的湿度。

（4）观察：治疗过程中，注意询问患者感受及观察局部皮肤情况，若局部皮肤出现丘疹、水疱、瘙痒等不适敏症状，应立即停止操作，及时处理。

（5）告知患者彝医矣能期治疗注意事项，如有不适，及时告知医护人员。

（6）做好记录。

3. 彝医特土（彝医拍打）技术

（1）环境：病室环境清洁、舒适、安静，空气流通，温湿度适宜。

（2）患者评估：当前主要症状、临床表现、既往史及药物过敏史；患者体质及治疗部位皮肤情况；患者心理状况、合作程度。

（3）方法的特殊性：在治疗部位涂擦彝药液，操作者腕关节放松，手掌着力，手臂用力，力量均匀适中地在治疗部位反复拍打，直至治疗部位皮肤发热、发红、发紫，每次治疗 10min。

（4）观察：操作过程中，注意询问患者感受及观察局部皮肤情况，如有不适，立即停止操作，及时处理。

（5）告知患者彝医特土治疗注意事项，如有不适，及时告知医护人员。

（6）做好记录。

4. 彝医萨鲁美讷（彝医穴位贴敷）技术

（1）环境：病室环境清洁、舒适、安静，空气流通，温湿度适宜。

（2）患者评估：当前主要症状、临床表现、既往史及药物过敏史；患者体质及贴药部位的皮肤情况；患者心理状况、合作程度。

（3）方法的特殊性：用竹片将调好的彝药均匀地涂于敷贴中央，厚薄适中，贴敷于穴位上，做好固定。贴敷时间一般为 6～8h，贴敷穴位应交替进行，不宜单个穴位连续敷贴。

（4）观察：治疗过程中，注意观察患者局部皮肤情况，若出现红斑、水疱、皮疹、瘙痒等现象，应立即停止治疗，及时处理。

（5）告知患者彝医萨鲁美讷治疗注意事项，如有不适，及时告知医护人员；治疗穴位出现轻度发红、发热，属正常治疗反应，无须处理。

（6）做好记录。

5. 彝医期录（彝医封包）技术

（1）环境：病室环境清洁、舒适、安静，空气流通，温湿度适宜。

（2）患者评估：当前主要症状、临床表现、既往史及药物过敏史；患者体质及治疗部位皮肤情况；患者心理状况、合作程度。

（3）方法的特殊性：将打磨好的彝药粉调成糊状并加热至38～43℃，平摊于纱布上，放入药袋内封装好，趁热固定于治疗部位，再借助红外线的作用，将治疗包中的彝药活化物质转化为离子状态，透过皮肤，直接作用于患病部位或穴位上。每次治疗30min。

（4）观察：操作过程中，注意观察患者局部皮肤情况。若出现红疹、水疱、瘙痒等现象，应立即停止操作，及时处理。

（5）告知患者彝医期录治疗注意事项，如有不适，及时告知医护人员。

（6）做好记录。

6. 彝医丛碧波（彝医热罨包）技术

（1）环境：病室环境清洁、舒适、安静，空气流通，温湿度适宜。

（2）患者评估：当前主要症状、临床表现、既往史及药物过敏史；患者体质及对热的耐受程度，治疗部位皮肤情况；患者心理状况，合作程度。

（3）方法的特殊性：将加热好的彝药药包面向皮肤，置于身体患病部位或穴位上，可根据情况涂凡士林于局部皮肤，来回移动药包10～15次，或按压药包在治疗部位上环形按揉几分钟，再留药包于固定部位，以治疗部位有温热感为度，一般为36～42℃。每次治疗20～25min。

（4）观察：操作过程中，注意观察患者局部皮肤情况，若出现红疹、水疱、瘙痒等现象，应立即停止操作，及时处理。

（5）告知患者彝医丛碧波治疗注意事项，如有不适，及时告知医护人员。

（6）做好记录。

四、健康指导

（一）生活起居指导

1. 关节部位保暖，防风寒、防潮湿，切忌汗出当风。

2. 日常活动中要注意保护关节，必要时佩戴腰围、护膝、颈托，避免出现关节扭挫、磕碰等意外损伤。病变在颈椎者应避免长时间低头，纠正不良姿势和体位，病变在腰椎、膝、髋关节者，避免久行、久立。

（二）饮食指导

1. 气血两虚证：宜食益气养血之品，如大枣、阿胶、西洋参等。

2. 寒湿痹阻证：宜食温经散寒的食物，如薏苡仁、韭菜、羊肉、干姜等，忌生冷食品。

3. 肝肾亏虚证：宜食滋补肝肾、壮筋骨之品，可用熟地、当归、黄芪煲鸡汤，杜仲、牛膝煲猪脚筋等。

4. 湿热阻络证：宜食祛风除湿、温经通络之品，如丝瓜、赤小豆、姜蒜辣面条、防风葱白粥等，趁热食用，以汗出为度。

5. 痰瘀互结证：宜食化痰祛瘀的食品，如萝卜、山楂等，忌肥甘厚腻生痰生湿的食物。

（三）情志调理

1. 了解患者的情绪，使其保持情绪平和。
2. 用移情疗法，舒畅气机，养心安神。
3. 疼痛时出现情绪烦躁，合理镇痛，安神静志，降低焦虑。

（四）康复指导

1. 卧床期间或活动困难者，指导患者进行关节主动或被动运动，提高肌肉强度和耐力，症状缓解后应适当进行锻炼。逐步增加活动量。

2. 以小关节病变为主者如手指关节，可做抓空、持物、手指操等运动，脊柱关节病变者可做扩胸、弯腰、飞燕等动作，双膝关节病变为主者，可进行骑自行车、游泳、散步等运动。

3. 进行功能锻炼时动作应轻柔、缓慢，避免激烈活动，避免关节受凉，可适当使用辅助用具，如腰围、护膝、手杖等，尽可能减轻关节负重。

4. 康复锻炼在医师指导下进行。

（1）功能锻炼的方法及强度应遵医嘱。

（2）进行功能锻炼的原则是将关节伸展到最大但以不疼痛为宜，全身不觉得疲乏劳累为度，告知患者不是活动越多越好，也不是越痛效果越好。

（3）选取合适的锻炼方式，如步行和游泳是骨关节病患者较好的锻炼方式，不主张爬山、登高、深蹲、爬楼梯等加重膝关节负重的运动。

（4）合理的锻炼可恢复肌肉收缩力、关节灵活度和防治骨质疏松，告知患者不合理的锻炼则会增加关节负荷。

骨痹（骨关节病）中医症状效果评分表

症状	评分标准				入院时	出院时
	0分	2分	4分	6分		
关节疼痛（患者自评，VAS评分）	0	1～3级	4～6级	7～10级		
关节疼痛（医生评价，VAS评分）	无压痛（0级）	压之诉痛（1～3级）	压之诉痛伴皱眉（4～6级）	压痛伴关节退缩（7～10级）		
关节肿胀	关节无肿胀或肿胀消失	关节轻度肿胀、皮肤纹理变浅、关节的骨标志仍明显	关节中度肿胀、关节肿胀明显、皮肤纹理基本消失、骨标志不明显	关节重度肿胀、关节肿胀甚、皮肤紧、骨质标志消失		
晨僵	无，<1min	1～15min	16～30min	>30min		
关节活动不利	活动正常	活动轻度受限，肢体活动范围减少<1/3	活动明显受限，肢体活动范围减少≥1/3	活动严重受限，肢体活动范围减少≥1/2，甚或僵直		

续表

症状	评分标准				入院时	出院时
	0分	2分	4分	6分		
关节变形	无	有				
关节皮肤伴瘀斑	无	有				
舌象	正常	舌质紫暗，或有瘀斑				
脉象	正常	沉涩				
总分						

一、疗效评价

积分计算公式：疗效指标［(治疗前积分－治疗后积分)/治疗前积分］×100%（尼莫地平法）。

临床控制：疼痛症状消失，关节活动正常，积分减少≥95%；

有效：疼痛症状明显改善，关节活动轻度受限，积分减少≥30%、<70%；

无效：疼痛症状无明显改善，关节活动明显受限，积分减少不足30%；

显效：疼痛症状基本消失，关节活动不受限，积分减少≥70%、<95%。

二、视觉模拟评分（visual analogue scale，VAS）评价疼痛

0表示无疼痛，10表示剧痛，轻度疼痛为1～3，中度疼痛为4～6，重度疼痛为7～10。

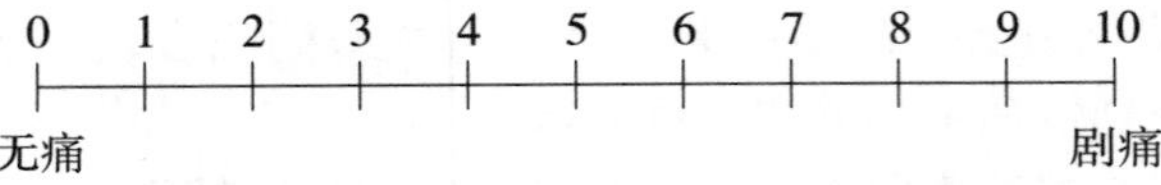

尪痹（类风湿关节炎）彝医护理方案

一、常见证候要点

（一）湿热痹阻证

关节游走肿痛，触之发热，皮色发红；关节屈伸不利，发热，口渴不欲饮，烦闷不安，汗出，小便黄，大便干。舌质红，苔黄腻，脉滑数。

（二）寒湿痹阻证

肢体关节冷痛、肿胀、屈伸不利，局部畏寒，得寒痛剧，得热痛减。舌胖，舌质暗淡，苔白腻或白滑，脉弦。

（三）风湿痹阻证

关节肿胀疼痛，重着，痛处游走不定，关节屈伸不利。舌质淡，苔薄白，脉弦。

（四）肝肾亏虚证

关节酸痛，或隐痛，肿胀，或有关节变形；关节屈伸不利，晨僵，腰膝酸软无力，五心烦热，口干咽燥，盗汗，头昏耳鸣。舌质红，苔薄白，脉沉或细数。

（五）痰瘀痹阻证

关节疼痛，夜间明显，肿胀，按之发硬，关节强直畸形。关节屈伸不利，晨僵，皮下硬结，关节局部肤色晦暗，肌肤干燥无光泽，或肌肤甲错，妇女月经量少或闭经。舌暗紫，有瘀斑或瘀点，苔白腻或白厚，脉弦或脉滑。

（六）气血两虚证

关节酸痛无力，活动后加剧，或肢体麻木，肌肉萎缩，关节变形；少气乏力，自汗，心悸，头晕目眩，面黄少华。舌淡苔薄白，脉细数。

二、常见症状 / 证候施护

（一）晨僵

1. 评估晨僵持续的时间、程度及受累关节。
2. 注意防寒保暖，必要时配戴手套、护膝、袜套、护腕等。
3. 晨起用力握拳再松开，交替进行 50～100 次（手关节锻炼前可先用温水泡洗）；床上行膝关节屈伸练习 30 次。
4. 遵医嘱给予彝医曾丛厄（彝医湿热敷）治疗。
5. 遵医嘱给予彝医丛腊（彝医热熨）治疗。

（二）关节肿痛

1. 评估疼痛部位、性质、程度、持续时间及伴随症状。
2. 疼痛剧烈的患者，以卧床休息为主，受损关节保持功能位。
3. 局部保暖并在关节处加护套。
4. 勿持重物，可使用辅助工具，减轻对受累关节的负重。
5. 遵医嘱给予彝医曾丛厄（彝医湿热敷）治疗。
6. 遵医嘱给予彝医丛腊（彝医热熨）治疗。
7. 遵医嘱给予彝医期采铺（彝医药物罐）治疗。
8. 寒性疼痛者遵医嘱给予彝医池垛（彝医酒火）治疗。

（三）关节畸形

1. 评估受累关节的形状、活动度及伴随症状。
2. 做好安全及生活自理能力评估。防跌倒、坠床等意外事件的发生。
3. 遵医嘱给予彝医曾丛厄（彝医湿热敷）治疗。
4. 遵医嘱给予彝医丛腊（彝医热熨）治疗。
5. 遵医嘱给予彝医萨鲁美讷（彝医穴位贴敷）治疗。

（四）疲乏无力

1. 评估疲乏程度、持续时间、运动情况及伴随症状。
2. 做好安全及生活自理能力评估。
3. 遵医嘱给予口服彝药治疗。
4. 遵医嘱给予彝医丛腊（彝医热熨）治疗。
5. 遵医嘱给予彝医内期究高（彝医隔彝药灸）治疗。
6. 遵医嘱给予彝医萨鲁美讷（彝医穴位贴敷）治疗。

三、彝医特色治疗护理

（一）药物治疗

1. 口服给药

（1）口服中彝药与西药的服药时间间隔 30min 左右。

（2）用药前询问过敏史，用药期间观察药物疗效及不良反应，发现异常及时处理。

2. 注射给药

（1）用药前询问药物过敏史。

（2）中药和西药注射剂联合使用时，在两组药物之间加冲管液冲管。

（3）密切观察用药反应，尤其中西医联合用药的患者应加强巡视和监测，发现异常及时处理。

3. 彝药外用

使用前注意清洁皮肤，外用彝药适当用力摩擦局部皮肤，观察用药后反应，若局部皮肤出现灼热、刺痛、瘙痒，或有头晕、心慌、恶心、气促等症状，应立即停止用药，报告医生，协助处理。

（二）特色护理技术

1. 彝医曾丛厄（彝医湿热敷）技术

（1）环境：病室环境清洁、舒适、安静，空气流通，温湿度适宜。

（2）患者评估：当前主要症状，临床表现，既往史及药物过敏史；患者体质及对热的耐受程度、治疗部位皮肤情况；患者心理状况，合作程度。

（3）方法的特殊性：将配制好的彝药放入布袋内与敷料一起放入蒸锅中，用清水浸泡 30min 后煮沸 10min，取出敷料放入上层蒸笼中备用。局部皮肤涂上彝药制剂苏格带泽者清（血竭外用擦剂），取出上层蒸笼中的敷料拧至半干后抖开，折叠后敷于治疗部位。敷料表面温度为 38～43℃，若患者感到烫热，可揭开敷布的一角散热，每 5～8min 更换 1 次，每次治疗 20～30min。

（4）观察：操作过程中，注意观察局部皮肤情况，如出现红、肿、痛、痒、皮肤变色发硬、皮疹等烫伤、组织变性、过敏不适等情况，应立即停止操作，及时处理。

（5）告知患者彝医曾丛厄治疗注意事项，如有不适，及时告知医护人员。

（6）做好记录。

2. 彝医丛腊（彝医热熨）技术

（1）环境：病室环境清洁、舒适、安静，空气流通，温湿度适宜。

（2）患者评估：当前主要症状、临床表现、既往史及药物过敏史；患者体质及对热的耐受程度、治疗部位皮肤情况；患者心理状况、合作程度。

（3）方法的特殊性：将加热好的彝药包放在治疗部位上，结合清浊二气六路的循行路径，来回移动药包 10～15 次，再按压药包在治疗部位上环形按揉 3～5min，然后留药包于固定部位。药包温度保持在 50～60℃，每次治疗 20～25min。

（4）观察：操作过程中注意防寒保暖，观察患者局部皮肤情况，若出现发红、瘙痒、水疱、皮疹等不适症状，应立即停止操作，及时处理。

（5）告知患者彝医丛腊治疗注意事项，如有不适，及时告知医护人员。

（6）做好记录。

3. 彝医期采铺（彝医药物罐）技术

（1）环境：病室环境清洁、舒适、安静，空气流通，温湿度适宜。

（2）患者评估：当前主要症状、临床表现、既往史及药物过敏史；患者体质及对疼痛的耐受程度、治疗部位的皮肤情况；患者心理状况、合作程度；女性患者是否妊娠或月经期。

（3）方法的特殊性：根据彝医清浊二气理论，以彝药组方或单方煮沸浸泡过的竹罐或木罐为工具，借助热力排出罐内空气，形成负压，趁热固定在治疗部位上，使局部皮肤充血或瘀血。每次治疗 10min。

（4）观察：操作过程中，注意观察患者反应及局部皮肤情况，并检查药物罐吸附情况，防止罐体脱落。

（5）告知患者彝医期采铺治疗注意事项，如有不适，及时告知医护人员。治疗结束后饮温开水 200mL，12h 内避免沐浴。局部皮肤会出现与罐口相应大小的紫红色瘀斑，为正常现象，数日即可消除。

（6）做好记录。

4. 彝医池垛（彝医酒火）技术

（1）环境：病室环境清洁、舒适、安静，空气流通，温湿度适宜。操作应在光线稍暗及背风处进行，以便观察和掌握火焰情况。

（2）患者评估：当前主要症状、临床表现、既往史、药物及酒精过敏史；患者体质及对热的耐受程度、治疗部位的皮肤情况；患者心理状况、合作程度。

（3）方法的特殊性：操作者蘸取点燃的彝药酒，快速在所选部位不断的搓、擦。每次治疗 5～10min。

（4）观察：操作过程中，注意观察患者反应及局部皮肤情况，如患者感觉操作部位皮肤发烫疼痛，立即停止治疗，以防烫伤。

（5）告知患者彝医池垛治疗注意事项，如有不适，及时告知医护人员。

（6）做好记录。

5. 彝医萨鲁美讷（彝医穴位贴敷）技术

（1）环境：病室环境清洁、舒适、安静，空气流通，温湿度适宜。

（2）患者评估：当前主要症状、临床表现、既往史及药物过敏史；患者体质及贴药部位的皮肤情况；患者心理状况、合作程度。

（3）方法的特殊性：用竹片将调好的彝药均匀地涂于敷贴中央，厚薄适中，贴敷于穴位上，做好固定。贴敷时间一般为6～8h，贴敷穴位应交替进行，不宜单个穴位连续敷贴。

（4）观察：治疗过程中，注意观察患者局部皮肤情况，若出现红斑、水疱、皮疹、瘙痒等现象，应立即停止治疗，及时处理。

（5）告知患者彝医萨鲁美讷治疗注意事项，如有不适，及时告知医护人员；治疗穴位出现轻度发红、发热，属正常治疗反应，无须处理。

（6）做好记录。

6. 彝医内期究高（彝医隔彝药灸）技术

（1）环境：病室环境清洁、舒适、安静，空气流通，温湿度适宜。

（2）患者评估：当前主要症状、临床表现、既往史及药物过敏史；患者体质及治疗部位皮肤情况，对热的耐受程度；患者心理状况、合作程度。

（3）方法的特殊性：利用彝药将艾柱与穴位皮肤间隔开，借助彝药的药力和艾柱的热力发挥协同作用。每次治疗25～30min。

（4）观察：操作过程中注意观察患者反应及局部皮肤情况，防止烫伤。若出现头昏、眼花、恶心、面色苍白、心慌出汗等不适，应立即停止操作，及时处理。

（5）告知患者彝医内期究高治疗注意事项，如有不适，及时告知医护人员。

（6）做好记录。

四、健康指导

（一）生活起居指导

1. 居室环境宜温暖向阳、通风、干燥，避免寒冷刺激。
2. 避免小关节长时间负重，避免不良姿势，减少弯腰、爬高、蹲起等动作。
3. 每日适当晒太阳，用温水洗漱，坚持热水泡足。
4. 卧床时保持关节功能位，行关节屈伸运动。

（二）饮食指导

1. 风湿痹阻证：宜食祛风除湿、通络止痛的食品，如鳝鱼、薏苡仁、木瓜、冬瓜、苦瓜、绿豆等。食疗方：薏仁粥、葱豉汤。

2. 湿热痹阻证：宜食清热祛湿的食品，如薏苡仁、红豆、黄瓜、苦瓜、冬瓜、丝瓜、绿豆芽、绿豆等。食疗方：丝瓜绿豆汤、冬瓜薏仁汤。

3. 寒湿痹阻证：宜食祛风散寒的食品，如牛肉、山药、大枣、红糖、红小豆等。食疗方：红枣山药粥、黄酒烧牛肉等。

4. 肝肾亏虚证：宜食补益肝肾、强筋通络的食品，如甲鱼、山药、枸杞子、鸭肉、鹅肉、芝麻、黑豆等。食疗方：山药芝麻糊、枸杞鸭汤等。

5. 痰瘀痹阻证：宜食祛痰逐瘀、通络止痛的食品，如山楂、桃仁、陈皮、薏苡仁、绿豆等。食疗方：薏苡仁桃仁汤、山芋薏仁粥等。

6. 气血两虚：宜食补益气血的食品，如大枣、薏苡仁、赤小豆、山药、阿胶、鸡肉、牛肉、乌骨鸡、黑芝麻、龙眼肉等。食疗方：大枣山药粥、乌鸡汤。

（三）情志调理

1. 多与患者沟通，了解其心理状态，及时给予心理疏导。同时鼓励患者与他人多交流。
2. 鼓励家属多陪伴患者，给予情感支持。

（四）康复指导

1. 保持关节功能位，在医护人员指导下做康复运动，活动量应循序渐进，避免突然剧烈活动。

2. 病情稳定后，可借助各种简单工具与器械，进行关节功能锻炼，如捏核桃、握力器、手指关节操等，锻炼手指关节功能；空蹬自行车，锻炼膝关节；踝关节屈伸运动等。逐步可进行太极拳、八段锦、气功等锻炼。

尪痹（类风湿关节炎）中医症状效果评分表

主症	评分标准				入院时	出院时
	0分	2分	4分	6分		
关节疼痛	关节不痛	疼痛轻，基本不影响工作	疼痛较重，影响工作和休息	疼痛严重，严重影响休息和工作		
关节肿胀	关节无肿胀	关节轻度肿、皮肤纹理变浅、骨性标志仍明显	关节中度肿、皮肤纹理基本消失、骨性标志不明显	关节重度肿、皮肤紧、骨性标志消失		
次症	0分	1分	2分	3分		
关节压痛	关节无压痛或压痛消失	轻度压痛，患者称有痛	中度压痛，压之疼痛，患者可忍受	重度压痛，痛不可触		
晨僵	晨僵持续时间<15min	15min≤晨僵持续时间<1h	1h≤晨僵持续时间<2h	晨僵时间≥2h		
关节屈伸不利	无	关节活动轻度受限，关节活动范围减少<1/3	关节活动明显受限，活动范围减少≥1/3	关节活动明显受限，关节活动范围减少≥2/3		
关节发冷	关节无冷感或冷感消失	仅关节恶风寒，触之不凉	经常自觉关节冷，触之发凉，喜暖	肢体伴有疼痛，常需加衣保护		
畏恶风寒	无畏风寒或畏风寒消失	偶有畏恶风寒	经常畏恶风寒，不需加衣	常常畏恶风寒，需加衣		
肢体酸重	肢体无酸重或酸重消失	肢体酸重较轻，不影响日常生活和工作	肢体酸重较重，日常生活和工作均受影响	肢体酸重严重，影响日常生活和工作		
舌象	舌质		舌苔			
脉象						
总分						
病情分级（总分30分）：轻度0～10分，中度11～20分，重度21～30分。						

盆腔炎（盆腔炎性疾病）彝医护理方案

一、常见证候要点

（一）湿热瘀结证

下腹胀痛或刺痛，痛处固定，腰骶胀痛，带下量多，色黄质稠或气臭；经期腹痛加重，经期延长或月经量多。口腻或纳呆，舌质红或暗红，苔黄腻或白腻，脉弦数或滑数。

（二）气滞血瘀证

下腹胀痛或刺痛，情志抑郁或烦躁，带下量多，色黄或白质稠；月经先后不定，量多或少，有块；经前乳房胀痛；情志不畅则腹痛加重。舌质暗红，或有瘀斑瘀点，苔白或黄，脉弦。

（三）寒湿瘀滞证

下腹冷痛或刺痛，腰骶冷痛，带下量多，色白质稀；经期腹痛加重，得温则减，月经量少或月经错后，痛经。舌质黯或有瘀点，苔白腻，脉沉迟或沉涩。

（四）肾虚血瘀证

下腹绵绵作痛或刺痛，腰骶酸痛，带下量多，色白质清稀；劳累后下腹或腰骶酸痛加重；经量多或少。舌质黯淡或有瘀斑瘀点，苔白或腻，脉沉涩。

（五）气虚血瘀证

下腹疼痛或坠痛，缠绵日久，痛连腰骶，经行加重；经期延长或月经量多，体倦乏力，食少纳呆。舌质黯淡或有瘀斑瘀点，苔白，脉沉细或沉涩无力。

二、常见症状 / 证候施护

（一）下腹及腰骶部疼痛

1. 评估疼痛部位、性质、持续时间、诱发因素及伴随症状，做好疼痛平分。
2. 急性发作期宜卧床休息，可取半卧位，避免久站、久走，禁止重体力劳动。
3. 注意腹部或腰骶部保暖，湿热蕴结者慎用热敷。
4. 遵医嘱给予彝医萨鲁美讷（彝医穴位贴敷）治疗。
5. 遵医嘱给予彝医期录（彝医封包）治疗。
6. 遵医嘱给予彝医丛腊（彝医热熨）治疗，注意经期不宜操作。
7. 遵医嘱给予彝医冒耐南景（彝医冒耐疗法）治疗，注意经期不宜操作。

（二）带下异常

1. 评估带下性质、量、色、味的变化。
2. 保持会阴清洁。
3. 遵医嘱给予彝医冒耐南景（彝医冒耐疗法）治疗，注意经期不宜操作。

（三）月经异常

1. 观察月经的量、色、质，月经周期及伴随症状。
2. 注意经期卫生，选择宽松透气的衣裤，不使用不洁卫生用品。
3. 教会患者通过自查基础体温等简单方式监测月经周期。
4. 遵医嘱给予彝医丛腊（彝医热熨）治疗，血热腹痛时忌用。
5. 遵医嘱给予彝医期录（彝医封包）治疗。

（四）神疲乏力

1. 评估精神状态、乏力程度、运动情况及伴随症状。
2. 卧床休息，适当活动，避免过度劳累。
3. 遵医嘱给予彝医丛腊（彝医热熨）治疗，注意经期不宜操作。
4. 遵医嘱给予彝医内期究高（彝医隔彝药灸）治疗。

三、彝医特色治疗护理

（一）药物治疗

1. 口服给药

（1）口服中彝药与西药的服药时间间隔 30min 左右。

（2）用药前询问过敏史，用药期间观察药物疗效及不良反应，发现异常及时处理。

2. 注射给药

（1）用药前询问药物过敏史。

（2）中药和西药注射剂联合使用时，在两组药物之间加冲管液冲管。

（3）密切观察用药反应，尤其中西医联合用药的患者应加强巡视和监测，发现异常及时处理。

3. 彝药外用

使用前注意清洁皮肤，外用彝药适当用力摩擦局部皮肤，观察用药后反应，若局部皮肤出现灼热、刺痛、瘙痒，或有头晕、心慌、恶心、气促等症状，应立即停止用药，报告医生，协助处理。

（二）特色护理技术

1. 彝医萨鲁美讷（彝医穴位贴敷）技术

（1）环境：病室环境清洁、舒适、安静，空气流通，温湿度适宜。

（2）患者评估：当前主要症状、临床表现、既往史及药物过敏史；患者体质及贴药部位的皮肤情况；患者心理状况、合作程度。

（3）方法的特殊性：用竹片将调好的彝药均匀地涂于敷贴中央，厚薄适中，贴敷于穴位上，做好固定。贴敷时间一般为6～8h，贴敷穴位应交替进行，不宜单个穴位连续敷贴。

（4）观察：治疗过程中，注意观察患者局部皮肤情况，若出现红斑、水疱、皮疹、瘙痒等现象，应立即停止治疗，及时处理。

（5）告知患者彝医萨鲁美讷治疗注意事项，如有不适，及时告知医护人员；治疗穴位出现轻度发红、发热，属正常治疗反应，无须处理。

（6）做好记录。

2. 彝医期录（彝医封包）技术

（1）环境：病室环境清洁、舒适、安静，空气流通，温湿度适宜。

（2）患者评估：当前主要症状、临床表现、既往史及药物过敏史；患者体质及治疗部位的皮肤情况；患者心理状况、合作程度。

（3）方法的特殊性：将打磨好的彝药粉调成糊状并加热至38～43℃，平摊于纱布上，放入药袋内封装好，趁热固定于治疗部位，再借助红外线的作用，将治疗药包中的彝药活化物质转化为离子状态，透过皮肤，直接作用于患病部位或穴位上。每次治疗30min。

（4）观察：操作过程中，注意观察患者局部皮肤情况，若出现红疹、水疱、瘙痒等现象，应立即停止操作，及时处理。

（5）告知患者彝医期录治疗注意事项，如有不适，及时告知医护人员。

（6）做好记录。

3. 彝医丛腊（彝医热熨）技术

（1）环境：病室环境清洁、舒适、安静，空气流通，温湿度适宜。

（2）患者评估：当前主要症状、临床表现、既往史及药物过敏史；患者体质及对热的耐受程度、治疗部位的皮肤情况；患者心理状况、合作程度。

（3）方法的特殊性：将加热好的彝药包放在治疗部位上，结合清浊二气六路的循行路径，来回移动药包10～15次，再按压药包在治疗部位上环形按揉3～5min，然后留药包于固定部位。药包温度保持在50～60℃，每次治疗20～25min。

（4）观察：操作过程中注意防寒保暖，观察患者局部皮肤情况，若出现发红、瘙痒、水疱、皮疹等不适症状，立即停止操作，及时处理。

（5）告知患者彝医丛腊治疗注意事项，如有不适，及时告知医护人员。

（6）做好记录。

4. 彝医冒耐南景（彝医冒耐疗法）技术

（1）环境：病室环境清洁、舒适、安静，空气流通，温湿度适宜。

（2）患者评估：当前主要症状，临床表现，既往史及药物过敏史；患者体质及对热的耐受程度；患者心理状况、合作程度。

（3）方法的特殊性：沐浴桶内套扎一次性使用沐浴袋，将煎煮好的彝药液（温度在50～70℃）倒入大沐浴桶底部，将药渣趁热放入布袋置于桶内座位上，铺毛巾备用；患者坐入桶内座位上，双脚放在脚凳上，将沐浴桶盖盖至患者肩以下部位，行熏蒸治疗；待药液温度为40～42℃时，用消毒小毛巾蘸取药液，按顺序从头面部到四肢进行擦洗，每次治疗20～30min。

（4）观察：操作过程中，注意询问患者感受，观察患者面色和脉搏，若出现面色潮红、苍白及脉搏异常、心慌、胸闷、乏力、眩晕等不适，应立即停止操作，及时处理。

（5）告知患者彝医冒耐南景治疗注意事项，如有不适，及时告知医护人员。治疗后宜饮温开水或红糖水 200mL。

（6）做好记录。

5. 彝医内期究高（彝医隔彝药灸）技术

（1）环境：病室环境清洁、舒适、安静，空气流通，温湿度适宜。

（2）患者评估：当前主要症状、临床表现、既往史及药物过敏史；患者体质及治疗部位皮肤情况，对热的耐受程度；患者心理状况、合作程度。

（3）方法的特殊性：利用彝药将艾柱与穴位皮肤间隔开，借助彝药的药力和艾柱的热力发挥协同作用。每次治疗时间 25～30min。

（4）观察：操作过程中注意观察患者反应及局部皮肤情况，防止烫伤。若出现头昏、眼花、恶心、面色苍白、心慌出汗等不适，应立即停止操作，及时处理。

（5）告知患者彝医内期究高治疗注意事项，如有不适，及时告知医护人员。

（6）做好记录。

四、健康指导

（一）生活起居指导

1. 注意个人卫生，注重经期、孕期、产褥期保健，卫生用品要清洁。
2. 治疗期间避免性生活。经期及月经干净 3d 内禁房事、盆浴、游泳。
3. 避免不洁性交，性伴侣有性病者需一同治疗。
4. 做好计划生育措施，尽量避免行人流、上环等手术。
5. 加强体育锻炼，可练气功、太极拳、八段锦、盆腔康复操。

（二）饮食指导

饮食以高营养为主，忌食辛辣、油腻等刺激性食物。

1. 湿热瘀结证：宜食清淡、易消化的食物，如小米、胡萝卜、豆腐等。忌食辛辣刺激性及油炸食品，如薯片、烤肉等。
2. 气滞血瘀证：宜食行气活血之品，如山药、桃仁、木耳等。少食红薯、豆浆等壅阻气机之品。
3. 寒湿瘀滞证：宜食温热活血之品，如姜汤、红糖水、桂圆肉、核桃等。忌食生冷之品。
4. 肾虚血瘀证：宜食补肾活血之品，如枸杞、山药、大枣等。
5. 气虚血瘀证：宜食益气活血之品，如鸡肉、山药、大枣等。

（三）情志调理

1. 向患者介绍疾病相关知识，鼓励患者坚持治疗，减少复发的概率。
2. 鼓励家属多陪伴患者，给予情感支持。
3. 鼓励病友之间多沟通交流，消除患者不安情绪。
4. 根据患者的辨证，给予音乐疗法。

盆腔炎（盆腔炎性疾病）中医症状效果评分表

<table>
<tr><td rowspan="2">症状</td><td colspan="4">评分标准</td><td rowspan="2">入院时</td><td rowspan="2">出院时</td></tr>
<tr><td>0 分</td><td>2 分</td><td>4 分</td><td>6 分</td></tr>
<tr><td>下腹部坠胀、疼痛</td><td>无下腹部坠胀、疼痛</td><td>下腹部坠胀、疼痛，时做时止</td><td>下腹部坠胀、疼痛，频繁发作</td><td>下腹部坠胀、疼痛，持续存在</td><td></td><td></td></tr>
<tr><td>腰骶部酸痛</td><td>无腰骶部酸痛</td><td>腰骶部酸胀不适</td><td>腰骶部酸胀、疼痛，可以忍受</td><td>腰骶部酸胀、疼痛，忍受较困难</td><td></td><td></td></tr>
<tr><td>劳累、性交后、月经前后疼痛</td><td>无劳累、性交后、月经前后疼痛</td><td>时有，不影响生活及工作</td><td>常有加重，部分影响工作</td><td>每次均加重，不能正常工作</td><td></td><td></td></tr>
<tr><td>带下异常</td><td>正常</td><td>阴部潮湿不适</td><td>内裤有污迹，不需垫护垫</td><td>内裤污迹明显，需垫护垫</td><td></td><td></td></tr>
<tr><td>症状</td><td colspan="2">0 分</td><td colspan="2">3 分</td><td></td><td></td></tr>
<tr><td>月经失调</td><td colspan="2">无月经失调</td><td colspan="2">月经失调</td><td></td><td></td></tr>
<tr><td colspan="5">总计</td><td></td><td></td></tr>
<tr><td colspan="7">病情分级（总分 27 分）：轻度≤9 分，中度 10～18 分，重度≥19 分。</td></tr>
</table>

瑶 医

前　言

本文件参照 GB/T 1.1—2020《标准化工作导则　第 1 部分：标准化文件的结构和起草规则》的规定起草。

请注意本文件的某些内容可能涉及专利。本文件的发布机构不承担识别专利的责任。

本文件由中国民族医药学会提出并发布。

本文件由中国民族医药学会标准化技术委员会归口管理。

本文件主要起草单位：中国民族医药学会瑶医药分会、北京瑶医医院、北京德坤瑶医药研究院。

本文件参与起草单位：广西中医药大学瑶医药学院、湖南江华瑶医药研究所。

本文件主要起草人：陈楠、何芳、王志愿、王濯清、齐迎敏。

本文件审定人员：中国民族医药学会标准化技术委员会（瑶医药委员）专家覃迅云、覃建峰、覃建雄、程彩红、覃艳梅、李如海，中国民族医药学会标准化工作组成员许志仁、梁峻、刘颂阳、侯玉杰，中国民族医药学会标准化相关专家张素秋等。

引　言

瑶医药学是瑶族人民在长期的生产与生活实践中认识生命、维护健康、战胜疾病的宝贵经验，是中国传统文化的结晶，是祖国医药学宝库的重要组成部分。瑶医药学有着丰富的治疗经验和独特的民族风格，她不仅历史悠久，而且具有鲜明的地方特色和民族特色，其所体现的预防、治疗、护理、保健、养生、康复等维护健康的综合性疗效，以及所采用的药物、非药物等多种诊疗方法，都在提高防治疾病的效果、避免和减少化学药物的毒副作用、维护瑶族人民健康中发挥着独特作用。进一步保护、传承和弘扬瑶医护理技术，具有十分深远的影响和重大作用。

《瑶医护理方案》由中国民族医药学会标准研究推广基地北京瑶医医院整理，并由广西中医药大学瑶医药学院、湖南江华瑶医药研究所等专家进行多次论证，最终形成草案。其从常见证候要点、常见症状 / 证候施护、瑶医特色护理技术、瑶医特色治疗技术、健康指导等多个方面，规范了瑶医治疗红斑狼疮、乳腺炎等疾病的诊疗行为，从而提升了瑶医药在治疗重大疾病和常见疾病上的科研学术水平。

本系列标准的制定工作得到中国民族医药学会的高度重视。特邀审定专家以及许多同行专家对《瑶医护理方案》提出了宝贵意见，最终形成本系列标准。对此，谨致以诚挚敬意和衷心感谢。

因为时间有限，《瑶医护理方案》还存在不足之处，望大家在应用中及时提出反馈意见，以便今后修订完善。

蝴蝶瘟（系统性红斑狼疮）瑶医护理方案

一、常见证候要点

（一）盈亏不显症

主症：面部蝴蝶状红斑或肢体不规则形红斑，手足瘀斑，鹅口疮。
次症：紫外线光敏感，绕闷，倒龙头，枯毛，松节，壮热，舌黄，苔腻，脉弦数。

（二）盈盛而亏不著症

主症：面部蝶状红斑，肢体斑块，手足掌面紫或肢端有溃疡或四肢肿胀。
次症：壮热，松节，大便干结，舌红苔黄厚，脉滑数。

（三）亏盛盈不著症

主症：面部蝶状红斑，面色无华、松节。
次症：枯毛，泡浊尿，绕闷，骨槽风，舌淡苔薄黄，脉沉细。

（四）盈更盛而亏更著症

主症：面部及四肢红斑，松节，口干，伴有腰酸痛。
次症：泡浊尿（尿蛋白或红细胞持续 ++ 或 +++）。舌质偏红薄白腻，舌体胖或瘦或有齿痕，脉弦细、弦滑、沉细等。

二、常见症状／证候施护

（一）皮肤黏膜损害

1. 观察皮肤黏膜损坏程度、有无感染，破损处颜色变化。
2. 口腔感染时，遵医嘱用瑶药漱口，保持口腔清洁、干燥。
3. 皮肤干燥、脱屑者，用润肤膏涂擦，忌用手抓。
4. 如皮损处、关节疼痛处或双颈部、双腋下、双腹股沟或脏俞穴，遵医嘱根据经络循行施以推蛋疗法，起到排毒通络之效。

（二）关节、肌肉病变

1. 毒热炽盛合并关节疼痛者，取舒适体位，用枕头支撑患部。
2. 疼痛剧烈者，遵医嘱给予清热解毒、活血止痛膏外敷，进行竹罐疗法，以达到逐风散血、穿经走脉、止痛目的。
3. 根据病情，配伍瑶药，选择相应部位，如皮损处、关节疼痛处或双颈部、双腋下、双腹股沟或脏俞穴，根据经络循行施以推蛋疗法，起到排毒通络之效。

4. 患者若出现松节（关节疼痛）明显同时合并雷诺氏征的，可以用血管炎泡洗方浸泡局部，或全身药浴进行治疗，每日 2 次，每次 30min，同时用通络消肿酒局部涂擦，以缓解疼痛程度。

5. 对于伴有下肢水肿或出现腹水时，可用敷脐方每日 1 次敷脐，以减轻肿痛或达到引水的目的。

（三）面部红斑

1. 经常用清水洗脸，以保持皮肤清洁；用小毛巾或纱布湿热敷于患处，可促进局部血液循环，有利于鳞屑脱落。面部忌用碱性肥皂、化妆品及油膏，防止局部皮肤受刺激或过敏。避免日晒。病情观察，做好护理记录。

2. 病室安静、灯光柔和，避免阳光直接照射床位。

三、瑶医特色护理技术

（一）药物治疗的护理

1. 内服瑶药护理要点

（1）服药时间：口服瑶药宜饭后 0.5～1h 服用。

（2）服药温度：热证宜凉服，寒证、虚证宜温服。

（3）服药方法：水煎服，每日 1 剂，分 3 次服用。与西药时间间隔 30min 左右。

（4）注意事项：用药期间询问过敏史，用药期间应观察药物疗效及不良发应，发现异常及时报告医生。

2. 外用瑶药护理要点

（1）应注意有无过敏史，用药期间如果出现异常，立即停药，报告医生并协助处理。过敏体质者慎用。

（2）使用前应注意皮肤清洁，观察用药发应，如有异常及时停药，报告医生，协助处理。

（3）用法：外用，涂于浅表淋巴结肿大部位及关节疼痛部位。

（二）瑶医特色技术

1. 推蛋排毒疗法

（1）选择相应部位（身体红斑处），根据经络循行施以推蛋疗法，起到排毒通络之效。

（2）配伍瑶药。

（3）操作方法：备蛋 2 个，加水 750～1000mL，煎沸煮熟。

（4）根据病情需要，添加药物与蛋同煮。煮熟后，将蛋浸于药液中保温备用，取煮好的温热蛋 1 个，在身体红斑处依次反复滚动热熨，直至微汗出止。蛋凉后，可再放入药液中加热、一般备蛋 2 个，轮流滚动。滚蛋后，令患者盖被静卧即可。

（5）观察：操作过程中观察皮肤颜色及患者耐受度，如有异常立即停止治疗，及时告知医生，协助处理。

2. 庞桶药浴

（1）操作方法：清水擦拭浴桶，铺设一次性泡浴膜，将药液原浆倒入泡浴桶中并加入热水，调节水温。

①水温控制在 40～45℃；

②患者泡浴 30～40min；

③嘱患者在泡浴中口服 500mL 温开水。

（2）方法：泡浴时先泡 5min，使皮肤适应水温，再泡 8min，感受有无不适情况，最后再泡 5min，属于三进三出，如中途出现不适情况，可停止泡浴。

3. 竹罐疗法

（1）操作方法：协助患者取舒适体位，充分暴露拔罐部位；以药物煎煮竹罐，选用适当的穴位，拔罐时造成一种负压，在吸拔过程中，部分药液通过局部皮肤吸收，加上热熏作用，使局部穴位血管得到扩张，神经得到调节，增强了机体抗病能力和耐受力。药罐疗法具有祛风祛湿、活血舒筋、散寒止痛、消肿散结等功效。隔日 1 次，10d 为 1 个疗程。

（2）观察：体位合适、安全舒适，竹罐吸附力强，无烫伤，症状改善程度，如果不适，及时处理。

4. 脐药疗法

（1）操作方法：水剂调和，敷于肚脐，对于狼疮性肾炎患者伴有下肢水肿或出现腹水时，可用敷脐方每日 1 次敷脐，以减轻肿痛或达到引水的目的。

（2）观察：皮肤有瘙痒、红、肿、热、痛，及时告知护士，停止敷脐。

四、健康指导

（一）饮食指导

1. 饮食原则：由于长时间服用激素、应用免疫抑制剂等药物，使患者机体抵抗力下降，因此，应改变不利于疾病的不良饮食习惯，在饮食上应给予高热量、高维生素、低盐饮食。

2. 饮食宜忌：无花果、油菜、芹菜、蘑菇、香菇等能引起光敏感、面部红斑、皮疹等，故对光敏感的患者不食或少食具有增强光敏感作用的食物，如有肾功能损害时，应补充足够的优质蛋白。羊肉、狗肉、马肉、驴肉、鹿肉等性温热，食用后会加重患者的内热症状。辣椒、青椒、大蒜、大葱、韭菜、桂圆等过于热性的食物不宜多食、常食。

对于长期服用激素而引起高血脂、高血糖的患者，注意少食脂肪和胆固醇含量较高的食物及高糖食物。不宜饮酒、吸烟，香烟中的尼古丁等有害成分能刺激血管壁而加重血管炎。狼疮性肾炎患者由于长期蛋白从小便中流失，使体内白蛋白降低，故应及时补充优质蛋白，如牛奶、鸡蛋、瘦肉、鱼等动物蛋白。

（二）日常生活指导

患者容易发生感染，应避免经常出入人群较多的公共场所，减少与病原体的接触。病室内保持适宜的温湿度，按时进行空气消毒，每日开窗通风以保持室内空气流通。避免使用有刺激性的或有过敏史的化妆品，包括面霜、染发剂等。养成良好的生活卫生习惯，保持口腔清洁。避免日光照射，避免将皮肤暴露于阳光下，避免在 10：00～15：00 阳光较强的时间外出，禁止日光浴，夏日外出穿长袖上衣、长腿裤，打伞，戴遮阳镜及遮阳帽等，以免引起光过敏，使皮疹加重。

（三）用药指导

糖皮质激素及免疫抑制剂为治疗蝴蝶瘟（SLE）的首选药，并辅以瑶医特色药物，在用药过程中应定期监测血压、血糖、电解质及肝肾功能等。避免服用能诱发 SLE 的药物，如肼苯哒嗪、普鲁卡因酰胺、异烟肼、氯丙嗪及甲基多巴等。

（四）生育指导

大多数患者为育龄妇女，妊娠可诱发 SLE 活动，尤其在妊娠早期和产后 6 周，故应尽可能减少妊娠次数，非缓解期应避免妊娠，否则易发生流产、早产、死胎，并加重 SLE 病情。近年来不少学者认为当泼尼松用量每日控制在 10mg 以下、缓解期半年以上的患者，无其他脏器严重损害时可以在医生的指导下安全妊娠。在妊娠前 3 个月和末 3 个月应密切观察，随时到医院会诊，产后避免哺乳，以保母子平安。

（五）活动指导

对于急性活动期患者必须严格卧床休息，并保持良好的姿势和关节的功能位置，积极配合治疗。保证充足的睡眠。待病情稳定，缓解期患者可适量安排保健强身活动，在体力允许的范围内适当进行活动，合理安排自己的生活和工作时间。可选择一些如散步、慢跑、骑车、气功、太极拳等轻松的运动项目，适度的活动对患者的情绪改善有利，促进其心理健康，增强其自信心。要避免剧烈运动，防止过度劳累。

孥提（乳腺癌）瑶医护理方案

一、常见证候要点

（一）盈亏不显症

主症：乳房内并发肿块，迅速增大，疼痛，红肿，质地坚硬，状似覆碗，推之不移，皮色紫暗。

次症：心烦易怒，口咽干，舌红苔黄，脉弦数。

（二）盈盛而亏不著症

主症：乳房肿块迅速肿大，疼痛红肿，并发四肢麻木。

次症：心烦口干，发热，便秘，舌暗红、有紫瘀斑，苔黄厚，脉弦数。

（三）盈更盛而亏更著症

主症：乳中结块与胸壁粘连，推之不动，乳房外表遍生疙磨，或远处转移。

次症：头目眩，气短乏力，面色晄白，神疲，消瘦，纳呆，五心烦热，术后复发，舌质红或光苔，脉细数。

二、常见症状/证候施护

（一）疼痛

1. 采用《疼痛评估量表》进行评估。
2. 指导患者使用转移注意力的方法，如读书、看报、与人交流等。
3. 教会患者使用放松术，如全身肌肉放松、缓慢地深呼吸、听舒缓音乐等。
4. 遵医嘱给予中药外敷。
5. 遵医嘱给予推蛋排毒疗法。
6. 遵医嘱给予梳乳疗法。

（二）恶心、呕吐

1. 观察呕吐物的量、色、性质，及时记录并报告医生。
2. 呕吐后，遵医嘱以温开水或中药漱口液漱口。
3. 遵医嘱给予艾灸：取中脘、关元、足三里、神阙等穴。
4. 遵医嘱给予瑶药熏鼻疗法。

（三）四肢麻木

1. 保证环境安全，避免烫伤、灼伤、磕碰等。
2. 注意四肢保暖，穿棉袜、棉质手套，防止受凉。
3. 遵医嘱给予气压式血液循环驱动仪治疗，每次 30min，每日 1 次。
4. 遵医嘱给予穴位按摩：取足三里、手三里、太冲、阳陵泉、曲池、内关等穴。
5. 遵医嘱给予庞桶药浴。

三、瑶医特色治疗护理

（一）药物治疗的护理

1. 内服瑶药护理要点

（1）服药时间：口服瑶药宜饭后 0.5～1h 服用。
（2）服药温度：热证宜凉服，寒证、虚证宜温服。
（3）服药方法：水煎服，每日 1 剂，分 3 次服用。与西药时间间隔 30min 左右。
（4）注意事项：用药期间询问过敏史，观察药物疗效及不良发应，发现异常及时报告医生。

2. 外用瑶药护理要点

（1）应注意有无过敏史，过敏体质者慎用。
（2）使用前应注意皮肤清洁，观察用药发应，如有异常及时停药，报告医生，协助处理。

四、瑶医特色技术

（一）中药外敷

1. 操作方法：药物打粉，配伍瑶药，温水调和，温度控制在 40～45℃，敷于双乳及腋下，每日 1 次外敷，以减轻肿痛。

2. 观察：操作过程中观察皮肤颜色、患者耐受度，如有异常立即停止治疗，及时告知医生，协助处理。

（二）推蛋排毒疗法

1. 选择相应部位（双乳房及腋窝下），根据经络循行施以推蛋疗法，起到排毒通络之效。

2. 配伍瑶药。

3. 操作方法：备蛋 2 个，加水 750～1000mL，煎沸煮熟。

4. 根据病情需要，添加药物与蛋同煮。煮熟后，将蛋浸于药液中保温备用，取煮好的温热蛋 1 个，在乳房及腋下依次反复滚动热熨，直至微汗出止。蛋凉后，可再放入药液中加热、一般备蛋 2 个，轮流滚动。滚蛋后，令患者盖被静卧即可。

5. 观察：操作过程中观察皮肤颜色、患者耐受度，如有异常立即停止治疗，及时告知医生，协助处理。

（三）梳乳疗法

1. 环境：病房环境宽敞明亮，将室温调至 26℃，关好门或窗，无对流风。

2. 评估：体质及局部皮肤情况、既往病史、目前症状、发病部位及相关因素，患者心理状态及对治疗疾病的信心，接受配合程度。

3. 操作方法：取赤芍 15g、夏枯草 30g、蒲公英 30g，水煎后熏洗乳房，接着用木梳在患乳上轻轻梳 15min 左右，然后患者自己或家属配合用手牵拉乳头，轻轻向上抖动，每次抖动 100 下，后将加热的木梳背，轻轻按压乳房结节处，以患者感觉患处发紧、发胀为宜，再向外侧梳理，每日 3 次。

4. 手法：梳乳时应沿乳腺管方向，由乳头梳向外侧，不可逆梳。保持木梳干净，不宜用力过大，以免刮伤皮肤。如乳房破溃，化脓者禁用。

（四）瑶药熏鼻疗法

1. 根据病情，配伍瑶药，询问、了解患者的身体状况。

（1）查看鼻腔情况。

（2）调节熏鼻器水温，缓解患者紧张情绪，使患者放松，注意保暖。

（3）操作方法：清水擦拭熏鼻器，84 液消毒熏鼻器，将煮好的药液倒入熏鼻器，水位不超过 1/2。盖好熏鼻器盖子，调节熏鼻器流量到 3。

（4）时间设置为 30min，核对患者姓名与药液是否符合。熏鼻档位越高，温度越高。

（5）患者保持深吸气，嘴巴慢呼气，呼气的同时将头偏向一侧，频率为 1∶1，鼻子位于熏鼻器斜上方 3～5cm。不随意挪动熏鼻器，以免烫伤。

2. 观察：熏鼻过程中，每 5min 询问患者有无不适反应、熏鼻档位是否合适，嘱患者注意吸气与呼气频率，切勿过快，以免发生头晕等情况。有不适情况请按铃呼叫护士。熏鼻后，嘱患者休息 5min，调节呼吸至正常频率，温水漱口，禁食生冷。

（五）庞桶药浴

1. 操作方法：清水擦拭浴桶，铺设一次性泡浴膜，将药液原浆倒入泡浴桶中并加入热水，调节水温。

（1）水温控制在39～42℃；

（2）患者泡浴20～30min;

（3）嘱患者在泡浴中口服500mL温开水。

2.方法：泡浴时先泡5min，使皮肤适应水温，再泡8min，感受有无不适情况，最后再泡5min，属于三进三出，如中途出现不适情况，可停止泡浴。

五、健康指导

（一）生活起居

1.定期对健侧乳房进行自我检查，乳房切除的患者建议佩戴义乳。

2.适当般炼：如太极拳、气功、八段锦、伸展运动等。

（二）饮食指导

1.盈亏不显症：宜食调理冲任、补益肝肾的食品，如红枣、甲鱼、桑葚、黑木耳等。食疗方：红杞鲫鱼汤。

2.盈盛而亏不著症：宜食清热解毒、活血化瘀的食品，如莲藕、苦瓜、葡萄、柠檬、大白菜、茄子、香菇等。食疗方：菱角汤或菱角薏米粥。

3.盈更盛而亏更著症：宜食益气养血、健脾补肾的食品，如龙眼肉、大枣、茯苓、山药黑芝麻等，多食瘦肉、牛奶及蛋类等。食疗方：小米大枣粥。

4.恶心者，宜食促进消化、增加胃肠蠕动的食品，如生白萝卜捣汁饮用；呕吐者，进食止呕和胃的食品，如频服姜汤（生姜汁1汤匙、蜂蜜2汤匙，加开水3汤匙调匀）。

（三）情志调理

1.鼓励患者主动抒发心中的不良情绪，保持心态稳定。

2.鼓励病友间相互交流，增强战胜疾病的信心。

3.指导患者使用转移注意力的方法，如阅读、倾听（音乐、广播）、写作、绘画、练书法等。

4.鼓励家属多与患者交谈，多陪伴。

苗 医

前　言

本文件参照 GB/T 1.1—2020《标准化工作导则　第 1 部分：标准化文件的结构和起草规则》的规定起草。

请注意本文件的某些内容可能涉及专利。本文件的发布机构不承担识别专利的责任。

本文件由中国民族医药学会提出并发布。

本文件由中国民族医药学会标准化技术委员会归口管理。

本文件起草单位：贵州中医药大学。

本文件主要起草人：石国凤、张献文、曾苹、胡成刚、谢薇、肖淦辰、张宁、肖杨杨。

本文件审定人员：中国民族医药学会标准化技术委员会（苗医药委员）专家杜江、郭伟伟、熊芳丽、文明昌、胡成刚、夏文，中国民族医药学会标准化工作组成员许志仁、梁峻、刘颂阳、侯玉杰，中国民族医药学会标准化相关专家张素秋等。

引 言

苗族人民运用其民族特有的诊疗护理技术和苗药，在长期与疾病斗争的过程中，逐渐形成了较为统一的治疗护理方案。因此，将苗族特色的护理方案形成规范化标准对于传承苗族医药文化、规范民间苗医日常诊护具有重要意义。

贵州中医药大学作为中国民族医药学会标准化研究推广基地单位，通过文献收集、黔东南苗族聚居地民间走访挖掘以及临床实践，从中整理筛选出苗医护理技术，并由苗医护理专家进行多轮论证，最终形成《苗医护理方案》初稿。

《苗医护理方案》主要凝练了纸火灸治疗绕肩风慒链宝（肩关节周围炎）的苗医护理和操作方法。本方案对肩关节周围炎的常见证候要点、常见症状、证候施护、治护原则、苗医用药护理，以及纸火灸的特色护理操作、健康指导等内容进行了规范，简明实用、可操作性强，符合医疗法律和法规要求，具有一定的指导性、普遍性和可参照性，适用于苗族医药临床护理、教学、科研和相关管理，可作为苗医护理人员临床实践、诊疗护理规范和质量控制的主要参考依据，从而提高苗族医药治护常见病的诊疗护理能力和科研水平。

本标准的制定工作得到中国民族医药学会的高度重视。中国民族医药学会苗医药分会、标准化技术委员会、标准化技术工作指导组付出了辛勤劳动，特邀审定专家以及许多同行专家对苗医护理规范提出了宝贵意见。对此，谨致以诚挚敬意和衷心感谢。

因为时间有限，《苗医护理方案》还存在不足之处，望大家在应用中及时提出反馈意见，以便今后修订完善。

绕肩风懵链宝（肩关节周围炎）苗医护理方案

一、常见证候要点

（一）寒湿痹阻证

肩部疼痛，遇风寒痛增，得温痛缓，畏风恶寒，肩部有沉重感；舌质淡，舌苔薄白或腻，脉弦滑或弦紧。

（二）气滞血瘀证

肩部肿胀，疼痛拒按，以夜间为甚；舌质暗或有瘀斑，舌苔白或薄黄，脉弦或细涩。

（三）气血亏虚证

肩部酸痛，劳累后疼痛加重，伴头晕目眩，气短懒言，心悸失眠，四肢乏力；舌质淡，舌苔少或白，脉细弱或沉。

二、常见症状／证候施护

（一）肩关节疼痛、畏寒

1. 评估患者肩关节疼痛的具体部位、性质、强度、持续时间及伴随症状。应用疼痛自评工具如“数字评分法（NRS）”等进行疼痛评分，做好记录。
2. 评估患者肩关节畏寒的程度。
3. 遵医嘱给予苗医隔药纸火灸疗法，取肩髃、肩髎、大杼、肩井等穴位。

（二）肩关节活动受限

1. 评估患者肩关节活动受限的程度。
2. 遵医嘱进行关节功能训练，包括主动与被动外展、旋转、伸屈及环转运动。
3. 遵医嘱给予推拿按摩，按揉患侧肩关节的前部、外侧及后部的各个部位（如肩中俞、肩外俞、肩井、肩贞、肩髃、肩髎、臂臑等相应穴位），并揉捏患侧上肢的上臂肌肉，拍打松解，以促进受限关节的活动和恢复。
4. 指导患者保持正确的姿势，避免长时间劳累，纠正不良生活习惯，注意肩部保暖。
5. 遵医嘱给予中（苗）药熏洗、湿敷，每日 1～2 次。
6. 遵医嘱给予鲜苗药外敷、中药外敷。
7. 必要时遵医嘱给予消炎镇痛药口服。

三、苗医特色治疗护理

（一）用药护理

1. 内服苗药护理要点

（1）服药时间：口服苗药与其他药物的服药时间应间隔 1h 以上。

（2）服药温度：口服苗药汤剂时应遵循两纲治则，即冷病热治、热病冷治，冷病宜温服，热病宜凉服。

（3）注意事项：用药前需询问过敏史，用药期间应观察药物疗效及不良反应，若发现异常及时报告医生。

2. 外用苗药护理要点

（1）使用前需注意患者有无过敏史，注意保持患处皮肤清洁，涂擦药物时避免过度摩擦局部皮肤。

（2）观察用药后反应，如出现局部皮肤灼热、瘙痒、刺痛，或有头晕、恶心、心慌、气促等症状，应立即停止用药，报告医生，协助处理。

（二）特色护理技术——苗医隔药纸火灸疗法

1. 用物准备

安全帽（符合 GB 2811《头部防护　安全帽》的要求）、隔火布、弯钳、草纸、医用纱布、95% 酒精、75% 酒精、棉球、塑料薄膜、火机、苗药液。

2. 评估要点

对患者肩部疼痛情况、对热的耐受程度及施治部位皮肤情况进行评估，如皮肤有破溃、感染、水肿等禁用。孕妇下腹部、腰骶部不宜使用。若患者的头发较长，应嘱患者将头发束好，并用发卡将头发固定在头顶，以免灼伤。

3. 操作要点

（1）先用 75% 酒精在施治部位皮肤处进行消毒，然后取出提前在苗药液（主要使用祛风除湿、驱寒通络类药物所泡制的药液）中浸泡的医用纱布（纱布不滴药液为宜），将其铺放于患者肩部，再将完全在温水中浸湿后沥干的草纸 5～7 层贴附于纱布之上，铺好隔火布，头部戴安全帽，防止烫伤。用弯钳夹持点燃的 95% 酒精棉球，用适当的力量在草纸上做“蜻蜓点水”样敲打。

（2）根据肩部经络循行位置及腧穴依次敲打患侧手太阳小肠经，以及肩髃、肩髎、大杼、肩井等穴位。时间持续 1～2min，至患者感到热力渗透为度，后用塑料薄膜覆盖保温 1～2min，冷却后重复上述操作 5～7 次，每次 2～3min，治疗全过程约需 15min。

（3）操作过程中以患者患处感到热力渗透为度，局部皮肤微微潮红为宜。每日 1 次，5d 为 1 个疗程，共治疗 2 个疗程。

4. 观察要点

观察患者局部皮肤情况，询问患者有无不适。若患者感到不适，应立即停止操作，协助患者卧床休息。操作结束后再次询问患者感受并观察患者局部皮肤情况。必要时报告医生，配合处理。

5. 注意事项

（1）嘱患者避风寒，4～6h内不洗澡，注意局部肩颈保暖。

（2）操作前充分暴露患处，手法要熟练，动作轻、快、稳、准。用于燃火的酒精棉球，不可吸含酒精过多，以免滴落到患者皮肤上造成烧烫伤。

（3）严格掌握火候，注意用火安全，切忌烧伤皮肤。

（4）操作时要将纱布完全浸透于药液中，取出时挤出多余药液，以药液不滴为宜。

（5）操作后，若出现点片状紫红色瘀点、瘀斑，或兼微热痛感、局部发红属正常反应，一般不予处理。若出现小水疱，可任其自然吸收。若水疱过大，可用一次性消毒针刺破后用消毒敷料覆盖。

四、健康指导

（一）生活护理

1. 注意个人卫生，保持床单及衣物的整洁，穿宽松、棉质衣物。
2. 注意防寒保暖，可适当进行肩关节自我按摩。
3. 加强体育锻炼，提高机体抵抗力。
4. 肩关节遇外伤后要及时治疗，并在医生指导下进行功能锻炼，防止周围软组织的粘连。
5. 年龄较大、肝肾亏虚、体质虚弱者，要避免肩关节过度劳累，防止寒冷潮湿的刺激，避免露肩吹风，适当进行肩关节功能锻炼，预防肩周炎的发生。

（二）饮食护理

1. 饮食宜清淡、易消化，忌辛辣煎炸、鱼腥虾蟹。
2. 宜食性温祛风散寒的食物，如大豆、羊肉、狗肉、胡椒、花椒等。

食疗方：鳝鱼汤、当归红枣羊肉煲等。

3. 忌食凉性食物及生冷瓜果、冷饮。

（三）情志护理

1. 主动和患者建立良好的关系，消除陌生感和紧张感，使患者愉快地配合治疗和护理。
2. 向患者讲解疾病引起疼痛的原因、疾病的发展、转归和预后，了解患者心理状态，及时消除不良情绪。
3. 指导患者通过聊天、绘画、听音乐等移情易性，放松情绪，以减轻疼痛和焦虑。

土家医

前　言

本文件参照 GB/T 1.1—2020《标准化工作导则　第 1 部分：标准化文件的结构和起草规则》的规定起草。

请注意本文件的某些内容可能涉及专利。本文件的发布机构不承担识别专利的责任。

本文件由中国民族医药学会提出并发布。

本文件由中国民族医药学会标准化技术委员会归口管理。

本文件起草单位：中国民族医药学会土家医药分会、湖南省民族中医医院（湘西土家族苗族自治州民族中医院）。

本文件主要起草人：李萍、彭鸿、田华咏、田敏、王小军、周明高、张松青、彭治香、印娟、符晓梅、高姣艳、曾玉、田玉玲、龙贵梅、瞿媛媛、彭纯、李建丽、李杏、尚孟依、唐兰萍、麻皎卉、张玉萍、向瑶、彭燕华、田园、麻春琴、胡洁。

本文件审定人员：中国民族医药学会标准化技术委员会（土家医药委员）专家田华咏、袁德培、谭晓文、李萍、万定荣、汪鋆植、彭芳胜，中国民族医药学会标准化工作组成员许志仁、梁峻、刘颂阳、侯玉杰，中国民族医药学会标准化相关专家张素秋等。

引　言

土家族世代居住在湘、鄂、渝、黔边区武陵山脉一带。在以往交通不发达时期，土家族人民防治疾病主要依靠其特有的诊疗技术和服侍经验，在长期与疾病斗争的过程中，逐渐形成较为统一的疾病诊疗方法和服侍技术。将土家族特色的服侍技术形成规范化的护理方案对于传承土家族医药文化、规范土家医对常见病的临床症候评价、护理技术操作流程等具有重要意义。

湘西土家族苗族自治州民族中医医院作为中国民族医药学会标准化研究推广基地单位，以“挖掘传承”和“创新发展”为民族医药工作思路，组建临床、药学、护理等科研团队，针对土家族医药临床疗效、技术操作规范、护理及土家药炮制研发等开展了大量的科学研究。在前期研究不断深化的基础上，通过多次民间走访挖掘、临床应用、多方听取意见、土家医药分会相关专家多次论证，最终形成《土家医护理方案》。

《土家医护理方案》对土家医特色治疗护理、健康指导、常用技术操作流程、临床症候评价等内容进行了规范。内容简明实用、可操作性强，符合医疗法律和法规要求，具有一定的指导性、普遍性和可参照性，适用于土家族临床护理、教学、科研和管理，可作为临床护理实践和质量控制的参考依据。

本系列标准的制定工作得到湖南省中医药管理局、湘西土家族苗族自治州卫生健康委及中国民族医药学会的高度重视以及湖南省科技厅土家医护理临床医疗技术示范基地的项目支持。中国民族医药学会土家医药分会、标准化技术委员会、标准化技术工作指导组付出了辛勤劳动，特邀审定专家以及许多同行专家对土家医护理规范提出了宝贵意见。对此，谨致以诚挚敬意和衷心感谢。

因为时间有限，《土家医护理方案》还存在不足之处，望大家在应用中及时提出反馈意见，以便今后修订完善。

半边社土（中风急性期）土家医护理方案

一、常见证候要点

（一）白虎证

主症：突然昏仆在地，不省人事，语言不利，甚至口眼涡斜，半身不遂。
兼症：两手紧握，牙关紧闭，肢体拘急。舌红或有瘀点，苔黄白或舌中苔黑，脉滑利。

（二）卧虎证

主症：手足麻木，肌肤不仁，忽不省人事，口眼涡斜，言语不利，半身不遂。
兼症：头痛头昏，易发怒，或见寒热。舌暗红，苔白腻，脉浮滑。

（三）边瘫证

主症：突然半身瘫痪，活动障碍，不能起床，麻木，皮肤无知觉。
兼症：亦有口歪，讲话不清楚。舌红，苔白腻，脉浮滑。

二、常见症状／证候施护

（一）神识昏蒙

1. 密切观察神志、瞳孔、心率、血压、呼吸、汗出等变化，及时报告医师，配合抢救。
2. 保持病室安静、温湿度适宜，避免人多惊扰。
3. 取适宜体位，避免引起颅内压增高的因素。运用翻身垫定时变换体位，保持局部气血运行。
4. 眼睑不能闭合者，覆盖生理盐水纱布或涂金霉素眼膏。
5. 遵医嘱给予指压疗法（穴位按摩）。
6. 遵医嘱给予烧灯火疗法（灸法）。
7. 遵医嘱给予放血疗法（放血疗法）。

（二）肢体麻木／半身不遂

1. 观察肢体的感觉、肌力、肌张力、关节活动和肢体活动等。
2. 加强对患者的安全保护。
3. 协助予良肢位摆放，指导并协助患者进行肢体功能锻炼，注意患肢保暖。
4. 遵医嘱给予放痧疗法（刮痧疗法）。
5. 遵医嘱给予酒火疗法（中药火疗技术）。

（三）头晕头痛

1. 观察头晕头痛发作的次数、程度、诱因、持续时间、伴随症状以及血压的变化等。

2. 发作时应卧床休息，头部稍抬高，呕吐时取侧卧位，做好口腔护理，改变体位时动作缓慢，避免深低头、旋转等动作，防止摔倒。若出现血压持续上升或伴有头晕加重、头痛剧烈、呕吐、视物模糊等变化，及时通知医师，做好抢救准备。

3. 保持病室安静，避免噪声和强光刺激，减少探视。

4. 遵医嘱给予推抹疗法（穴位按摩）。

5. 遵医嘱给予放血疗法（放血疗法）。

（四）言语謇涩

1. 观察患者语言功能情况，建立护患交流板，对家属进行健康宣教，共同参与康复训练。

2. 鼓励患者开口说话，给予肯定，增强信心。对遗忘性患者应有意识地反复进行，以强化记忆。

3. 遵医嘱给予推抹疗法（穴位按摩）。

（五）口舌歪斜

1. 协助医师进行吞咽试验以观察有无呛水、呛食等情况。

2. 根据吞咽障碍程度，选择适宜的康复训练方法。

3. 保持环境安静，减少进餐时分散注意力的干扰因素，指导患者进餐时不要讲话，防止误吸。

4. 遵医嘱给予胃管鼻饲。

5. 遵医嘱给予敷药疗法（穴位敷贴法）。

6. 遵医嘱给予推抹疗法（穴位按摩）。

三、土家医特色治疗护理

（一）药物治疗

1. 内服土家药护理要点

（1）服药时间：口服土家药宜饭后 0.5～1h 服用。

（2）服药温度：热证宜凉服，寒证、虚证宜温服。

（3）服药方法：水煎服，每日 1 剂，分 3 次服。与西药的服药时间应间隔 30min。

（4）注意事项：用药前询问过敏史，用药期间应观察药物疗效及不良反应，发现异常及时报告医生。

2. 外用土家药护理要点

（1）应注意有无过敏史，过敏体质者慎用。

（2）操作前评估皮肤情况，不强行摩擦局部皮肤，观察用药后反应，如有异常应立即停止用药，报告医生，协助处理。

（3）执行告知义务，做好记录。

（二）土家特色护理技术

1. 指压疗法（见操作流程图 1）

（1）评估要点：患者的疼痛耐受程度；按压部位皮肤是否完整，有无炎症、破溃、硬结；女性患者妊娠期禁用。

（2）操作要点：取人中、百会、太阳、合谷、内关、曲池、印堂、太冲等穴，指法要求慢点深压，对经穴进行缓慢而柔和的慢点，使人体体表产生一次次扩张、兴奋，再予以深压，以达静止、产生抑制作用；在静止的情况下，加深进行振颤，以使静止下的力更好地深入扩散。

（3）观察要点：操作过程中注意观察疼痛程度、皮肤颜色等，如有异常应立即停止治疗，及时报告并处理。

2. 烧灯火疗法（T/CMAM T5—2019）

（1）评估要点：患处或穴位皮肤情况、患者对温度的感知度，皮肤过敏者慎用。

（2）操作要点：可先在所选治疗部位施揉滚手法 3～5min 使其放松，操作时灯火触及皮肤即灭，烧灯火后，要保持局部创面清洁，防止感染；3d 内局部不要沾水，创面一般情况 5～7d 愈合。

（3）观察要点：操作中注意观察有无皮肤烧伤、晕厥等不适情况，如有异常应立即停止治疗，及时通知医生并协助处理。

3. 放血疗法（T/CMAM T18—2019）

（1）评估要点：患者的疼痛耐受程度，放血部位皮肤情况，有出血、凝血功能异常、体质虚弱者禁用。

（2）操作要点：根据治疗需要，选择点刺、挑刺、散刺法快速刺破皮肤，并做提、捏、推、按等辅助动作，放出少量血液或黏液，进针、出针速度要稳、准、快。

（3）观察要点：操作过程中注意观察放血部位皮肤情况，随时询问患者有无不适，如有异常情况及时报告并处理。

4. 放痧疗法（T/CMAM T14—2019）

（1）评估要点：放痧部位皮肤情况，有无炎症、破溃等。放痧用具边缘要求光滑。

（2）操作要点：取风池、风府、少商、肩井、曲池、委中、尺泽等穴。放痧力度要均匀，以患者能够接受的力度为度。用具要严格消毒，防止交叉感染。放痧完毕要休息 15～20min，并注意保暖。放痧治疗后 12h 内不洗澡，3d 内不宜从事繁重体力劳动。

（3）观察要点：操作过程中注意观察放痧部位皮肤颜色变化，随时询问患者有无不适，如有异常情况及时报告并处理。

5. 酒火疗法（T/CMAM T6—2019）

（1）评估要点：患处皮肤情况，患者对温度的感知度，药物、酒精及皮肤过敏者慎用。

（2）操作要点：患侧上肢取极泉、尺泽、肩髃、合谷等穴，患侧下肢取委中、阳陵泉、足三里等穴。治疗中防火墙要大于治疗部位，捶打力度要均匀，一般以患者能够接受为度，酒火棰叩打完毕，改用手法按摩，治疗完毕后，保持局部清洁，嘱患者休息 10～15min。

（3）观察要点：操作中注意观察有无皮肤灼伤、疼痛等不适情况，如有异常应立即停止治疗，及时通知医生并协助处理。

6. 推抹疗法（见操作流程图 2）

（1）评估要点：局部皮肤是否完整，有无破损、红肿、硬结等；进食史。

（2）操作要点：

①头晕头痛取上星、头维、丝竹空、百会、太阳、风池、印堂等穴，通过揉法、按法、压法、捏法、推抹法、叩击法等以疏通经络，开窍醒脑，每日 1～2 次，每次 30min；

②言语謇涩取廉泉、哑门、承浆、通里等穴，通过揉法、按法、压法以促进语言功能恢复，每日 4～5 次，每次 30min。推抹时用力要均匀、柔和、深透、有力。

（3）观察要点：操作过程中注意观察局部皮肤情况，有无擦伤、介质过敏等，如有异常应立即停止治疗，及时报告并处理。

7. 敷药疗法（见操作流程图 3）

（1）评估要点：局部皮肤是否完整，有无红肿、破损、溃烂等；既往史；过敏史；患者对温度的感知度；药物及皮肤过敏者、婴幼儿慎用。

（2）操作要点：取太阳、下关、地仓等穴，以舒筋活络、疏风通络。药物涂抹要均匀，保持一定的湿度，每日 1 次，7 次为 1 个疗程。

（3）观察要点：操作过程中注意观察操作部位皮肤，如有水疱等异常情况及时报告处理。

（三）康复护理

1. 安全防护：康复锻炼时必须有人陪同，防外伤、跌倒、坠床。

2. 实施早期康复计划，树立主观能动性，鼓励患者坚持锻炼，如肢体运动、语言功能、吞咽功能训练等，增强自我照顾的能力。

四、健康指导

（一）生活起居

1. 病室保持安静、舒适，光线不宜过强，避免噪声、强光等一切不良刺激。

2. 起居有常，慎避外邪，保持大便通畅，养成定时排便的习惯，勿努挣。

3. 注意安全。防呛咳窒息、跌倒 / 坠床等意外，做好健康宣教，增强患者及家属的防范意识。

（二）饮食指导

饮食宜清淡、易消化，忌肥甘厚味等生湿助火之品。神识昏蒙或吞咽困难者，根据病情予禁食或鼻饲喂服，以补充足够的水分及富有营养的流质。

1. 白虎证：宜食南瓜、篱笆、玉米、天麻、菠菜等赶风、赶毒、赶火、开窍醒脑之品；饮食有节，少食肥甘厚味及刺激性食物；也可用荷叶泡水代茶饮。药膳方：竹笋粥（以熟竹笋 20g、猪肉末 15g、粳米 50g 煮粥食用）。

2. 卧虎证：宜食薏仁、生姜、山楂、益母草、天麻等赶风散寒、活血通络、化痰开窍醒脑之品；也可用枸菊决明子代茶饮。药膳方：天麻煮鸡蛋（鸡蛋 1 个、天麻 20g 煮熟食用）。

3. 边瘫证：宜食三七、当归、桂圆、桑葚、橄榄等赶风赶气、通筋脉之品；少食多餐，不宜过饱。药膳方：防风粥（防风 10g、葱白 2 根、粳米 50g 煮粥食用）。

（三）情志调理

1. 关心尊重患者，多与患者沟通，了解其心理状态，及时予以心理疏导。

2. 解除患者因突然得病而产生的恐惧、焦虑、悲观情绪，可采用释放、宣泄法，使患者心中的焦躁、痛苦释放出来。

3. 鼓励家属多陪伴，多给予情感支持。

4. 鼓励病友间相互交流，提高认知，增强治疗信心。

操作流程图 1

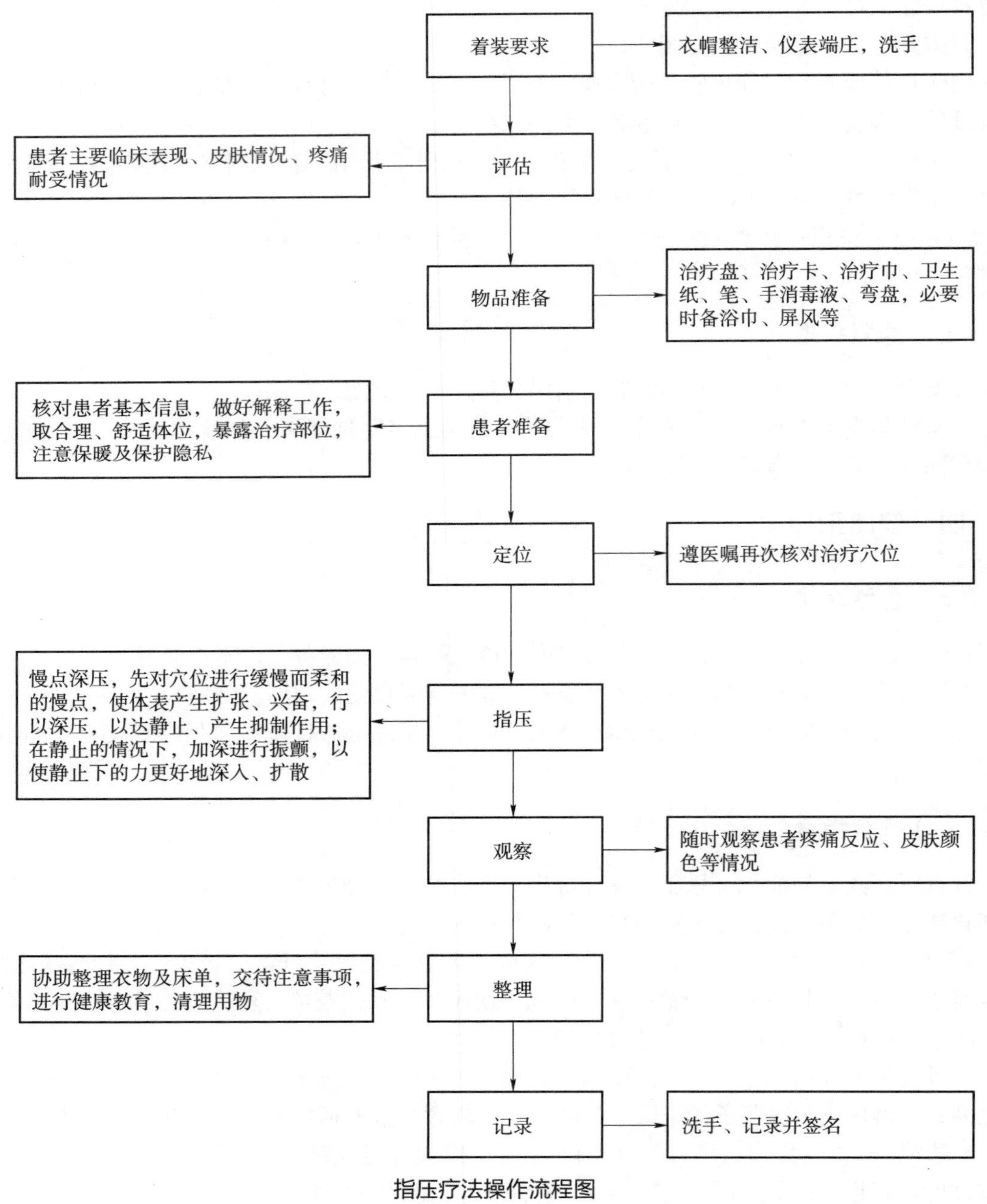

指压疗法操作流程图

操作流程图 2

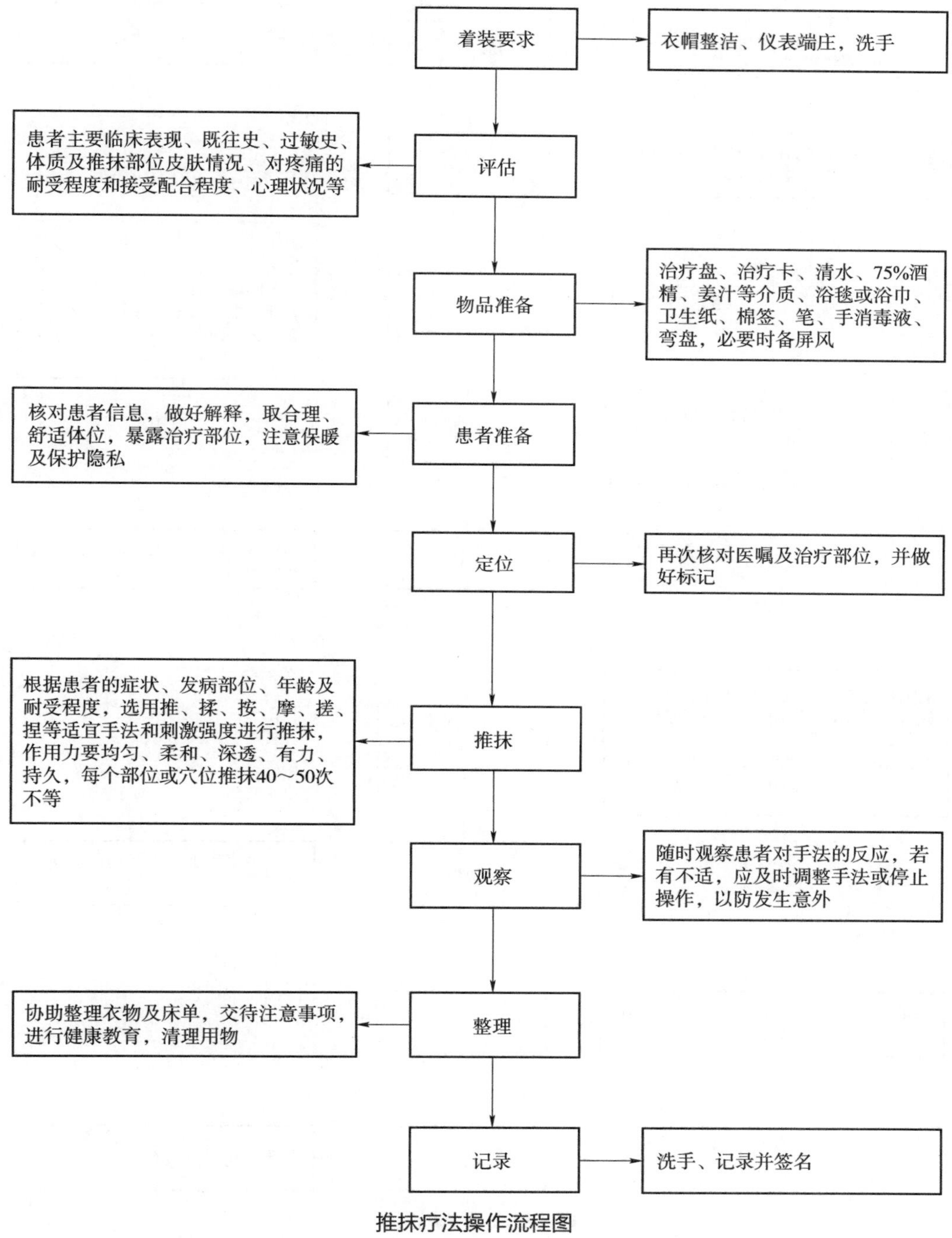
着装要求
衣帽整洁、仪表端庄，洗手
评估
患者主要临床表现、既往史、过敏史、体质及推抹部位皮肤情况、对疼痛的耐受程度和接受配合程度、心理状况等
物品准备
治疗盘、治疗卡、清水、75%酒精、姜汁等介质、浴毯或浴巾、卫生纸、棉签、笔、手消毒液、弯盘，必要时备屏风
患者准备
核对患者信息，做好解释，取合理、舒适体位，暴露治疗部位，注意保暖及保护隐私
定位
再次核对医嘱及治疗部位，并做好标记
推抹
根据患者的症状、发病部位、年龄及耐受程度，选用推、揉、按、摩、搓、捏等适宜手法和刺激强度进行推抹，作用力要均匀、柔和、深透、有力、持久，每个部位或穴位推抹40～50次不等
观察
随时观察患者对手法的反应，若有不适，应及时调整手法或停止操作，以防发生意外
整理
协助整理衣物及床单，交待注意事项，进行健康教育，清理用物
记录
洗手、记录并签名

推抹疗法操作流程图

操作流程图 3

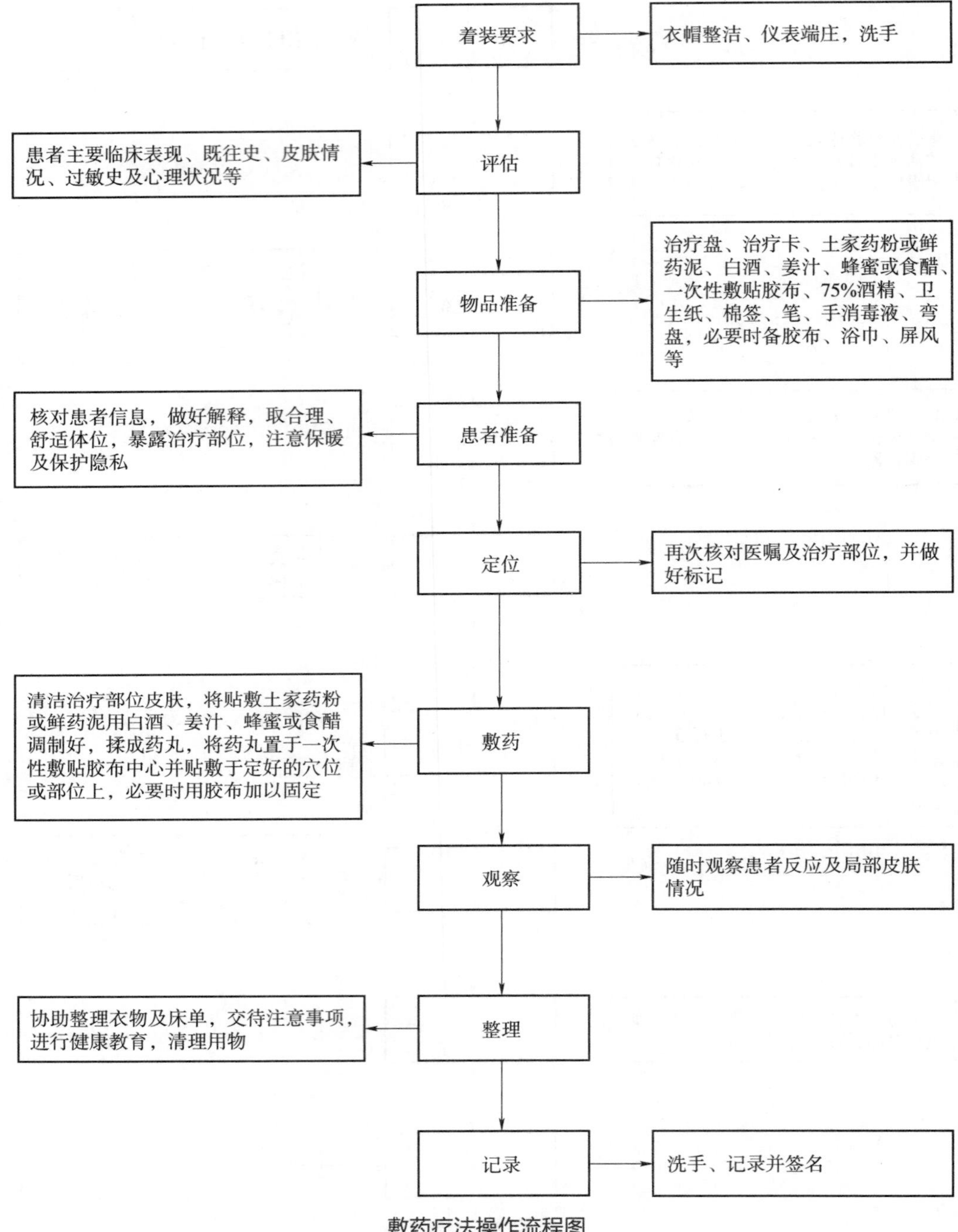
着装要求
衣帽整洁、仪表端庄，洗手
评估
患者主要临床表现、既往史、皮肤情况、过敏史及心理状况等
物品准备
治疗盘、治疗卡、土家药粉或鲜药泥、白酒、姜汁、蜂蜜或食醋、一次性敷贴胶布、75%酒精、卫生纸、棉签、笔、手消毒液、弯盘，必要时备胶布、浴巾、屏风等
患者准备
核对患者信息，做好解释，取合理、舒适体位，暴露治疗部位，注意保暖及保护隐私
定位
再次核对医嘱及治疗部位，并做好标记
敷药
清洁治疗部位皮肤，将贴敷土家药粉或鲜药泥用白酒、姜汁、蜂蜜或食醋调制好，揉成药丸，将药丸置于一次性敷贴胶布中心并贴敷于定好的穴位或部位上，必要时用胶布加以固定
观察
随时观察患者反应及局部皮肤情况
整理
协助整理衣物及床单，交待注意事项，进行健康教育，清理用物
记录
洗手、记录并签名

敷药疗法操作流程图

半边社土（中风急性期）临床症候评价量表（一）

类别	症状体证	无（0分）	轻度（2分）	中度（4分）	重度（6分）	分值
主证	神志	有神	神昏，但偶有简单应答	意识丧失，偶有自发肢体活动	神志不清，肢体活动完全消失	
	上肢活动不遂	无	轻微力弱，可自行吃饭、写字	明显不遂，但抬臂可高于肩	不遂严重，甚至完全瘫痪	
	下肢活动不遂	无	能站立并独立行走	能站立，但不能独立行走	站立困难，甚至完全瘫痪	
	口舌歪斜	无	鼻唇沟变浅，伸舌稍斜	患侧口角低垂，伸舌偏斜	口舌歪斜明显	
	言语謇涩或不语	无	言语不清，能分辨词句或言语欠连贯	不能分辨词句或仅能说出词语，不成句	有发音，但不能说出语句，甚至不能发音	
	肢体麻木或感觉异常	无	自觉轻度麻木，但触之有感觉，不影响生活工作	自觉麻木，触之感觉减退，生活工作受到一定的影响	麻木严重，触之感觉消失，严重影响正常生活工作	
次证	流涎	无	进食说话时偶有少量流涎	安静休息时亦有自发流涎	流涎严重，持续而不能停止	
	吞咽困难	无	进食时稍有食物停滞感觉，进食速度不受影响	进食时食物停滞感觉明显，进食速度较正常慢	不能自主吞咽，进食必须依靠鼻饲管	
	饮水呛咳	无	饮水有停滞，但无呛咳	饮水时呛咳明显，但仍能饮水	饮水时频繁呛咳，不能下咽	
	二便自遗	无	偶有二便自遗	经常出现二便自遗	二便失禁，随时出现二便自遗	
	肢体强急	无	肌张力略高	肌张力高，但能伸展	肢体强痉拘急	
	肢体痿软	无	偶感肢体痿软	常感肢体痿软	肢体痿软无力，持续不能缓解	
	头痛	无	偶尔出现，但程度较轻	经常出现，尚可忍受	频繁出现难以忍受	
	头晕目眩	无	偶尔出现，但程度较轻	经常出现，尚可忍受	频繁出现难以忍受	
兼证	肢体肿胀	无	肢体偶有肿胀	肢体常有肿胀	肢体肿胀持续不能缓解	
	口唇紫暗	无	口唇暗红	口唇紫暗	口唇青紫	
	神疲乏力	无	偶有疲乏	常有神疲乏力	神疲乏力持续存在，不能缓解	
	气短懒言	无	偶感气短，不主动言语	常有气短懒言	气短频繁发生，不与人言语	
	肌肤甲错	无	手足皮肤粗糙	手足皮肤粗糙且起屑	全身多处皮肤粗糙，鳞屑脱落	

续表

类别	症状体证	无（0分）	轻度（2分）	中度（4分）	重度（6分）	分值
兼证	失眠	无	偶尔出现，多梦	每天失眠多梦	失眠多梦，需服药才能入睡	
	心烦易怒	无	心烦偶躁	心烦急躁，遇事易怒	烦躁易怒，不能自止	
	心悸健忘	无	偶有心悸健忘	常有心悸健忘	频繁发生心悸健忘	
	咽干口苦	无	口微干，晨起口苦	口干少津，口苦食不知味	口干时饮水，口苦如涩	
	胸闷气短	无	偶有发生	经常出现	持续存在	
	痰	无	偶有咳痰	痰液较多，且难咳出	痰涎雍盛，喉中有痰鸣	
	面色晄白	无	面唇无华	面唇色淡	面唇苍白	
	气短自汗	无	偶有少量汗出	汗液较多	安静休息时仍有自发出汗	

半边社土（中风急性期）临床症候评价量表（二）

类别	症状体证	异常（2分）	好转（1分）	正常（0分）	分值
舌苔脉象	舌质				
	舌苔				
	脉象				

备注：半边社土（中风急性期）临床症候评价量表参照中药新药临床疗效评价标准。

波立沙夺辽症（小儿感冒）土家医护理方案

一、常见证候要点

（一）风热着凉证

主症：寒轻热重，鼻不通，流脓涕，咽红肿痛，头身痛，心烦口渴，有汗出或少汗。
兼症：咳嗽，痰稠色白或黄，面色红或有眼红，尿黄赤。舌红，苔薄黄，指纹浮紫。

（二）风寒着凉证

主症：寒重热轻，鼻不通，流清涕，喷嚏，咽无红肿，头身痛，口不渴，无汗。
兼症：咳嗽，痰清稀，面色白。舌淡红，苔薄白，指纹浮红。

（三）暑湿着凉证

主症：高热，鼻不通，流涕，咽红肿痛，头身痛，口渴不欲饮，汗不出。

兼症：咳嗽、多痰、头晕，面色红，疲倦、恶心、吐泻、尿短赤。舌红，苔白腻或黄腻，指纹紫滞。

二、常见症状／证候施护

（一）发热

1. 评估发热的时间、性质、程度及有无汗出、口渴、咳嗽、咯痰等伴随症状。
2. 头痛高热时卧床休息，减少患儿活动，做好口腔及皮肤护理。
3. 体温≥38.5℃时遵医嘱给予物理降温或药物降温，并观察用药后的效果和反应。
4. 遵医嘱给予推抹疗法（穴位按摩）。
5. 遵医嘱给予灌肠疗法（中药保留灌肠）。
6. 遵医嘱给予敷药疗法（穴位敷贴法）。
7. 遵医嘱给予放痧疗法（刮痧疗法）。

（二）鼻塞流涕

1. 观察患儿鼻塞、流涕的颜色、有无恶寒及口渴等伴随症状。
2. 保持室内空气清洁、温湿度适宜，用温水清洗鼻腔，清除鼻腔分泌物，避免冷刺激，用热毛巾敷鼻额部。
3. 遵医嘱给予推抹疗法（穴位按摩）。
4. 遵医嘱给予小儿提风疗法（穴位敷贴法）。
5. 遵医嘱给予泡脚疗法（中药熏洗）。
6. 遵医嘱给予放痧疗法（刮痧疗法）。
7. 遵医嘱给予蛋滚疗法（热熨法）。

（三）咽喉肿痛

1. 评估咽痛的程度和性质，有无伴随发热、口渴及吞咽困难。
2. 保持口腔清洁，多喂服温开水，并可给予患儿淡盐水漱口。
3. 遵医嘱给予敷药疗法（穴位敷贴法）。
4. 遵医嘱给予放痧疗法（刮痧疗法）。
5. 遵医嘱给予推抹疗法（穴位按摩）。

（四）咳嗽、咳痰

1. 观察咳嗽的程度、时间与规律，观察痰液的颜色、量、性质、是否易咳出。
2. 咳嗽剧烈时，协助取坐位或半坐位，减少患儿活动，蹦憋明显者，定时予患儿翻身，更换体位。
3. 遵医嘱给予推抹疗法（穴位按摩）。

4. 遵医嘱给予敷药疗法（穴位敷贴法）。

（五）腹泻

1. 观察患儿大便的次数、性质，有无伴随腹痛、腹胀、呕吐等症状。
2. 便后用温水清洗臀部，保持臀部清洁、干燥。
3. 遵医嘱给予以小儿提风疗法（穴位敷贴法）。
4. 遵医嘱给予推抹疗法（穴位按摩）。

三、土家医特色治疗护理

（一）药物治疗

1. 内服土家药护理要点

（1）服药时间：口服土家药宜餐后 0.5～1h 服用。

（2）服药温度：风热证宜温服，风寒证宜热服，暑湿证宜凉服。

（3）服药方法：水煎服，每日 1 剂，分 2～3 次服用；亦可少量多次服用，但必须保证每日量全部服完；与西药的服药时间应间隔 30min。膏方可用温水冲服，年幼患儿可用小匙予以喂服，亦可加入适量白糖调味。

（4）注意事项：用药前认真询问患儿药物的过敏史；不可随意增减药量或停药，不宜强灌；服用发汗药后，注意观察出汗量，防止大汗虚脱，避免汗出当风。

2. 外用土家药护理要点

（1）应注意有无过敏史，用药期间如果出现异常，立即停药，报告医生并协助处理。过敏体质者慎用。

（2）使用前注意皮肤清洁，不强行摩擦局部皮肤，观察用药后反应，如有异常立即停止用药，报告医生，协助处理。

（3）执行告知义务，向患儿及家属告知外用药的注意事项。

（二）特色护理技术

1. 推抹疗法（T/CMAM T15—2019）

（1）评估要点：推抹处皮肤是完整，有无破损、红肿、硬结等。取得家属及患儿配合，饮食哺乳适当，防止过饱、过饥、过渴，并排尽大小便后再开始治疗。

（2）操作要点：可用推、拿、揉、搓、提、摩、按等不同手法。每次推抹时首先要开天门，才能推抹别处。

（3）观察要点：操作过程中注意观察疼痛程度、患儿表情、啼哭的声音及皮肤颜色等，防止外力损伤。如有异常应立即停止治疗，及时报告并处理。

2. 灌肠疗法（见操作流程图 1）

（1）评估要点：肛周皮肤是完整，有无破损、红肿、硬结等，注意保护患儿隐私。

（2）操作要点：最好在排便后操作，选用小号肛管；插入深度婴儿 2.5～4cm，幼儿 5～7.5cm；压力宜低，药面距肛门约 30cm；药量宜小，20～50mL；药液温度应偏低，以 10～20℃为宜；尽量保留 10～30min。

（3）观察要点：操作过程中注意患儿表情、面色，如有异常应立即停止治疗，及时报告并处理。

（4）注意事项：肛门、直肠、结肠等手术后的患儿或大便失禁患儿，不宜做保留灌肠。

3. 敷药疗法（见操作流程图 2）

（1）评估要点：敷药皮肤是否完整，有无破损、红肿、硬结等，取得家属及患儿配合。

（2）操作要点：

①风寒着凉证：取鲜芫荽、生姜各适量，捣成泥状，贴敷于囟门处 2～4h，每日 1 次；

②风热着凉证：将贴敷于太阳穴 2～4h，药物涂抹要均匀，保持一定的湿度，每日 1 次；

③咳嗽、咳痰者：咳嗽散用蜂蜜调匀，取天突、肺俞、水突、丰隆等穴位，贴敷 2～4h，每日 1 次。

（3）观察要点：敷药处皮肤颜色、有无药物过敏，如有异常应立即停止治疗，及时报告并处理。

4. 放痧疗法（T/CMAM T14—2019）

（1）评估要点：本法适宜 6 个月及以上患儿。放痧部位皮肤完整，有无炎症、破溃等；放痧用具边缘要光滑；滚痧线可用丝线或棉纱线，不宜用化纤线；取得家属及患儿配合。

（2）操作要点：发热取大椎、风池、曲池、合谷等穴位，或后颈部、背部；力度均匀适度；放痧完毕后注意休息，12h 内不洗澡，3d 内不做剧烈活动。

（3）观察要点：操作过程中密切观察患儿的反应及放痧部位皮肤情况，如有异常及时报告并处理。

5. 小儿提风疗法（T/CMAM T1—2019）

（1）评估要点：皮肤是否过敏，腹部皮肤有无破损、红肿、硬结、炎症等。

（2）操作要点：待药物表层温度约 40℃后，将药蛋紧敷贴肚脐上 30min。鲜品敷贴一般为 30min，干品敷贴一般以 6～8h 为宜。

（3）观察要点：皮肤颜色有无药物过敏；患儿表情，有无哭闹；药蛋有无脱落等。如有异常应立即处理，必要时停止治疗并及时报告。

6. 泡脚疗法（T/CMAM T11—2019）

（1）评估要点：泡脚前详细询问患儿病史，有无过敏者。局部皮肤是否完整，有无破损、红肿、硬结等。

（2）操作要点：根据不同证型，遵医嘱选用土家方药，温度 37～40℃，水浸泡在小腿肚上部，配合搓揉三阴交、足三里等穴，每次浸泡 30min，每日 1～2 次。

（3）观察要点：操作过程中注意观察水温、患儿的面色、足部皮肤的颜色、汗出、有无伴随瘙痒、斑丘疹等情况，如有异常及时报告并处理。

7. 蛋滚疗法（T/CMAM T9—2019）

（1）评估要点：操作部位皮肤情况，有无炎症、破溃等。取得家属及患儿配合。

（2）操作要点：用热蛋（40℃左右）在患儿额部、太阳穴、颈部反复滚动，若因风寒之邪引起的肚子疼，可在小儿腹部反复滚动。蛋冷后，换另一个热蛋继续在原部位来回滚动，直至患儿出现微汗。

（3）观察要点：操作过程中密切观察患儿的反应及操作部位皮肤情况，如有异常及时报告并处理。

（4）注意事项：蛋滚治疗后要盖被静卧休息并注意保暖，30min内不要用冷水洗手或洗澡，嘱患儿多喝温开水，有利于排出体内毒素。

四、健康指导

（一）生活起居

1. 风热着凉证室内温宜偏凉爽，风寒着凉证室内宜温暖，暑湿着凉证室内避免潮湿，勿吹对流风，避免不良刺激。

2. 嘱患儿注意休息，避免劳累，随气候变化时及时增减添衣被，天暑地热之时，切忌坐卧湿地。

3. 流行季节，避免去人口密集的公共场所，防止交叉感染，外出戴好口罩。

4. 加强锻炼，增强御邪能力，易感冒患儿，予其按摩迎香、太阳、风池等穴。按时预防接种。

（二）饮食指导

饮食有节，宜食清淡易消化的食物，忌生冷、辛辣、油腻之品。

1. 风热着凉证：宜食秋梨、枇杷、藕、甘蔗等清淡凉润清热之品，可用鲜芦根煎水代茶饮（鲜芦根60～120g，放于滚烫的开水中代茶饮）等。药膳方：银翘粥（鲜银花30～50g或干品15～30g、粳米20g、连翘10g，煮粥食用）。

2. 风寒着凉证：宜食葱、姜、蒜等发汗解表之品，或予生姜红糖水热饮（生老姜20g、红糖30g，煮水热饮）。药膳方：姜葱粥（生姜、葱白各20g，粳米150g，煮粥食用）。

3. 暑湿着凉证：宜食冬瓜、萝卜、鲜藿香等清热解表，祛暑利湿之品，或予佩兰代茶饮（鲜藿香5g或佩兰5g，开水冲泡代茶饮）。药膳方：绿豆粥（绿豆25g、粳米100g，煮粥食用）。

（三）情志调理

患儿多伴有恐惧心理，应多与患儿及家属沟通，了解患儿及家属心理状态，进行有效、针对性指导。

1. 风热着凉证：患儿易急躁、易怒，在进行心理护理时要有耐心，语气要柔和，避免不良刺激。

2. 风寒着凉证：患儿易情绪波动，或情绪低落，在进行心理护理时，多关心安慰、开导患儿，使其配合治疗。

3. 暑湿着凉证：患儿易急躁、忧虑，在进行心理护理时，多与患儿交谈，投其所好，可以播放动画片、看故事书等消除不良情绪。

操作流程图 1

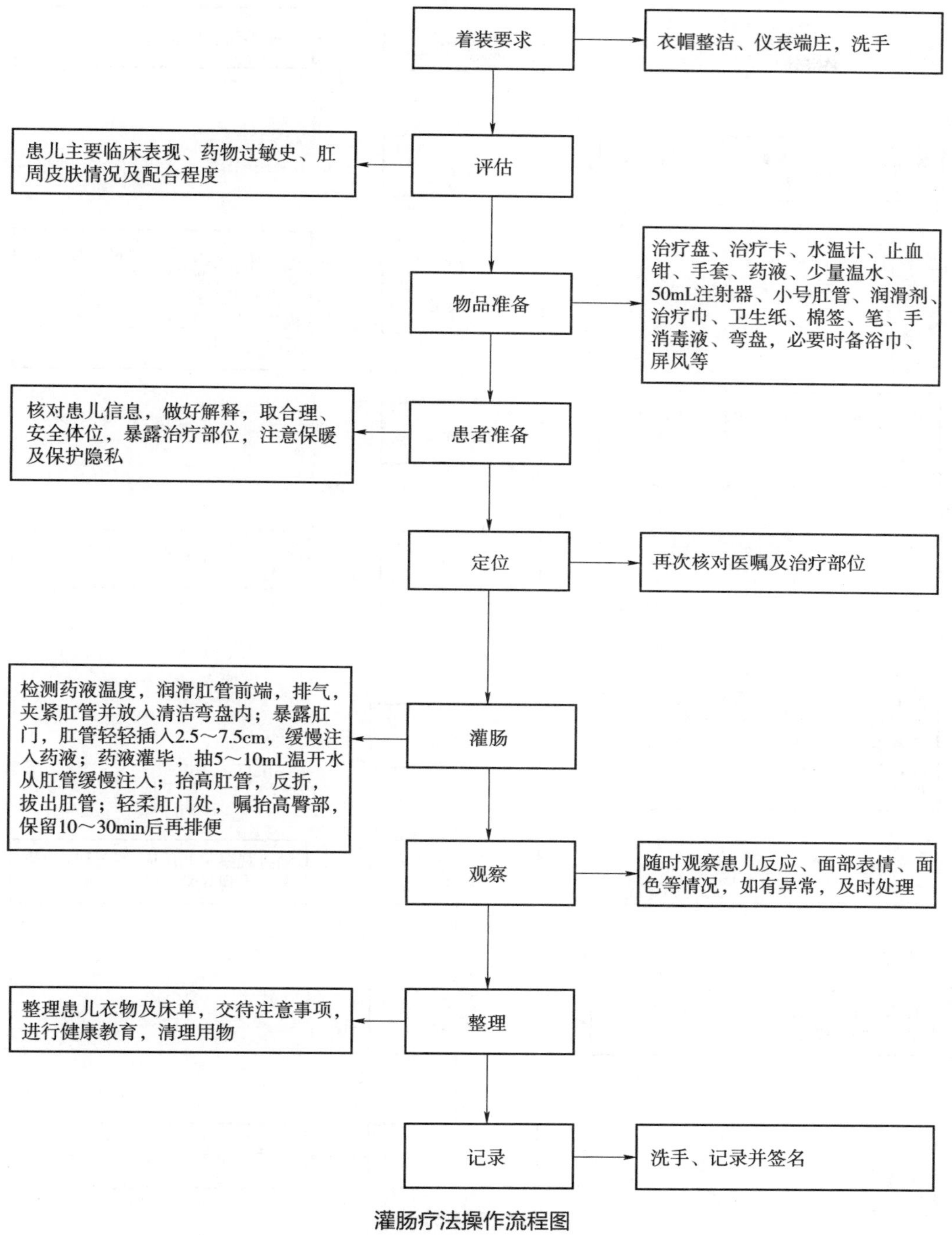

灌肠疗法操作流程图

操作流程图 2

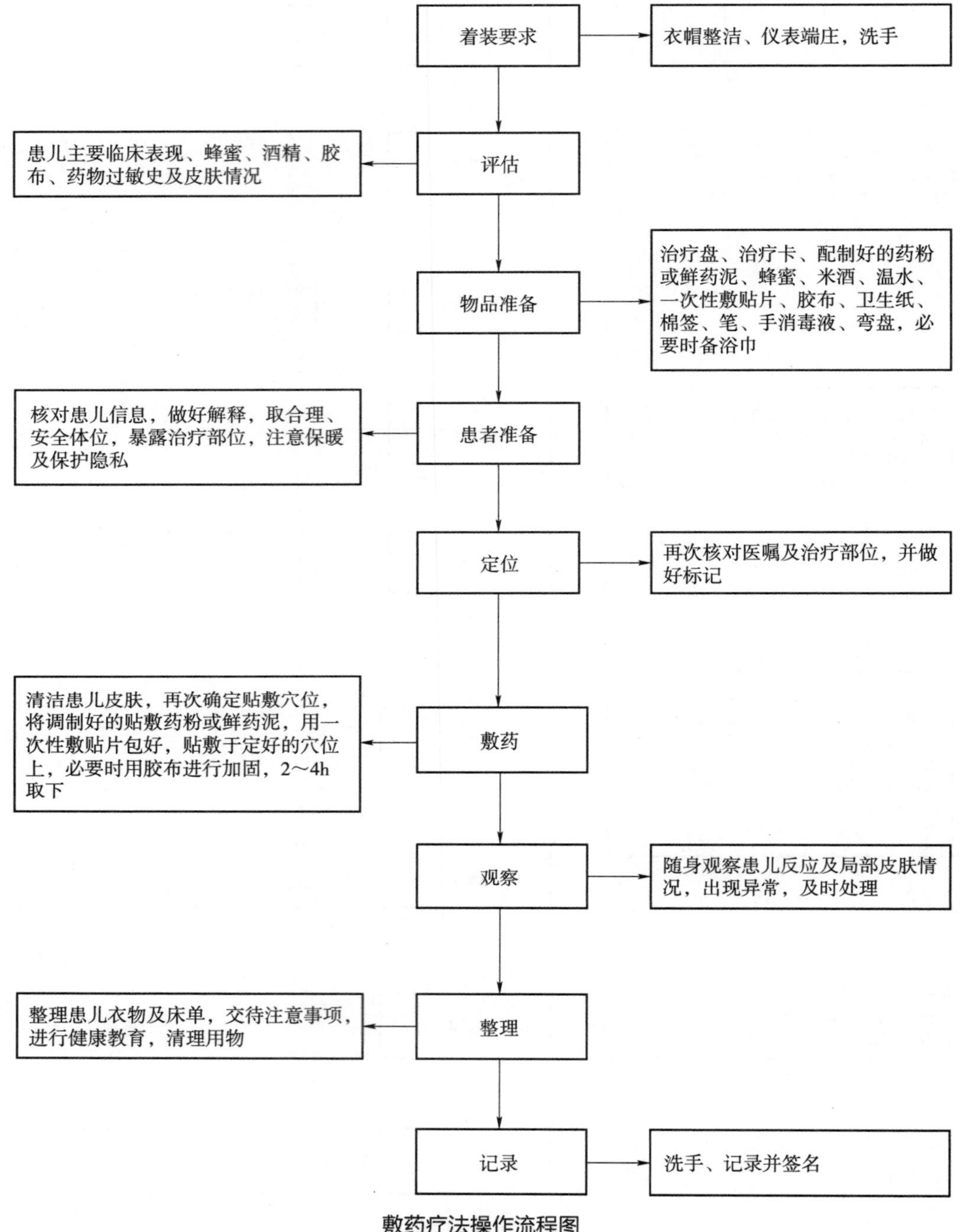
着装要求
衣帽整洁、仪表端庄，洗手
评估
患儿主要临床表现、蜂蜜、酒精、胶布、药物过敏史及皮肤情况
物品准备
治疗盘、治疗卡、配制好的药粉或鲜药泥、蜂蜜、米酒、温水、一次性敷贴片、胶布、卫生纸、棉签、笔、手消毒液、弯盘，必要时备浴巾
患者准备
核对患儿信息，做好解释，取合理、安全体位，暴露治疗部位，注意保暖及保护隐私
定位
再次核对医嘱及治疗部位，并做好标记
敷药
清洁患儿皮肤，再次确定贴敷穴位，将调制好的贴敷药粉或鲜药泥，用一次性敷贴片包好，贴敷于定好的穴位上，必要时用胶布进行加固，2～4h取下
观察
随身观察患儿反应及局部皮肤情况，出现异常，及时处理
整理
整理患儿衣物及床单，交待注意事项，进行健康教育，清理用物
记录
洗手、记录并签名

敷药疗法操作流程图

波立沙夺辽症（小儿感冒）临床症候评分量表（一）

类别	症状体证	无（0分）	轻度（2分）	中度（4分）	重度（6分）	分值
主证	发热	无	37.3～38.5℃	38.6～39.5℃	39.5℃以上	
	畏寒	无	略感畏寒，喜偎母怀	明显怕冷，频加衣被	寒战，加衣被仍不解	
	鼻塞	无	轻微鼻塞，不影响呼吸	鼻塞，呼吸鼻鸣	鼻塞不通，张口呼吸	
	流涕	无	偶有少量流涕	间断流涕	流涕不止，量多	
	咽红肿痛	无	咽部轻度充血，疼痛不明显	咽峡及咽后壁充血潮红，疼痛	咽充血，扁桃体肿大，疼痛明显	
次证	症状体证	无（0分）	轻度（1分）	中度（2分）	重度（3分）	分值
	头身痛	无	轻微头身疼痛，时作时止	持续头身疼痛，但可忍	头身剧痛，持续难忍	
	心烦口渴	无	口干唇燥，无心烦	口渴，心烦	口渴喜饮，明显心烦	
	汗出	无	无汗或少汗	汗出较多	汗不出或热不退	
兼证	症状体证	无（0分）	轻度（1分）	中度（2分）	重度（3分）	分值
	喷嚏	无	偶有喷嚏	间断喷嚏，次数不频	喷嚏频作	
	咳嗽	无	偶有咳嗽	间断咳嗽，次数不频	频频作咳，影响睡眠	
	咯痰	无	咳时偶有少量痰涎	咳时有痰，喉中少量痰鸣	咳时痰多，喉中痰鸣漉漉	
	疲倦	无	稍有疲倦，不影响活动	明显疲倦，不愿活动	精神倦怠，卧床不起	
	泛恶	无	稍有恶心，不影响进食	时时泛恶，进食减少	恶心呕吐，不能进食	
	腹泻	无	稀软便，1～3次/日	稀烂便，4～5次/日	稀水样便，>6次/日	

波立沙夺辽症（小儿感冒）临床症候评分量表（二）

类别	症状体证	异常（2分）	好转（1分）	正常（0分）	分值
舌苔脉象	舌质				
	舌苔				
	脉象				
	指纹				

备注：波立沙夺辽症（小儿感冒）临床症候评分量表参照流行性感冒症状分级量化表。

利科冲及地（慢性胃炎）土家医护理方案

一、常见证候要点

（一）肚胃虚寒证

主症：心窝处隐痛，喜温喜按，泛吐清水。餐后明显，劳累或受凉后发作或加重。

兼症：不思饮食，疲倦乏力，少气懒言，四肢不温，大便溏薄。舌淡或有齿印，苔薄白，脉沉弱。

（二）胃火内盛证

主症：心窝处灼痛，得凉则减，得热则重，口干喜冷饮或口臭不爽。
兼症：口舌生疮，大便干，排便不畅。舌红，苔黄少津，脉象滑数。

（三）阴虚胃热证

主症：心窝处隐痛，隐隐灼痛，有辣感。
兼症：口干不思饮，或欲饮水不欲多，咽干唇燥，大便干结或排便不畅。舌体瘦，质嫩红，少苔或无苔，脉细而数。

（四）气滞不通证

主症：心窝处胀痛，胀痛连及两胁，攻冲走窜，每因情志不遂加重。
兼症：喜太息，不思饮食，精神抑郁，夜寐不安。舌红，苔薄白，脉弦滑。

（五）湿热夹杂证

主症：心窝处胀痛、心窝处痞满，心窝处拒按，胸闷不舒，烦渴引饮，身热自汗。
兼症：大便秘结或溏滞不爽，小便短赤。舌红，苔黄燥或黄腻，脉滑数。

（六）冷气犯胃证

主症：心窝处冷痛，食少，吐清水，上逆嗳腐，喜温喜按。
兼症：四肢冷，有感受寒邪或暴饮凉饮病史。舌淡，苔白厚腻，或苔薄白，或薄黄，脉紧，或兼浮。

二、常见症状／证候施护

（一）心窝处疼痛

1. 观察疼痛的部位、性质、程度等情况。
2. 急性发作时宜卧床休息，给予精神安慰。
3. 根据证型，指导患者进行饮食调护。
4. 调摄精神，指导患者采取有效的情志转移方法，如深呼吸、全身肌肉放松、听音乐等。
5. 遵医嘱给予扑灰碗疗法（热熨法）。
6. 遵医嘱给予推抹疗法（穴位按摩）。
7. 遵医嘱给予烧艾疗法（艾柱灸）。
8. 遵医嘱给予敷药疗法（穴位敷贴法）。
9. 遵医嘱给予土家药方泡脚疗法（中药熏洗）。
10. 遵医嘱给予蛋滚疗法（热慰法）。

（二）心窝处痞满

1. 观察痞满的部位、性质、程度等情况。
2. 鼓励患者饭后适当运动，保持大便通畅。
3. 根据食滞轻重控制饮食，避免进食过饱。
4. 保持心情舒畅，避免郁怒、悲伤等情志刺激。
5. 遵医嘱给予敷药疗法（穴位敷贴法）。
6. 遵医嘱给予蛋滚疗法（热慰法）。
7. 遵医嘱给予烧艾疗法（艾柱灸）。
8. 遵医嘱给予推抹疗法（穴位按摩）。

（三）嗳气、反酸

1. 观察嗳气、反酸的频率、程度等情况。
2. 指导患者饭后不宜立即平卧，发作时宜取坐位，可饮用温开水；若空腹时出现，应立即进食以缓解不适。
3. 忌生冷饮食，少食甜、酸之品，戒烟酒。
4. 指导患者慎起居，适寒温，畅情志，避免恼怒、抑郁。
5. 遵医嘱给予推抹疗法（穴位按摩）。
6. 遵医嘱给予烧艾疗法（艾柱灸）。

（四）纳差

1. 观察患者饮食状况、口腔气味、口中感觉等情况。
2. 定期测量体重，监测有关营养指标的变化，并做好记录。
3. 指导患者少食多餐，宜进高热量、高优质蛋白、高维生素、易消化的饮食，忌肥甘厚味、煎炸之品。
4. 遵医嘱给予推抹疗法（穴位按摩）。

三、土家医特色治疗护理

（一）药物治疗

1. 内服土家药护理要点

（1）服药时间：口服土家药宜饭前或饭后 0.5～1h 服用。

（2）服药温度：热证宜凉服，寒证、虚证宜温服。

（3）服药方法：水煎服，每日 1 剂，分 2～3 次服，与西药的服药时间应间隔 30min。

（4）注意事项：用药前询问过敏史，用药期间应观察药物疗效及不良反应，发现异常及时报告医生。

2. 外用土家药护理要点

（1）应注意有无过敏史，用药期间如果出现异常，立即停药，报告医生并协助处理。过敏体质者慎用。

（2）使用前注意皮肤清洁，不强行摩擦局部皮肤，观察用药后反应，如有异常应立即停止用药，报告医生，协助处理。

（二）特色护理技术

1. 扑灰碗疗法（T/CMAM T4—2019）

（1）评估要点：患者部位皮肤情况，有无炎症、破溃等，碗口边缘是否光滑无破损。

（2）操作要点：心窝处疼痛：将灶心土或千层泥200g研成末、辣椒树蔸100g细研末，药末混合均匀炒热（温度70～80℃），制成灰碗备用。操作者将热灰碗扑在患者上腹、下腹，左右、上下来回推动旋转，推动频率约为每分钟20次，治疗时间每日1次，每次15min，5次1个疗程。

（3）观察要点：操作过程中注意观察操作部位皮肤，发现异常情况及时报告处理。

2. 推抹疗法（见操作流程图1）

（1）评估要点：患者皮肤是否完整，有无破损、红肿、硬结等。

（2）操作要点：

①心窝处疼痛：取中脘、天枢、气海等每个穴位按揉50～100次，然后搓热双手，顺时针旋揉中元50～100次，每日1次，7d 1个疗程；

②心窝处痞满：顺时针按摩心窝处，每次15～20min，每日2～3次；

③嗳气、反酸：取足三里、合谷、天突、中脘、内关等穴；

④纳差：取足三里、内关、丰隆、合谷、中脘、阳陵泉等穴。

（3）观察要点：操作过程中注意观察局部皮肤情况，有无擦伤、介子过敏等，如有异常应立即停止治疗，及时报告并处理。

3. 烧艾疗法（T/CMAM T12—2019）

（1）观察要点：操作过程中注意观察操作部位皮肤，发现异常情况及时报告处理。

（2）操作要点：

①心窝处疼痛：取如黄豆大艾麝绒1炷，心窝尖（剑突下）穴、肚中穴（中脘）各灸1炷；

②心窝处痞满：取神阙、中脘、下脘、建里、天枢等穴；

③嗳气、反酸：取肝俞、胃俞、足三里、中脘、神阙等穴。

（3）观察要点：注意观察操作部位皮肤，如有烫伤等异常情况，发现异常及时报告处理。

4. 敷药疗法（见操作流程图2）

（1）评估要点：局部皮肤是否完整，有无红肿、破损、溃烂等；既往史；过敏史；患者对温度的感知度。药物及皮肤过敏者、婴幼儿慎用。

（2）操作要点：

①心窝处疼痛：取中脘、胃俞、足三里、梁丘等穴；

②心窝处痞满：取脾俞、胃俞、肾俞、天枢、神阙、中脘、关元等穴。每日1次，7次1个疗程。

（3）观察要点：注意观察操作部位皮肤有无水疱等异常情况，发现异常及时报告处理。

5. 泡脚疗法（T/CMAM T11—2019）

（1）评估要点：患者双足皮肤是否完整，有无破损、溃烂等；既往史；进食情况。

（2）操作要点：根据不同症型，选用相应的土家方药制剂，温度37～45℃（初次泡脚者水温宜40℃左右），水浸泡在小腿肚上部，结合搓揉三阴交、足三里等。每晚睡前1次，每次浸泡30min。

（3）观察要点：操作过程中重视患者主诉，如有心慌、面红、皮肤瘙痒等异常情况应立即停止治疗，及时报告并处理。

6. 蛋滚疗法（T/CMAM T9—2019）

（1）评估要点：患者治疗部位皮肤情况，有无炎症、破溃等。

（2）操作要点：

①心窝处疼痛：取胃俞、脾俞穴为中心的部位及脐周，用煮熟的蛋（约 40℃）顺时针旋转滚动。每次 30min 左右，每日 1 次，7d 1 个疗程；

②心窝处痞满：用煮熟的蛋（约 40℃）趁热置于心窝处，顺时针旋转滚动。每次 30min 左右，每日 1 次，7d 1 个疗程。

（3）观察要点：操作过程中注意观察操作部位皮肤，发现异常情况及时报告处理。

四、健康指导

（一）生活起居

1. 病室保持安静、整洁，空气清新，温湿度适宜。
2. 生活规律，劳逸结合，适当运动，保证睡眠。急性发作时宜卧床休息。
3. 指导患者养成良好的饮食卫生习惯，制定推荐食谱，改变以往不合理的饮食结构。
4. 指导患者注意保暖，避免腹部受凉，根据气候变化及时增减衣物。
5. 保持心情愉快，减少胃酸分泌。
6. 定期检查幽门螺旋杆菌。

（二）饮食指导

饮食以质软、少渣、易消化，定时进食，少量多餐为原则；细嚼、慢咽，减少对胃黏膜的刺激；忌食辛辣、肥甘、豆类、红薯、南瓜等，戒烟酒，忌浓茶、咖啡等。

1. 肚胃虚寒证：宜食猪肚、瘦肉粥、羊肉、大枣、桂圆等补中健胃之品，忌食冷饮。药膳方：生姜炖猪肚（猪肚 1 只、生姜 250g，将生姜洗净切片填入肚内炖熟食用）。

2. 胃火内盛证：宜食栀子、杏仁、薏苡仁、莲子、菊花等清热去火之品，忌食上火食物。药膳方：雪梨饮（鸭梨 200g、冰糖少许，放入冰镇的凉开水浸泡 4h 后频饮）。

3. 阴虚胃热证：宜食莲子、山药、银耳、百合等滋阴降热之品，忌食辛辣上火食物。药膳方：山药百合大枣粥（山药 500g、百合 25g、薏苡仁 30g、红枣 9 枚、粳米 50g 煮粥食用）。

4. 气滞不通证：宜食佛手、山楂、桃仁、山药、萝卜、生姜、白胡椒等疏肝理气之品，忌食易胀气食物。药膳方：胡萝卜炒陈皮瘦肉丝（胡萝卜 200g、陈皮 10g、瘦猪肉 100g 炒熟食用）。

5. 湿热夹杂证：宜食荸荠、百合、马齿苋、赤小豆等清热除湿之品，忌助湿生热食物。药膳方：赤豆粥（赤小豆 100g、粳米 50g 煮粥食用）。

6. 冷气犯胃证：宜食猪肚、鱼肉、羊肉、鸡肉、桂圆、大枣、莲子、生姜等温脾健胃之品，忌食生冷。药膳方：桂圆糯米粥（桂圆 6 枚、红枣 9 枚、糯米 200g 煮粥食用）。

（三）情志调理

1. 多与患者沟通，了解其心理状态，指导其保持乐观情绪。

2. 针对患者忧思恼怒、恐惧紧张等不良情志，指导患者采取移情相制疗法，转移其注意力，淡化消除其不良情志。针对患者焦虑或抑郁的情绪变化，可采用暗示疗法或顺从情欲法。

3. 鼓励家属多陪伴，给予患者心理支持。

4. 鼓励病友间多沟通交流疾病防治经验，提高认识，增强治疗信心。

5. 指导患者和家属了解本病性质，掌握控制疼痛的简单方法，减轻身体痛苦和精神压力。

操作流程图 1

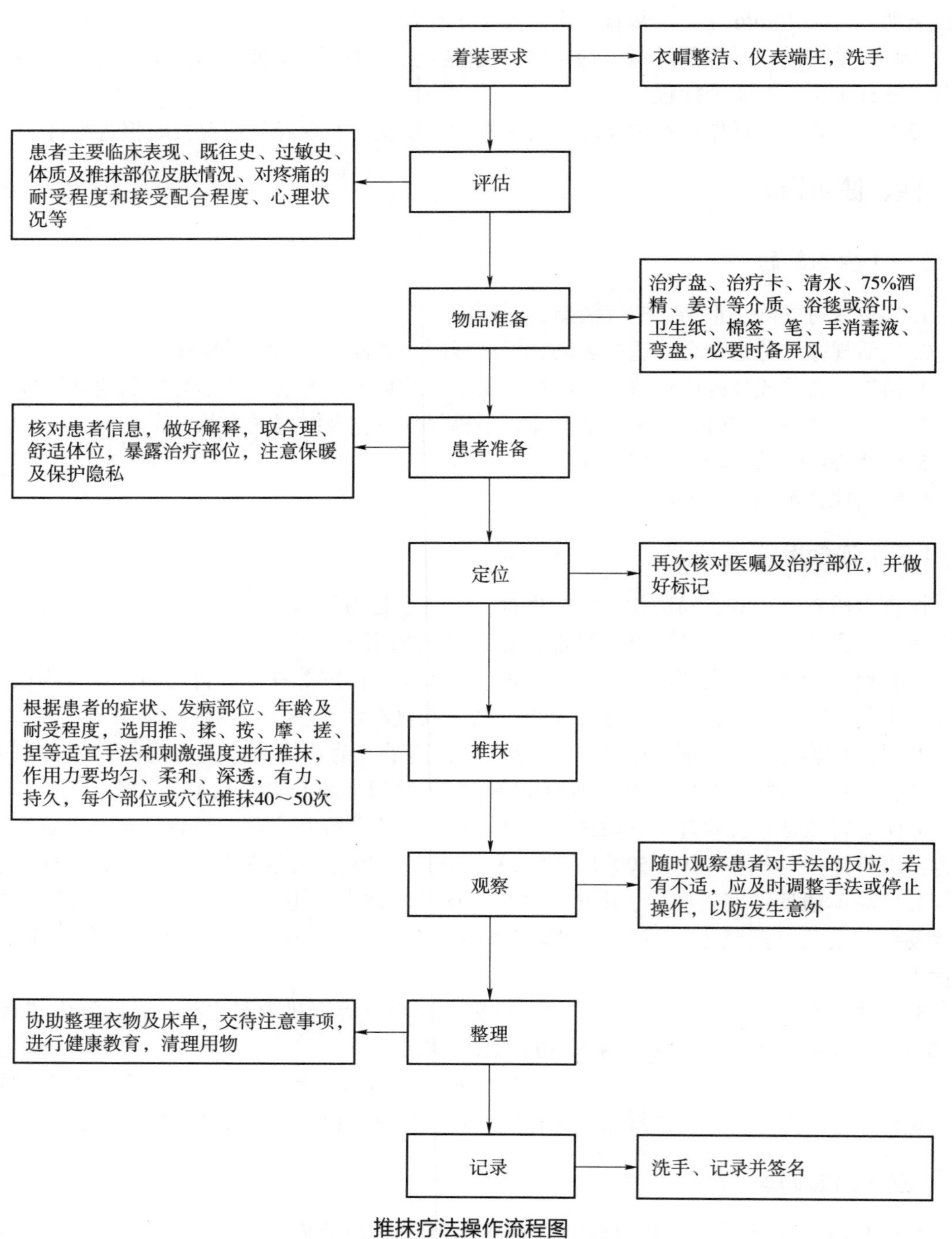
着装要求
衣帽整洁、仪表端庄，洗手
评估
患者主要临床表现、既往史、过敏史、体质及推抹部位皮肤情况、对疼痛的耐受程度和接受配合程度、心理状况等
物品准备
治疗盘、治疗卡、清水、75%酒精、姜汁等介质、浴毯或浴巾、卫生纸、棉签、笔、手消毒液、弯盘，必要时备屏风
患者准备
核对患者信息，做好解释，取合理、舒适体位，暴露治疗部位，注意保暖及保护隐私
定位
再次核对医嘱及治疗部位，并做好标记
推抹
根据患者的症状、发病部位、年龄及耐受程度，选用推、揉、按、摩、搓、捏等适宜手法和刺激强度进行推抹，作用力要均匀、柔和、深透，有力、持久，每个部位或穴位推抹40～50次
观察
随时观察患者对手法的反应，若有不适，应及时调整手法或停止操作，以防发生意外
整理
协助整理衣物及床单，交待注意事项，进行健康教育，清理用物
记录
洗手、记录并签名

推抹疗法操作流程图

操作流程图 2

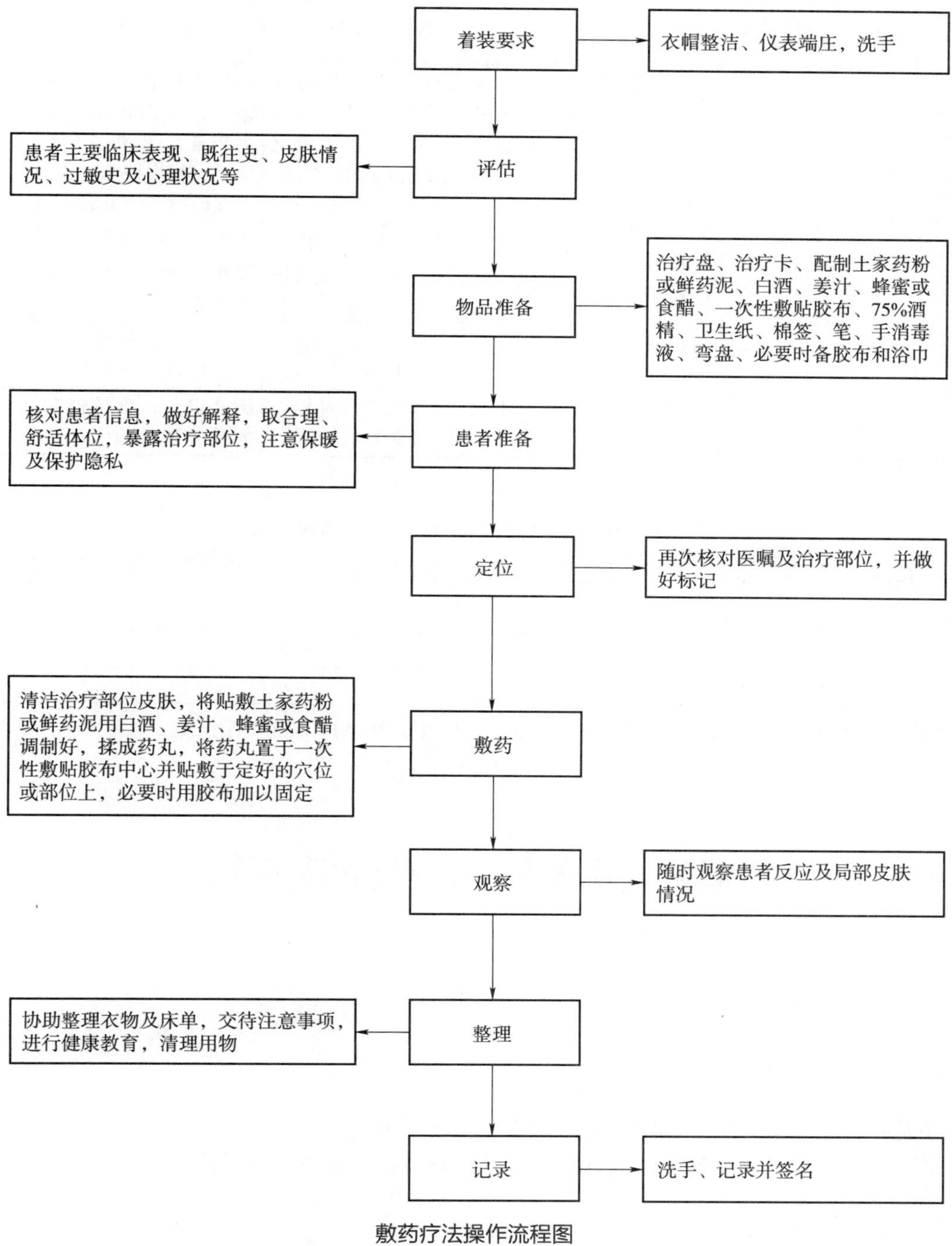
着装要求
衣帽整洁、仪表端庄，洗手
评估
患者主要临床表现、既往史、皮肤情况、过敏史及心理状况等
物品准备
治疗盘、治疗卡、配制土家药粉或鲜药泥、白酒、姜汁、蜂蜜或食醋、一次性敷贴胶布、75%酒精、卫生纸、棉签、笔、手消毒液、弯盘、必要时备胶布和浴巾
患者准备
核对患者信息，做好解释，取合理、舒适体位，暴露治疗部位，注意保暖及保护隐私
定位
再次核对医嘱及治疗部位，并做好标记
敷药
清洁治疗部位皮肤，将贴敷土家药粉或鲜药泥用白酒、姜汁、蜂蜜或食醋调制好，揉成药丸，将药丸置于一次性敷贴胶布中心并贴敷于定好的穴位或部位上，必要时用胶布加以固定
观察
随时观察患者反应及局部皮肤情况
整理
协助整理衣物及床单，交待注意事项，进行健康教育，清理用物
记录
洗手、记录并签名

敷药疗法操作流程图

利科冲及地（慢性胃炎）临床症候评价量表（一）

类别	症状体征	无（0分）	轻（3分）	中（5分）	重（7分）	分值
主症	1. 心窝处疼痛	无	每天偶有心窝疼痛（或为隐痛、或为胀痛、或为刺痛），1h内可自行缓解或进食后缓解，遇凉则发得温则解	经常发生心窝疼痛（或为隐痛、或为胀痛），程度能忍受，持续1～3h可缓解	心窝疼痛较重（或为钝痛、或为刺痛、或为胀痛），程度多不能忍受，每次持续＞3h，需服药后才能缓解	
	2. 心窝处痞满	无	每天偶有心窝处痞满，多在进食后，每次持续＜1h	明显心窝处痞满或餐后发生，每次持续1～3h	心窝处痞满程度重，每次＞3h，服药后才能缓解	
次症	3. 嗳气、反酸	无	偶有嗳气、反酸，每日≤4次	经常嗳气、反酸，每日4～10次	频繁嗳气、反酸，每日＞10次	
	4. 纳差	无	每天进食乏味，但基本保持原食量	无食欲，食量较以前减少1/3左右	厌恶进食，食量较以前减少1/2以上	

利科冲及地（慢性胃炎）临床症候评价量表（二）

类别	症状体征	异常（2分）	好转（1分）	正常（0分）	分值
舌苔脉象	舌质				
	舌苔				
	脉象				

备注：利科冲及地（慢性胃炎）临床症候评价量表参照胃肠疾病中医症状评分表。

起盘（荨麻疹）土家医护理方案

一、常见证候要点

（一）风热犯表证

主症：风团鲜红，灼热剧痒，遇热加重，得冷则减。
兼症：伴有发热、恶寒、咽喉肿痛。舌红，苔薄黄或薄白，脉浮数。

（二）风寒束表证

主症：风团色白，瘙痒，遇寒加重，得暖则减。
兼症：伴恶寒怕冷，口不渴。舌淡红，苔薄白，脉浮紧。

（三）胃肠湿热证

主症：风团色红，剧烈瘙痒，泛发全身。

兼症：神疲，小便赤涩，大便不畅。伴有腹痛、腹泻或恶心呕吐。舌红，苔黄腻，脉滑数或濡数。

（四）气血虚弱证

主症：风团色淡，反复发作，迁延日久，午后或夜间加重。
兼症：面色苍白，心悸失眠，神疲乏力。舌淡，苔薄白，脉濡细或细弱。

（五）热毒蕴肤证

主症：风团色红艳，持续不退，剧痒刺痛，重者见皮肤黏膜血管神经性水肿。
兼症：口干，大便燥结，小便黄赤，或有发热。舌红，苔薄黄，脉数。

二、常见症状／症候施护

（一）瘙痒

1. 注意观察发疹的时间、部位、性质、瘙痒的程度等。
2. 保持皮肤清洁，及时修剪指甲。瘙痒时，应嘱患者用手掌按压、轻拍或按摩痒处，避免搔抓皮肤。洗澡不宜过勤，水温不宜过高，以 28～32℃为宜，忌用碱性液洗浴，洗浴后涂抹护肤乳液。
3. 注意观察病人有无声音嘶哑、呼吸困难，有明显窒息感时，立即报告医生，并做好抢救准备。
4. 遵医嘱给予敷药疗法（中药湿敷法）。
5. 遵医嘱给予涂药疗法（涂药法）。

（二）风团

1. 观察风团大小、部位、颜色发展、消退等情况。
2. 遵医嘱给予敷药疗法（中药湿敷法）。
3. 遵医嘱给予涂药疗法（涂药法）。
4. 遵医嘱给予烧灯火疗法（灸法）。

三、土家医特色治疗护理

（一）药物治疗

1. 内服土家药护理要点

（1）服药时间：口服土家药宜饭后 0.5～1h 服用。
（2）服药温度：热证宜凉服，寒证、虚证宜温服。
（3）服药的方法：水煎服，每日 1 剂，分 2～3 次服用，与西药的服药时间应间隔 30min。
（4）注意事项：用药前询问过敏史，用药期间应观察药物疗效及不良反应，发现异常及时报告医生。

2. 外用土家药护理要点

（1）使用前注意有无过敏史，注意清洁皮肤，不强行摩擦局部皮肤。

（2）观察用药后反应，如出现局部皮肤灼热、刺痛，或有头晕、恶心、心慌、气促等症状，应立即停止用药，报告医生，协助处理。

（二）特色技术的护理要点

1. 涂药疗法（见操作流程图1）

（1）评估要点：既往有无药物过敏史，涂药部位的皮肤有无破溃及感染情况。

（2）操作要点：涂药前清洁局部皮肤。水剂、酊剂用后，须塞紧瓶盖；如为悬浮液时，须先摇匀后涂擦；霜剂则应用手掌或手指反复摩擦，使之渗入肌肤。局部涂药不宜过多、过厚，以免毛孔闭塞。面部涂药时，防止药物误入口鼻及眼睛。

（3）观察要点：涂药时局部皮肤如出现丘疹、奇痒或肿胀等，应立即停用，并将药物拭净或清洗，通知医师并协助处理。

2. 敷药疗法（见操作流程图2）

（1）评估要点：外敷部位的皮肤情况，皮肤过敏者慎用，女性患者妊娠期禁用。

（2）操作要点：将鲜药草放入药钵捣成泥状，平摊于纱布上，压紧，敷于治疗部位，用弹力绷带固定，一般敷4～6h，每日1次。

（3）观察要点：注意局部及全身情况，若出现肿胀、红、热、疼痛等症状，停止使用，立即报告医师，遵医嘱予相应处理。

3. 烧灯火疗法（T/CMAM T5—2019）

（1）评估要点：患者对热的耐受程度，注意烧灯火治疗部位的皮肤情况，如有皮肤破损溃疡、水肿禁用；孕妇下腹部、腰骶部不宜使用。

（2）操作要点：烧灯火时，注意掌握烧灼的速度，速烧速提，防止烧伤治疗以外的皮肤，灯心草蘸桐油不宜过多，防油火滴洒，灼伤皮肤。一旦出现皮肤烧伤，应立即停止治疗。烧灯火后3d内，局部不要沾水，创面5～7d愈合。

（3）观察要点：注意观察有无皮肤烧伤、晕厥等不适，如有不适，应立即停止，并报告医师配合处理。

四、健康指导

（一）生活起居

1. 保持皮肤清洁卫生，禁用36℃以上的热水洗浴，忌搔抓皮肤，瘙痒剧烈时可冷湿敷减轻痒感，也可用炉甘石洗剂或氢化锌洗剂清洁皮肤，勤换内衣裤，宜穿宽松棉质内衣裤。

2. 在日常生活中，去除诱因，禁用或忌食易致敏的药物或食物，避免接触致敏物质。

（二）饮食指导

饮食宜清淡易消化的食物，不宜过饱，宜多饮水。禁食已知过敏食物，忌辛辣刺激、鱼腥虾蟹、牛羊肉、葱、酒、浓茶、咖啡等。

1. 风热犯表证：宜食苦瓜、西瓜、冬瓜等疏风清热之品。药膳方：冬瓜菊花汤（冬瓜500g、菊花50g、水适量煲汤饮用）。

2. 风寒束表证：宜食米粥、热汤等疏风散寒之品。药膳方：木瓜生姜汤（木瓜250g、生姜5片、水适量煲汤饮用）。

3. 胃肠湿热证：宜食薏苡仁、山药、茯苓等健脾除湿之品。药膳方：茯苓木瓜汤（木瓜250g、茯苓100g、水适量煲汤饮用）。

4. 气血虚弱证：宜食瘦肉、牛奶、鸡蛋等益气补血之品。药膳方：瘦肉粥（大米100g、猪瘦肉陷60g、水适量煲粥食用）。

5. 热毒蕴肤证：宜食绿豆、无花果、冬瓜等清热解毒之品。药膳方：绿豆汤（绿豆200g、水适量煲汤食用）。

（三）情志调理

1. 调情志，保持乐观向上，学会自我调整，避免不良情绪诱发或加重病情。

2. 安慰体贴患者，避免其精神紧张，解除其精神负担。

3. 鼓励家属多陪伴，给予情感支持。

4. 向患者介绍疾病的发生、发展、转归等有关知识，鼓励患者积极面对疾病，增强治疗信心。

操作流程图 1

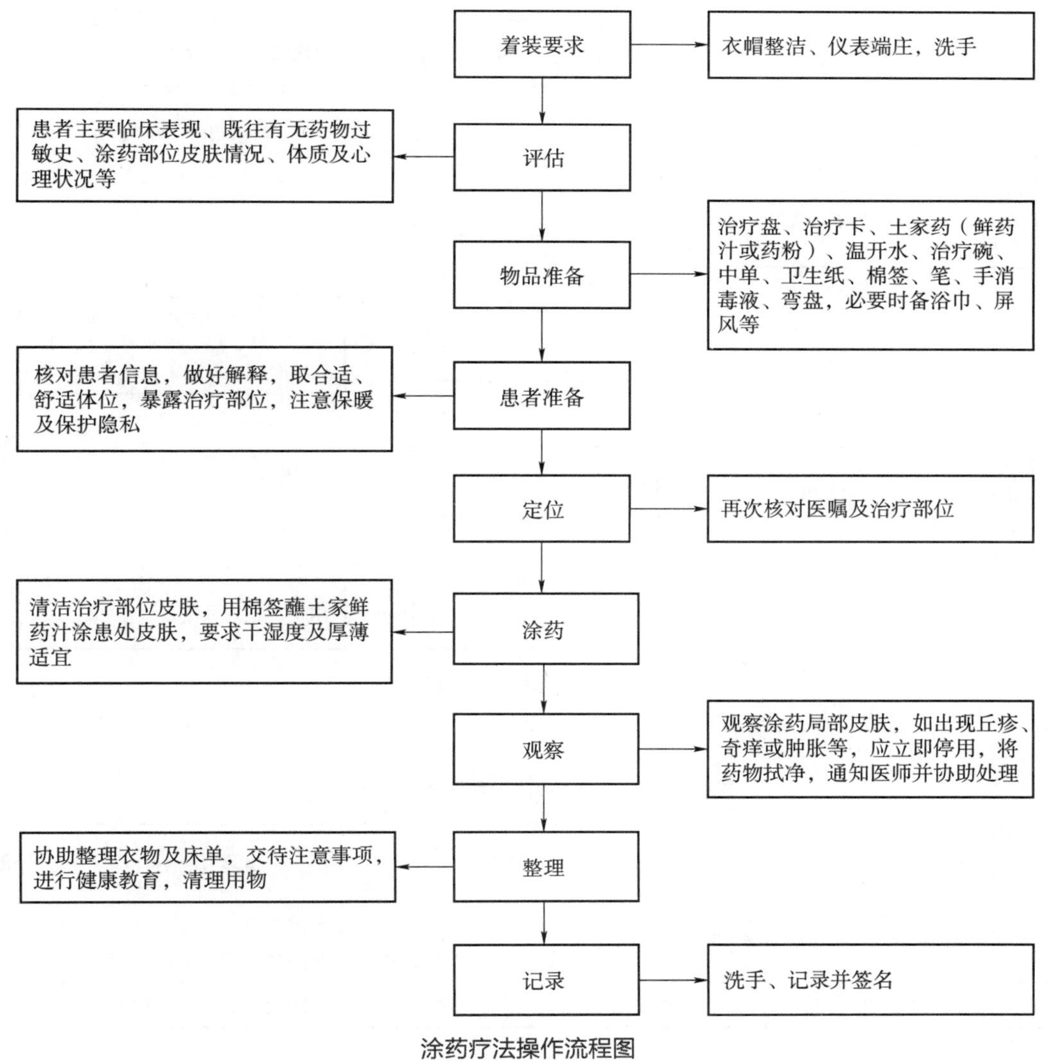
着装要求
衣帽整洁、仪表端庄，洗手
评估
患者主要临床表现、既往有无药物过敏史、涂药部位皮肤情况、体质及心理状况等
物品准备
治疗盘、治疗卡、土家药（鲜药汁或药粉）、温开水、治疗碗、中单、卫生纸、棉签、笔、手消毒液、弯盘，必要时备浴巾、屏风等
患者准备
核对患者信息，做好解释，取合适、舒适体位，暴露治疗部位，注意保暖及保护隐私
定位
再次核对医嘱及治疗部位
涂药
清洁治疗部位皮肤，用棉签蘸土家鲜药汁涂患处皮肤，要求干湿度及厚薄适宜
观察
观察涂药局部皮肤，如出现丘疹、奇痒或肿胀等，应立即停用，将药物拭净，通知医师并协助处理
整理
协助整理衣物及床单，交待注意事项，进行健康教育，清理用物
记录
洗手、记录并签名

涂药疗法操作流程图

操作流程图 2

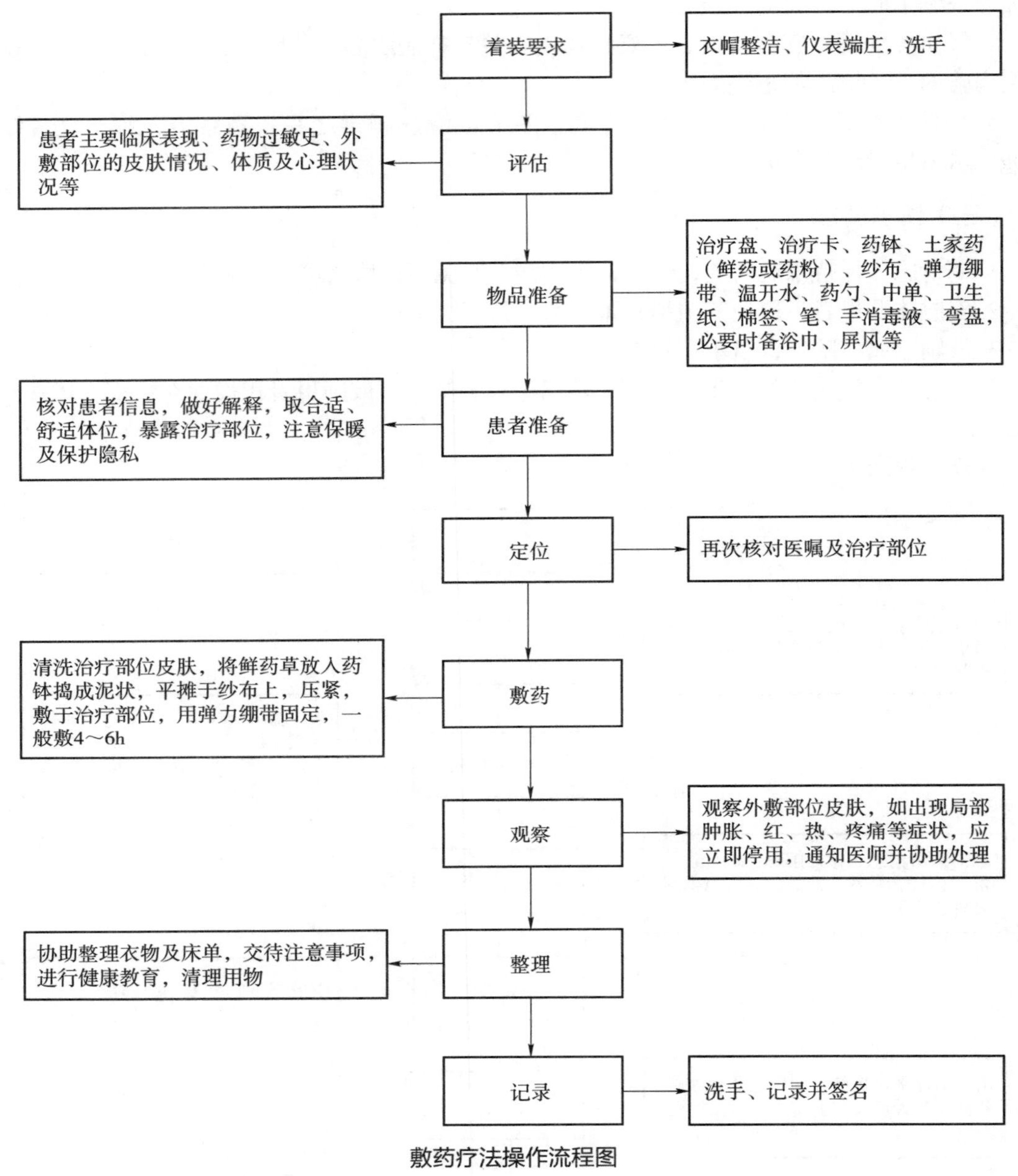
着装要求
衣帽整洁、仪表端庄，洗手
评估
患者主要临床表现、药物过敏史、外敷部位的皮肤情况、体质及心理状况等
物品准备
治疗盘、治疗卡、药钵、土家药（鲜药或药粉）、纱布、弹力绷带、温开水、药勺、中单、卫生纸、棉签、笔、手消毒液、弯盘，必要时备浴巾、屏风等
患者准备
核对患者信息，做好解释，取合适、舒适体位，暴露治疗部位，注意保暖及保护隐私
定位
再次核对医嘱及治疗部位
敷药
清洗治疗部位皮肤，将鲜药草放入药钵捣成泥状，平摊于纱布上，压紧，敷于治疗部位，用弹力绷带固定，一般敷4～6h
观察
观察外敷部位皮肤，如出现局部肿胀、红、热、疼痛等症状，应立即停用，通知医师并协助处理
整理
协助整理衣物及床单，交待注意事项，进行健康教育，清理用物
记录
洗手、记录并签名

敷药疗法操作流程图

起盘（荨麻疹）临床症候评分量表（一）

类别	症状体征	无（0分）	轻度（1分）	中度（2分）	重度（3分）	分值
主证	瘙痒	无	有瘙痒，不明显	明显瘙痒，但不影响患者日常活动或睡眠	严重瘙痒，不能忍受，严重困扰日常活动或睡眠	
次证	风团	无	＜20个/24h	20～50个/24h	＞50个/24h或大片融合	

起盘（荨麻疹）临床症候评分量表（二）

类别	症状体征	异常（2分）	好转（1分）	正常（0分）	分值
舌苔脉象	舌质				
	舌苔				
	脉象				

备注：起盘（荨麻疹）临床症候评分量表参照7日起盘（荨麻疹）活动度评分量表。

汝洒证（高血压）土家医护理方案

一、常见证候要点

（一）风痰证

主症：头晕目眩，有旋转感或摇晃感、漂浮感。

兼症：头重如裹，伴有恶心呕吐或恶心欲呕、呕吐痰涎，食少便溏。舌苔白或白腻，脉弦滑。

（二）肝火证

主症：头晕且痛，头痛较剧，目赤口苦，胸胁胀痛。

兼症：烦躁易怒，寐少多梦，小便黄，大便干结。舌红，苔黄，脉弦数。

（三）瘀阻证

主症：眩晕而头重昏蒙，头蒙不清，伴胸闷、恶心，肢体麻木或刺痛，唇甲紫绀。

兼症：肌肤甲错，或皮肤如蚁行状，或头痛。舌质暗有瘀斑，苔薄白，脉滑或涩。

（四）肾虚证

主症：眩晕久发不已，听力减退，耳鸣。

兼症：少寐健忘，神倦乏力，腰酸膝软。舌红，苔薄，脉弦细。

二、常见症状／证候施护

（一）头晕目眩

1. 评估眩晕发作的时间、性质、程度、诱因、伴随症状以及血压等的变化。

2. 眩晕发作时应卧床休息，改变体位时动作宜缓慢，防止跌倒，避免深低头、旋转等动作。必要时监测血压变化情况，观察有无伴随肢体麻木、言语謇涩等症状，异常时要立即报告医师进行处理。

3. 保持病室安静，避免噪声和强光刺激，减少探视。

4. 对于高血压引起的头晕目眩，可遵医嘱给予降压药，并观察用药后的效果和反应。
5. 遵医嘱给予耳穴贴压疗法（耳穴贴压法）。
6. 遵医嘱给予推抹疗法（穴位按摩）。
7. 遵医嘱给予泡脚疗法（中药熏洗）。
8. 遵医嘱给予敷药疗法（穴位敷贴法）。
9. 遵医嘱给予烧艾疗法（艾条灸）。

（二）恶心、呕吐

1. 评估恶心呕吐的次数、程度，呕吐物的量、颜色、气味及伴随症状。
2. 呕吐剧烈者嘱其暂禁食，遵医嘱及时准确给予止吐剂、镇静剂、静脉补液，必要时记录24h出入水量，并观察用药后的效果和反应。
3. 保持病室整洁，光线色调柔和，无异味刺激。
4. 保持口腔及床单清洁，协助用淡盐水或温开水漱口。
5. 体质虚弱者呕吐时应将头偏向一侧，以免呕吐物误入气管，引起窒息。
6. 因呕吐不能进食或服药者，可在进食或服药前先滴姜汁数滴于舌面，稍等片刻再进食，以缓解呕吐。
7. 指导采用放松术，如聆听舒缓的音乐，做渐进式的肌肉放松等，缓解恐惧情绪。
8. 遵医嘱给予耳穴贴压疗法（耳穴贴压法）。
9. 遵医嘱给予推抹疗法（穴位按摩）。

（三）耳鸣耳聋

1. 评估患者耳鸣耳聋的特点，发作或加重的诱因、耳聋耳鸣的程度以及有无眩晕、失眠等伴随症状。
2. 禁用耳塞，嘱患者勿用力挖耳，避免污水入耳。
3. 营造舒适的病房环境，避免噪声刺激。
4. 保持充足睡眠。听力障碍者要注意行走安全。
5. 遵医嘱给予耳穴贴压疗法（耳穴贴压法）。
6. 遵医嘱给予推抹疗法（穴位按摩）。
7. 遵医嘱给予放痧疗法（刮痧疗法）。
8. 遵医嘱给予泡脚疗法（中药熏洗）。

三、土家医特色治疗护理

（一）药物治疗

1. 内服土家药护理要点

（1）服药时间：口服土家药宜饭前或饭后0.5～1h服用。
（2）服药温度：热证宜凉服，寒证、虚证宜温服。
（3）服药方法：水煎服，每日1剂，分2～3次服。与西药的服药时间应间隔30min。
（4）注意事项：用药前询问过敏史，用药期间应观察药物疗效及不良反应，发现异常及时报告医生。

2. 外用土家药护理要点

（1）应注意有无过敏史，过敏体质者慎用。

（2）使用前注意皮肤清洁，不强行摩擦局部皮肤，观察用药后反应，如有异常应立即停止用药，报告医生，协助处理。

（二）特色护理技术

1. 耳穴贴压疗法（见操作流程图 1）

（1）评估要点：患者的疼痛耐受程度；双耳廓皮肤是否完整，有无炎症、破溃、硬结；有无酒精及胶布过敏史；妊娠期及有习惯性流产女性患者慎用。

（2）操作要点：

①头晕目眩主穴取交感、皮质下、心、耳背心穴、降压沟，配穴取额、枕、肾、神门、肝、耳背肾、耳背肝、耳尖穴，恶心呕吐配穴可取脾、胃等穴；

②耳鸣耳聋主穴取肾、肝、神门、心，配穴取内耳、外耳、三焦等穴；

③常规操作以单耳为宜，隔日更换，两耳交替使用。指导患者晨起、午休、晚睡前各按压 1 次，每穴按压 1～3min，按压力度以酸胀为度。

（3）观察要点：询问患者感受，如有心慌等不适立即通知医生协助处理。

2. 推抹疗法（见操作流程图 2）

（1）评估要点：局部皮肤是否完整，有无破损、红肿、硬结等；进食史。

（2）操作要点：

①头晕目眩取百会、风池、太阳、头维、上星、印堂等穴，每日 1 次；

②恶心呕吐取合谷、内关、足三里等穴；

③耳鸣耳聋取听会、听宫、合谷、耳门、翳风等穴；

④推抹时用力要均匀、柔和、深透、有力，每个穴位推抹 3～5min，每日 1～2 次。

（3）观察要点：操作过程中注意观察局部皮肤情况，有无擦伤、介质过敏等，如有异常应立即停止治疗，及时报告并处理。

3. 泡脚疗法（T/CMAM T11—2019）

（1）评估要点：患者双足皮肤是否完整，有无破损、溃烂等；既往史；进食情况。

（2）操作要点：根据不同证型，选用相应土家方药制剂，温度 37～45℃（初次泡脚者水温宜 40℃左右），水浸泡在小腿肚上部，配合搓揉三阴交、足三里等。每晚睡前 1 次，每次浸泡 30min。

（3）观察要点：操作过程中重视患者主诉，如有心慌、面红、皮肤瘙痒等异常情况应立即停止治疗，及时报告并处理。

4. 敷药疗法（见操作流程图 3）

（1）评估要点：局部皮肤是否完整，有无红肿、破损、溃烂等；既往史；过敏史；患者对温度的感知度；药物及皮肤过敏者、婴幼儿慎用。

（2）操作要点：头晕目眩取涌泉穴；倦怠乏力取肾俞、脾俞、足三里等穴，以调节脏腑气血功能。药物涂抹要均匀，保持一定的湿度，每日 1 次，7 次 1 个疗程。

（3）观察要点：注意观察操作部位皮肤，如有水疱等异常情况及时报告处理。

5. 烧艾疗法（T/CMAM T12—2019）

（1）评估要点：患者当前主要临床表现；局部皮肤情况，有无感觉迟钝 / 障碍，对热的敏感和耐受程度；心理状况等。

（2）操作要点：头晕目眩取百会、四神聪、风池等穴；倦怠乏力取足三里、关元、气海等穴。烧艾时体位要舒适，遵医嘱或根据病情选用合适的方法，注意保暖，每日1次。烧艾后有痒感不能抓挠，忌食生冷、腥臭发物（雄鸡、羊肉、牛肉、虾等）；不洗冷水脸、澡；烧艾部位6h内不能沾水，也不可抹擦。烧艾1周内，不得从事重体力劳动，注意保暖和休息，忌房事。

（3）观察要点：随时观察患者局部皮肤情况，询问患者有无灼痛感，及时调整距离，防止灼伤；烧艾过程中应及时将艾灰弹入弯盘中，防止灼伤皮肤和烧坏衣物。

6. 放痧疗法（T/CMAM T14—2019）

（1）评估要点：放痧部位皮肤情况，有无炎症、破溃等；放痧用具边缘要求光滑。

（2）操作要点：耳鸣耳聋时头部取风池、翳风、听宫、耳门等穴；背部取大杼、风门、肺俞等穴。放痧力度要均匀，一般以患者能够接受的力度为度，用具要严格消毒，防止交叉感染。放痧完毕要休息15～20min，并注意保暖。放痧治疗后12h内不洗澡，3d内不宜从事繁重体力劳动。

（3）观察要点：操作过程中注意观察放痧部位皮肤颜色变化，随时询问患者有无不适，如有异常情况及时报告并处理。

四、健康指导

（一）生活起居

1. 病室保持安静、舒适，光线不宜过强，避免噪声、强光等一切不良刺激。

2. 眩晕轻者可适当休息，不宜过度疲劳。眩晕急性发作时应卧床休息，可闭目养神，减少头部晃动，切勿摇动床架，症状缓解后方可下床活动，动作宜缓慢，防止跌倒。

3. 外出时佩戴深色墨镜，不宜从事高空作业。

4. 指导患者戒烟限酒，高血压者学会自我监测血压，如实做好记录。

5. 调摄情志、建立信心。起居有常、慎避外邪。

（二）饮食指导

饮食宜低盐低脂，清淡易消化，饮食有节，不宜过饱，忌辛辣刺激、肥甘厚味之品。肥胖患者应适当控制饮食。眩晕发作时不宜进食，防止食物呛入呼吸道。

1. 风痰证：宜食西红柿、黄瓜、冬瓜、山渣、薏苡仁等燥湿化痰之品，少食肥甘厚味及刺激性食物；也可用陈皮泡水代茶饮。药膳方：竹笋粥（熟竹笋20g、猪肉末15g、粳米50g煮粥食用）。

2. 肝火证：宜食海带、芹菜、紫菜、萝卜、芥菜等平肝熄风之品；也可用野菊花、夏枯草、鲜芹菜汁等代茶饮。药膳方：芹菜瘦肉丝（鲜芹菜250g、猪瘦肉150g炒熟食用）。

3. 瘀阻证：宜食黑木耳、洋葱、油菜、三七、当归等活血通瘀、行气和络之品，少食多餐，不宜过饱，忌刺激性食物，如辣椒、胡椒粉、浓茶、浓咖啡等。药膳方：鹌鹑蒸三七（鹌鹑1只、三七粉1～2g蒸熟食用）。

4. 肾虚证：偏阴虚者宜食甲鱼、黑木耳、淡菜、银耳等滋阴补肾之品。药膳方：红杞蒸鸡（枸杞子15g、母乌鸡1只蒸熟食用）；偏阳虚者宜食山药、胡桃、狗肉、羊肉等填精益髓之品。药膳方：炖猪腰（猪腰 2 个、杜仲 30g、核桃肉 30g 炖熟食用）。

（三）情志调理

1. 多与患者沟通，了解其心理状态，进行有效、针对性指导。
2. 眩晕较重、心烦焦虑者，减少探视人群，给患者提供安静的休养空间，鼓励患者听舒缓音乐，分散注意力。
3. 向患者介绍疾病的发生、发展、转归等有关知识，鼓励患者积极面对疾病，增强其治疗信心。
4. 指导患者掌握自我排解不良情绪的方法，如音乐疗法、谈心释放法、转移法。
5. 鼓励家属多陪伴患者，给予情感支持。

操作流程图 1

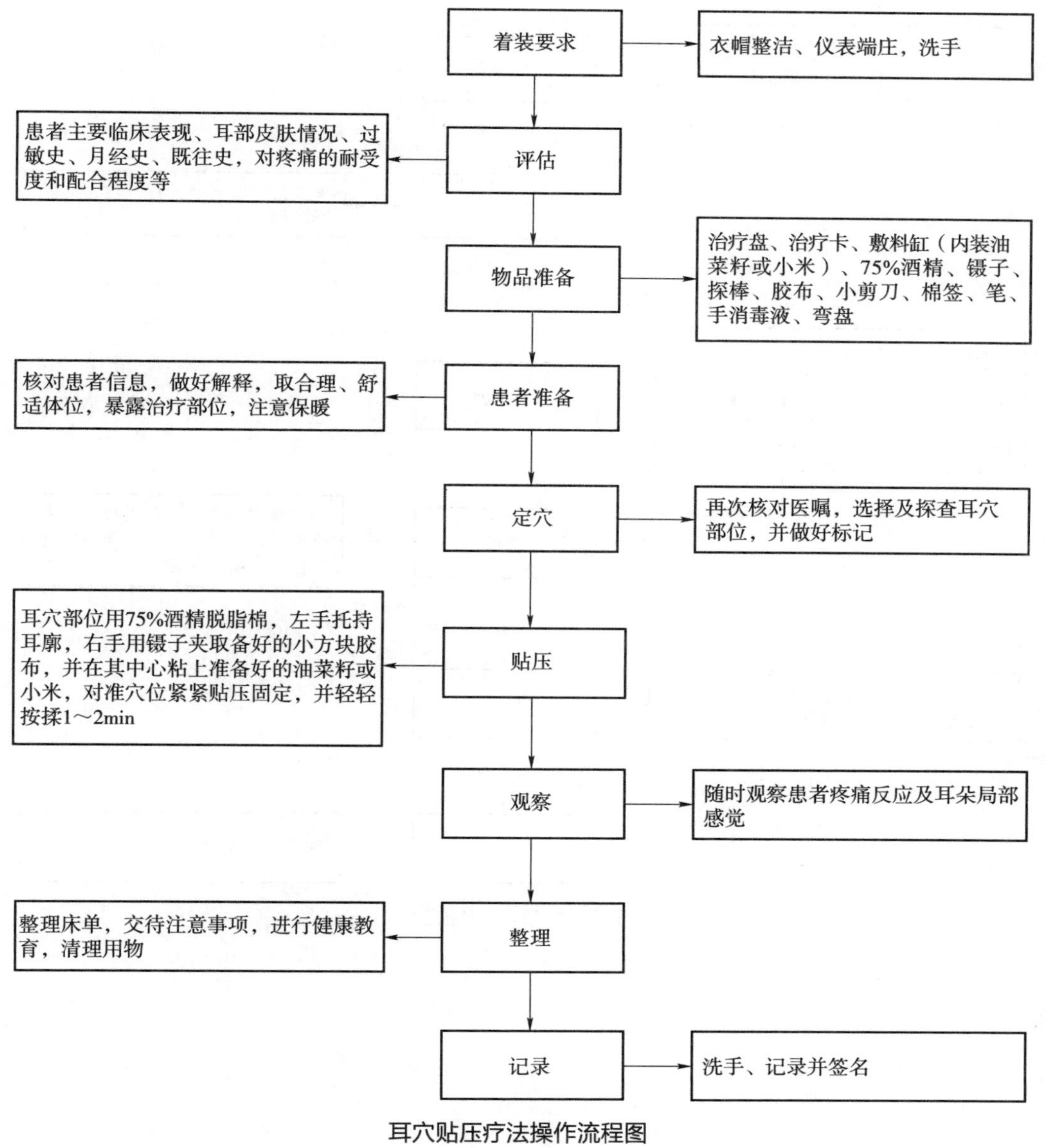

耳穴贴压疗法操作流程图

操作流程图 2

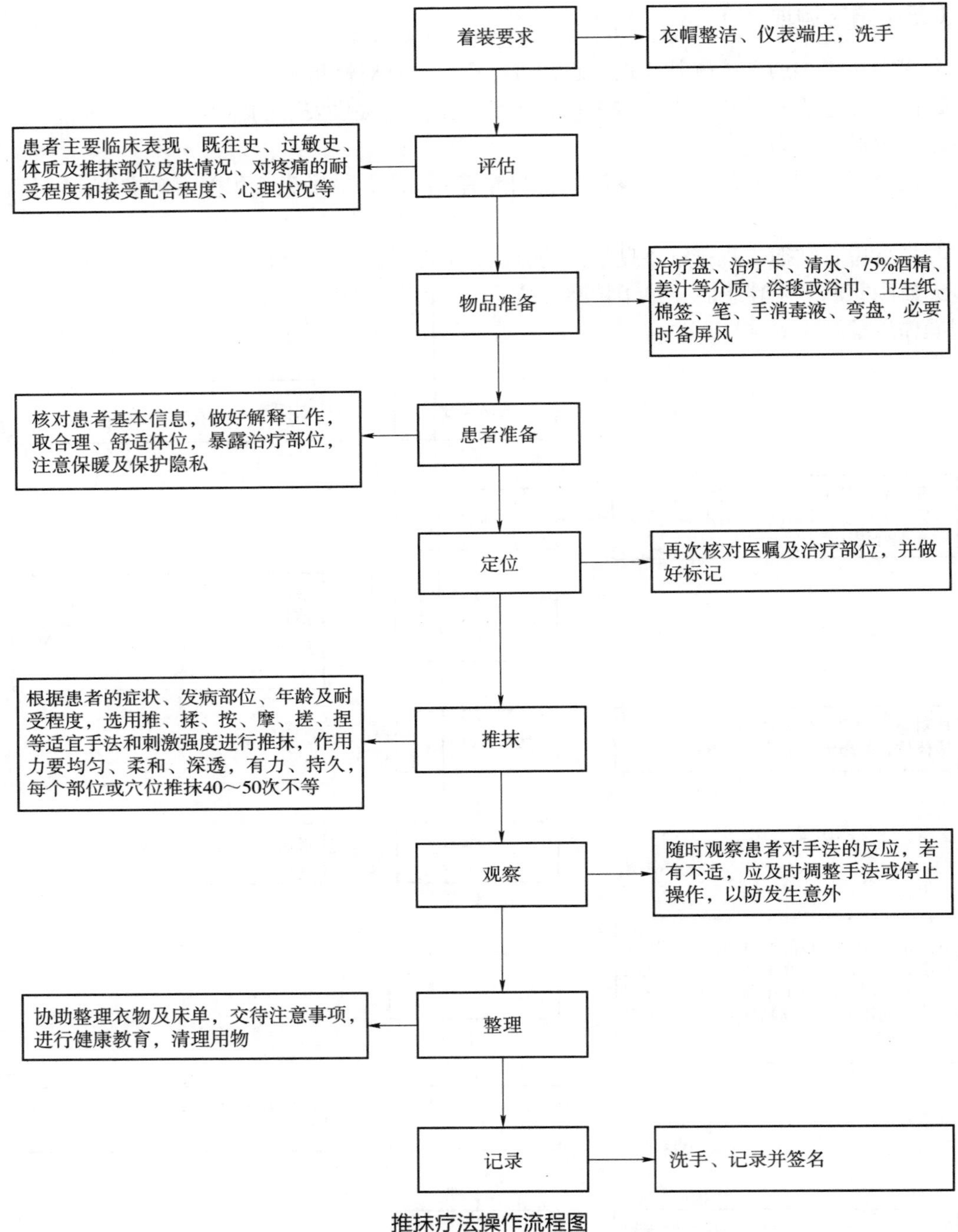
着装要求
衣帽整洁、仪表端庄，洗手
评估
患者主要临床表现、既往史、过敏史、体质及推抹部位皮肤情况、对疼痛的耐受程度和接受配合程度、心理状况等
物品准备
治疗盘、治疗卡、清水、75%酒精、姜汁等介质、浴毯或浴巾、卫生纸、棉签、笔、手消毒液、弯盘，必要时备屏风
患者准备
核对患者基本信息，做好解释工作，取合理、舒适体位，暴露治疗部位，注意保暖及保护隐私
定位
再次核对医嘱及治疗部位，并做好标记
推抹
根据患者的症状、发病部位、年龄及耐受程度，选用推、揉、按、摩、搓、捏等适宜手法和刺激强度进行推抹，作用力要均匀、柔和、深透，有力、持久，每个部位或穴位推抹40～50次不等
观察
随时观察患者对手法的反应，若有不适，应及时调整手法或停止操作，以防发生意外
整理
协助整理衣物及床单，交待注意事项，进行健康教育，清理用物
记录
洗手、记录并签名

推抹疗法操作流程图

操作流程图 3

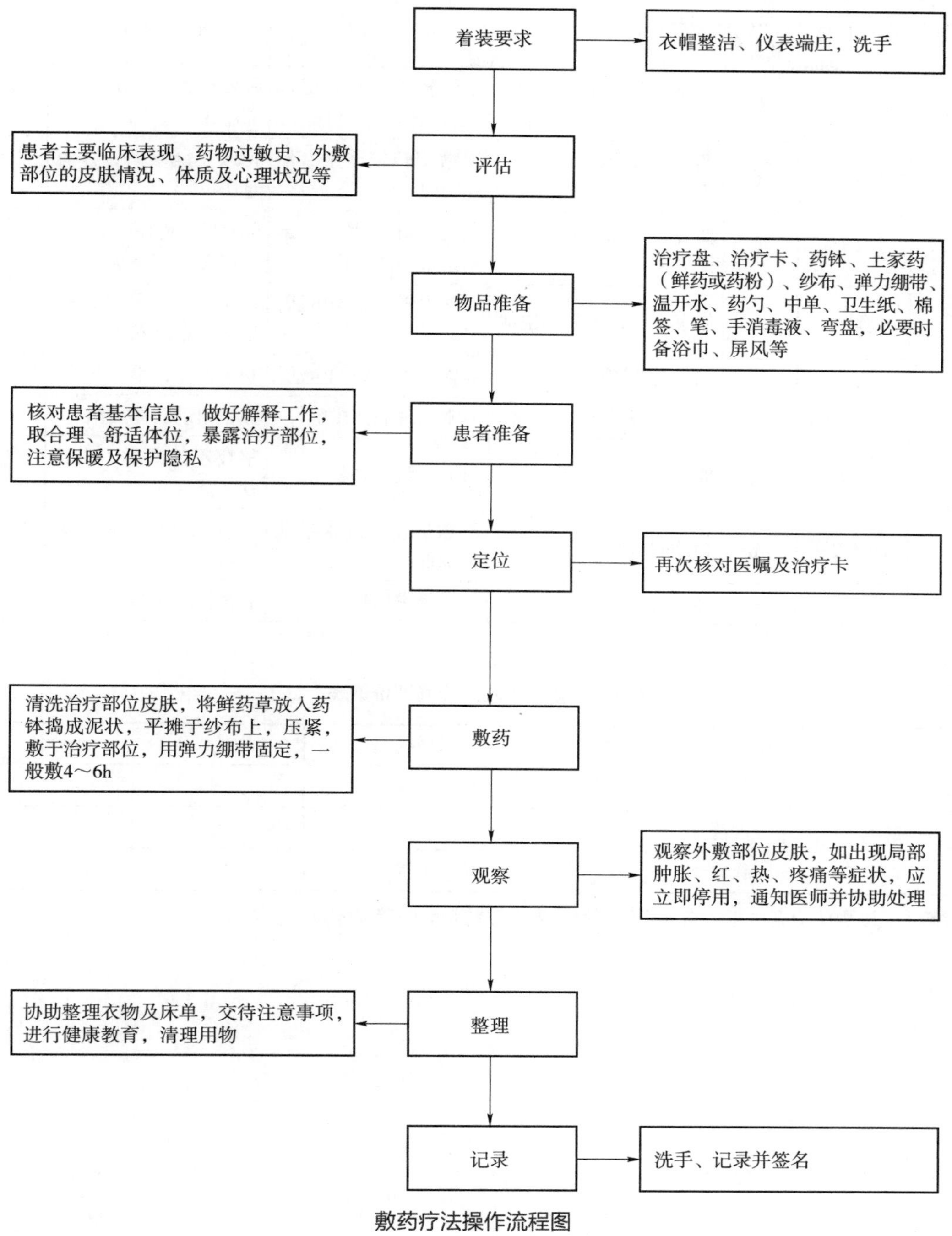
着装要求
衣帽整洁、仪表端庄，洗手
评估
患者主要临床表现、药物过敏史、外敷部位的皮肤情况、体质及心理状况等
物品准备
治疗盘、治疗卡、药钵、土家药（鲜药或药粉）、纱布、弹力绷带、温开水、药勺、中单、卫生纸、棉签、笔、手消毒液、弯盘，必要时备浴巾、屏风等
患者准备
核对患者基本信息，做好解释工作，取合理、舒适体位，暴露治疗部位，注意保暖及保护隐私
定位
再次核对医嘱及治疗卡
敷药
清洗治疗部位皮肤，将鲜药草放入药钵捣成泥状，平摊于纱布上，压紧，敷于治疗部位，用弹力绷带固定，一般敷4～6h
观察
观察外敷部位皮肤，如出现局部肿胀、红、热、疼痛等症状，应立即停用，通知医师并协助处理
整理
协助整理衣物及床单，交待注意事项，进行健康教育，清理用物
记录
洗手、记录并签名

敷药疗法操作流程图

汝洒证（高血压）临床症候评价量表（一）

类别	症状体证	无（0分）	轻度（2分）	中度（4分）	重度（6分）	分值
主证	头晕目眩	无	轻微眩晕，时作时止，不影响正常生活工作	眩晕较重，不能正常生活工作	眩晕严重，不能起身，需卧床休息	
次证	视物旋转	无	偶有短暂视物旋转，很快消失	视物旋转较严重，不愿睁眼	持续不能缓解，伴有重影	
	恶心呕吐	无	偶有轻微恶心呕吐，很快消失	恶心呕吐较严重，影响正常生活工作	频繁出现恶心呕吐，不能进食，需要禁饮食	
	耳鸣	无	偶有出现，不影响生活	经常出现，影响生活，可忍受	持续存在，严重影响生活，难以忍受	
	头蒙	无	偶发头蒙不清	经常出现，影响生活	频繁发作，难以忍受	
	肢麻震颤	无	偶发出现肢体震颤	时常出现肢体震颤	频繁出现肢体震颤	
	失眠多梦	无	偶有失眠，多梦	每天失眠，多梦	整夜不能入睡，需药物才能入睡	
	纳差腹胀	无	食欲明显减退	不欲进食，进食量明显降低	厌食，极少进食或不进食	
	心悸	无	轻度心悸	心悸经常出现	心悸持续不缓解	

汝洒证（高血压）临床症候评价量表（二）

类别	症状体证	异常（2分）	好转（1分）	正常（0分）	分值
舌苔脉象	舌质				
	舌苔				
	脉象				

备注：汝洒证（高血压）临床症候评价量表参照眩晕病临床症候评价量表。